JN141283

人がセックスをやめるとき

生殖の将来を考える

Henry T. Greely 著
石 井 哲 也 訳

東京化学同人

THE END OF SEX AND THE FUTURE OF HUMAN REPRODUCTION

by Henry T. Greely

Copyright © 2016 by the President and Fellows of Harvard College.
Japanese translation published by arrangement with Harvard University Press through The English Agency (Japan) Ltd.

もちろん、妻ローラに捧げる

訳者まえがき

この本を手にしたあなたは、きっと「人がセックスをやめるとき」という奇妙な、また好奇心をそそるタイトルに引寄せられたのではないか？　本書の概要を耳にしたことがあり、ｉＰＳ細胞研究の輝かしい臨床応用の一つ、遺伝学と生殖科学の精緻な世界や、米国の生殖医療の先進性に関心を抱いたから？　それとも、著名な生命倫理学者である、ヘンリー（ハンク）・グリーリー（スタンフォード大学法学部教授）の価値観を知りたくて？

本書を読み進めていくうちに、それら第一印象や期待は、よい意味で、ことごとく破られるであろう。原著『The End of Sex』はハーバード大学出版から刊行され、『ネイチャー』誌でも書評された話題の書だ。見ての通り分厚い本だが、小難しい専門用語をできるだけ除き、一般の人に理解しやすい表現を心がけた結果なのだ。あまり構えず、読み進めて欲しい。そして、本書でメインに登場する技術は、ｉＰＳ細胞からつくった人工配偶子を使う生殖医療（イージーＰＧＤ）であることがわかるだろう。期待通り山中伸弥京都大学教授の名前が登場する。また、ハンクがこの人工配偶子作成技術の世界トップランナーを、斎藤通紀京都大学教授とみていることにも気づくはずだ。ハンクは本書の随所で「二〇年から四〇年経てば」と未来の技術として紹介している。しかし、斎藤教授と三時間ほど徹底的に議論したとき私が得た印象では「一〇年から二〇年」と、より差し迫った問題にみえる。

イージーＰＧＤが実現したら、現在、体外受精など生殖医療が（不妊）夫婦に強いている負担や限界はほぼ完全に解消される。同時に、夫婦に示される膨大な数の選択肢（胚）を巡り、家族社会、国の間で問題が生じうる。その生命倫理の難問が本書のテーマだ。生命倫理は、科学や医療の問題を倫理、社会、法的なアプローチを用いて分野横断的に分析、検討を行う学問である。しかし、問題となる科学や医療の深い理解が前提だ。そのため、スタンフォード大学から遺伝学特別教授の称号を与えられているハンクは、第Ⅰ部で生殖科学や遺伝学を丁寧に分かりやすく解説する。雄と雌がいて、というステレオタイプな生殖のイメージは変わるだろう。一方、生命倫理の専門家であるハンクがシンポジウムで出会った障害者に投げかけられた一言で動揺した様をみて（223ページ）、自分の倫理観のゆらぎも感じてしまうかもしれない。また、世界で最も生殖医療が盛んな国といわれる米国と日本がともに、他の先進国と違って、ほとんど法規制がない状況に驚く人もいるだろう（その成因は異なるが）。読み進めていくと、「人がセックスをやめた」とは、そのすべてをやめたという意味ではないことがわかるはずだ。しかし、一部をやめさせるイージーＰＧＤは家族の姿を根本から変えうる。たとえば「単一親」だ。

東京化学同人からの依頼により、和訳は、高校生でもわかりやすく、軽快で、読みやすくなるような意訳を心がけた。同時に、三年前、全米科学アカデミーで雑談したときや講演での彼（ハンク）の話し方を念頭に、彼らしい言葉を選んだ。生命倫理そして科学がきわめてリッチな本書は、医療者や科学者でも十分堪能できる内容となっている。本書から学べる生命倫理のアプローチは、生殖医療の問題を考えるうえで有益な視座を提供するはずだ。さあ、ページをめくり、第Ⅰ部へ進み、遺伝学と生殖の科学的知識を得よう。第Ⅱ部で生殖医療のさまざまな観点を知ろう。そして、第Ⅲ部で、あなたはイージーＰＧＤがもたらす三つの将来の姿の是非を備わった知識と分析能力をもって考える立場に置かれる。ハンクが言う通り、ぜひ自分の答えを見つけて欲しい。

二〇一八年一〇月

石井哲也

目次

はじめに――変化 …… 1

第Ⅰ部　サイエンス …… 7

第1章　細胞、染色体、DNA、ゲノム、遺伝子 …… 13
細胞／染色体／デオキシリボ核酸（DNA）／ゲノム／遺伝子／再び、ゲノム

第2章　生殖の概要とヒトの場合 …… 24
生殖の概要／ヒトのセックス

第3章　不妊と生殖医療 …… 38
不妊と一九七八年までに開発された不妊治療／IVFの歴史と現状

第4章　遺　伝 …… 51
メンデル型遺伝形質／非メンデル型遺伝形質／染色体異常／もう一つの変異

第5章　遺伝子検査……63
検査方法／出生前の遺伝的多様体の検査
第6章　幹細胞……77
幹細胞とヘイフリック限界／ヒト胚性幹細胞とジェミー・トムソン／免疫系、クローニングとドリー／人工多能性幹細胞と山中伸弥
第一幕間　イージーPGD――その可能性について……88
第Ⅱ部　道筋……91
第7章　遺伝子解析……93
DNAシークエンシング／遺伝的解釈：何をどう理解すべきか
第8章　配偶子をつくる……107
培養系における卵巣組織片からの卵子成熟／ヒト胚性幹細胞／人工（誘導）多能性幹細胞／クローン胚からの配偶子作製／クロスセックス配偶子（性を越えてつくられる配偶子）／単一親（ユニペアレント）
第9章　研究投資、産業、医療従事者と医療財政……124
研究投資を呼込む要因／産業界を巻込む要因／医療業界を巻込む要因／医療財政とイージーPGDのコスト

第10章　法的要因……139
生殖補助医療に対する直接の規制／食品医薬品局（FDA）／FDA以外の規制
第11章　政　治……151
IVFをめぐる政治／イージーPGDをめぐる米国政治のありそうな姿／米国以外の国
第12章　新しい生殖技術の利用可能性……162
ヒト生殖のためのクローニング／ゲノム編集と「デザイナーベビー」／染色体の大規模構築／人工子宮
第二幕間　イージーPGDの将来……174
最もありえそうな将来／イージーPGDの推定される利用状況／別の将来
第Ⅲ部　その意味合い……185
第13章　安全性……188
安全性の意味合い／イージーPGDの健康リスク／イージーPGDの安全性リスクを制御する／不届きなクリニック

第14章　家族関係……204
イージーPGDの従来型の家族への影響／開かれた未来の権利／イージーPGDの技術で可能となる普通ではない家族
第15章　公正、正義、平等……215
イージーPGDの予想される重要性（あるいは、大したことのなさ）／イージーPGDの利用／イージーPGDを使わないことによる影響／親によるイージーPGD選択の集まりが及ぼす憂慮される効果
第16章　強　制……229
優生学／イージーPGDにおける国による強制
第17章　単に間違っている……246
神の意思に反する／不自然さ／無知をさらした謙遜／嫌悪
第18章　施行と実施……258
施行／実施：ガイダンスの必要性
結論　選　択……272
目的の地／手段／二つの大きな問題／あなたの選択と私の選択

謝辞……289
注釈
用語解説
索引

はじめに――変化

本書は、私たち、ヒトという種の未来に関する書である。革新的な生物科学技術が今後たどりそうな発展と、その結果として社会が直面するであろう深遠な倫理的および法的な問題を議論するものである。端的に言い表すならば、やがてくるセックスの廃れを論じる本だ。

とはいっても「セックス」という言葉が意味するすべての意味合いがなくなると言っているわけではない。ヒトは今後も、セックスやそれに類する行為を経て誕生するであろうし、こうして生まれた、ある肌の色をもった、いずれかの性別の、ある身体的特徴をもった子たちは、歓声を浴びてこの世に迎えられるだろう。私たちの子孫は変わらず、おそらくはずっと、卵子と精子が一つずつ寄与して生まれるだろうし、それによって、父と母の遺伝子が合わせ混ざること（これそのものがセックスいや、少なくとも有性の生殖だ）を達成するのである。また、人々は、きっと、いろいろと複雑な（単純かもしれないが）理由で、おびただしくもさまざまなやり方の性交を続けるだろう。しかし、その例外となる場合が増えそうだ。

今後、二〇年から四〇年後のいつか、ほどよい医療保障が受けられる人々の間では、セックスはある意味で、すっかり行われなくなる、あるいは、少なくともその回数は激減すると思う。ほとんどの人々はもはや子をもうけるために性交を行うことはなくなるだろう。ベットの上や、車の後部座席で、あるいは「芝生養生中立入禁止」の表示付近で子をつくる代わりに、子はクリニックでつくられるようになるだろう。そこでは体外受精が行われ、卵子と精子が合体させられる。その結果生じるいくつかの胚は丹念に検査される。胚のDNA配列は綿密に読み取られ、どの胚から子が生きて、元気よく生まれる可能性があるか、という観点で胚が選び抜かれ、そして子宮に移植されるのだ。

将来の親たちは、一〇〇くらいの胚のDNAについて、つまり、子の病気、見た目、振舞い、その他の形質に関係するDNAの意味についてどの程度知りたいか、必ず尋ねられるだろう。そして、彼らは、妊娠と出産が彼らの希望通りになるように、子宮に移植する一つないし二つの胚を選ぶように言われる。そして、それらの段取りは安全で、合法で、そして夫婦にとって自由に行ってよいことになるだろう。

つまり、私たちは、今後、社会に広く、意識的に、承知のうえで私たちの子どもの遺伝学的多様性、つまり形質や特徴の少なくともいくつかについて選び始めるようになる。このような考えは決して新しいものではない。それは、何百、何千という物語や小説のテーマであった。その端緒ではなかったかもしれないが、オルダス・ハックスリーによる『すばらしい新世界』は真に記憶すべき事例であるはずだ(1)。また、その他のフィクションのテーマでもあった。とりわけ、一九九七年に公開された映画『ガタカ(2)』がいい事例である。さらに、この件は、幾万もの書籍、論文、(聖職者による)説教やノンフィクション分析のテーマでもあった。その多くは、警告の意味を込めて、しかし、時としては将来の自信を抱きながら論じられてきた。

しかし、この本はそれらとは違う立場をとろうと思う。そのような世界がたどる結果を論じるのではなく(第Ⅲ部では、それらのある程度の分析を試みるが)、本書はおもに、できるだけ正確にいかにして、なぜそのような世界がいずれやってくるのかということの描写に努めたいと思う。二つの洞察が本書を執筆する動機となっている。その一つは、私たちがこれから目の当たりにするだろう技術進展の見通しだ。いくつかの異なる分野の生物科学研究から編出された技術群が組合わさることで、将来、単に何かができる技術というだけでなく、それは驚くほど低コストで簡便なものとなりそうだ。二つ目は、経済的、社会的、法的、そして政治的動機が合わさることで、このような技術を将来達成可能とするのみならず、きっと、米国やいくつかの国では避けることができない潮流になるとみられることだ。このような洞察をしていると、きっと興味深く、毛が逆立つ思索から、現実に人々、私たちや将来の子、そしてその子供たちが今後数十年にわたり直面する本当の問題に至るまで、さまざまな疑問が生まれるだろう。

技術革新は二つの分野からやってくるだろう。遺伝学と幹細胞研究だ。すでに胚については着床前遺伝学的診断(PGD)ができるようになっている。体外受精でつくられ、培養シャーレにある胚からいくつかの細胞を採取し、一つあるいは二つの形質について検査ができる。その結果を踏まえて、いくつかつくった胚のなかから一つに、赤ちゃんに発生するチャンスを与えることができる。多くの人々にとって、PGDはどこか科学小説のように映るだろうが、すでに四半世紀ほど使われている生殖技術である(PGDを経て生まれた最初の子はすでに二五歳を超えている)。そして、毎年、世界中で、胚のときにPGDを受けて生まれる子は数千人にものぼる。

しかし、現在のPGDは胚についてそれほど多くの情報を与えるものではないし、また、遺伝学的検査の制限や、PGDの前に体外受精が必須であるがゆえ、高コストで、ときに不快であり、また危険でもある。だが、このような制約はいずれ変わるだろう。遺伝学は手頃で、正確で、また迅速なシークエンシング技術で、胚がもつ六四億塩基対ものゲノムについての情報を私たちに提供できるようになるだろう。そして、胚のDNA配列情報から将来生まれる子がもつ病気にかかるリスク、身体的特徴、振舞いの傾向、その他形質を予想することが、飛躍的に可能になっていくと思われる。そして、幹細胞研究の進歩は、夫婦から、高コストで、（女性がかかわる場合）不快で、身体にリスクを伴う、投薬などで卵子を強制的に成熟させ、外科的に卵子を採取するプロセスを取除いてくれるだろう。体外で幹細胞から卵子や精子をつくれるようになるという展望があるからだ。こうした科学の進歩によって私が命名した「イージーPGD」という低コストで、効果的で、苦痛なしのプロセスは可能となる。

無論、単に技術革新があったからといって、社会に受入れられるとは限らない。超音速の旅客機（訳注：コンコルドと思われる）は就航したが、その後撤退した。技術的には可能であったにもかかわらず、空中自動車や背負い型ロケットはまったく立ちあげられることはなかった。しかし、そういった技術と違って、イージーPGDは米国では受入れられる道筋が立っているし、ほかの多くの国々でも同様に受入れられるだろう。イージーPGDはどこでも認められるわけではないだろうが、どの国も無関係ではないはずであるから、世界的にみればしだいに認められていくだろう。

直前の数段落で述べた考えが本書の要である。また、イージーPGDによりDNAベースの胚選別が広く普及したときに個人、家族、社会、人類に起こりうる結果についてもふれるつもりだ。遺伝学的選別は、以前はしばしばイマイチの精度であった。しかし、イージーPGDの精度は、親が子の形質を選ぶ方法として、また、その選択によって起こるであろう生殖の問題の緊急性とともに重大であり、私がこれまで行ってきた分析を一層深めるだろう。

本書は三つの部から構成されている。第I部では、イージーPGDに関連する科学と技術についての基礎的事項を紹介する。ここでは、科学者ではない読者が生物の生殖のさまざまな形についての基本を学べるようにした。つまり、ヒトがどのように自然なやり方で、また体外受精により生殖を行うか、また、DNAから、遺伝子、染色体、遺伝学的検査に至る知識、そして幹細胞研究の概況について理解できるように記した。それらの知識は、読み進めていくうえで役に立つと思う。読み進める中で、読者は、最後に生物学の授業を受けたのが中学生時代である私とともに、生物学の心躍らせる、魅力的な側面をともに垣間見ることができると信じている。第II部では、イージーPGDはいかにして、どういう理由で誕生するのかを解説していく。まず、遺伝学（ゲノミクス）や幹細胞研究における技術的進歩を眺め、そして、イージーPGDが単に世に受入れられるにとどまらず、広く使われるようになる状況を生み出す医学的、経済的、法的、そして政治的観点を述べていく。第III部は、イージーPGDのより広い意味合いを丹念に調べていく。そこでは、この生殖技術の結果起こる出来事とともに、安全性、家族、平等、強制、そして自然さについて考えていく。

本書の執筆では多くの有益な助言をいただいたが、それらをすべて生かせなかった。体外受精は今日の生殖補助医療の原点であるが、まだわずか四〇年も経っていないのも事実である。しかし、体外受精は多岐にわたる問題を生み、同時にそれを扱う膨大な文献も生まれた。体外受精の諸問題の多くはイージーPGDにもおそらく関係するものであり、たとえば、代理母、親の地位、配偶子ドナーの権利と義務、宗教の地位と役割などである。執筆しながら感じたが、この本は本来もっとページ数を設けて詳述すべきであったが、結局、イージーPGDと今回はふれていない他の問題とが相互に関わりそうな事柄は将来の仕事に任せることにした。

実際のところ、幾人かの人たちは私に、本書のなかで議論を徹底的に展開し、自分の意見を表明し、あるいは銃撃するかのように戦ってもいいのではないかとアドバイスした。しかし、私は法律家として叩き上げられ、今は法律学の教授の身である。法律家は多くの物事を扱う。時として、彼らは依頼者が彼らのことを信用しているか否かにかかわらず、依頼者の地位のために法廷で熱心に弁舌をふるう。また、時として、彼らはすべての事実とそれらが意味することを、彼らが見るがままに並べ、そして、依頼者が自分で決定できるように手助けする。私は本書でイージーPGDをどう規制すべきかについて、いくつかの見解を示すが、それらは、イージーPGDが将来見せるであろう推定の姿に基づいた、また私の好みや主義による、まだ仮のものにすぎない。本書ではそれを読者と共有するものの、決して押しつけるものではない。しかし、私は読者に自身の意見をもってもらいたいと考えている。イージーPGDは、将来の親（たぶんこの文字を目で追っている皆さんも含めて）に今以上の生殖の選択肢を提供するであろう。しかし、同時に私たち皆に解答困難な問題を提示するであろう。私の目標は、まずは読者に、親として、祖父母として、市民として、そして「ヒト」として、これらの疑問に関心をもってもらうことである。そして、あなたが自分の結論に至ることができるように手助けとなる情報を提供することだ。

オルダス・ハックスリーのかの有名な小説のタイトルはシェークスピアの最後の劇『あらし』から取ったそうだ。数年前、共謀者らが、ミラノ公であり、魔法使いでもあるプロスペローを小さな娘ミランダとともに島流しにするところから劇が始まる。彼らは怪物の仲間らとともに孤島で生き延びる。数年が経ち、ミランダは成長し、ついには、シェークスピアの巧みなストーリー運びで、魔法で共謀者らを島に漂着させ、彼らはプロスペローの手に落ちる。ミランダはおそらくほぼ初めて見ることになる人間たちを見て、かつて、父とともに彼女を島流しにして殺そうと共謀した者たちだとも知らず、彼女はこう声高にいう。

「ああ、不思議！」
「素敵な人たちがこんなにたくさんいるわ」
「人間はなんて美しいんでしょう。すばらしい新世界！」
「なぜならこんな人々が住んでいるんですもの！」(3)

私はこの部分がしばしば思い出される。そして、同時に頭に浮かぶのは（ハックスリーもおそらくはそうだったと思うが)、プロスペローの即答だ。

「おまえにとってすべてが新しいからな」

私の希望は、イージーPGDが新世界の類の眺望をみせた際、あなたはミランダよりずっと知識豊富に、また洗練された選択ができるようになっていてほしいということだ。そして、ミランダが最後に迎えた結末のように、あなたにとっても物事がうまく運ぶことを祈っている。

第I部　サイエンス

第Ⅰ部は六つの章（第1章〜第6章）からなり、イージーPGDとその倫理社会的意味を理解するうえで役に立つ科学的背景を説明する。これら六つの章は、細胞、DNA、遺伝子のほか、ヒトを含む生物の「普通の」生殖、生殖補助医療、遺伝学、遺伝子検査、そして幹細胞の基礎知識を扱う。本書を手に取ってくれた読者が、仮に私のように最後に生物学の授業を受けたのが一五歳だったとしても、上述の知識を理解しやすいように説明する努力を約束しよう。

一部の読者は十分に関連の教育を受けてきた、あるいはキャリアを積んできたゆえ、これらの分野について私が伝えることができる、あるいは知っている以上に豊富な知識をもっていると思う（とはいえ、科学や医学の専門分野は近年細分化が進んでおり、これらの分野のすべてにおいて熟知している人はとても少ないとも思う）。そういった人はこれらの章の一部あるいはすべてを読み飛ばすことを私は止めるつもりはない。一方で、これら科学の知識を十分にもっていないその他の読者は、おそらく、それら生物学の知識を得たいとは思わないだろうし、これらの章を読みたいとも思わないだろう。しかし、願わくはだが、今回、その考えを変えてほしいと思う。私自身は、人生半ばを過ぎてから、素人として生物学に接することになったが、その世界にすっかり魅了されてしまった。生物学に横たわる息づかいに、深い一体感と無数の複雑さの組合わせに、実に多く存在するルールに、おのおののルールにある例外と、それら例外の必然性に、そして無限に生まれてくる驚きに、引込まれてしまった。生物がもつこのような特徴は、私自身の職業分野、法律を想い起こさせる。本書を著した目標の一つは、読者が生物学に魅力を感じてもらうこととしている。そのため、ぜひ、この本を手に取っているあなたに、以降の六つの章を読んでもらいたい。もともとこれら六つの章を読むつもりの読者は、この序章の残りを読んでおきたいと思っているだろう。そうしてもらえば、以降の章の馴染みがない部分でも、十分に理解しながら読み進めていくことができるはずだ。

第Ⅰ部は科学の大枠を掴めるように著している。草稿段階ではこの二倍の長さであったが、それでも大雑把な内容であった。しかし、読者のなかには、これらの章をぐっと短くしたとしても長すぎると感じる人もいるであろう。そういった人のために、この序章を著したのだ。ここに記したのは本書に関連する生物学の豆粒程度、それもピスタチオ程度の知識量だ。以後まとめてある内容は決して完全なものではなく、多くの部分は少なくともいくつかの比喩などは誤りが若干含まれること、少なくとも完全には正しくはないことに留意していただきたい（もし参考文献を読みたい場合は巻末の注釈を読んでほしい）。

生物は細胞からなる。細胞とはいろいろな物質を膜や壁で覆った水風船のようなものである。ほとんどの生物はたった一つの細胞からなり、それらの大部分は細菌や古細菌で、その細胞のつくりはきわめて単純だ。単細胞生物の一部とすべての多細胞生物（植物からアリ、ヒトに至るまで）はずっと複雑な構造の細胞をもち、細胞内にははっきりと異なるさまざまな「細胞小器官（オルガネラ）」がある。それら「小さな器官」の一つは核だ。核には細胞のほとんどのＤＮＡ（正式名称はデオキシリボ核酸）が含まれる。核にあるＤＮＡは染色体という明確な構造体の中に折りたたまれており、ほぼすべての染色体はペアで細胞内に存在している。ヒト細胞の場合、四六本の染色体があり、一番から二二番の常染色体は一ペアずつあり、また二つの性染色体がある。女性の細胞にはＸ染色体が二つ、男性の細胞にはＸとＹ染色体が一つずつある。

細胞が分裂するとき、通常、染色体を倍に増やして、それを均等に分ける、つまり、娘細胞（嬢細胞）に正しいペア数の染色体をきっちりと分配する。こうして生じた娘細胞はおのおの、親の細胞とまったく同じ「クローン」だ。つまり、娘細胞は遺伝的に同一である。この地球上のほとんどの生命体はクローニングで生殖する。一方、私たちの肉眼で見ることができる生命体のほとんどは、クローニングでは生殖しない。代わりに、それらの生命体は有性生殖を行う。生物圏における有性生殖はヒトに比べ、ずっと多用なやり方で行い、また複雑であるが、そのおもな部分では、遺伝的に同一コピーとなる子孫をつくり出すのではなく、二つの異なる「配偶子」、精子と卵子（卵）から新しい組合わせの染色体をもつ子孫をつくるやり方をとっている。

ヒトの有性生殖は実に複雑で、私たち皆がこれを経て生まれているというのは驚きである。しかし、基本的には、男性由来の精子が、長く険しい旅の末、短くも難所の多い旅路をきた女性由来の成熟卵子と出会うということである。精子と卵子はおのおの、男性と女性に由来する、通常の数の半分となる二三本の染色体をもっている。出会いのとき、精子はずっと大きい卵子に入り込む（小さな豆がバスケットボールに入るイメージだ）。こうして受精した後、卵子は受精卵（接合子）とよばれるようになり、その後、卵子と精子由来の染色体自体もついに合体して一つの新しい核を形成し、そして細胞分裂が始まる。受精卵は四、五日の細胞分裂の後、中空の構造をもつ胚となり、それは眼のよい人ならなんとか見ることができる〇・一ミリメートルくらいの大きさだ。もしその胚が赤ちゃんになるのであれば、その後間もなくして子宮に移動して内壁にくっつき、そして着床することになる。

普通に生殖しても赤ちゃんを授からないカップルもいる。不妊の問題が起こる原因としては、女性の卵子が卵巣から子宮の方に移動して来ない、子宮に着床しない、男性の精子が卵子にたどり着けない、受精できないなどさまざまだが、不妊の原因はまだ不明な部分がある。不妊の場合、生殖補助医療、特に体外受精（ＩＶＦ）を受けて赤ちゃんを授かることがある。

ＩＶＦでは、女性の卵巣はホルモン注射などで強制的に成熟され、たくさんつくられた卵子が外科的に採取される。この過程は、コストがかかり、また女性にとって不快で、また健康リスクがある。ＩＶＦでは通常ペトリ皿の中で卵子と精子を共存させ、受精させるが、男性不妊の場合は卵細胞質内精子注入法（ＩＣＳＩ）を行うことも多い〔無論、夫婦に先天性の病気などの理由で発生能のある精子や卵子がない場合、ＩＶＦやＩＣＳＩでもどうにもならないため、第三者から精子や卵子を提供してもらう（購入することになる）。訳注：配偶子提供は米国ではドナーへの支払いも含めて比較的自由な状況だが、わが国では一般的ではない〕。ともかく、受精がうまくいったら、受精卵は培養シャーレの中で卵割を始める。卵割が順調に進んだ胚を、受精三〜六日後に女性の子宮に移植する。首尾よく着床して育っていけば、赤ちゃん誕生となる。

ここで、もう一度、染色体と、その中にあるＤＮＡに戻ろう。ＤＮＡは二重らせん構造をとっている。二重らせんのイメージがわきにくい場合は、とても長いはしごがねじれて、らせんを形つくっているものを思い浮かべよう。ＤＮＡのはしごの両サイドはあまり重要ではない。はしごのステップが大事だ。ステップは、アデニン（Ａ）、シトシン（Ｃ）、グアニン（Ｇ）、チミン（Ｔ）の四分子のうち、二つからつくられている。そこにはルールがあり、ＡとつながるのはＴ、ＣとつながるのはＧと決まっている。各ステップは、Ａ-Ｔ、Ｃ-Ｇ、Ｇ-Ｃ、Ｔ-Ａとなる。はしごの片側の方にくっついてる塩基を読めば、ＤＮＡの「配列」になる。たとえば、AGCGAGTTTCGという具合だ（はしごのもう一方の方についている塩基配列は、TCGCTCAAAGCだ）。ここではたった一一塩基を例にとったが、染色体全体だと、ＤＮＡ配列の長さは〇・五億から二・五億塩基の長さだ。

ヒトゲノムは片親由来の全染色体に当たり、三二億塩基長に及ぶ。つまり、私たちは一人ひとり、二人の親から二コピー分（六四億塩基長）のゲノムを引継いでいる。塩基を一文字と考えて印字すると、聖書七〇〇冊分に相当する長さだ。ゲノムの各コピーは一見同一だが、よくみると一〇〇〇塩基に一つの程度で塩基に違いがある。

ヒトゲノムの塩基配列のほとんどは意味がないように見えるが、全体のうちの一・五％ほどは、細胞に私たちの体をつくる物質であるタンパク質をつくらせる指示「コード」に当たる。コードは、タンパク質をつくる型であるＲＮＡをつくり与える遺伝子と、遺伝子からＲＮＡがつくられるスイッチを入れる、入れないを制御する配列からなる。「遺伝子」という言葉の正確な意味合いは驚くべきことに不明確であるが、ヒトゲノムには約二万三〇〇〇の遺伝子があり、これら遺伝子から一万種類のヒトタンパク質がつくられる。ＤＮＡ配列の遺伝子コードを読取ることでタンパク質がどのような構造か、どれが正常で、どれが健康に影響するような異常なものか、異常であっても重大、あるいはそうではないかがわかる。

さまざまな方法によるヒトの遺伝子検査は五〇年ほど前から使われている。今日、将来はより頻繁にであろうが、遺伝学的検査はある人がもつＤＮＡ配列が正常あるいは健康に影響するか推定するように使われている。たとえば、*BRCA1*（遺伝子名はイタリック表記と決まっている）という遺伝子は八万塩基対の長さで、一七番染色体の長腕末端にあることがわかっている。ＤＮＡ配列を調べることで、ある女性が正常型 *BRCA1* をもっているか、健康に影響するタイプの *BRCA1* をもっているか（一％くらいの人々がもつ）、あるいは正常とも異常とも見分けがついていないタイプのものをもっているか（およそ五％の人々）を判定することができる。

ここ一五年も経たないうちに、ヒトのゲノム全域の塩基配列を決定できるようになった。当初のヒト全ゲノム配列の決定は数年で約五〇〇億円以上もかかったが、今日では数日、二〇万円ほどで可能となった。専門家はこのコストはさらに下がるとみており、じきに一二万円程度、さらにずっと下がるだろうといっている。コスト低減が進むにつれ、全ゲノム塩基配列解読は広く遺伝学的検査に取入れられるだろう。

遺伝学的検査はさまざまな目的で使われている。成人や子供がこの検査を受ければ、疾患の診断や形質の予想などが可能だ。出生前の、妊娠一〇週から一八週の胎児も検査対象となっており、おもに三種類の方法が使われている。そして、ＩＶＦでつくられた胚も、子宮移植の前、着床する前の受精五日後辺りで検査できる。これはＰＧＤ（着床前遺伝学的診断の略号）といい、胚から数個の割球細胞を採取し、これらの細胞をＤＮＡ検査にかける。その検査結果に基づいて、どの胚を子宮に移植するか決める。ＰＧＤ実施は二〇一六年現在まで二六年ほどの歴史があるが、現状は一、二の遺伝子を検査する程度だ。ＰＧＤは、遺伝子疾患に関係する変異がある胚か、病気がある家族のために臍帯血ドナーとなる赤ちゃんに育つ胚か、あるいは赤ちゃんの性別を判定するために使われてきた。

遺伝学的検査で何を知ることができるか？　それは場合による。ある場合、遺伝学的検査は運命を告げる。ハンチントン病発症と関連するハンチンチン遺伝子のあるタイプをもつ人は、他の原因で死ななければこの病気で死ぬことを避けられない。しかし、*BRCA1* のあるタイプをもっている女性の場合、生涯で乳がんと診断される確率は六〇～八五％程度で、三〇％程度の女性は卵巣がんと診断される。男性で、非常にリスクの高い *BRCA2* のタイプをもっている人は、正常な人の一〇〇倍の乳がんのリスクがあるが、それでも、そのリスクは二、三％に過ぎない。特定のＤＮＡタイプをもっている人々が病気を発症する、あるいは形質をもつ割合は「浸透率」とよばれる。

今日、遺伝学的検査を受ければ、二、三千種類の希少遺伝子疾患や、ＡＢＯ式血液型といった病気とは無縁の形質について有益な情報を得ることができる。一方で、その他の疾患や形質についてはたいした情報は得られないのが現状である。長期的には、DNA配列を調べれば、すべてではないにせよ、高い浸透率で、重症かつ早期発症の疾患、他疾患、外見の形質（髪の色、瞳の色など）、行動形質（計算能力、スポーツ能力、性格タイプ）、そして性別（男の子、女の子）について判定ができるようになるだろう。

今、ヒト胚で全ゲノム塩基配列決定（シークエンシング）を行うのはまだ実験段階だ。まだ高価であるし、不正確なところもあり、広範利用するのはまだ無理だ。しかし、時が来れば変わるだろう。PGDは胚からどのような子が生まれるか予想ができるようになるはずだから今よりもずっと普及するはずだ。しかし、PGDにはIVFが必要という障害がある。IVFは卵子採取が大変なのだ。しかし、幹細胞研究からそれを解決する方策が得られるであろう。

ほとんどのヒト細胞は寿命がある。四〇～五〇回など細胞に応じて決まっている回数分裂した後、細胞は死んでしまう。幹細胞という細胞は違う。幹細胞は分裂し続ける、それも無限に。また、幹細胞は別の種の細胞に分化することもできる。だから、造血幹細胞は、血液を構成するすべてのさまざまな細胞をつくり出すことができる。

ヒト胚性幹細胞（ヒトES細胞、hESC）は、実験室で育てられた発生五日の胚の内部細胞塊から樹立される。人体を構成するあらゆる細胞に分化する能力がある。それは、内部細胞塊は将来胎児の体になることから理解できるだろう。hESCの樹立はこれまで論争が尽きなかった。それはヒト胚を破壊することにほかならなかったからだ。二〇〇七年、日本の研究者、山中伸弥が世界で初めて「人工多能性幹細胞（iPS細胞、iPSC）」をつくり出した。このES細胞のような多能性をもつ細胞は、身体の皮膚などありふれた細胞からつくることができる。多能性をもっているのだから、卵子や精子などあらゆる細胞に分化させることができるはずだ。実際、マウスES細胞やiPS細胞に由来する卵子や精子を受精させてマウスの子が生まれている。

もし、ヒトの皮膚細胞から成熟した卵子を生み出すことができれば、それはIVFに関わるコスト、負荷、リスクの多くを回避することができる。また、高齢な女性にも卵子を無限に提供することができる。正確で低コストにヒト胚の全ゲノムシークエンシングができるようになれば、PGDはより身近で、魅力的なものとなり、本書でいうイージーPGDに結び付くであろう。

上述したサイエンスについてのより詳細については、以後の六つの章をできるだけ通読してほしい。もし、あなたが十分な知識があるなら、第Ⅰ部の最後と第Ⅱ部の最初の間に記した「第一幕間」へ進んでほしい。そこから「人がセックスをやめるとき」の幕が上がる。

第１章
細胞、染色体、ＤＮＡ、ゲノム、遺伝子

一九世紀の作家、サミュエル・バトラーは、こう書き記している。「雌鳥というのは、もう一つの卵をつくる卵のありようにほかならない」(1、巻末「注釈」参照。以下同)。彼の表現は、「雌鳥はより多くのニワトリＤＮＡを生み出すニワトリＤＮＡのありようにほかならない」と言い直すとより的を射ている。リチャード・ドーキンスの有名な言葉、「利己的なＤＮＡ」はその思想を表現している(2)。デオキシリボ核酸（ＤＮＡ）は世代間をつなぐ糸なのだ。

本書は繰返しＤＮＡについて述べることになるが、これから先読み進めるには、細胞、染色体、ＤＮＡ、ゲノム、そして遺伝子の基本知識が大切だ。まず細胞から手始めに概説しよう(3)。

細胞

ご存知の通り生物はＤＮＡを含む細胞から成り立っている。細胞は小さな細菌から巨大なクジラに至るあらゆる生物（ヒトも）を構成する。細胞は生きながら、外膜の内側にタンパク質、脂質、糖や他の分子を内包する。細胞はせわしなく分子を取込み、排出しながら、一方で拡大、収縮、移動し、外の環境と相互にやり取りしている。細胞は時折増殖のため分裂して、同一の細胞を二つつくり出す。

もちろん、生物学には例外がある。ウイルスは（私はそう思ってないが）生きているとされることもあるが、細胞ではない(4)。ほかにも、明らかに一つの巨大な膜の中に複数の細胞がＤＮＡの複数のコピーとともに含まれている事例もある。粘菌(5)やヒト骨格筋(6)がそうだ。赤血球は明らかに細胞だが、ＤＮＡがない。私たちの脳の多くの神経細胞は細胞分裂でつくられた後、二度と分裂しない。だが、概して生物はＤＮＡをもつ細胞で形づくられているといえる。

今日、ほとんどの生物学者は生物を、細菌、古細菌、そして真核生物の三つの「界」に分類している。細菌と古細菌は単細胞生物で、真核細胞よりずっと小さい。真核細胞の内部にみられる特徴のいくつかがみられず、特に核の構造が

ない。そのため細菌と古細菌は、ギリシャ語の「前（pro）」「核（karyon）」から原核生物（prokaryotes）と総称される。

本章は細胞群から成り立ち、肉眼で見えるすべての生物は真核生物（eukaryotes）であるため、これらの真核生物に焦点をあてる。だが、多細胞でもなく、目に見えない真核生物が多く存在することも覚えておいてほしい。たとえば、マラリア原虫や高校の授業でおなじみのゾウリムシは単細胞で、顕微鏡を使ってやっと見ることができる真核生物だ。

真核生物は細胞の中に「核膜」で覆われた核がある生物である。ほぼすべての真核細胞には核とそれ以外の「細胞小器官（オルガネラ）」とよばれる器官がある。真核細胞のDNAは通常、核内に染色体という構造で存在する。

染色体

染色体とはギリシャ語で「染色される構造体」に由来し、ある染料で細胞の特定部分が強く染まることからそう名づけられた。染色しなければ色はない。染色体はタンパク質の骨格にとても長いDNA分子が巻きついたものを基本構造としている。真核細胞の染色体は通常、ペアで存在し、ヒト細胞では四六本の染色体がある。そのうち四四本は常にペアとなっており、一番から二二番染色体と名づけられている。その様から遺伝学者は「常染色体」とよぶ。最も長い一番染色体は約二億五〇〇〇万塩基対で、最も短い二二番染色体は五〇〇〇万塩基対の長さだ。二一番染色体は二二番よりも、一九番は二〇番よりも実際は短いことに留意してほしい。

二二対の常染色体のほか、ヒト細胞にはもう二つの染色体、X染色体とY染色体があり、性染色体とよばれる。なぜなら、これら染色体はおよそヒトの性を決めるからだ。X染色体を二コピーもつ細胞（合計二三ペアの染色体）からなるヒトは、だいたい女性である。一方、X染色体とY染色体を一つずつもつヒトは、ほぼ男性である。X染色体は七番染色体と同じくらいのサイズで多くの遺伝子がある。Y染色体はヒトで三番目に小さい染色体で、X染色体と比較するともっている遺伝子の数はぐっと少ない。

ヒト細胞の染色体がきちっとストライプ柄に染色され、ペアになっている（おかしな床屋のサインポールのような）写真を見たことがあるだろう。この染色体像は核型とよばれ、今日まで遺伝学的検査の分野で重宝されてきた。その画像をよくみると染色体の中央辺りにあり、短腕（「petit」からpとよばれる）と長腕（pの後のqに由来）を二つに分けるセントロメアという部分があるはずだ。やや見づらいが末端部分はテロメアとよばれ、おそらく「意味がない」DNA繰返し配列がある。

しかし、細胞中の染色体はいつも核型のように見えるわけではない。染色されなければ見えないだけではなく、きちんとコンパクトな形を見せることはほとんどない。染色体のDNAは核の中でダラっとしているのが常だ。とても細く長いパスタが四六本、球の中でのたくっているイメージだ。一つのヒト細胞の染色体をすべて伸ばすと約二メートルにもなる。こんなに長い分子が一メートルの六〇〇万分の一の直径の核に圧縮されて入っている。つまり極細の糸がものすごい密度で核に押し込まれている。たとえると、二五〇メートルから五五メートルにわたる長さの四六本の糸がバスケットボールに入っていることになる。必然的に染色体のDNAの糸は超極細ではなければならない。

染色体は細胞の生涯のほとんどで圧縮されていてはまずい。なぜならDNAが「ほどけていない」と、細胞はDNAを使うことができないからだ。細胞分裂のときだけ、染色体は天使の髪の毛のようなパスタがごちゃっともつれた状態から核型として見えるようなはっきりとした棒構造に変わる。

染色体を視覚的に捉えて考察をするには棒の構造の方が都合がいいのは確かだ。染色して現れる帯や、帯と帯の間にあるほのかな帯を見ることができるおかげで、染色体の棒の部分部分で区別して「住所」を割り当てることもできる。たとえば、5q32という住所は五番染色体の長腕（q）の三番目の帯（バンド）の部分にある二番目のサブバンドを意味する。5q35.2は五番染色体の長腕の第三バンドにある第五サブバンドにある第二サブサブバンドということだ。

デオキシリボ核酸（DNA）

遺伝子に移る前に、染色体からDNAへジャンプすることにしよう。ここで、ジェームス・ワトソンとフランシス・クリックの名前を不滅にした、かの有名なDNAの「二重らせん構造」という発見を考えよう（ロザリン・フランクリンの仕事もこの発見に重要であったが、あまり顧みられることはない）(7)。

二重らせんという言葉を初めて聞いたとき、あまりその意味はよく理解できなかったことを覚えている。らせんがどういうものかよく知らなかったためだ。二重らせんとははしごがねじれているようなものを考えると理解しやすい。はしごの片側が一つのらせんで、はしごのもう一方の周りでねじれているが、はしごの足をかける格（ステップ）で連結されている。

はしごの両サイドは、DNA分子の構造を与えるもので、なんら変哲もなく面白くない部分だ。この骨格の部分は、ある種の糖（酸素原子を一つ失った「リボース」という意味の「デオキシリボース」）が互いにリン酸で結合している。つまり、何の変哲もなく、糖‐リン酸‐糖‐リン酸‐糖‐リン酸とずっとつながっているだけだ。

DNAの本領はねじれたはしごのステップの部分にある。

はしごのステップは二つの別の分子からなり、これらはデオキシリボースと結合している。このステップ部分こそ、かの有名な「塩基対」だ。実際、それら分子は塩基性で酸性ではなく、またDNAではペアになっているので、「対」という言い方をしている。四種類の塩基：アデニン、シトシン、グアニン、チミン（A、C、G、Tと略す）がDNAの塩基対を構成する。DNAの大切ないとこ、RNAでみられる他の塩基、ウラシル（U）と合わせて、これら塩基が糖-リン酸に結合したものはヌクレオチドとよばれる。ねじれたはしごの両サイドにあるデオキシリボースの糖は必ず四種類の塩基のいずれかと結合している。しかし、はしごの片側にあるヌクレオチドの塩基はもう片方のはしごのヌクレオチドの塩基とだけ結合しており、これがステップをつくっているのだ。おのおののステップの中央では、アデニンはチミンと、シトシンはグアニンとだけ結合することとなっている、通常、DNAというはしごのすべてのステップ（塩基対）はきちんとつくられており、片側がAならもう片方はT、つまりA-T、C-G、G-C、T-Aのいずれかという具合になっている。

DNAの「配列（シークエンス）」とは、はしごの片側についている塩基の並びをさす。たとえば、ATTCGATAGACTは一二のヌクレオチドの塩基の一つながりの配列である。もちろん、これはDNA分子の片側だけの配列だ。しかし、いったんこの配列を知ることができたらもう片方の配列を、TAAGCTATCTGAと知ることができる。塩基の結合はAとT、CとGというルールがあるからだ。これら二つの配列は5′（ファイブプライム）から3′（スリープライム）にかけて同一である（配列は5′から読むことになっている）。

これはDNAの大いなる秘密にほかならない。なぜなら、配列はある細胞が自身と同じ二つの細胞に分裂する方法を示している。もし、DNAがねじれたはしごの真ん中から割けたら、誤解がないように願うが、「ジッパーが外された」ような形になる。つまり、はしごの端はステップの半分だけ（結合していない塩基）がついた形となり、ふらふらした状態になる。その状況で、ふらふらしているAにはTが結合、GにはCが結合して複製されていく。一分子のDNAが真ん中から外れうるということは、二分子のDNAを生み出すことができるということだ。言い換えると、一つのねじれたはしごから、まったく同じの二つのねじれたはしごを生み出すともいえる。そこでだ、もしDNAが細胞をつくる指導書であるなら、これはまったく同じ指導書一式を二コピーつくるということでもある。

ワトソンとクリックはこの重要な事実について、DNAの構造を初めて報じる論文の末尾に控えめにこう述べている。「われわれが仮説としていた特異的なペアが遺伝物質の複製メカニズムである可能性を示唆するものであると気づいた」(8)。ある細胞や生物からもう一つの細胞、生物に受継がれる遺伝物質は正確に複製される必要がある。DNAが複製されるメカニズムは非常に複雑であることが判明する。そして、ノーベル賞はこの分野に授与され続けることになるが、ワトソンとクリックは生物にとってきわめて根源的な事実を見いだした。そして、この発見が生物学を根本から変えていく。

雑ぱくに見れば、ＤＮＡはデオキシリボースとリン酸と、二一％のシトシン、二一％のグアニン、二九％のアデニン、二九％のチミンという構成の塩基からなる面白くもない、バカでかい分子に過ぎない。しかし、よく観察すると、ＤＮＡには驚くべき複雑性をもたらす数百万の塩基配列がある。おのおのの塩基の部位には四通りの可能性があり、それはヒトゲノム全体では六四億もの部位がある。ゲノムの全六四億塩基対にわたりとりうる配列の理論的な数は、四の六四億乗ということになる。わずか約一三〇塩基対あれば、観測しうる宇宙に存在すると見積もられている素粒子と同じ数の組合わせを表現できるのだ。ＤＮＡ配列がもちうる情報量は文字通り、天文学的なものだということがおわかりいただけるだろう。

ゲノム

生物の染色体にある全ＤＮＡ（細胞の核にある「核ＤＮＡ」）の配列はゲノムとよばれ、細胞の「ほぼすべて」のＤＮＡをさす。というのは、真核細胞の中にある「細胞小器官」のいくつかにはちっぽけな環状のＤＮＡがあるからだ。たとえば「細胞のエネルギー発電所」とよばれるミトコンドリアは独自のゲノム（ヒトでは一万六五六九塩基対、これは核ＤＮＡの四〇〇〇万分の一のサイズ）がある。緑色植物の場合、ミトコンドリアのほか、葉緑体（クロロプラスト）とよばれる光合成に必要な細胞小器官にもＤＮＡがある。ヒトではミトコンドリアゲノムは重要だが、概してヒトゲノムと区別して議論されることが多い（訳注：ヒトゲノムとは正確には核とミトコンドリアＤＮＡを含むが、核ゲノムをさす傾向が強いという意味）。

したがって、ヒトゲノムとは四六本の染色体（二二対の常染色体と二つの性染色体）にあるＤＮＡ塩基配列を示す。おのおのの染色体ペアの一つ、そして性染色体の一つの染色体は片親に由来している。染色体のおのおののペアで、父親と母親由来の染色体を比べるととても似ている。それら染色体は通常は同じ長さで、バンドも同様であり、またほぼ同じ配列をもっている（訳注：染色体異常などがある人の場合、染色体の長さ、数、構造が異なる）。

この事実は言葉の面で扱いにくい問題を抱えている。ヒトゲノムとは約三二億塩基対なのか、それとも六四億塩基対なのか？　その解答は、「一倍体ゲノム（ハプロイドゲノム）」や一人の親に由来する染色体のゲノムを意図するのか、あるいは「二倍体ゲノム」やある人の細胞の全DNAの実際の配列を意味する二倍体分の全配列を意味するのか、による。もちろん、母親、父親に由来する二つの配列は絶対に同一であるなら、それは問題にならない。二倍体ゲノムは一倍体ゲノムの「生き写し」が二つあるのということになるからだ。実際には、おのおのの人で二つの一倍体ゲノムは「ほぼ」同一、つまり、だいたい同じだが、まったく同じではないということだ。

平均して、二倍体のヒトゲノムは一〇〇〇塩基対に一の割合で塩基が異なるとされる。それは大した違いではないように聞こえるかもしれないが、ゲノムは三二億塩基対もあることを思い出してほしい。一人の人がもつ二つのゲノム中に三〇〇万もの塩基で違いがあるということだ。二人のヒトで彼らの二倍体ゲノムを比較した場合、六〇〇万もの塩基で違いがあることになる。

これらの多様性はいくつか異なる形で生じている。母親由来の染色体のDNAの5′側にある九塩基の配列、CTTAGACTAを例にとろう。対応する父親の染色体の配列をCCTAGACTAとする。これは、DNA配列の一塩基だけが異なるという差異になる（二番目のCは母親由来DNAではT）。このような塩基の違いは一塩基多型〔SNP（スニップと発音する）〕とよばれる。「多型」とは「違い」の凝った言い方だ。

SNPとは異なる、母親のDNAに三塩基余分に塩基が挿入されているCAGATTAGACTA（下線部が挿入塩基）や二塩基が失われたCAGACTA（最初の二つのTが欠失）を例にとろう。塩基が追加された場合、それは「挿入（insertion）」とよび、塩基が失われた場合は、「欠失（deletion）」とよぶ。挿入や欠失はインデル（indel、挿入欠失）と総称される。SNPやインデルはヒトゲノムでみられる最も一般的な多様性だ。

もちろん、染色体の特定のペアで、もしそのうちの一つの染色体で、特定の部位で二塩基追加されたとして、それが挿入なのか（二塩基が余分に挿入されてDNAが長くなっているのか）、あるいは欠失なのか（二塩基が欠失して短くなっているのか）どうやって判断したらいいのか？　そのためには、その部位でのヒトの通常のDNA配列を知っておく必要がある。ヒトのゲノム配列は一つではない。現在、一四〇億もあるのだ。つまり世界に七〇億人以上の人がそれぞれもつ二コピー分ゲノムから、一卵性双生児のゲノム一％分を差し引いた分、一四〇億もあることになる。しかし、おのおのの塩基配列でごく一般的なものを採用して連結すれば、いわゆるリファレンス（参照）配列を組立てることができる。現在、ヒトリファレンス配列はゲノムリファレンスコンソーシアムにより編集、維持されているが、その取組みはヒトゲノムの多様性を尊重して多大なる努力を惜しみなく投入している(9)。

遺伝子

ここまで読んで、遺伝学やゲノムについて解説しておきながら、私が遺伝子についてほとんど述べていないことにお気づきかもしれない。子は親から形質を継承するという事実は大昔から知られていた。しかし、遺伝には具体的な単位があるという今日の知識はグレゴリー・メンデルによる一八六〇年代前半の発見、そして三人の異なる欧州研究者が一九〇〇年に同時に成しえた再発見にさかのぼる。「遺伝子」という言葉は遺伝という現象をひき起こす単位に与えられたものだが、当初は、それらは概して抽象的なものであった。科学者が遺伝子は染色体上に実際に存在すると認識するのは一九一〇年代になってからであった。当時、染色体上のタンパク質が遺伝情報をもつと考えられていた。タンパク質は複雑な分子で二〇もの異なる単位で構成されているが、その一方、DNAは比較にならないほど単純にみえる。

DNAに遺伝子があるという確かな証拠は一九四四年にロックフェラー大学のオズワルト・アベリーによる有名な実験で得られた(10)。彼は染色体を含む液を使って、肺炎球菌のある株の性質を他の株がもつ性質に変えたのだ。この実験は特別な意義がある。それは染色体液からタンパク質を除いて実験をした点だ。しかし、多くの研究者は染色体にあるタンパク質以外の物質が遺伝を担うに違いないと、アベリーの発見に難癖をつけたのだった。その後、ワトソンとクリックの発見が、遺伝物質が世代間でいかにして伝えられるか、物質的にうまく説明することに成功して、遺伝子の実態はDNAであるという考えが大きく前進した。

結局、遺伝子とは何か？　遺伝子は遺伝情報を伝えるDNAのひとまとまりだ。当初、遺伝子はDNAのまとまりに過ぎないとされたが、リボ核酸（RNA）とよばれるDNAに密接に関係する分子が介在してタンパク質の構造を定めると考えられるようになった。これはいわゆる分子生物学のセントラルドグマ（中心教義）というもので、一九五八年フランシス・クリックによってはじめて提唱された（後の、一九七〇年にデビッド・ボルチモアとハワード・テミンによるノーベル賞級のレトロウイルスの発見によりいっそう確かな評価となった）。この教義は、「DNAがRNAをつくり、RNAがタンパク質をつくる」というものだ。もう少し補足すると、「遺伝子は、タンパク質をつくる方法を細胞に教えるDNAのまとまり」ということである。タンパク質は二〇種類あるアミノ酸とよばれる分子群から構成される。同じ二〇種類のアミノ酸はヒト、そしてすべての生物のタンパク質をつくる。DNAの塩基配列が三塩基でコドンとよばれる三字の言葉として機能し、タンパク質におけるアミノ酸の並び、そして「はじめ」と「おわり」を決めるのだ。

A、T、G、Cと四文字あるから、六四種類の三字の組合わせができる。ゲノムでは、六四通りの言葉が「呪文」のような役割を果たしている。TGGというDNA配列はアミノ酸のトリプトファンを指定する。TAAは、TAGとTGAと同じく、「ストップ」を意味する。ATGは「スタート」を意味するが、同時にアミノ酸、メチオニンを指定する。実際のところ、二〇種類のアミノ酸の指定とスタートとストップを指示するのに六四種類も言葉はいらない。二二で十分だ。しかし、ほとんどのアミノ酸の指定は複数のコドンで指定される。たとえば、セリンは、六種類のコドン、TCT、TCC、TCA、TCG、AGT、AGCで指定される。ほとんどのアミノ酸と「ストップ」はいくつかのコドンで指定されるが、すべてのコドンは一つの決まった指定だけを行う（「スタート」と「メチオニン」を指定するATGは除くが）。コドンとアミノ酸、スタート、ストップの対応は遺伝コードとよばれ、すべての既知の生物は同じコードあるいはとても類似したコードを使っている。

細菌から私たちヒトまで、おのおのの細胞はDNAの遺伝コードを用いてタンパク質を生み出す仕組みを利用している。核にあるDNAが「ほどかれて」、メッセンジャーRNAとよばれるRNAの一種にコードが「転写」される。メッセンジャーRNAはそのあと、核の外に出てきて、転移RNA（トランスファーRNA）とよばれる別の種類のRNAを用いて、メッセンジャーRNAに写されたコドンに基づいてきちんとアミノ酸が配置されるように「翻訳」が進む。

しかし、染色体は平均して一・五億塩基対もある。タンパク質をコードする遺伝子はどこで始まり、コドンの三字をどう数えるのか？　その解答はATGにある。このコドンは「メチオニン」と「スタート」を指定する。細胞の転写装置がATGを見つけると、DNAからメッセンジャーRNAに写し取り始める。この最初の三字の後、三字ごとにDNAからメッセンジャーRNAへの転写をストップコドン（TAA、TAG、TGA）に出会うまで続ける。スタートコドンからストップコドンまでのDNAのまとまりを「オープンリーディングフレーム（ORF）」とよび、通常はタンパク質をコードする。ヒトゲノムにはおよそ二万三〇〇〇のORFがあるとされ、タンパク質をコードする遺伝子なのだ。

しかし、遺伝子は、少なくとも真核生物では、とても複雑なものだ。ORFのコドンのすべてからタンパク質がつくられるわけではない。ほぼすべてのヒトのORFはタンパク質をコードするが、いくつかはそうではない。ORFでタンパク質を実際にコードする部分は「エキソン」といい、そうでない部分は「イントロン」とよばれる。エキソンとイントロンを含めたORFすべてがいったんメッセンジャーRNAに転写されるが、そこで、イントロンが「スプライシング（切出し）」され、残ったエキソン部分が連結されタンパク質に翻訳される。

ヒト遺伝子はしばしば多くのエキソンとイントロンをも

つ。通常、イントロンはエキソンより多くの塩基対をもっている。たとえば、遺伝子の一つ、*BRCA1*（訳注：遺伝子記号は斜体表記）は二二のエキソンをもつ（イントロンはエキソン間にあるからイントロンは二一）。この遺伝子は、17q21にあり（一七番染色体、長腕の第二バンドの第一サブバンドという意味だ）、スタートからストップまでORF全体で八万一一八八塩基対である。エキソンだが、わずか五五九二塩基対しかなく、アミノ酸配列に翻訳すると一八六三残基となる。五五九二をコドンの字数三で割ると、一八六三になるだろう。(一少ないがそれはストップコドンだ)。

DNAからタンパク質がつくられる過程はしばしばずっと複雑だ。メッセンジャーRNAはさまざまにスプライスされる。DNAの他のまとまりの部分、ORF以外のところだが、これらの部分も重要な遺伝情報をもたらす、それらの一部は制御領域という部分で、特定の遺伝子の転写のスイッチオン、オフを決めることに関わっている。この制御領域を遺伝子そのものと考えていいか、あるいは制御する遺伝子の一部と考えていいか、あるいはまったく違うものと考えるべきかはまだ明確になっていない。研究者はすでに何百という制御領域をゲノム中に見いだしている。

ORF以外のある領域からは、細胞のさまざまな機能の発現に役立つ、実に多くのさまざまな小さいRNA分子がコードされる。これら分子はタンパク質を生み出さないが、遺伝子ともいえる。それらのうち、数千については解明されている。

結局、ヒトの遺伝子はどのくらいの数あるのだろうか。少なくとも、二万三〇〇〇のタンパク質をコードするORFと、数千のRNAをコードする遺伝子、そしておそらく、定義にもよるが、数百ないしは数千の制御領域があるであろう。

再び、ゲノム

とうとうヒトゲノムと他の複雑な生物のゲノムについて奇妙な事実に到達したようだ。ゲノムの大部分はなんら機能を果たしているようにはみえない。DNAは精緻に組立てられた機械のようにみえるが、実際はむしろ、おばあちゃんの屋根裏部屋で、意味のない、とっ散らかったがらくたの中で時折お宝が見つかるようなものだ(11)。

実際、ヒトゲノムの一・五％ほどがタンパク質をコードするエキソンであるにすぎない。RNAをコードする遺伝子や制御配列も数％を占めている程度だ。また、染色体のセントロメアやテロメアといった構造的な価値をもつDNAのまとまりも数％程度だ。こういった領域をざっと合わせても、諸説あるが、ヒトゲノムの残り、およそ八〇～九〇％は既知の情報あるいは他の利用目的があるようにはみえない。ということで、不注意な研究者やコメンテーターはこの部分を「がらくた」DNAとよぶ。

DNA科学者はこうした驚くべき事実を示してきた。ヒトゲノムが最初に配列決定されたその直前まで、タンパク質をコードするヒト遺伝子の数の見積もりは約一五万から三万とされてきたが、実際はそれらよりずっと少なかったのだ。「非遺伝子」のゲノム領域の五から一〇%は高度に保存されている。長い年月の進化の過程を経てさまざまな種が生まれたが、これら多くの種で同じ配列がみられる、あるいはとても似ている。これら配列は進化の過程で保存、選択されてきたといえよう。その事実はいみじくもこれらの配列は重要であることをさす。しかし、どうして重要なのか私たちはまだ知らない。

まとめると、高度に保存されてきた「がらくた」DNA配列の中には私たちがまだ知らない機能をもつ部分がありそうだ。しかし、同時にほとんどの「がらくた」DNAの配列にはなんら機能はないだろう。こうしたDNA配列を分類すると、「偽遺伝子」、トランスポゾンやレトロトランスポゾン、LINEやSINEなどに分けられる。

時の経過とともに、遺伝子を含むDNA配列は何度も複製されてきた。偽遺伝子はほかの機能している遺伝子と実によく似た配列をもつものの、タンパク質をつくる機能を失っている。先祖から遺伝子が働くことに支障をきたすSNP、インデル、その他の変異を受継ぎ、今日、パーティーで現れた幽霊のようにゲノムの中で無為に存在しているだけなのだろう。

ヒトゲノム全体の半分を占める、最も大きなかたまりはトランスポゾンやレトロトランスポゾンによるものである。これらは複製され、それがゲノムの異なるところに取込まれたDNA配列群だ。DNAの寄生物とみることもできる。これら配列は、ヒトゲノムの中で「生きて」、「成長し」、「増える」からだ。

古いレトロトランスポゾンはレトロウイルスに含まれる、ヒトに由来しないDNA（あるいはRNA）の名残だ。HIVのようなレトロウイルスはヒト細胞に侵入し、自身のRNAゲノムからつくられる逆転写酵素とよばれるタンパク質を使い、ウイルスRNAをDNAに変える。そして、これらウイルスが感染したヒト細胞のゲノムに挿入されるのだ。その細胞やその子孫が卵子や精子を生み出すと赤ちゃんになりうる。こうして生まれた赤ちゃんはゲノムの一部にHIVのゲノムが「縫い込まれた」形になり、それがさらに子孫に伝わっていく。ヒトゲノムの八%は特定の先祖レトロウイルスをたどることができる。残るトランスポゾンの部分はあまりに遠い昔の先祖ウイルスに由来するため、もはやその先祖ウイルスをたどることもできない。他の配列はトランスポゾン（レトロトランスポゾンではない）に由来し、RNAの段階を経ずにゲノムの他領域に取込まれたものだ。

これらトランスポゾンやレトロトランスポゾンの一般的な産物は、LINEやSINEだ。「LINE」は「長鎖散在反復配列」、「SINE」は「短鎖散在反復配列」の略号だ。研究者は約五〇万のLINEをヒトゲノムで同定しており、これはヒトゲノムの一七％に相当する。SINEは五〇〇塩基対以下と短く、またずっとその数は少ない。SINEは約一五〇万コピーもあり、これはヒトゲノムの一一％に相当する。

偽遺伝子や、レトロトランスポゾン、トランスポゾンがヒトゲノムで何らかの役割を果たしている可能性はあるが、これら反復配列のほとんどが即座に役立っているとは考えにくい。一方でこれはミステリーでもある。DNAをコピーすることは細胞には大きな負荷がかかる。多分、意味もない、あるいは有害な可能性があるDNAをコピーする必要がない細胞は、そうしなくてはならない細胞に比べると優位だと思われる。自然選択を経る進化の過程では、小さなあるいは効率的なゲノムが好まれたはずだ。実際、原核生物は非常に効率的なゲノムをもっており、DNAのほぼすべての領域が明確な機能をもっている。しかし、真核生物はそうでないのはなぜか。

おそらく、私たちを含めて真核生物はぱっと見では意味がないDNAをこれほどコピーする代償を払うことで何らかの恩恵を受けてきたのだろう。科学者はその恩恵はこれらの反復配列はより多くの多様性を生み出すのに役立ったと推定している。それは正しいかもしれない。シャーロック・ホームズはワトソンにこう言っている。「不可能を除いていった後、到底ありえそうもない何かが残っていたなら、それは真実に違ないと、僕は何度君に話したことか」(12)。今の時点では、これはやはりミステリーとしておくのがよさそうである、科学論文で何度となく示された結びの言葉を最後に示そう、「さらなる研究が必要である」。

第2章 生殖の概要とヒトの場合

「セックスをやめるとき」について議論するにあたり、まずセックスとは何かについて話す必要がある。実際、セックスとは少なくとも三つの意味がある。そのおのおのは私たちが知っている以上に自然界では大変多岐にわたっている。第一に、セックスとは生殖の方法であり、これにより二人の親に由来する遺伝物質の新しい組合わせをもつ生物が生まれる。第二に、セックスとは男性器あるいは女性器のいずれかをもつ状態をさす。つまり、ある生物が雄なのか、雌なのかという性の状態だ。第三に、セックスとは男性と女性が、うまくいけばだが、生殖に至る行為をするということだ。おのおののセックスについて、まず生物一般についての広い文脈で以下、解説していく。その後、ヒトの生殖においてセックスはどのような役割をもつのか詳細に述べていく。

生殖の概要

生物学の基礎レベルの意味では、セックスのある生殖（有性生殖）とは二個体の親生物に由来する遺伝的多様性のなかから、ある組合わせをもつ新しい生物が生まれるということだ。ヒトでのその組合わせは、母親に由来する片方のゲノムと父親からのもう片方のゲノムから生み出される。そんなことは当たり前だと思うかもしれないが、生物界では実は少数派のやり方である。

第1章で述べたとおり、生物界は細菌、古細菌、真核生物の三つの界に大別される。細菌と古細菌は合わせて原核生物と称される。生物を語るとき、われわれヒトの仲間である哺乳類のほか、たぶん鳥類、爬虫類、魚類、そして両生類を思い浮かべるだろう。これら動物は、脊椎動物に属し、ほとんどすべてが有性生殖をする。そう、ほとんどがそうやって生殖するが、他の真核生物のすべてがそうというわけではない。ほとんどの真核生物は有性生殖を行うものの、この地球上の生物の大部分はまったく使わない。すべての細菌と古細菌、そして真核生物のなかの相当な数の種はクローニングで生殖するのだ。この場合、そうして生まれる子孫は遺伝的多様性のなかからまったく同じ組合わせ、親と同じDNA配列をもつことになる。ある細菌が生殖すると、通常、二つのコピーに分裂する。ともに遺伝的には親と同じということだ。細菌の一部は時として、いわゆる「接合」という生殖様式をとる。これはおよそセックスに似たものであるが、同種内での遺伝的な交換に限定されないことに留意したい。

生殖の方法としてのセックス

なぜセックスはあるのか？ 生物学上の一つの疑問としては、驚くほど神秘的な問いである(1)。有性生殖は明らかに高くつく。この場合、生物は通常のＤＮＡ一式の半分をもつ特別な細胞をつくる必要がある。こうしてつくられた特別な細胞は配偶子（卵子と精子）とよばれ、合体するとその生物のゲノムをフルセットもつことになる。しかし、配偶子をつくる過程は複雑で、また容易ではない。さらに悪いことに、有性生殖を行う種では、配偶子の一つはもう片方の配偶子に出会う必要がある。一つの精子は、ちょうどよいタイミングで一つの卵子に出会わなければならないし、また新しい個体が発生する場所も必要である。このシナリオはたいてい大変複雑に進む。一つの細胞がＤＮＡ一式を倍化させて、分裂して同一の娘細胞を生み出すといったふうには進まないのだ。

クローニングによる生殖は一見したところでは、なかなかよさそうにみえる。デートのかけひきも不要だし、ヒト以外では卵子や精子が出会わなくても済む。その結果生じる生物は親の生物と同じゲノムをもち、結局、生殖可能なくらいまでの期間生存できればよさそうだ。一方、二つの親ゲノムが組合わさって生まれる新しいゲノムがうまく生存に役立つとは限らない。

では、なぜセックスがあるのか？ おそらく、その解答は、長い目で見れば、後代がゲノムに多様性をもっていた方が種の生存に有利だからだろう。無論、多様なゲノムのなかには有利になるものも、逆に不利になるものもある。有性生殖で生じる多様なゲノムで、不利なものであれば生存できないし、有利なものなら生存できる。多くのほとんどのゲノムはニュートラル、つまり次世代の生存にとって有利でも不利でもない。ごく一部は有利なゲノムをもつだろう。そのような時折得られる有利な変化による長期的利益が有性生殖の多大な代償を上回る場合、セックスに価値があるといえる。

これについてはほんの少し証拠がある。淡水に生息する小さな多細胞の真核生物、ワムシはクローニングによる生殖と有性生殖を切替えることができる。実験データによれば生存環境が悪化すると、有性生殖に切替える傾向がある。一方、環境が安定している場合は、クローニングで生殖を行う(2)。

無論、多細胞生物は、単細胞生物と同じように簡単にはクローニングで生殖できない。半分に分離して、二つの生物になることはできない。植物の一部はこれと似たことを行える。地下に隠れた「根っこ」から地上部分に新しい部分を生やすことで新しいコピーを生み出すことができるのだが、これは生殖、あるいは単なる成長なのだろうか？

ワムシは、クローニングの方法として、二つに分裂することも新芽を出すことも使っていない。この生物、そしてクローニングで増える多細胞生物は単為発生（パーセノジェネシス）を使っている。パーセノジェネシスとはギリシャ語で「ヴァージンバース（処女からの誕生）」に由来する（「パルテノン」という言葉を生んだギリシャ語と同じ語源である。パルテノンとは、懐妊を経ずに父ゼウスの前頭から誕生した女神アテナの寺院の名称だ）。単為発生によって、通常、古い単一細胞から遺伝的に同一な、新しい生物が生まれる。しばしば、その細胞は卵子であるが、その卵子は染色体の数が半分になる減数分裂を経てはいない。単為発生にはいくつかの種類があるが、いずれも卵子はあたかも受精したかのように振舞い、発生して胚となり、ついには親と遺伝的に同一な新しい生物となる。

哺乳類で自然に単為発生が起こることは知られていない。一方、さまざまな魚類、両生類、爬虫類は単為発生も行える。世界最大のトカゲであるコモドドラゴンは有性生殖も単為発生も可能である。単為発生は昆虫や甲殻類では割と一般にみられる。たとえば、ミツバチのありふれた種では女王バチは雄バチと交配して有性生殖ができるが、女王も働きバチも単為発生が可能で、これによって雄バチや働きバチを沢山生み出すことができる。

しかし、なぜ真核生物、とりわけわれわれになじみがある脊椎動物は、（哺乳類の場合は必ず）有性生殖を行うのだろうか？　たぶん、これらの複雑な生物は、先々の見通しがつきにくい世界に直面してきて、有性生殖がそのような局面で有利であったためだろうか。あるいは、これらの種は何らかの理由で有性生殖しかできなくなり、そこから抜け出せないだけなのだろうか。

生物学的状態としてのセックス

有性生殖をしない生物には雄や雌はない。これらの用語は有性生殖でのみ意味がある。細菌には雄だとか雌はそもそもないのだ。もちろんだが、有性生殖をするということが、必ず二つの異なる性別、雄や雌が行うということを意味するわけではない。いくつかの種は両性をもち、これら生物は卵子と精子を両方ともつくるのだ。植物はまさにそうだし、無脊椎動物（カタツムリやミミズがそうだ）、そして脊椎動物の一部でもみられる。

個体で同時に両性をもつ生物は、ある時期に生殖細胞（配偶子）のいずれかをつくる。これら両性生物の一部は自身でそれら配偶子を受精させることもできる。通常の原核生物の生殖とは異なり、こうした両性生物の生殖で生まれる個体はクローンではない。おのおのの卵子と、おのおのの精子は親の生物の遺伝的物質からランダムに選ばれた半分の遺伝物質をもつ。したがって、自家受精をする両性生物は、有性生殖により生み出される遺伝的多様性の優位な点をいくばくかもっていることになるが、異なる個体間（雌と雄）で行われる有性生殖から生み出される遺伝的多様性に比べると、それほどの多様性ではない。

しかし、生物は思った以上により複雑だ。両性生物の一部は自家受精を防止する仕組みをもっている。これらの生物はかならず他の個体と生殖を行い、おのおのの個体は精子あるいは卵子をつくるようになっている。だが、魚類の多くの種を含む両性生物は異なる配偶子を同時にではなく、交互につくる。つまり、時間の経過とともに性を変えるのだ。それら生物の一部は一度しか性を変えないが、他の生物は雄と雌の状態を交互に何度も切替えることができる。このような連続タイプの両性生物は両方の生殖器を生まれつきもつ、あるいはつくり出す能力をもち、雌と雄の生殖器を切替えるのだ。

両性生物の性は雄か雌の状態を同時に、あるいは異なる時期にもっているということだ。しかし、通常、個体が一つだけの性をもつ場合、いずれの性となるということを決定しているものは何か？　大まかにいえば、それは性染色体ということになる。第1章で述べた通り、ヒトは二二対の常染色体と対にならない性染色体（XとY）をもう二つもっており、これはヒトのみならず他の哺乳類も同じだ。女性は二コピーのX染色体をもち、男性は一コピーのXと一コピーのY染色体をもつ。X染色体がなくて、Y染色体を二コピーもつというヒトはいない。その理由としてはまず第一に、母親がいる場合、かならずX染色体を受継ぐからだ。なぜなら、母親は女性であるからX染色体しか子に受渡せない。第二に、X染色体は大きく、ここには多くの重要な遺伝子が保有されている。ゆえに少なくとも一つのX染色体をもたずして、生きて誕生することはできない。

もちろん、染色体や遺伝子自体は生殖器ではなく、特定の遺伝子がスイッチオンになる、あるいは「発現する」ことでつくられるタンパク質を通じて機能している。ある生物は、環境の因子が引き金になって新しい個体がいずれかの性となるか決定されている。たとえば、アリゲーターは卵が発生するときの温度で雄か雌が決まる（この場合、雌のアリゲーターが生むのは大きくて殻に覆われた楕円体の卵であって、卵子ではないが）。

ヒトや他の生物で、時として性染色体が生殖器の形成を導く過程が、異なって進むことがある。実際に、ヒトで両性の生殖器をもち合わせて生まれることがある。こうした人は昔から両性具者とよばれていたが、今日では「インターセックス（半陰陽）」とよばれている。しかし、こうした人々は真に生物学的に両性となっているのではなく、機能する両方の生殖器をもっていない。このような人が生まれる経緯はさまざまで、また複雑な問題があるが、本書の目的を超えているのであまり深入りしないことにする(3)。

さらに、生物学的に、雄あるいは雌となる哺乳類でも、時として身体の性と性染色体が一致しないことがある。すべての哺乳類の基礎となる性は雌だ。既定の雌の生殖器が雄のそれに変わるためには、Y染色体の遺伝子が出生前のちょうどよいタイミングで特定のタンパク質をつくらなければならない。これらの大事な遺伝子が時折、X染色体に移動してしまっていることがある。このような場合、XXの染色体をもつが、身体的には男性となっており、一方、Y染色体にこれら遺伝子があってもきちんと機能しない（タンパク質がつくられない）場合はXYだが、身体的には女性ということもある。こういう状況はまれだが、まったくないわけではない。この問題は、一悶着の後、オリンピックで染色体の状態をもって、選手の「真の」性を決めることを止めた理由の一つである(4)。

行為としてのセックス

生物界におけるセックスの探訪は、その過程、あるいはセックスをする過程について、さらに考えなければならない。繰返すが、私たちは、生物は性交を通じてセックスを行うものと普通は考える。ネコ、イヌ、ネズミ、そしてヒトも、雄はペニス（陰茎）を使い、雌のヴァギナ（膣）に精子を入込む。精子は、時として卵子に出会い、一人、あるいはそれ以上の新生児の誕生につながる過程が始まる。

しかし、有性生殖をする生物の間でも、性交の形は異なる。たとえば、有性生殖をする植物を考えてみよう。もちろん、植物は性交することはできず、そうできるようにはもともとつくられていない。代わりに、植物の多くは、精子を花粉の形で周囲にまき散らし、それは風に乗って、あわよくば、同種の他植物の適切な部分にたどり着き、卵細胞に出会い、繁殖する。植物の一部は策を練って、動く生物、昆虫や、鳥、コウモリや他の生物（農夫も含む）を使い、彼らの体についた花粉を他の仲間まで運ばせるようにする。

セックスができ、そして移動できる生物でさえ、多くはそうしない。水棲生物の多くの種はうまく漂って相方の配偶子に出会うように水中に産卵する。だが、いくつかの生物種はやや限られた環境に卵を産む。たとえば、雌のサケは水底を少し掘って「レッド」とよばれるふ化場を設け、そこに未受精の卵を数千も産みつける。雄が次に、ふ化場近辺に数百万もの精子を放出する。雌は卵と精子を砂利で覆うことで受精卵を保護する。正確には、（生殖補助医療の手技の）「体外受精」ではないが、これは「生体内受精」ではないのも確かだ。この受精は明らかに雌の体外で起こっている。

もちろん、雌の体内で受精が起こらない場合、胚や（哺乳類の場合）胎児の発生は体内で起こらない。体外での受精ではめったなことでは「生誕」には至らない。しかし、体内で受精が起こる生物でも、雌の体内で初期の発生が進み、そして体外に生み出されて、卵のまま発生が進むものもある（この卵はだいたいそうだが、必ずしも殻に覆われた卵ではない）。たいていの脊椎動物と、多くの魚類、両生類、すべての爬虫類や鳥類はこのようなやり方で生殖を行う。

哺乳類だけが、雌の体内に受精卵を身体的、生物学的に一体となって、新しい生物に発生させることができる。妊娠は哺乳類に特徴的で、生物界広しといえど実に普通ではないやり方だ（言ってしまえば奇異にも映る）。哺乳類でも、仔が母親の胎内で一貫して成長するかという疑問がある。胎盤のある哺乳類の一部では、新生仔は生まれた直後、あるいはだいたい直後から元気である。その他の種、ヒトは間違いなくそうだが、新生児の発達は出生後も長く続き、一人で生きていけるようになるには一〇年以上かかる。

もちろん、それらの中間の動物もいる。魚類の一部は、卵を産んでも体内で保持する。実際に、体内に産みつけるのだ。卵がふ化すると、母親は幼若な子魚を「生み出す」が、卵の段階では母体内で、母体とは一体とならないまま成育していく。一方、哺乳類の一種の有袋目では体外に未成熟な仔を生む。仔は母体とはもはや生物学的につながっていないが、母体の袋の中で成育していく。

生物は実にさまざまなやり方で生殖を行う。多くの生物はいろいろな意味で、特に人が知っているようなセックスのやり方はしない。大きくみれば、セックス自体は「自然」かもしれないが、自然界では実にさまざまなセックスの姿がある。そして、次のセクションで考えていく、最もなじみがある私たち自身の有性生殖の過程でさえ、想像を超えて変わったもので、また複雑である。

ヒトのセックス

あなたがこの本を手に取ったのは、ワムシやコモドドラゴンについて知るためではないだろう。生物界にはさまざまな生殖方法があるが、もし生殖補助医療がなければ、人を含むすべての哺乳類は雄と雌の間での性交により有性生殖を行い、妊娠そして出産という流れをたどる。この方法はあまり一般的とはいえないものの、来る一〇年先では少なくとも重要な部分は大きく変わってしまうかもしれない。そのときが来る前に、私たちはその意味をよく理解しておく必要がある。まず手始めに、フルセットの染色体ペアをもつ細胞が、ペアを構成する半分の染色体だけをもつ細胞に変わる過程、減数分裂について説明する。そして、卵子や精子の起源、思春期で起こること、卵子と精子の出会いで生じる受精、そして受精後に起こることについて解説する。

減数分裂

ヒトで染色体をフルセットもつ細胞では、常染色体一番から二二番までの一対ずつと、二つの性染色体があり、この状態は二倍体とよばれる。それら常染色体ペアのうち、染色体一つずつと、一つの性染色体をもつ状態を単数体とよぶ。哺乳動物では、精子と完全に成熟した卵子だけが単数体である。その他の細胞は通常は二倍体となっている。

細胞は通常、有糸分裂とよばれる過程を経て細胞分裂する。この際、細胞の内容物は数と量ともに増え、とりわけ染色体はコピーされ、一時的に染色体は四六本から九二本になる。細胞が有糸分裂して生じる娘細胞は元の細胞がもつおのおのの染色体一式分、四六本を受継ぐ。その際、娘細胞のDNA配列は（ときたま生じる新しい変異は除くとして）親細胞の染色体のそれらと同一だ。

卵子と精子のみが有糸分裂以外のやり方で分裂する。これら配偶子をつくる過程で、配偶子のもととなる、二倍体の細胞は単数体の配偶子に変わる。この過程は「減数分裂」とよばれ、ヒトでは男性では複雑に、そして女性ではより複雑に進む。この過程は男女ともに二段階で進み、それぞれ減数分裂Ⅰ、減数分裂Ⅱとよばれる。

卵子や精子に変化する二倍体のヒト生殖細胞は、他の細胞が有糸分裂に備えるのと同様に減数分裂に備える。これら細胞は四六本の染色体をコピーして、九二本に増やす。これら元の四六本の染色体はおのおの二コピー分用意されたことになり、動原体（染色体のおよそ中央部分にある）という部分で同じ種類の染色体は互いに結合する。たとえば、染色体一番の父親由来のもの二本が結合している状況を例にとる。有糸分裂では、これら四六本が倍となった染色体は細胞内で並び、そして両端に引っ張られていく。おのおのの染色体の一コピーずつ（合計で四六本）が、分裂して生じる二つの細胞の両端に向かって引っ張られていくのだ。その結果、娘細胞それぞれでもともと存在した四六本の染色体のおのおの一コピーずつをもつことになる。

さて、減数分裂Ⅰでは、染色体九二本と倍になった後、父親と母親に由来する染色体はペアを組む。つまり、父親由来の一番染色体二コピーが中央で結合したものが、母親由来の一番染色体二コピーが結合したものとペアを組むのだ。こうしてペアを組んだ一番染色体の四コピー全部が一緒に、細胞の両端側に引っ張られていく。この時点で、組換えとよばれる重要な現象が起こる。父親由来一番染色体の片方のコピー、あるいは両方のコピー上にあるDNAのひと続き部分が、ペアを組んでいる母親由来一番染色体の一コピーあるいは二コピー上にあるDNAのひと続きの部分と入替えが起こる。染色体上の組換えはごくわずか起こるのが典型で、通常は二〜四つの部分で起こる程度である。

この組換えは有糸分裂では起こらず、減数分裂でのみ起こるもので生物学的に重要な意味をもつ。私たちは皆、両親のおのおのから二三本の染色体を受継ぐが、もし組換えがなければ、それら染色体は両親と同じものとなってしまう。つまり、ある人の一番染色体二コピーは、父親と母親の一番染色体を一コピーずつ受継いでいる状況だ。組換えのおかげで、親は、その親の父親と母親がもっていた一番染色体に由来するDNAが組合わされた一番染色体を、子に引継がせることができる。つまり、その子は単に二人の親に由来するDNAを引継ぐのではなく、父親と母親それぞれの両親も含めた四人に由来する染色体DNAを引継ぐことになるのだ。こうして生じた娘細胞の中には四種類の異なるバージョンの一番染色体二ペアが互いに結合した形で存在していることになる。

これから、これら染色体のペアが分離していくが、ここは有糸分裂と異なる点がある。生殖細胞中のＤＮＡは分配されて染色体を含む細胞核が二つできる。おのおのの核には四六本の染色体があるが、おのおのの染色体ペアは父親か母親由来の染色体が部分的に組換えられた二コピーの染色体となっている。つまり、父親と母親の染色体が部分的にミックスされた構造をもつ。たとえば、片方の娘細胞では、染色体一〇ペアは母親由来染色体ベースのもの（部分的には組換えられている）で、残る一三ペアは父親由来染色体ベースのものとなっており、もう片方の娘細胞では一三ペアが母親由来染色体ベースのもの、一〇ペアが父親由来ベースとなっている。これで減数分裂Ⅰは終わる。

減数分裂Ⅱは割とシンプルだ。減数分裂Ⅰでつくられた二つの娘細胞の核には染色体二三ペアがあるが、細胞分裂することで、これらのペアがおのおのの細胞に分配されていく。こうして生じる娘細胞の核にはこの段階で単数体となる。つまり、一つの細胞に二三本の染色体のみが存在する。おのおのの細胞は父親や母親の染色体に由来するが、さらに部分的に組換えを受けている。単数体の配偶子の核同士（つまり卵子と精子の核が一つずつ）が合わされば、四六本の染色体をもつ新しい核が生まれる。そこには常染色体のおのおののペアと二つの性染色体がある。

卵子と精子のつくられ方

人体で卵子や精子がつくられ、成熟していく有り様は信じられないほど複雑である。本書の草稿ではその記述には二〇ページも要したほどで、とても魅力的だ。しかし、本書の本来の目的からすると、そこまで細かく解説する必要はない（まことに残念ではあるが）。

男性では、最終的に精子となる細胞は胎児期の半ば頃、精巣（睾丸）を形成する部分に収容されている。これら生殖細胞はそこで静かに過ごしていくが、思春期になると、脳から分泌されるホルモンに始まり、精巣から放出されるテストステロンまでの一連のホルモンの作用により、生殖細胞の一部が、およそ六〇日かかる精子の形成を始める。その過程は、六つの異なる名前の細胞タイプを経て、発生能力をもつ単数体（四六本ではなく、二三本の染色体だけの状態だ）の精子が生み出される減数分裂の第二段階に入る手前でいったん停止している。これらの精子は精巣の外にある、精巣上体とよばれるところに収容されている。思春期を迎えると男性は精子をつくり出し、加齢とともにしだいに数は減るが、生涯においてつくり続ける。

女性は異なる。胎児期末期が始まる頃（妊娠一八週頃）までに卵子となるすべての細胞がつくられる。女の子の赤ちゃんが生まれたとき、彼らの胎内にはおよそ一〇〇万個の卵子となりうる細胞がある[5]。出生前に、それら卵子のもととなる細胞は減数分裂Ⅰ期まで発生が進むが、ここで、思春期を迎えるまで発生はいったん止まる。男性で思春期を開始させる脳から放出されるホルモンは女性でも同じように作用するが、テストステロンではなくてエストロゲン関連の数種類のホルモン（エストラジオールが主たるものだ）がつくられる。思春期の女性の胎内には平均四〇万個の卵子となりうる細胞がある。

　初潮を迎えると、生理周期が始まり、一二カ月前に一〇〇〇個もの（他文献では一〇程度とされているが、なにせヒトでの知見が乏しいので仕方ない）成熟卵子となりうる細胞が動き始め、そのうちの（およそ）一つの卵子がほぼ一カ月周期で、その発生過程を終える。そのたった一つの卵子は成長して、減数分裂Ⅰを終え、二三本の染色体を小さな細胞のような第一極体とよばれる形で細胞外に排出する（訳注：有糸分裂の場合、ほぼ同じ大きさの細胞が二つできるが、卵子への減数分裂では極端に大きさの異なる成熟卵子と極体が生じる）。この段階ではまだ減数分裂Ⅱは終わっていないが、第一極体を排出した細胞は「成熟卵子」とよばれる。そして、女性にある二つの卵巣のうちの一つの表面にある、二センチメートルほどのサイズの流体で満たされた卵胞（水泡みたいなものだ）から成熟卵子が放出される。時折、一月に二個卵子が排卵されることがあるが、もし両方とも受精、着床すれば、二卵性双生児の誕生となりうる。この生理周期が元気な卵子となる可能性をもつもとの細胞がなくなる閉経まで続くのだ。

精子と卵子はどのように出会うか

　ここが、「セックス」、つまり性交という意味だが、昔から重要な段階だ。精巣上体にある精子が女性の生殖器へ入り、その奥の方に進み、排卵後、外の方へ向かう卵子とどこかで出会わなければならない。繰返すが、この単純に聞こえる過程は私たちの想像以上に複雑である。長年の研究にもかかわらず、その過程は驚くほど多くの点で研究者の合意に至っていない。以下にその状況について紹介するが、他の文献で異なる説明を読んだことがあったとしても驚かないでほしい（特に数値）。

　精子は、射精のときまで精巣上体において待機している。そのときが来ると、およそ一億から数億もの精子（その数は人によって、また場合、そして文献によっても異なるが）が輸精管（これも文献で随分と違うが、三〇、四〇、六〇センチメートルなどさまざまだ）を通って射精管へ、そして膀胱からくる尿道（尿が通る管）へ排出される。ここに到達する段階で、精子のほか、他生殖器からの分泌物が混じった精液は随分と減ってしまう。重量でいうと二％ほどに減る。

　さて、ヴァギナは通常、酸性だ。精漿は精液を塩基性にして、ヴァギナの酸性を中和できる。精子は、ヴァギナ、子宮頸部、子宮、輸卵管を通ってくる間に大きなエネルギーを使う。精囊には精子に栄養を与える糖、フルクトースがふんだんに含まれている。対する女性器にはなんと精子に対する免疫応答能力が備わっているが、精液中のプロスタグランジンという物質がその免疫応答を抑え込むのに役立っている。

精液が体内で出口へ向かって移動する際、おもに男性生殖器の筋肉によって運ばれ、この移動では精子の尾が役立っている訳ではない。最終的には、精液は尿管を通じて、ペニス出口から排出される。男女が性交している場合、ヴァギナの中で排出される。だが、これらの精子のほとんどは実際には卵子に受精するチャンスはない。受精がたまたま起こらないか、機能が発揮されず、うまくいかないのだ。数十センチメートルのごく短い旅行の後、機能がある、ないにかかわらず、精子は、精液から抜け出し、ウォーミングアップを含む（体温に比べて、精巣の温度は三℃ほど冷たくなっているが、そこからでると熱を浴びてしまう）、いろいろな物理的、化学的変化を受け始める頃、だいたい三〇分ほど休憩をとる。

精子が直面する最初の関門が三から四センチメートルの長さの子宮頸部の通過だ。月のほとんど、子宮頸部は粘液で塞がれている。一方、排卵の頃、放出されるホルモンにより、この子宮頸部を塞いでいる粘液が薄くなる。しかし、そこに道路標識がある訳ではないし、あったとしても精子は読取れないだろう。精子はランダムに動いているだけであり、しかもヴァギナの収縮の影響も受ける。精子の一部は子宮頸部を突破できず離脱してしまうが、まだ生き残っているものも多い。一回の射精で約五万の精子が子宮頸部をくぐる。つまり、この段階で、五千から一万分の一の精子が生き残ったことになる、そして、子宮頸部を抜けた精子の一割ほどが子宮の奥に向かってさらに進む。

子宮頸部のどこかで、精子は活性化されて、その尾は大変活発に動くようになり、より一層動けるようになる。その尾はプロペラのように動き出し、一分で一〜三ミリメートルほどのスピード、つまり一時間で一〇センチメートルから一五センチメートルほどの歩みで精子は進むようになる。

ここまでで射精から数時間経過した。数千の精子は子宮と卵管の境界、つまり子宮の末端で二つの輸卵管が接続しているところで命が尽きる（精子は子宮頸部や子宮で数日間生き延びることができるため、受精は必ずしもこの最初に到達した精子群によりもたらされるとは限らないが）。

この子宮卵管境界はきわめて小さく、精子の頭部の二、三倍程度の直径の穴なのだ。一方、子宮自体はとても大きく、子宮頸部の上部から輸卵管まで二〜三センチメートルで、精子の頭部の五〇〇倍の大きさだ。とりわけ、この子宮卵管境界に関して述べておかなければならないのは、ほとんどの月で、二つある輸卵管の一つにしか卵子がいない。女性の免疫システムがさらに厄介な問題を起こす。ヴァギナにある白血球が精子を壊そうとするのだ。ということで、一度の射精で実際に一〇センチメートルほどの長さの輸卵管まで到達できる精子はわずか数十しかないといわれている。輸卵管自体は、精子にとって大変居心地のいい場所で栄養もふんだんにあり、pHもほどよいし、おまけに免疫システムの攻撃から守ってくれる。そして、そこで精子はやっと、たった一つの卵子に出会う。ここでいったん視点を変えてみよう。

卵子については、卵巣から排卵された頃の状況について先に眺めたが、ここでも難所がある。実に奇妙なことに、輸卵管は実際には卵巣にはくっついていない。卵管は穴をあけたまま腹腔の中で浮いており、その近くに卵巣が、くっつかずにあるという状況だ。卵管は指のような形状で、末端は卵管采で縁取られている。排卵の頃、卵管采は卵巣から放出されるホルモンの影響で大きくなる。おのおのの采は繊毛（小さな波打った髪のような放射状形態となっている）で覆われ、放出された卵子は繊毛により輸卵管に取込まれ、そして奥へ進むのが助けられる。時折、采から逃れた卵子は目的地を失って腹腔の中を漂う。きわめて低い確率だが、このような腹腔にある卵子が精子と受精し、胎児にも女性にも大変危険な腹腔妊娠となってしまうこともある。

卵子が輸卵管に無事に入った場合、精子を誘導する化学物質を放出する。精子はそのガイドを受けて、卵子の方へ向かう。ほんの一握りの精子が実際に卵子、より正確にいうと、卵丘細胞に覆われた卵子に到達する。

精子が到達したのは、単なる一つの卵子ではなく、放射冠を形成する数百もの小さな卵丘細胞に覆われた形の卵子だ。卵子単体では、その直径は精子頭部の直径の二〇倍程度のサイズである。もし精子が大人のサイズだとすると、卵子は一〇階建のビルより大きい六〇メートルの直径の球くらいの大きさだ。さて、精子は放射冠にくっつくと、両者の相互作用で中へ進み、卵子を覆うべたべたした層、透明帯に接触する。そこで、「先体反応」が起こり、透明帯に穴を空けるのを助ける酵素が精子先端から放出される。一つの精子が透明帯を通過すると、その先にある卵子の細胞膜を抜けるのは簡単だ。その瞬間、卵子の方からシグナルが発せられて透明帯が固くなる。こうなると、すでに入った精子以外の他の精子が侵入することはない。

卵子に受精する精子は数時間から数日前のいずれかのときに射精されたものに由来する。一方、卵子の方はそれ以前の日に排卵されてなければならない。排卵後二四時間くらいで卵子は劣化してしまう。私たちは皆、数時間あるいは数日前に射精された一つの精子が排卵後二四時間以内に一つの卵子となんとか出会えたからこうして今存在している。こう考えると、健康な夫婦がうまく妊娠に至るまで、平均で五カ月くらいかかるというのはそう不思議なことではないことがわかるだろう。驚くべきことは、この過程がなんとかうまくいっているという事実である。

受精後

今、卵子と精子は出会い、そして融合し、そして一つの受精卵となった。しかし、この受精卵から無事赤ちゃんが生まれるという保証はない（受精卵の半分以下しか赤ちゃんにならない）。また、受精卵から一人だけの赤ちゃんが生まれるというわけでもない（一卵性双生児は一つの受精卵から生まれる）。実際、受精卵はすぐに単一の細胞のような振舞いをしない。受精直後は元卵子部分と元精子部分がまだ別々で仕事をするのだ。

この段階では、赤ちゃんのゲノムはまだ確立していない。精子が卵子に取込まれた、まさに受精の直後では、卵子はまだ減数分裂が終わっていない。卵子にはまだ四六本の染色体があり、減数分裂Ⅱの真ん中で止まったままだ。受精卵の中で染色体ペアは並んでいるが、まだくっついたままである。受精後に、卵子は減数分裂Ⅱを終える。染色体のペアは分かれ始め、卵子の核（この段階の核を前核とよぶ）にある組換えを受けた染色体ペアのおのおのから一つずつが選ばれながら二まとまりに分かれていく。そのうちの一まとまりの染色体は小さい第二極体として排出される。

精子は、ずっとずっと大きい（体積比で約一万倍とされている）卵子に取込まれていく。精子の尾と中片部に壊され、中片部にあったミトコンドリアは分解される。ヒトではこの特異的な分解で残ったミトコンドリアがすべてとなり、ゆえにミトコンドリアにあるＤＮＡはすべて母親に由来することになる。そして、精子頭部の膜は溶け、父親由来染色体を含む前核となる。

元卵子の減数分裂Ⅱ完了と元精子由来の父親由来前核の形成が済むまで、およそ受精後一八時間くらいかかる。二つの前核は受精卵の中央に寄ってくる。この間、おのおのの前核内にある染色体は複製され、有糸分裂による細胞の分裂に備える。かくして、精子由来の前核と卵子の前核をあわせて、四六本の染色体（常染色体一式の二コピー分と二性染色体）がある。

二つの前核が近づくにつれ、染色体を包む膜が溶けて、ついに卵子と精子の染色体が合わさると、雌雄前核融合とよばれる過程が終わる。そして合わさった核は受精卵として最初の細胞分裂、有糸分裂を行い、卵子と精子から受継いだ染色体を同じくもつ細胞が生じる。この段階になると二つの新しい核は核膜で覆われ、受精卵の両端に移動し、そして二細胞からなる胚になる。

そう、この段階では一つの胚に二つの細胞がある、つまり二細胞胚とよばれる状態となる。そして、また有糸分裂を開始し、四つの細胞に分かれ、さらに分裂して八細胞になる。これらの分裂のタイミングは精密に制御されているわけではなく、同時に胚細胞の分裂が起こっていないので、初期胚の細胞数はきちんと二、四、八、一六となっていない。しかし、だいたいそのような具合に進む。一つの細胞の受精卵が八細胞期の胚になるには三回の分裂を経るが、それはおよそ三日間を要する。

この段階までは、胚自体の大きさはあまり変わっていないので、この細胞分裂は「卵割」とよばれている。卵子の全内容物と精子の染色体分をあわせた内容物が小さな仕切りに、さらに小さな仕切りに分けられていくイメージである。この段階での胚のサイズは元の卵子と同じくらいで、八細胞は互いにくっついているわけではない。これらの卵割細胞は透明帯で覆われているだけの状況だ。そして、遺伝子からの転写はほとんど起こっておらず、新しいタンパク質もつくられていない。胚は卵子が残した資源で生きている。

八細胞の後、その状況に変化が起こる。いわゆるコンパクション（胚細胞緊密化）という過程に入り、三二細胞期の段階までに球体の中で細胞は互いにタイトにくっつく（この段階の胚は桑実胚とよばれる）。この頃に、たくさんの遺伝子が活性化されていき、胚細胞は自身のゲノムを使って、新しくタンパク質をつくり始める。

その直後、胚は分化し始める。球の外側にある細胞が液を内部にため込み始め、球体の中心部が液で満たされた胞腔を形成する。この形態は、胚が胚盤胞期となったことを判断するものさしになっている。胚盤胞の外壁部分はサッカーボールのような外観であり、栄養芽細胞とよばれる細胞からなり、外壁は栄養外胚葉（後に胎盤や妊娠を維持する組織になる）とよばれる。内部は液で満たされているが、内側には、栄養芽細胞とは別のわずかな胚細胞があり、「内部細胞塊」という気取った名前がついている。その細胞塊は後で胎児になり、うまくいけば新生児になる。人では胚盤胞は受精後五日くらいで形成される。

一方、卵巣からつくられるホルモンが子宮内膜を刺激すると膜が厚くなる。この厚い子宮内膜に胚盤胞がちょうどよいタイミングでやってくるとよいのだが。生理周期において、子宮内膜の厚さはとても薄い状態から一センチメートル弱の厚さに変化する。排卵から数えて七日くらいで子宮内膜は最も厚くなる。

受精は通常、卵巣に近い輸卵管で起こる。受精後、元卵子は受精卵となって、卵割しながら桑実胚、そして胚盤胞に変わる。輸卵管の繊毛によって子宮の方に下っていく。六日目くらいには内膜がお迎えの準備を整えた子宮に到着する。

次のステップは、胚盤胞が子宮内膜に着床する段だ。うまく着床しない場合、胚盤胞は死んでしまい、生理周期のときに（だいたい受精後一二～一三日頃）体外に排出されてしまう。胚盤胞が子宮に着床するには約一日かかる。このとき、胚盤胞は透明帯から「ふ化」しなければならない。子宮にある酵素が透明帯を溶かし、胚盤胞がどろりとでてくる。

受精後一週間で胚盤胞は透明帯から自由となり、厚くなった内膜と接触して、胎盤を形成し始める。そうすると胚盤胞からいくつかの大切なタンパク質が分泌される。その一部は胚盤胞の細胞が子宮内膜に侵入するように刺激する。別のタンパク質は子宮内膜の細胞間の結合を解いてこの侵入を助ける。ほかのタンパク質は女性側の免疫システムを抑える。宿主（母親）にとって胚盤胞とは遺伝子の半分のみを共有するにすぎないから、母親の免疫システムは胚盤胞を（部分的には自分ではないから）侵入者として攻撃しようとするわけだ。それを抑えた方が着床には都合がいいのだ。

最終的に、着床した胚盤胞はヒト絨毛性性腺刺激ホルモン

（hCG、ヒト絨毛性ゴナドトロピン）を分泌し、これで母体側に妊娠が成立したことが伝わる。現代の妊娠検査薬は尿中のhCGを検出して妊娠したか判定する。このホルモンは着床後すぐに検出可能だ（本来、生理が来るはずの頃）。その濃度は六週の間に一〇〇〇倍以上に上昇する。したがって、自宅でできる妊娠検査薬は生理が来なくなってから一週間くらい空けて使うように指示されている。

そしてやっと着床が無事成立した。真に妊娠が始まったといえるようになった。

もし着床が起こらず、hCGがつくられないなら、排卵から二週間後には子宮内膜が剝がれ落ちる。これは子宮内膜と血液が混じったものだ。生理の最初の出血がかった日が新しい生理周期の始まりの日である（誤解されていることが多い）。そして、再び、新しい未成熟卵子群が競合しながら一年近くかけて優勢な卵胞（つまり卵子を排卵する卵胞）となることを目指す。そのレースが終わりを迎えると（一方、別の未成熟卵子群も控えている）、二週間後には一つの卵子が排卵される。

妊娠しない限り、あるいは経口避妊薬を飲む、病気になる、閉経を迎えるなどの状況にならない限り、これがだいたい毎月続く。一度も妊娠を経験しない健康な女性の場合、平均して三〇〜四〇年の生理周期があり、四二〇回ほどの排卵を経験する。胎児のときは数百万もの卵子の前駆細胞があったが、誕生時には数十万の一次卵母細胞となり、最終的には約四〇〇程度の成熟卵子が排卵されるにすぎない。健康な男性の場合、精子は死ぬまでつくられ続け、生涯でおそらく数千億から一兆個の精子がつくられる。しかし、精子の総数に比べればほんの少数の男性のために、たくさんつくられる精子のほんの一部だけが子供の誕生の役にたっているとみることもできる。もちろん、これらごくわずかなあるいは「幸運な」卵子と精子が、健康な、または、病気の、幸福な、みじめな子供を産み出している。

ヒトの生殖過程は膨大な無駄と、手間暇がかかっており、また奇妙なほど複雑である。こんなプロセスができあがったのは進化のおかげであることは確かだ。誰かが意図的にそのように設計した訳ではない。このプロセスは親になりたいと願っている人々にとって、実はあまりうまくいかないことが多い。本書は、突き詰めると、このヒトの生殖システムをより無駄がなく、手間がかからず、複雑にならないように再デザインしようとする人類の今後の歩みについて著さんとしている。次章では、親になりたいと願っているものの、不妊で悩む夫婦のために、現在、どのような医療が提供されているかについて述べたいと思う。

第3章
不妊と生殖医療

　本書は生殖医療の技術が将来使われていく有り様について述べていくが、特に生殖医療を使う「必要がない」、生殖可能な人々がその技術をどう使うのか論じていきたいと思う。今後、社会は、もともとは不妊の人々が「自分たちの子供」、つまり自分たちのDNAを受継いだ子供をもつことを助けるように開発された生殖医療技術に強く依存していくであろう。本章では不妊の背景と一九七八年までの不妊治療の歴史から始め、そしてIVFを含む生殖医療を眺め、セックスの終わりを導くだろう重要な手技がこれまでどう使われてきたのかつまびらかにしていく。

不妊と一九七八年までに開発された不妊治療

医師らは不妊を、男女が避妊をせずに性交しても、少なくとも一年経っても妊娠に至れない状態と定義している。この定義に従うと、米国女性一五歳から四四歳の推定六〇〇万人（この年齢帯の女性の一〇％に相当）は不妊とされ、夫婦全体の一四％に当たるという(1)。もちろん、それら人々の一部はその年は妊娠できなかったとしても一三カ月、あるいは一四カ月目に妊娠することもあるだろう。しかし、なかには妊娠できても維持できず、出産に漕ぎ着けない女性もいるであろうし、同様に一度、あるいは何度か妊娠できても、以後まったく妊娠できなくなった人もいるであろう。

　読者は第2章を読んで、一つの妊娠を達成するには整然と進まなければならないステップがたくさんあることは理解できたであろうから、多くのさまざまな問題が不妊を起こすことはあまり驚かないことと思う。女性の最も一般的な不妊原因は排卵がないことだ。これは多嚢胞性卵巣症候群や原発性卵巣不全、あるいは加齢で起こる。女性が三五歳以上の夫婦の三分の一は不妊である。また卵管閉塞は女性不妊のおもな原因の一つで、これは子宮の炎症などから併発する。

　男性不妊の場合、精子がない、数が不足、変形しているなどが原因となっていることが多い。このような問題は、精巣の血管があまりに大きすぎて、精巣の温度を上げてしまい、そこにある精子が死ぬか大きくダメージを受けたことが一つ考えられる（精巣は体外に危なっかしい、あるいは痛々しい感じに垂れ下がっているが、精子の温度を下げる必要から、こうなっているのだろう。このような体のつくりもおそらく進化のなせる業といったところか)。おたふく風邪や嚢胞性線維症といったさまざまな病気も男性不妊を起こすきっかけとなる。

不妊の夫婦では男性側の原因が約四分の一を占め、女性側に原因があるのは二分の一とされている。女性不妊では半分は排卵不良、残る半分部分は卵管閉塞や他の原因が占める。不妊原因の残る四分の一だが、実はよくわかっていない。

不妊は特に目新しいものではない。遺伝学の本ではよく取上げられている。また、君主制を大きく変える原因にも(君主を一族から立てることができなくなる)、離婚、斬首、その他、劇的で不快な出来事を起こす原因になる(たとえば男子世継ぎを希望して六回も結婚したヘンリー八世は典型例だ)。そこまで大ごとではないが、不妊は血のつながった子が欲しいと心から願っていた夫婦を大いに深い悲しみに暮れさせる。

男性原因の不妊の治療

不妊治療の取組み自体は古くから行われていた(2)。最初の人工授精は一七八四年、ヒトではなくてイヌで実施された。ヒトで初めて人工授精が成功したのは一八世紀末頃といわれている。その詳細は文献によりまちまちだが、おそらく初めて不妊治療を手掛けたのは、米国人の医師、ジョン・パンコーストだろう。一八八四年、彼は学生から精子を提供してもらい、夫が不妊だった夫婦の妻に人工授精を行い、子が生まれた。しかし、その夫婦は二人とも、人工授精が行われた事実も、人工授精についての事前説明も同意もなかったとされている(3)。

一九三〇年代、旧ソビエト連邦での家畜実験の成果を受けて、一九四〇年代から一九五〇年代にかけて米国で人工授精を利用した家畜繁殖が一般的となった(4)。それが契機となり、ヒトでこの技術を使う関心が高まっていった。その後、夫が自分の精子で生殖できない場合に第三者から提供された精子(ドナー精子)を用いて人工授精を行うことが一般的になっていったが、同時に大きな論争もよんでいった。英国のある委員会はそのような人工授精は犯罪とみなすべきであり、罪深い行為であると指弾した。一九五三年、シカゴの法廷は、おそらくドナー精子を使った人工授精を受けたであろうある既婚女性に対して、夫の同意があるにせよ、不貞であるため有罪、また生まれた子は法律上の婚姻関係から生まれた子(嫡出子)ではないと判決を下した。

ところが逆の潮流がすぐに起こった。一九六四年、ジョージア州は、夫婦ともに書面で同意していれば、ドナー配偶子を用いる人工授精(ドナー人工授精)を受けた夫婦から生まれた子は嫡出子とする全米で初の州となった。一九七三年になると、州法統一委員全国協議会は統一親子法を承認した。この法律は、少なくとも婚姻夫婦におけるドナー人工授精の利用をはっきりと認め、その夫をその子の「唯一」の父とした。「統一法」という名前がついているが、全米の州政府にそう推奨しているのみで、法的な強制力はなかった。その後、この法律は二〇〇〇年、そして二〇〇二年と改正されていったが、全米の州で採用されたことも、あるいは受入れられた州で実際に採用されたこともなかった。しかし、その法の趣旨は、ドナー人工授精が社会で広く受入れられたという点で重要であろう。この社会情勢は後に精子バンク設立、そこでの人工授精用のドナー精子の貯蔵と販売につながっていった。

ヒトでの人工授精はまず精子採取から始まるが、精子を提供するのはその子の父親になりたいと願っている男性か、その役を担うつもりはない男性のいずれかだ。次に、採取した精子をそのまま女性の生殖器、子宮頸部かヴァギナに注入する、ないしは「洗浄」した精子を子宮内や、輸卵管に（場合によっては両方とも）注入する（なぜ「洗浄」するのかというと、通常の性交後に精子がヴァギナに到達する状態に近づけるためだ。また、本来はヴァギナで除かれる、子宮に感染症や痛みなどの問題を起こす成分を除去するためだ）。

父親になりたい夫が発生能をもつ精子をつくり出せない場合、人工授精は明らかに効果がある。しかし、人工授精で使われる精子は必ずしもドナー精子ではない。場合によっては、精子をつくり出せるが、射精できない男性にも人工授精が使われる。たとえば、精子は体内でつくられているが、すべて精巣にとどまってしまい、体外に射精されない場合もある。このような場合、長い皮下注射針で精子を採取することができる。その光景は、特に男性にとっては当惑せざるをえないものだが、その手技自体は安全とされている。精子が極端に少ない、あるいは何らかの原因で精子が卵子に到達できない場合は他の方法、つまり卵細胞質内精子注入法（ＩＣＳＩとよばれる）を使うことになるが、それにもＩＶＦが必要だ。ＩＣＳＩについてはまた後でふれる。

女性原因の不妊の治療

人工授精は不妊の原因が女性にある場合（あるいは夫婦ともに原因がある場合）はあまり有効ではない。しかし、一九六〇年代になると、妊娠関連の薬剤、卵管手術、子宮内膜治療などの医療が登場し、女性不妊の一部を救うことができるようになった。

女性不妊の場合、ひどい生理不順あるいは生理周期が極端に長い女性でまず取られる治療アプローチは、排卵を増やす試みである。彼女らはホルモン分泌を効果的に促進し、排卵を促す投薬を受けることになる。一九六七年、ＦＤＡが最初に承認した排卵誘発薬はクロミフェンだ。その後、同様の効能がある薬剤が開発された。排卵に問題がある女性が、そのような薬剤投与を受けても効果がない場合、医師はホルモンそのものの直接注射を勧めることもある。

不妊女性の一部では卵管閉塞により体内で精子と卵子が（ちょうどいいタイミングで）出会うこと、また胚が子宮に移動することができなくなっている。この閉塞は子宮頸部の炎症により起こることが多いが、それはしばしば性感染症の一つクラミジアによりひき起こされる。専門家の推計によれば、女性不妊の二〇〜四〇%は卵管閉塞によるらしい。閉塞が軽い場合、手術で必要な隙間を設けることができる。その初めての手術は一九世紀末に実施され失敗に終わったものの、一九六〇年代から一九七〇年代にかけて顕微鏡下手術が開発され、有用な治療法となっていった。

　子宮の内側にある内膜は生理周期のときに大いに拡張し、また収縮する。時としてこの内膜の細胞が、卵巣や輪卵管といった女性器でたくさん増えてしまうことがある。これを子宮内膜症というが、子宮頸部の辺りにひどい痛みをもたらし、そして不妊になることもある。生殖適齢期の女性の五〜一〇%に子宮内膜症があるという。子宮内膜症が原因の不妊の場合、問題を起こしている内膜を腹腔鏡下手術でうまく除去できれば治療できる。

　こうした治療法は今も、適応できる夫婦に対して大いに施術されている。だが、これら方法がまったく有効でない夫婦もいる。不妊の四分の一のケースはその原因は不明だ。もしその原因が既知であったとしても、これらの従来法は役に立たないだろう。そういったケースを克服するため、ＩＶＦ（*in vitro* fertilizationの略号、訳注：一般に体外受精と訳されるが、本訳書では今日、生殖医療として確立されつつある手技を意図する場合、*in vitro* fertilization あるいはＩＶＦと記し、体外受精という表記は、ＩＶＦとＩＣＳＩを含む体外で受精させる行為、あるいは受精する現象の総称として記述する）という革命的な医療が登場した。そして、一九七八年七月二五日、世界初の「試験管ベビー」、ルイーズ・ブラウンが誕生したのだ。

ＩＶＦの歴史と現状

　ヒトでのＩＶＦは、企業や政府からの資金や、何らかの支援を受けずに達成された、二〇世紀の最も重要な医療とよべるかもしれない。その開発は世間の影で進められたが、その最初の成功によって広く知られるようになり、同時に大きな論争も起こした。しかし、三五年（訳注：原著執筆は二〇一三年頃）がたった今、ＩＶＦは世界中で実施され、このおかげで生まれることができた人は数百万人にも達している。二〇一二年までに五〇〇万人誕生しており、今後毎年四〇万人ずつ増えていくとみられる。

ヒトでのＩＶＦの達成

　イタリアの僧侶でラザロ・スパランツォーニという人が一七八〇年代、今でいうＩＶＦを実施したと主張したが、いとも簡単にやってのけたようだ。というのも、自然状態で、体外受精をしている生物を使ったからだ。この場合、ペトリ皿でカエルの卵と精子を混ぜたのだが、これは自然に起こっている卵子と精子の受精となんら変わらない。通常、体内で受精が起こる動物で体外受精を行うのはずっと難しいことだ。一九世紀後半から二〇世紀初めまで多くの研究者が哺乳類でＩＶＦやそれに類する手技を試みたが、ほとんど成功しなかった。

だが、一九三二年になると、体外受精は大いに進歩するようになる。それはオルダス・ハックスリー作の小説の中の話だが。「すばらしい新世界」というタイトルの暗黒世界を描いたその小説では、女性の体内から卵子が外科的に取出され、「ポッドスナップ法」で成熟される。それら成熟卵子は不完全でないか顕微鏡検査を受ける。その検査をパスした卵子のみが選抜された男性の精子を使って受精される。α、βという高い社会的地位のメンバーになると定められた受精卵のみが「ボトル」とよばれる人工子宮に移される。γ、δ、εという階級のメンバーになる受精卵は、「ボカノフスキー法」を受けて、九六もの数のクローン（七二が平均だそうだ）に「発生」させられる。このクローンもボトルに移され、精密に改質されたうえで、誕生となる。発表当時の批評家らはハックスリーの小説に対して好意的な評価はしなかったが、今日まで読まれる本であり続け(5)、人々の心の中でありありと生殖補助医療や人工生殖のイメージを抱かせている。

実際のＩＶＦは小説のあらすじよりもいろいろな困難があった。昔の研究者は卵子の成熟の重要性は理解してなかったし、射精から受精の間に精液と精子で起こる変化も知らなかった。だが、一九三四年になると、ハーバード大学の二人の研究者、グレゴリー・ピンカスとＥ・Ｖ・エンツマンが『全米科学アカデミー紀要』にウサギでＩＶＦに成功したと論文発表して注目を集めた(6)。

その三年後、一九三七年になると、関連研究の成果が『ニューイングランドジャーナルオブメディシン』誌に再登場する。同号の編集記は「ガラスシャーレの中での受精」と題して『すばらしい新世界』を直接引用しながら、一連の研究成果を歓待すると述べた(7)。

その研究だが、一九三四年のウサギでの研究をふまえて、排卵の際、女性の体内で電気信号を検出しうるという内容であった（後でヒトではそのようなことはないことがわかったが）。その研究について述べた二つのパラグラフからなる編集記の後半部分は全文掲載に値すると思うので以下にあげる。

今回の発見をよく考えると、心が自然とその先に向かうだろう。ルイスとハートマンはサルの体内から受精卵を単離して、体外で卵割が進む様子を撮影した。ピンカスとエンズマンはウサギの卵子を体内から単離し、ガラスシャーレの中で受精させ、卵子を採取した個体とは別のメスに移植し、交配をしていない動物で妊娠させることができた。もし、このウサギでの研究成果をヒトで再現することができるのなら、「Flaming youth（若さの火）」の言葉でいえば、「そこを目指す」べきであろう（訳注：「Flaming youth」とは一九二九年頃、米国で上演されたミュージカルをさすと思われる）。ヒト卵子では依然として困難だが、それは卵管から採取しても、試験管内で受精する能力を失っているためであろう。しかし、今回論文発表された電気信号を利用すれば、成熟のピークにある卵胞から卵子を得ることもできるかもしれない。新しい腹腔鏡が膀胱鏡とともに開発されれば、卵子を採取する開腹手術も不要になるかもしれない。そうなれば卵管閉塞のために不妊を患っている女性に大きな恩恵をもたらすであろう！ワルトンによれば、理論的には男児誕生、女児誕生となる精子（訳注：X染色体をもつ精子とY染色体をもつ精子という意味）を区別することはできるという。そのものさしを使えば息子、娘を確実に得ることができるだろうか、また、彼らの母親ではなく、別の女性（訳注：代理母の意味）から誕生させることができるだろうか。まさに、鍛冶場の炉は熱せられ、人類が自然を支配下に置かんとするための鎖にもう一つの環が溶接されんとしている(8)。

哺乳類でのＩＶＦは一九五一年になって初めて進歩した。二人の研究者が独立して、精子が受精可能となる重要な変化（受精能獲得現象）を発見した。さらに八年経て哺乳類でのＩＶＦで初めて生誕が達成された。一九五九年、受精能獲得の発見者の一人、ミン・チュエ・チャンはフラスコの中でウサギの卵子と精子を三〜四時間、共存させ、ついにおよそ四細胞期まで胚を発生させることに成功した。彼は三六個の胚を雌のウサギに移植し、一五匹の健康な仔が誕生した。ＩＶＦはついに達成された。しかし、残念なことに、それは不妊問題とはほぼ無縁な動物種での話に過ぎなかった。

ＩＶＦのヒトへの応用における問題は山積みだった。まず、ヒト卵子の受精可能な時間はとても限られているが、その間に体内から採卵する必要がある。これは単に外科手術が進歩すれば済むのではない。いつ排卵が起こるかというタイミングを知るすべも必要だ。ヒト卵子と精子が受精するまでともに体外で受精能があるまま維持し、そうして生じた胚のうち、どれが順調に発生するか決めるまでの時間、ペトリ皿で生かしておかなければならない。そして選ばれた胚を女性の生殖器に移植するタイミング、場所、方法も検討する必要がある。こういったことをウサギ以外の（ヒトの）被験者で実施するのは非常に困難だったが、同時に深刻な倫理的、宗教的、政治的また研究費獲得上の問題があった。

ヒトでの採卵に関する諸問題は、一九六一年頃になると、外科医が体内を観察できるカメラが付いた極小切開装置による腹腔鏡や腹部手術ができるようになってしだいに解決していった。その後、ホルモンレベルや超音波を使ってまさに排卵されようとする卵子を捕捉することができる腹腔鏡が使えるようになった。

一九六〇年代から一九七〇年代にかけて、ウサギ以外の哺乳類で数多くのIVFが試みられた。それに先立ち、さまざまな種の生殖に驚くほどの相違点があることから理解しなければならなかった。IVFはハムスター、マウス、ラット、ヒツジ、ブタ、モルモット、ネコ、イヌですべてうまくいった。一九六三年頃には非常に困難とされたハムスターの卵子を受精させることに成功し、一九九二年までハムスターのIVFで仔が生まれることはなかった（皮肉なことに、IVFはいまだにヒト以外の霊長類では非常に難しい）。

このIVFという生殖技術を使えば、不妊（とりわけ卵管閉塞による不妊）が治療できることは明らかだったが、ヒトIVFの研究はあまり資金提供されず、また、多くの研究者が参入することもなかった。世界で一握りの研究者がヒトIVFを研究していたが、そのなかに英国のパトリック・ステップトゥとロバート・エドワーズがいた。ヒト卵子を使ったIVFの最初の確たる論文報告は一九六九年になってやっと登場した。その理由は、体外で卵子を受精前後で維持するのに最適な培地を見いだすのに予想以上に長い時間がかかったためだ。エドワーズはとうとうその問題を解決し、控えめな調子でこう報告した「この培養手順で受精させたヒト卵子は、ある種の臨床応用や科学的研究に使えるだろう」[9]。一九七〇年、一九七一年と続けて、ステップトゥとエドワーズは培養下において受精卵を卵割させることができると報告したが、発生は途中で止まってしまった。一九七三年、オーストラリア、メルボルンの研究グループが初めて、ヒト胚を女性に移植して妊娠させようとしたが、妊娠は一日か二日程度で終わった。その三年後、ステップトゥとエドワーズは子宮「外」に着床する「異所性妊娠」を達成したが、この妊娠から子の誕生には至らなかった。そして、彼らの努力により、ついに、一九七八年七月二五日の深夜前、IVFから生まれた初めての赤ちゃん、ルイーズ・ジョイ・ブラウンが誕生した。

ルイーズ・ブラウン誕生から今日まで

ルイーズ誕生に至る物語は、ロビン・マランツ・ヘニグによる『Pandra's Baby』[10]という本の中で詳細に生き生きと描かれている。ブラウン夫妻を悩ませていた不妊の原因はレスリー婦人にあり、それも両方の卵管の閉塞のためであった。ルイーズ・ブラウンにとって、また彼女の両親、生殖医療分野、そして、その後IVFにより生まれた何百万という子どもにとって幸運なことは、ルイーズが健康で普通な子として生まれたことである。当時のIVFは現在のIVFとは異なる。新しい技術は使われるにつれて改良されるように、IVFも一〇年もの間に急激に技術向上していった。一九七八年、オーストラリアの研究者は、自然の排卵を待つのではなく、排卵を刺激するクロミフェンを使い始めた。一九八〇年になると、胚の培養に使う培地の改良が一層進んだ。そして他のグループもIVFを使い子の生誕を達成した。たとえば、一九八〇年、メルボルンのグループが、一九八一年、米国のハワード・ジョーンズとジョージアナ・ジョーンズらが、一九八二年にはフランス、スウェーデンとオーストリアのグループが達成した。

一九八三年になると第三者から提供されたドナー卵子を使ったIVF（この場合生んだ母と生まれた子で血縁はないが）で初めての妊娠・出産が達成された。初期の頃は、ドナー卵子を使うIVFは発生能力ある卵子をつくることができない女性に対して施術されたが、一九八四年になると代理母に対して使われるようになる。この場合、親になることを希望する女性が卵子を提供し、IVFで受精後、出産してくれる別の女性に移植される。一九八三年、凍結胚から最初の赤ちゃんが生まれた。これで余った胚を後々の生殖のために凍結保存しておく、現代の体外受精を構成する重要要素が整った。

この年代の終わり，一九八九年には着床前遺伝学的検査法（PGD、詳細は第5章で述べる）の臨床応用に初成功したことが報じられた。次のおもな発展は一九九一、一九九二年に起こった。卵細胞質内精子注入法（ICSI）である。この技術は当初、オーストラリアで一九八〇年代末から精子を透明帯の内側に注入する技術として開発された。ICSIでは、顕微鏡観察しながら一つの精子を針で「つかみ」、そして尾をちぎる。そして、尾がない精子を針で吸って、卵子の細胞質内に針を直接刺し、注入する。この方法は、初期の透明帯内注入よりも授精効率が高くなった。ICSIの登場で、精子数が少ない、あるいは機能してない男性でも、子を授かる機会が増えた。

一九九二年までに体外受精の一連技術は、現在の形に整った。以後技術向上は進んでいるが、今日の生殖医療体系は基本的に当時と同様である。

現代の体外受精

体外受精によりほとんどの不妊は克服しうる。発生能力のある卵子と、卵子に受精できる精子、そして妊娠を維持できる子宮がある女性がいれば実施できる。しかし、体外受精は、妊娠できるという事実以外は、必ずしも好ましい生殖医療というわけではない。そもそも体外受精は概してコストがかかり、また卵子を提供する女性にとっては不快で、時には危険でもある。

今日の一般的なIVFは、女性の生理周期を止めるために一〇回から一四回の注射が必要である。この過程は通常、生殖内分泌医の関与を必要とする。なぜかというと、不妊の女性の生理周期が定期的であれ不定期であれ、正確に特定の時期に生理周期を始めて複数の卵子の成熟を同調させる必要があるからだ。

その次に、もう一つのホルモンを注射して卵子成熟の卵胞群を過剰に刺激する。通常、新しい生理周期の前にいくつかの卵胞が第四段階に到達するが、一つの卵胞のみがホルモン刺激により優勢な卵胞となり、ついにそこから排卵となる。

IVFでは、女性は十分なホルモンを投与され、通常より多くの卵胞が成熟し、排卵となる。これらの注射は精密に管理されなければならない。ホルモンを使った強すぎる卵巣刺激は時に危険である。実際、採卵を受けた女性の約一・五％は卵巣過剰刺激症候群にかかり、〇・四％は入院となる(11)。

この一連の注射は約一〇日間続く。この卵巣刺激の終わり頃、女性は自然に起こる排卵を止めるため（訳注：複数の卵子の同調排卵が台無しになるのを防ぐ）、第三のホルモン注射を受ける。医師が卵胞群の十分な発達を確認したら、排卵を誘発する「引き金」として第四のホルモンを注射する。

採卵はもともと、開腹手術を伴ったが、今日ではヴァギナを通じて行える。医師は超音波で場所をよく見極めながら、ヴァギナの壁に針を刺して卵巣へ刺し進める。針で卵巣を一つ一つ刺して、成熟卵子を含む内部液を針で吸い取る。採卵は通常、一度に一〇～三〇個行う。採卵自体は一〇分から二〇分で終わるが、女性は鎮静剤投与下で、あるいは全身麻酔の状態で採卵を受ける。採取した卵胞の液は検査室に運ばれ、卵子があれば、その液から単離される。もしICSIが行われる場合、卵子を覆っている卵丘細胞が除かれる。

一方、男性の方に戻ると、採卵後まもなく、精子を提供するようにいわれる。ほとんどの場合、マスターベーションにより精子を自分で採取することになる。生殖医療のクリニックにはそれを助ける本やビデオなどが用意されていることもある。採取された精液から精漿と機能してない精子を除き、洗浄された精子が得られる。

IVFのある方法では、暖められた培地の中で一つの卵子当たり七万五〇〇〇の精子となるように調整して一八時間共存させる。ほか、ICSIの場合は一つの精子が選抜され、注入に使われる。ICSIはもともと男性不妊が少なくとも関係する症例のために開発されたが、米国では実に体外受精の七〇％で使われている。

おのおのの受精卵〔科学的には接合子とよぶ〕は一つずつ特別な培地に移され、四八時間、八細胞期に達するまで発生させる。だが、どの程度の期間、胚を体外で発生させるかはクリニックで異なり、またそれは国ごとに異なるようだ。欧州では、二日間培養が通常のようであるが、米国、カナダ、オーストラリアでは少なくとも三日、場合によっては五、六日という場合もある。

体外でさまざまな期間、胚が培養されたとしても最後は胚の選抜で終わる。胚の発生の進み具合や形態で選抜した後、必要な数よりも多くの胚が得られることがしばしばある。体外受精後、子宮に移植する胚の数は、これまた国、クリニック、そして患者により異なる。安全面からすれば、一つの胚を移植することが望ましい。多胎妊娠は、母子ともに危険となることがあるからだ。米国の二〇一二年のデータでは一九・五％が単一胚移植であり、二胚の同時移植は五五％、三胚移植は一七・七％、それ以上は八％未満だった(12)。胚移植の成否を左右するのは胚の形態のよさもあるが、母親（の卵子）の年齢、妊娠を試みた履歴、またその夫婦の（感情的、経済的）熱意の度合いも関係するだろう。また、あまり公に話されないが、当事者はよくわかっていることがある。夫婦は、体外受精の費用を自費で支払っている（多くの国で健康保険適用になってない）、そのため、一度に複数の胚を移植して、あまり体外受精を繰返さず、妊娠できたらと考えている。

もし、体外受精の後、胚がいくつか得られたのなら、どれが着床、妊娠、ひいては出生に至りそうか決めなければならない。この胚の選抜は、生殖医療クリニックの培養室で、顕微鏡観察のもと、行われている。医療者は胚を観察し、そして発生段階（受精後経過した段階）での形態や大きさを基にスコアをつけている。このスコアづけだが、標準的な方法が用いられているわけではない。クリニックごとに独自の胚を評価する方法があり、「技」があるようだ。

現実にありうるのだが、形態のよさそうな胚を移植しても必ずしも妊娠に至るわけではない。一方、ときたま、形態がよくなくても健康な赤ちゃんが生まれることもある。クリニックや研究者は移植後の予後がよさそうな胚を予測する方法を模索している。オウソジンという企業（統合前はプロジニー）は、タイムラプス（長時間）撮影技術を駆使した、胚選別方法を販売している(13)。

一方で、胚発生三日目、あるいは五日目のいずれの段階で移植した方が臨床成績がよいかという論争は続いている。米国の二〇一二年データでは、体外受精後の新鮮（凍結してない）、かつドナー配偶子を使わずに得られた胚では、発生三日目の胚を移植したケースが四六％、発生五，六日目の胚盤胞を移植したケースは四五％だった。その三年前だと、発生三日目の胚を移植していたのは五五％だった。

胚の形態がよければ、移植後の残りの胚は凍結保存される（マイナス一九六℃の液体窒素の中で保存する）。そうしておけば後で妊娠のため凍結胚を使うことができるため、採卵を繰返さずに済む。昔は、凍結胚の移植後の妊娠率は新鮮胚の場合ほどよくなかった（ひどく悪いというほどでもなかった）。それら凍結胚は外観もそれほどよくなかった。近年では、同等の質の胚が移植される場合は、新鮮胚よりも凍結胚の場合の方が臨床成績はよいようにみえる。おそらく、これは胚凍結により時間を置くことで、女性の生殖器官が採卵で使われたホルモン投与の影響から回復できるためであろう。凍結胚がどのくらいの期間、発生能を保持できるかは不明だ。一二年間も凍結保存していた胚から実際に赤ちゃんは生まれているし、凍結期間で凍結胚を用いた成功率が大きく低下するようにもみえない。

いったん胚が選抜された後は、淡々と移植へ進む。極薄のプラスチックカテーテルがヴァギナ、子宮頸部、そして子宮の奥へと挿入されていく。一つまたはそれ以上の胚がカテーテルで運ばれ、子宮で押し出され、あとは着床を祈るばかりである。時としてクリニックは、「ふ化」しやすいように胚の外側に小さい穴を、あるいは完全に穴を開けることもある(訳注：ふ化補助法という)。

移植された女性は着床のサインとなるホルモンレベルが上昇したか、胚盤胞移植の九日後（発生三日目の胚を移植する場合は約一一日後）、そしてさらに二日後に検査を受ける。医療者は、最初の検査日にhCGレベルが通常の妊娠が示す値か見極める。そして次の検査のとき、ホルモンレベルが少なくとも六〇％は上昇しているか確かめる。さらに受精後、四～五週間後に、超音波と胎児の心音でもって妊娠を確かめることができる。この段階を迎えて初めて夫婦は妊娠が成立したといえ、また彼らは胎児の数も確認できる。

ＩＶＦのリスク、コスト、成功率

採卵時に投与されるホルモン（排卵を抑え、卵胞成長を促し、排卵を開始させ、また妊娠に備え、また維持する機能をもつ）はほとんどすべて副作用を伴うが、たいていはそれほど深刻ではない。しかし、不快なものである。お腹が張ったり、痛くなったり、気分が動揺したりする。もちろん、五週間も六週間もそんな気分にさせる注射を喜んで受ける人はいない。

女性にとってＩＶＦに伴うリスクはおもに採卵の過程にあり、その最悪のものは想定以上の刺激で卵巣が大きく腫れてしまう卵巣過剰刺激症候群である。採卵を受ける女性の三〇％がそれに関連する兆候があり、おもだったものは腫れ、吐き気、下痢、腹痛、体重増といった軽度の症状である。中度の過剰刺激症候群は嘔吐、急激な体重増、腹腔の膨張（腹水が溜まるために起こる）、排尿の減少あるいは停止といった症状がある。こうなるとベッドで安静にしなければならず、電解質、血球数、体液の増加・排出の密なモニターを要する。重症例の場合、体液の不均衡で心臓、肺、腎臓に障害をきたし、まれだが成人呼吸窮迫症候群というきわめて危険な場合もある。この状況では合併症として卵巣の破裂や捻転といったことも起こりうる。

卵巣過剰刺激のリスクのほか、採卵には感染や、体内の意図しない組織に誤って穴をあけてしまう恐れもある。ＩＶＦは通常の妊娠よりも子宮外妊娠（異所性妊娠ともいう）のリスクが高い。通常の妊娠の場合、子宮外妊娠のリスクは一％だが、卵管、子宮頸部、腹腔などでの妊娠は母体と胎児にとっても大変危険である。ＩＶＦの場合、そのリスクは二～五％とされている（この割合はＩＶＦそのものが原因でない場合も含まれる。つまり、ＩＶＦを必要とする不妊女性がそもそも卵管に問題があり、子宮外妊娠のリスクが高いということだ）。

つまり、ＩＶＦを受ける女性は少なくとも、ホルモン投与や採卵過程におもに起因する苦痛や不快を経験するということだ。採卵を受けた女性の一％未満は、卵巣過剰刺激症候群を起こし、入院となる。時折、この副作用が原因となって死亡することもある。英国からの報告によると、少なくとも四例の死亡事故があるという(14)。

さて、IVFはどのくらいコストがかかるか？　国によっては国民健康保険で費用負担される（年齢上限、特定の手技への制限、治療回数上限など要件があるようだが）。一方、米国では健康保険で生殖医療はカバーされない。近年の医療保険制度改革でも言及されなかった（訳注：オバマケアをさしている）。民間の健康保険のなかには一部の生殖医療はカバーされることもあるが、体外受精は除外していることが多い。米国の約一五の州で、州法は民間保険会社に生殖医療を含めるように求めている。大手保険会社が医師や病院と好ましい保険金となるように交渉するため、ほとんどの医療は保険でカバーされれば、患者が負担する費用は大きく下がる。保険会社の交渉能力がないので、多くの生殖医療クリニックは、患者が負担できるならいくら支払い要求しても自由という状況となっている。多くの不妊患者が死に物狂いで不妊治療を目指すなら、今後の生殖医療のマーケットは安泰であろう（訳注：医療保険が効かなくても熱心な患者がクリニックに支払いしてくれるだろうということ）。

二〇一六年、米国ではIVF一回の最低費用は一万二〇〇〇ドル（約一三二万円）から一万五〇〇〇ドル（約一六五万円）の間であろう（訳注：日本ではIVF一回の費用は三〇万円から四〇万円程度、また保険適用にはなっていない）。ICSI，ふ化補助法、胚凍結、そしてPGDと受ける生殖手技が増えれば、IVFに加えて、五〇〇〇ドル（約五五万円）から一万五〇〇〇ドルが追加となる。一方、凍結胚を使ったIVFはずっと安くなる。およそ治療一回当たり三〇〇〇ドル（約三三万円）といったところだ。なぜなら、採卵と胚培養の費用は最初のIVFで支払われているからだ。ドナー配偶子を使う場合、精子の場合は数千ドル、卵子の場合は一万五〇〇〇ドル（約一六五万円）以上が追加になる。代理母に支払いをして妊娠、出産を依頼する場合、おそらく四万ドル（約四四〇万円）から六万ドル（約六六〇万円）はかかる（これは代理母に支払う生殖サービスに対する支払いで、代理母にかかる医療費は別途かかる）。

IVFによる一回の治療費は症例や地域で異なるが、二万ドル（約二二〇万円）程度が標準治療の場合の中央値ではないだろうか。無論、これはIVF一回の費用であり（妊娠までの費用）、赤ちゃんを出産する費用は含まない。不幸なことに、たいてい一回のIVFで赤ちゃんを授かることはない。

IVFの成功率は、不妊の原因、卵子を提供する女性の年齢、IVFを受けた履歴、またどんな手技を使ったによって大きく異なる。米国疾病予防管理センター（CDC）はIVFの成功率に関するデータ収集をしており、標準的な治療に関する情報を提供している。二〇一四年一一月に発表されたデータには米国全体の、また四五六あるクリニック（全体の九〇%以上となる）別の興味深い情報がある。

二〇一二年通じて、報告したクリニックでは一つあるいはそれ以上の胚を移植する不妊治療が一五万八〇〇〇回実施された。この総治療回数から五万一〇〇〇の生誕があり、六万五〇〇〇人以上の赤ちゃんが生まれた。この赤ちゃんの数は二〇一二年全米で生まれた赤ちゃんの約一・六%に当たる。この値は大きくないが、微々たるものでもない。総成功率（一生誕に至った治療の割合）はわずか三二%あまりだ。

不妊治療をうける（費用を払う）人は赤ちゃんを授かるのに統計上の平均でIVFを二回は受けるようだ。ざっと見積もると二回のIVF「のみ」で、その費用は四万ドル（約四四〇万円）かかる。無論、IVF二回というのは統計上の値で、ある夫婦は一度で成功するだろうし、五回、六回と受ける夫婦も実際にいて、成功しなければ、それに伴い医療費、感情的な負担は増すであろう。二〇一二年のデータでは五八%の女性は新鮮胚を移植する、ドナー配偶子を使わない、初めてのIVFを受けたようだが、一方で、四回以上もIVFを受けていた女性もいたのである。

IVFの個々の治療でいつも成功率が同じであることはない。CDCは生誕率を年齢、生殖医療手技別に、詳細に報告している。これを分析すると、ドナー卵子を使わない場合、女性の年齢が重要であることがわかる。二〇一二年、三五歳未満の女性では、胚移植に対する生誕率は約四七%だった。三五歳から三七歳の女性ではその割合は三八%、三八歳から四〇歳だとぐっと落ちて二八%、四一歳から四二歳だと一六%、四三歳から四四歳は六%、四四歳以上だと三%という具合に年齢に応じて下がっていく。

総じてみると、ドナー卵子を使う治療の方が自分の卵子を使う場合よりも成功率は高かった。また、新鮮胚を移植する方が、凍結胚の移植よりも成功率は高かったが、これはどうやら凍結と融解で胚にダメージが及ぶためかもしれない。もっとも、上述したとおり、「見た目のよい」新鮮胚を移植することと「最初の治療の後に残った」胚が凍結、融解、移植されたことも関係するだろう。

ルイーズ・ブラウンが誕生して三七年後、彼女をこの世に誕生させた生殖医療手技はすでに数百万人もの人々を世に誕生させた。同時に、巨額の生殖医療産業も世にもたらした。ある推計によれば米国だけで年間三五億ドル（日本円で約三八五〇億円）のマーケットを生んだ(15)。しかし、IVFは高額であり、不快で、また危険性もあるし、おまけにその治療効果は高くない。その結果、IVFは米国ほどの富裕国でもわずか二%未満の出生に寄与しているだけで、現状、人々の生殖へ大きく貢献しているわけではない。だが、今後の遺伝子検査と幹細胞研究の進展が、その状況を一変させるであろう。

第４章　遺　伝

本書はＤＮＡ、染色体、ゲノムおよび遺伝子の基礎の解説から始め、第2章ならびに第3章では生殖について述べたが、ここでまた遺伝に戻る。今日の遺伝子検査のパワーを使えば、子供が将来どのように生まれるか前もって知ることができそうであり、今後ヒトの生殖に革命をもたらすと思われる。その革命がどのようなものか知るには、遺伝に関する基礎知識をある程度得ておく必要がある。

ＤＮＡはＲＮＡをつくり、ＲＮＡはタンパク質をつくる。それが分子生物学の基本法則だ。無論、例外はある。その意味合いには留意が必要だが、この基本法則はほぼ当てはまると考えていい。また、ＤＮＡの変化はＲＮＡにも反映され、ひいてはタンパク質の性質にも影響し、最終的には生物に多様性をもたらしている。グレゴリー・メンデルはＤＮＡがどのようなものか知らなかった。彼の（今では）有名な論文が発表になった四年後までＤＮＡがどのようなものか明らかでなかったのだ。彼が発見した遺伝の法則を導いたエンドウマメの観察と記録で、記された性質の違いはまさしくＤＮＡの多様性がもたらしたものだ。形質に影響するＤＮＡの変化は実にさまざまなタイプがある。本書の目的を達成するため、ここでは四つの事項――「染色体異常」、「メンデル型遺伝形質」、「非メンデル型遺伝形質」、そしてより小さな変化である「その他の遺伝の仕組み」にふれる。

メンデル型遺伝形質

メンデル型遺伝形質というものが何をさすのかは明確でないが、しいていうならば「一つの遺伝子で起こった変化によりもたらされる、あるいはきわめて強い影響をうける形質」といったところだろう。そして「メンデル型」という用語はまた優性（訳注：近年、日本遺伝学会は顕性に改めようと呼びかけているため、以後、「顕性」を用いる）、劣性（訳注：同様の理由で以後、「潜性」を用いる）、常染色体、およびＸ染色体と連鎖する遺伝、その他の遺伝概念と関連している。

メンデルが論文発表する前、生物が、親から性質を受継ぐということは知られていた。数千年にも及ぶ、ヒトの血統の理解や、植物や動物の育種は、子は通常親に似るという事実や考えに立脚してきたことはよく知られている。しかし、遺伝がどのような仕組みで起こっているのかは不明だった。実際、世に容易に受入れられなかったメンデルの論文が登場するわずか二、三年ほど前に発表された「種の起源」を著した、かのダーウィンでさえ、その書の第六編が発表されるまで、彼の理論の弱点は親の形質が遺伝するメカニズムが不明である点を嘆き続けていた。遺伝の大まかな意味としては、親の形質が混じって、これを子が受継ぐというものだが、このような考えだけでは、なぜ子が皆、両親の個々の形質の平均的なものを受継がないのか理解するのは難しい。

メンデルはマメのさまざまな形質についての注意深い研究を通じて、種子が黄色と緑色のマメを掛合わせても、黄緑色やオリーブ色の種子にならず、黄色や緑色の種子となることを知った(1)。メンデルはマメの実験を通じて二つの法則を導いた。それが「分配の法則」と「独立の法則」である。前者の法則は、遺伝は親がそれぞれもつ因子二つを受継いで決定されるが、子は親から受継いだ二因子のうち一つだけしか受継がないというものだ。つまり、マメ植物のある個体の花粉が別の個体の卵に受粉することで、おのおのの親の植物個体は受粉で生まれる新しい個体に、たとえば一種類のマメの色を授けるというものである。

後者の法則は、何らかの二つの形質があった場合、ある形質を司る因子はもう一つの因子とは独立して遺伝するというものだ。つまり、子孫の植物が親のどちらかから黄色あるいは緑の種子の因子を受継ぐことと、親が滑らかな、あるいは皺がある種子の因子を子孫に受渡すかは個別に起こるということだ。これら二つの法則のほか、彼はマメ植物の育種実験の統計解析から顕性(優性)遺伝と潜性(劣性)遺伝の法則を導いた。

年月を経るにつれこれらの法則は改訂されていったが、これらのルールは遺伝子と形質(病気も含む)に何らかの関連があると指摘している点では概ね正しい。そういった遺伝形質を今日「メンデル型」とか「単純メンデル型」の形質とよぶ。メンデル型とよばれる形質は、個体が、親から受継ぐ、ある単一遺伝子の二コピーでみられる多様性によって完全に(あるいはほぼ)決定される。ある遺伝子にはDNA配列が異なるさまざまなタイプがあり、その一つのタイプを「アレル(対立遺伝子)」と以後よぶことにする。たいていのメンデル型遺伝形質について、あるアレルはもう一つのアレルに対して「顕性」であり、そのもう一つの方は「潜性」となる。

メンデルはマメ植物の実験において、種子が滑らか、皺があるなど、七つの形質に着眼していた。彼は種子が滑らかなマメ植物の系統の親と皺のある種子をもつ系統を掛合わせたとき、その第一世代はすべての個体が滑らか種子をもっていた。しかし、この第一世代の植物を掛合わせると、第二世代では四分の三が滑らかな種子を、残る四分の一が皺のある種子をもっていた。メンデルはDNAのことは知らなかったが、滑らかな種子をもつ親植物は滑らかな種子のアレルを二コピー、皺のある種子をもつ植物は皺のある種子のアレルを二コピーもっていた。そのような両親の植物それぞれから遺伝子を一コピー受継いだ子孫はすべて滑らかにするアレルと皺を与えるアレルを一コピーずつ受継ぐ。しかし、これらの子孫同士で掛合わせて生じる世代では、両親それぞれから、滑らかな種子にするアレルを一つ、あるいは皺を与える種子にするアレルを一つ、五〇％の確率で受継ぐ。この意味だが、平均で、四分の一の子孫は両親から一つずつの滑らかな種子のアレルを得る。別の四分の一はその父親から滑らかな種子のアレルを一つ、母親から皺のある種子のアレルを一つ受継ぐ。また、別の四分の一の子孫は父親から皺のある種子のアレルを一つ、母親から滑らかな種子のアレルを一つ受継ぐ。残る四分の一は両親から皺のある種子のアレルを一つずつ受継ぐということだ。その結果、子孫では、一つの皺のある種子をもつ植物個体に対して三個体の滑らかな種子をもつ植物が生まれるであろう。こうしてメンデルは、メンデル型遺伝形質の古典的な三対一の遺伝パターンを発見した(2)。

多くの人の遺伝形質や疾患はメンデル型だ。たとえば、Rh血液型を例にとると、私たちは皆この形質についてはRh陽性か陰性のどちらかとなっており、これは両親から受継いだRh遺伝子の二コピーのDNA配列の違いによるものだ。この遺伝子から赤血球の外側表面に存在するタンパク質がつくられる。この遺伝子にはおもに二つのアレルがあり、それはRh陽性とRh陰性をもたらすものだ。よって、個々人は、Rh陽性のアレルを二つもつ、Rh陰性のアレルを二つもつ、それぞれのアレルを一つずつ合計二つもつ、といったいずれかのパターンとなる。Rh陰性のアレルに対して陽性のアレルは顕性、つまり顕性のアレルがあると形質は必ずRh陽性となる。もし両親がともにそれぞれのRhアレルを一つずつもつ場合、この両親から生まれる子孫は平均で四分の三の子供はRh陽性の形質となる。この四分の三の内訳は、四分の一はRh陽性アレルを二コピーもち、四分の二はそれぞれのRhアレルを一つずつ。そして、これら以外の残る四分の一はRh陰性、つまりこれらの子はRh陰性のアレルを二つもっている。

Rh陰性の血液型に限らず、ヒトの数千種類もの遺伝子疾患を含む多くの形質もメンデルの潜性遺伝の形式をとる。嚢胞性線維症、鎌形赤血球貧血症、βサラセミア（訳注：先天性の重症貧血疾患）、フェニルケトン尿症（訳注：アミノ酸代謝異常により精神発達障害となる）は潜性遺伝の遺伝子疾患の代表例だ。病気を起こす、潜性アレル二コピーをもつ人のみが、これらの遺伝子疾患を発症する。正常アレルと病気を起こすアレルを一つずつ合計二つもつ人はこれら病気を発症しないが、その人たちは子供に五〇％の確率で病気を起こすアレルを引継がせる。発症してないが病気を起こすアレルを引継がせる人たちは、その病気のキャリア（保因者）とよばれる。通常、片親がキャリアでも、別の親から正常アレルを引継いで生まれた子には問題は起こらない。しかし、もう片方の親もキャリアである場合は、その夫婦から生まれる子では二五％の確率で病気を発症する（病気を起こすアレルを二つもつためだ)。ほかに起こりうる遺伝の確率としては、五〇%の確率で子はキャリアとなり(正常と病気のアレルを一つずつもつ)、二五%の確率で子は正常なアレルを二つもつこととなる。

潜性のほか、顕性のメンデル型遺伝(Rh血液型と同じ形式)で発症する病気もある。たとえば、ハンチンチン遺伝子について、正常アレルとハンチントン病を起こすアレルを一つずつもつ人は、ハンチントン病を発症する。この病気アレルをもつ人の子は五〇%の確率で子に病気を起こすアレル(同様に正常なアレルも)を引継がせることになる。もしもう一人の親となる人がこの病気のアレルをもっていない場合(幸運なことだ)でも、子で病気が起こる確率は五〇%となる。

潜性遺伝の病気や形質はしばしば遺伝子の機能を無効にするＤＮＡアレルでひき起こされる。たとえば、嚢胞性線維症を起こす原因は、ＣＦＴＲタンパク質をコードする遺伝子の機能するコピーがまったくないためだ。おのおのの細胞に正常アレルと病気発症と関連するアレルをもつ人では、正常でアレルから機能するタンパク質がつくられ、そのつくられる量が日常生活を送る程度となっている。潜性アレル自体が絶対的に有害な影響をもたらしているのではなく、そのアレルが健康に大切な、時に決定的に重要な役割を果たしてないことが問題なのだ。こういったアレルは「機能欠失型」という。

顕性遺伝の病気は通常、健康に決定的に悪影響を及ぼすアレルを生まれながらもつことで起こる。ハンチントン病を起こすハンチンチン遺伝子のアレルから脳の神経細胞を死なせる異常タンパク質がつくられる。この場合、潜性遺伝の場合のように一つ正常アレルがあっても役に立たず、この悪さをするアレルが病気をひき起こすのだ。このようなアレルを「(有害な)機能獲得型」という。

ここまで、メンデル型遺伝形質について話してきた。つまり、両親から一コピーずつ受継ぐ、常染色体の一番から二二番染色体の遺伝で生じる形質だ。一方、一部の遺伝子疾患はX染色体やY染色体といった性染色体にある遺伝子でひき起こされる。Y染色体には男性不妊に関係する場合を除き、ほとんど病気に関係するアレルはない。これらまれなケースは間違いなく父親から息子に受継がれる。母親にはY染色体がないので、娘はY染色体自体受継ぐことはない。

一方、重要で、また病気に関係する遺伝子がYよりも大きいX染色体に多く存在する。その一部の例をあげると、血友病、脆弱性X症候群、さまざまなタイプの筋ジストロフィーや色盲である。これらの遺伝子疾患は、常染色体潜性遺伝と同様、機能欠失型アレルでひき起こされるのだが、X染色体関連の形質は異なる様式で遺伝する。つまり、男の子や男性に特段に重篤な症状を与えるのだ。

血友病を例にとってみよう。女性は二コピーのX染色体をもっており、それぞれ母親と父親から受継いでいる。女性で血友病が発症するのは、おのおのの親から病気を起こす遺伝子があるX染色体を受継いだ場合だ。男性はX染色体を一コピーしかもっておらず、それはX染色体しかもっていない母親から受継いだものだ。たとえば、一万のX染色体のうち、一つに血友病を起こすアレルがあると仮定すると、男性の場合、一万人に一人がこのアレルがあるX染色体をもつことになるが、女性の場合は一万×一万、つまり一億人に一人がこのアレルがあるX染色体を二つもつことになる。こういった典型的なX連鎖性形質は、ほぼ男性のみに現れることになるが、その男性の息子に受継がれることはない。なぜならその息子たちが受継ぐX染色体は母親に由来するものだからだ。血友病の男性から生まれる娘は血友病を起こすアレルがあるX染色体を一つ受継ぐからキャリアになる。その娘から生まれる子たちは五〇%の確率で血友病を起こすアレルがあるX染色体を受継ぐ。つまり、この家系では、娘が生まれたらキャリアに、息子が生まれた場合は病気を発症するということだ。英国のビクトリア女王は血友病発症のアレルを含むX染色体のキャリアであり、その男性の子孫では血友病が発症した。ロシア皇帝ニコラスと皇后アレキサンドリア（ビクトリア女王の娘のさらに娘に当たる）の間に生まれた息子アレクセイも発症した(3)。

ヒトのDNAは常染色体、X染色体、さらにずっと小さいY染色体は細胞核にあるが、細胞内のまた異なる場所にもDNAがある。ミトコンドリアだ。第1章を思い出して欲しい。ミトコンドリアには独自の小さな環状ゲノムがある。ミトコンドリアゲノムにはあまり多くの遺伝子はないが、その一部は病気の発症と密接に関連する。さらに思い出してほしいのは、ミトコンドリアDNAは母親からのみ受継ぐ点だ。精子にもミトコンドリアはあるが、受精の後、精子由来のミトコンドリアは特異的にほとんど分解されるためだ。ということで、個々の人にあるミトコンドリアDNAは、受精前の卵子に豊富にあったミトコンドリアに由来している。ミトコンドリア病にはいろいろなタイプがあるが、ミトコンドリアDNAの変異で発症する場合は、父親からそのDNAを受継ぐことはなく、ほぼ必ず母親から子へ遺伝することになる。

まとめると、メンデル型遺伝で生じる形質や病気は、常染色体顕性あるいは潜性の遺伝（そのアレルが一から二二番染色体にある）か、Y染色体連鎖性（父親から息子に遺伝するが、きわめてまれだ）、X染色体連鎖性（女性にとっては潜性遺伝となり発症はまれだが、男性では顕性遺伝となり発症例は多くみられる）、ミトコンドリアによる遺伝（母から性別問わず子へ遺伝）のいずれかをとる。これらの遺伝メカニズムは家系図において異なる遺伝様式をとる。その様式は、その一族関係者が多ければ多いほど、また病歴が明らかであれば一層明確になる。平均すると（あくまで平均での話だが）、常染色体潜性遺伝の病気が出生した子で発症するのは四分の一の確率で、常染色体顕性遺伝の病気は出生子の半分で発症し、Y染色体連鎖性の病気は父親から息子へ遺伝する様式をとり、母親がキャリアとなっているX連鎖性の病気は息子の半分で発症するが女の子では発症しないということになる。母親がもつミトコンドリアDNAに起因するミトコンドリア病はその子たちに発症する可能性がある。

非メンデル型遺伝形質

論理的に考えると、いくつかの形質がメンデル型遺伝でもたらされるなら、「非メンデル型」の遺伝形質があるはずだ。しかし、法と同様、ある言葉に宿る意味合いは論理的よりむしろ経験によりもたらされている(4)。ということで、「非メンデル型」という用語も、メンデル型ではないすべての形質を表すものではない。形質の一部は、染色体の数や構成の異常により「普通ではない」DNAでひき起こされる。これらを後段で「染色体異常」として扱う。一方、非メンデル型遺伝形質とは、一つの遺伝子が他の多くの遺伝子とともに、また環境がある程度影響を及ぼして、またはまったくの偶然で、現れるものをさす。

メンデル型遺伝形質（そして染色体異常のほとんど）は、必ず、あるいは高頻度に、関連する遺伝子の多様体の影響を受けて表れる。遺伝学の用語を用いて表すならば、「浸透率がきわめて高い」という表現になる。つまり、特定のDNA配列をもつ遺伝子（遺伝子型）をもつ人々が関連形質（ある表現型）をもつ（あるいは「表す」）ことがほぼ一〇〇％起こるという意味だ。一九〇〇年にメンデルの法則が再発見された後、初期の熱狂的な遺伝学者らは、さまざまな家系で一見表れているようにみえる形質にこの法則を分別なく当てはめていった。たとえば、海洋で働く人々に海洋嗜好性があるとか、頻繁に引っ越しする人に漂浪嗜好性を見いだそうとした(5)。興味深いことに、ゲノムシークエンシングが可能となり、健康な人々でのメンデル型の疾患関連遺伝子に関するデータをより多く提供できるようになったが、それら遺伝子の多くは思っていたほど発症率が高くないこともわかってきた。

ある遺伝子でDNA配列に多様性がみられることと多くの形質、あるいは疾患には関連性が認められても、浸透率が高い例はそうめったに見かけない。人々の多くの表現型は遺伝子の影響を受けているが、多くの場合、それは広い意味での環境や偶然の影響を受けるとともに、その他多くの遺伝子の相互作用があるためだ。たとえば、平均的な米国人の女性で、生涯において乳がんと診断される確率は約一二％、卵巣がんは一％くらいだ。*BRCA1* や *BRCA2* 遺伝子の病気を起こすアレルを親から引継いだ女性は、生涯で乳がんと診断を受ける確率は約五五～八五％くらい、卵巣がんは三〇％くらいとなる。これら女性のリスクは高いが、一〇〇％というわけではない(6)。病気のリスクを上げ下げする他のアレルの例をあげると、クローン病のリスクは平均で〇・七％程度だが、これを〇・五％に下げたり、逆に三％近くに上昇させるアレルも知られている(7)。

必ず病気を発症させるアレルは一部の人でその病気を発症させるが、その病気を発症した人をよく調べると、浸透率の高いアレルだけでなく、低いアレルをもつ人もいるし、病気に関係するアレルをまったくもっていないケースもある。アルツハイマー病がまさにこれに当てはまる。一〇〇〇人に約一人の割合で、プレセニリン1（*PS1*）とよばれる遺伝子の、必ず発症させる、あるいは発症率の高いアレルが一四番染色体で見いだされる。これらアレルを一つでももつ人は早期発症型（四〇代から六〇代）のアルツハイマー病を発症する(8)。まさしく、メンデル型の常染色体顕性遺伝である。こうした人々にとってアルツハイマー病の発症は不可避であり、また完全に遺伝子が原因となっている。

一方、一九番染色体には*ApoE*遺伝子という遺伝子があり、アポリポタンパク質Eの産生に関わる。ヒトではこの遺伝子は三つのアレル、つまり*ApoE2*、*ApoE3*、*ApoE4*がある。三～四％の人々は両親から*ApoE4*を二コピー受継いでいる。この人たちはアルツハイマー病を発症する可能性が高く、五〇～八〇％といわれている。二〇％の人々は*ApoE4*を一コピーのみもっており、アルツハイマー病を発症するリスクが二～三倍高いが、そのリスクは、二〇～四五％程度にすぎない(9)。

アルツハイマー病を発症した人々のおよそ半数は*PS1*遺伝子の正常コピーを二つもち、*ApoE4*のコピーはまったくもたない。しかもこの病気に関する既知の遺伝的要因も見当たらない。なぜ彼らは発症するのだろうか？　今のところは不明としかいいようがない。まだ同定されてない他のDNA変異体による未知の影響、環境要因が大きく関係、あるいは単に運が悪いのか、以上の何らかの組合わせによるものかもしれない。あるいは大きく関わり起こると、アルツハイマー病は遺伝的要因が絶対的に、あるいは大きく関わり起こると、また遺伝的要因が確かに関与する、逆に遺伝的な要因はまったく関係しないともいえる。

たいていのヒト形質や疾患は遺伝的多様性と何らかの関連があるようにみえる。この疑問についてはいわゆる「コンコーダンス（双子）研究」で探究が可能である。この研究では一卵性双生児（まったく同じゲノム、つまり同じアレルをもつ）と、アレルの五〇％を共有する二卵性双生児や普通の兄弟を比較する。もし、一卵性双生児の方がある表現型（形質や病気）を二卵性双生児よりも高頻度にもつなら、その違いは、よく似た遺伝型に起因しないとは結論しがたくなる。なぜこう回りくどい言い方をするのかというと、彼らの両親や周辺の人々が、一卵性双生児の二人を二卵性双生児の場合よりも同様に扱い、育ててきた可能性もあるからだ。しかし、その差が大変大きい場合は、遺伝的要因以外で説明するのは困難となる。

実際、時としてその差異は大変大きくなる。統合失調症、自閉症、身長といった多岐にわたる表現型について、一卵性双生児は二卵性双生児よりも似た傾向を示す。もし一卵性双生児の一人が統合失調症と診断された場合、もう一人の双生児がそう診断される確率は五〇%にものぼる。二卵性双生児の場合、片方が統合失調症と診断されても、もう一人がそう診断される確率は一五%程度にすぎない(10)。コンコーダンス研究により「遺伝率」について統計的推定が可能となったのだ。遺伝率とは、ざっくりいえば、DNAに起因する個人間で観察される差異の比率である。これは算出、あるいは理解がきわめて困難であることがわかっているが、本書の立場からみると、遺伝率は神秘的であり、とても興味深い。

多くの表現型はとても遺伝率が高いようにみえるが、これまでの遺伝学的研究は、DNA多様性のなかで、表現型の差異を説明できるごく一部(のアレル)しか同定できていない。身長は遺伝する可能性が高い。あるグループにおける成人の身長の違いの九〇%はどうやら親の(アレルの)影響を受けているとされている。だが、五〇以上の異なるDNA領域がヒトの身長の多様性に関連することが明らかになっている。これほどの数の領域を合わせて考えても、身長の遺伝的多様性の全容のほんのわずかしか説明できない。もし身長が単にメンデル型遺伝をとる(Rh陽性や陰性の血液型のように)ならば、とっくに人々でみられる違いに関連する遺伝子が明らかになっているであろう。しかし、身長は、他のおびただしい数の形質と同様、多くの異なる遺伝子がおそらく五〇以上関係しており、それらの効果を合わせても身長への影響は小さいだろう。これら遺伝子は身長に関連する遺伝的要因の二〇%程度に過ぎないと見積もられている(11)。

この、いわゆる「見失われた遺伝率」は今日の遺伝学の重大な謎の一つである(12)。実際、これら形質の遺伝率は高い。であるならば、より手間暇をかければ、その違いを完全に説明できるアレルをすべて発見できるだろうか？　それとも、遺伝率が高くとも異なるアレル間での複雑な相互作用が横たわっているならば、完全に理解する日は到来しそうもないだろうか？　あるいは、われわれのいう遺伝率の概念に何か欠点があるのだろうか？　多分、来る数十年で、そういった疑問に対する回答にたどり着く日が来るかもしれないし、結局来ないかもしれない。目下、覚えておきたい大切なことは、根拠をもって形質とよんでいるものについてさえ、遺伝子と強く関連があるという程度の表現とならざるをえない。遺伝子から形質を、遺伝子型から表現型を予測するわれわれの能力は、多くの場合、無力に過ぎない。特に、身長、体重からIQテスト成績や音楽の才能といった多くの病気ではない形質のみならず、喘息、冠動脈疾患から、統合失調症、自閉症に至るごく一般的な病気については、正しく無力と言わざるをえない。

染色体異常

DNAは、メンデル型遺伝とは違う様式で形質や病気をもたらすこともある。それは染色体異常によるものだ。染色体は端的にいえば、とても長いDNA分子である。染色体に異常がある、つまり、染色体の数が多すぎる、逆に少なすぎる、一部が欠損する、逆に余分な部分が付加される、部分的に配置が換わってしまうと、よくない出来事がたびたび起こる。最も大ごとで、よく起こる問題は染色体の数が四六本ではない状態となることだ。常染色体二二対と二つの性染色体がある正常な状態を「Euploid（正倍数）」といい、Euはギリシャ語のGoodからきている。染色体が正倍数とは異なる数ある状態は、「Aneuploid（異数）」あるいは「Not euploid」と表現する。

最もよくみられる染色体異数性は二一番染色体を余分に一つもつ状態だ。二一番染色体を二本ではなく三本もつ人々はダウン症候群として知られている。この余分な二一番染色体をもつことで、いろいろな問題が起こる。たとえば、軽度から中度の知的障害のほか、心臓疾患や腸閉塞、視覚障害といった身体障害を抱える可能性が高まる。米国では七〇〇人に一人の子はダウン症候群を、つまり毎年六〇〇〇人ほどの人がこの障害をもって生まれることになる[13]。

多くの場合、染色体異数性の胚や胎児はうまく発生できず、生誕できないか、そもそも妊娠に至らない。常染色体二コピーのうち、一コピーが欠けた状態の場合は生誕の可能性はきわめて低いが、余分に一コピーもつ場合は多くはないが、まれに生まれることがある。染色体が三本あるケースについては、ダウン症候群となるトリソミー21に加え、トリソミー13（エドワーズ症候群）、トリソミー18（パトー症候群）といった障害をもった子が米国では五〇〇〇人に一人の割合で生まれる[14]。生存期間の中央値は、一、二週間と厳しいが、一割程度は一年以上生きることもある。一三、一八、二一番染色体以外の常染色体を余分にもって生まれたケースは定かではない。

これら三種類の染色体を除くと、生きて生まれた人のなかに二種類の染色体を通常とは異なる数もつ人が見いだせる。それはXとYの性染色体だ[15]。致死的とならない性染色体の異数性はいろいろあり、それらはひどい健康問題は起こさない。たとえば、ターナー症候群（X染色体を一本しかもたない女性）や、クラインフェルター症候群（男性で、XXYあるいは、XYYとなっている）があげられる。これら三つの性染色体異常のケースは一〇〇〇人に一人見つかり、いくつかの通常とは異なる表現型がみられるものの、そうひどいものではない。だが、ずっと数は少ないが、X染色体が三つ以上ある場合は障害は重くなる。

一部の染色体が喪失している、あるいは染色体を余分にもつ人々に加え、染色体の一部が欠損、重複、移動、逆位（逆さまに配置されている）となっている人々にも健常とはいえない症状がでる。たとえば、猫鳴き症候群は染色体短腕の末端が欠損することで起こる。なぜ猫鳴きという名なのかというと、その症候群の人は咽頭形成に異常があるため、独特の発声をするからだ。トリソミー9pはまれな症候群で、これらの人々は九番染色体の短腕の一部か、全領域を余分にもっている。その最たる症状は重い知的障害だ。染色体の部分的異常がある場合、ときに症状は重くまた死に至ることもあるが、まったく異常が認められないこともある。

さて、ぐっと小さいスケールで、科学者は最近、「コピーナンバー多様性（CNV）」という染色体多様性をヒトで発見した。染色体丸ごと、あるいは染色体上の大きな領域の変化を伴う染色体異数性とは異なり、染色体上のずっと小さい部分で重複や欠損の異常が起こるのだ。それらの変化はとても小さいので近年まで認識できなかったが、こうした変化をCNVとよぶ。CNVを分析する技術ができて、遺伝学者らは人々でCNVの多様性が非常によくみられることがわかって驚いた。少なくとも一部のCNVは病気と関連することがわかっている。たとえば、あるCNVの一部は自閉症と密接に関連することがわかっている（実際、そのうちの一つは、従来、自閉症の遺伝と関係するとみられていた領域であった）(16)。CNVが病気や他の形質にとってどれほど重要かについてはさらなる研究でわかっていくであろう。

では、染色体異常はどうやって起こるのか、染色体異数性のレベルでは、細胞分裂時の染色体の一部ペアの「分離」がうまくいかなかったことが原因となっている。つまり、ある染色体の二コピーが分かれずに、そのまま一緒に細胞分裂が進んでしまうことがあるのだ。小さい染色体異常は、おそらく卵子や精子の前駆細胞が減数分裂をする際か有糸分裂の初期段階で、染色体が互いに並ぶときに異常が起こったためだろう。たとえば、八番染色体の一コピーから一つの断片が偶然、別のコピーに取込まれ、一つの娘細胞にはその断片を取込んだ染色体が分配され、また、もう一つの細胞ではその部分が欠損した染色体が分配される。あるいは減数分裂の組換え時に、染色体コピー間で一部が本来は交換されるが、結局はそのまま片方の染色体コピーに残され、転座となる。

もう一つの変異

ゲノムにある遺伝的多様性と関連があるほとんどすべての形質や病気は、メンデル型遺伝や、CNVを含む染色体、あるいは非メンデル型遺伝に分類が容易である。しかし、遺伝学者はこの一〇年の遺伝学やゲノミクスの進展で驚くべき事実を発見し、また、今後も同様にそのような発見をしていくであろう。そのなかでは、少なくとも一つの「その他の変異」の重要性が確認されるであろう。遺伝の変わり種の一つ、「エピジェネティクス」とよばれるメカニズムだ。「遺伝するエピジェネティクス」といった方が正確かもしれない。

その基本的な考え方はそれほど難しくない。すべての遺伝子がすべての細胞で発現しているわけではない。「エピ」とはギリシャ語で「頂上の」という意味で、エピジェネティクスは、特定の種数の細胞で、特定の時期にどんな遺伝子を発現させる、あるいは発現をやめておくか決定する仕組みである。その仕組みをやっと理解し始めたところであるが、DNAにメチル基（炭素原子に三つの水素原子が結合したもの）を付加するメチル化といったプロセスなど、さまざまなものがある。

以前から、エピジェネティックな違いは細胞から細胞に伝えられることは知られてきた。たとえば、肝細胞一つが分裂するということは、エピジェネティックな因子が細胞分裂で生じる娘細胞二つに元の肝細胞と同様の遺伝子発現をさせるということを意味する。DNA配列そのものではなく、DNAや染色体へのメチル化などのエピジェネティックな修飾は親から子へ（ということは祖母や祖父からも）伝えられる現象について本当にあるかもしれないと近年、大変注目を集めている。これがもし確からしいなら、ある人の生涯で起こった遺伝子発現様式における変化はその次世代にも引継がれる可能性も考えられる。これは、一九世紀、フランスの科学者により提唱された、ラマルクの進化論——生物は親が獲得した形質を引継ぐ、を想起させる。

ラマルクの進化論についてよく使われるたとえは、キリンの先祖は生涯、高い木の葉を食べようと首を伸ばし続けたことで、子孫は親よりも長い首をもち、またその子孫にさらに長い首をもたらし、その子孫もまたその先の子孫もさらにずっと長い首を伝えたという話だ。二〇世紀になるまで、ラマルク説は異端として追放されることはなかった。ダーウィン自身も可能性としてはありうると考えた。だが、最終的には、その説は却下され、現在でも、世代間でエピジェネティクな変化が遺伝する現象についてなかなか論争が落ち着かない状況を生んだ。

エピジェネティクスの一種にインプリンティングというものがある。インプリンティングされた遺伝子では、従来の遺伝子に関する英知に反して、疾患アレルを母親あるいは父親のどちらかから遺伝したかが重要となる。この現象については、マウスのいくつかの形質や、ヒトのいくつかのまれな遺伝子疾患で確認されていた。ある赤ちゃんが、受精卵の段階で、15q11–13領域（一五番染色体の長腕一一から一三バンド部位）を失うと、ある遺伝子疾患を発症するが、その発症は、その領域喪失が起こったのが、父親由来の染色体の場合はプラダー・ウィリー症候群に、母親由来染色体の場合はアンジェルマン症候群となる。これらの二つの症候群は名称だけでなく、症状もまったく異なる。前者は筋力が乏しく、学習障害、肥満、生殖腺の未発達、特異な身体外観となる。後者は深刻な発達遅延、重い言語障害、頭部が極端に小さい、てんかん、身震い、常態的な笑顔といった症状となる。アンジェルマン症候群はかつて、「楽しいあやつり人形様症候群」とよばれたが、今日もはやそうはよばれていない(17)。

ヒトで、インプリンティングやその他の遺伝するエピジェネティクスがきわめてまれなのか、それとも割と頻繁にあるのか、あるいは両状態のいずれかの頻度なのか、現在の遺伝学研究でホットな話題の一つだ。その疑問に答えるには、CNVの場合と同様、さらなる研究が必要だろう。

第５章
遺伝子検査

ここでは、ＤＮＡとさまざまな疾患や形質の関係について取上げる。単にそれらの関係のみならず、正確に、特定の人、胎児、胚や配偶子がどのようなタイプのＤＮＡをもつのか知ることができれば有益である。遺伝子検査はまさにこれを見いだすプロセスそのものだ。ヒトに対する遺伝検査は六〇年以上前から行われてきた。この間、検査法はさまざまに応用が進み、また一貫して正確さと低コスト化が進歩してきた。本章は最初に本書にとりわけ関係する五つの方法について説明する。つまり、核型解析、蛍光 *in situ* ハイブリダイゼーション（ＦＩＳＨ、訳注：*in situ* とは「その場」を意味する）、アレイ比較ゲノムハイブリダイゼーション（aＣＧＨ）、ＳＮＰチップ（しばしばジェノタイピングとよばれる）、とシークエンシングだ。これらの方法を胎児や胚に適用することは複雑だが、本章では、本書の主役であるＰＧＤの現状も含めて四つの検査法を説明する。

検査方法

核型解析は染色体異常について検査する歴史のある方法で、その名の通り、染色体を調べるものだ。生体から細胞が採取され、細胞が分裂しようとする細胞周期になるまで培養を行う。その段階に達すると、染色体は密に集まり、染色すると交互の帯のパターンがみえる棒状の構造となる。これら構造体は現代の顕微鏡を使えば観察可能だ。染色体は写真撮影され、ここが切出され（昔は文字通り写真から個々の染色体を切出していたが、今日ではその像をコンピューター支援の画像システムで捕捉し、画面上で分析する）、おのおのの染色体がペアになるように並べ揃えられる。その結果のパターンが核型とよばれる。つまり、二二ペアの常染色体と二つの性染色体が整列された状態だ。

少なくとも、それが正倍数の染色体をもつ人の核型となる。染色体数が正倍数と異なる（染色体異数性という）人の場合、染色体は四六本ではない。二一番染色体が三本ある状態が見えたら、その人は染色体を四七本もっていることになる。つまり、トリソミー21、ダウン症候群と判断される。女性の場合、もし検査結果で性染色体Ｘが一つしか認められないのであれば、その人はターナー症候群と判定される。核型解析では時折、より小さな異常、つまり染色体の一部が欠損、コピー、再配置（転座とよばれる）した状態が見いだされることがある。だが、核型解析にはいくつかの問題がある。まず解析は相当時間がかかる。細胞は染色体が密になる細胞周期の段階まで培養しなければならない。染色体のペアを見つけ出して、並べて、評価を行うのはそれなりの熟練を要する仕事だ。より重要な問題は、この検査では比較的大きい染色体の変化しかわからないことだ。メンデル型遺伝病をひき起こす小さな変異を含めて健康に重大な影響を与える多くのＤＮＡ変化を見逃す恐れがある。

一九九〇年代初頭まで、染色体異数性を検査する核型解析は新しい方法、蛍光 *in situ* ハイブリダイゼーション（ＦＩＳＨ）にほとんどとって変わられた。ＦＩＳＨでは、まず、ある特定の染色体のあるＤＮＡ配列に結合する、ＤＮＡ配列を含むプローブ（検出子）がつくられる。このＤＮＡプローブには蛍光色素が結合されている。染色体サンプルとプローブを混ぜ、蛍光照射下で顕微鏡観察すると、プローブが結合した染色体が色つきで浮かび上がってみえる。たとえば、二一番染色体にのみにみられるＤＮＡ配列を含むプローブをつくり、緑色の色素をつけておけば、これを細胞由来のサンプルと混ぜると二一番染色体の特定部分にのみ結合する。蛍光下で観察すると、正常な細胞では二つの緑色の点が見え、これらは二一番染色体のおのおののコピーを示す。トリソミー21の人に由来する細胞をＦＩＳＨで分析すれば、三つの点が見え、二一番染色体が三本あることがわかる。現在でも、ＦＩＳＨの一部は、臨床検査や研究に広く使われているが、臨床遺伝検査としてのＦＩＳＨは、染色体の数や非常に小さな染色体部分の違いも識別できる、アレイ比較ゲノムハイブリダイゼーション（ａＣＧＨ）というより新しい方法に代替された。

その方法はだいたい二〇〇五年頃開発され、集積チップ（アレイ）技術を利用している。ガラススライド基板上に高密度に区切りが設けられており、各区切りのスポットに、特定のＤＮＡ「オリゴヌクレオチド（一〇から二〇塩基長のＤＮＡ鎖）」が結合されている。解析したいＤＮＡサンプルを裁断処理し、おのおのの断片の末端に蛍光色素を結合させる。これらＤＮＡ断片を含む溶液をチップ上に展開させる。たくさんのＤＮＡ断片のうち、スポットにあるオリゴヌクレオチドと相補的に結合できる断片が特異的に結合する。蛍光を当てると、どのＤＮＡ配列がどこのスポットに結合したかわかり、またどのくらいの量のＤＮＡ断片が結合したかもわかる。

核型解析やＦＩＳＨに似て、ａＣＧＨは染色体の異数性や、コピーナンバー多様性などを含むその他異常を検出するのに役立つ。今日では、ａＣＧＨはすっかり出生前診断などの医療目的で一般的に使われるようになり、また、しばしばゲノムに広く異常がみられるがん細胞の染色体上の変異を研究するのにも役立つ。

ここでａＣＧＨを取上げたのは、ＦＩＳＨに取って代わった検査法であるためだが、振り返ると、aCGH自体は一九九〇年代に発明され、そのルーツはどちらかというと二〇〇〇年前半にはお役御免になった、いわゆる一塩基多型（SNP）チップにある。核型解析、FISH、そしてaCGHは染色体の数とある程度の構造を調べることができることはできない。だが、これら方法ではDNA配列にみられる多様性を知ることはできない。SNPチップはDNAサンプル中の特定の多様体の存在量をみるものでも、染色体構造の情報を与えるものでもなく、また、染色体上の一塩基単位の配列情報をもたらすこともできないが、ある種の配列の多様性（SNP）について低コストかつ迅速に情報提供できる。

この方法は単一の遺伝子ではなく、ある個人のゲノムにある「マーカー」を調べることによく使われる。SNPチップはDNA配列についての情報を提供するが、約三〇〇〇塩基対ごとにみられる一つの塩基対の情報に限られる。これは欠点ではあるが、SNPチップは安く簡単に調べることができるメリットはあり、研究者や医療者が最初に一回の低コスト解析で、あるサンプルにある、数十万から一〇〇万以上のさまざまな遺伝的多様性を調べることを容易にした。

たとえば、一〇〇〇行×一〇〇〇列の区切りと注文すれば、一〇〇万スポットの区切りがあるSNPチップも使える。通常は、二五塩基対の長さのDNA分子がたくさん、それもまったく同じ配列のものが、二六三×八四〇の区切りの各スポットに結合されている。その隣のスポットにも、その特定の配列をもつDNA分子とほぼ同じだが、一箇所、たとえば、Gの塩基がTとなっているものが結合されている。

つまり、スポットごとに一塩基違う（あるスポットのDNAのある部位はTで、隣のスポットのその部分はGとなっているという具合）のだが、これらDNA配列はほとんど同じだ。これらDNA断片は一塩基のみ違うので、一塩基多様性（SNV）とよばれる。SNVの一部は人で一般的にみられる。どのようなものかというと、あるDNA配列の中のある塩基がTである人が六〇％、その塩基がGになっている人が四〇％という具合だ。こうした塩基の二種類の変化が、ある集団の相当な数の人で認められた場合、そのSNVを一塩基多型（SNP）とよぶことになっている。

あるSNVをSNPと称するにはどの程度の発生頻度とすべきか世界統一見解はない。だが、どの程度なら切捨てるか否かを問わず、ヒトゲノムには数百万ものSNPがあるのは間違いなさそうである。そのおのおので、上述のような、ある塩基がTの人々がおり、また相当数の人がそこはG（あるいは違う組合わせ）という具合になっている。SNPは有用なマーカーと評価され、そのアレイの登場で、これらマーカーを一度にたくさん解析することを安上がりにしたのだ。

技術改良により、まもなく、あるサンプルにある一〇〇万以上のSNPを一〇〇ドル以下で解析できるようになるだろう。すでにヒト全ゲノムにわたるSNPを読取るのは標準的な研究アプローチの一つになっている。いわゆるSNPチップを使った、ゲノムワイド関連解析研究（ＧＷＡＳ）だ。なぜ「関連」研究というのかというと、形質をもたらす実際のＤＮＡ多様体を必ずしもみているわけではないからだ。ＧＷＡＳでみているのはある形質の原因となっているＤＮＡ多様体の近傍にある、単に同定済のＳＮＰがほとんどだ。減数分裂における組換えの起こり方を考えると、もしあるＳＮＰが親で疾患を起こすＤＮＡ多様体の近くにある場合、その染色体を受け継ぐ子でも同じ場所の近くにそのＳＮＰはあるだろう。ゆえに、*BRCA1* 遺伝子の変異型の近傍にあるＳＮＰは、ある家系では *BRCA1* に関連して見いだせるはずだ。

もし、*BRCA1* ががんを発症させる遺伝子であることが不明な場合、この遺伝子に関連するＳＮＰを見つければ、その近傍にある未知のがん関連遺伝子（*BRCA1*）を探し出す鍵となるだろうし、解明されてない遺伝率をたどる助けとなりうる。

ＳＮＰという手がかりは少なくとも有望かもしれないが、落胆させられる場合もある。ＳＮＰチップは統計的にある形質と関連する多くのＤＮＡ領域をいくつか指摘することはできても、たいていあまりに多すぎ、それぞれの形質への関連性はかなり小さいことがよくある。

ＳＮＰチップが研究で一般的になるにつれ、それは消費者向けの商品にも顔を見せるようになった。二〇〇〇年になって間もなく、いくつかの会社がＹ染色体やミトコンドリアＤＮＡ多様性に基づく先祖に関する情報を提供し始めた。二〇〇七年の暮れ、それらの企業は23andMeという会社に吸収され、ＳＮＰチップによる先祖情報を提供するようになり、多くの追随企業を生んだ[1]。こういった商品は人々にあちこちの大陸にいた先祖の割合について大まかな推察を可能にしたが、もう一つの機会をもたらした。検査商品の利用で、養子の遺伝的な親や、精子や卵子提供者の関与で生まれた他の子たちを含む、遺伝的な近親者を見つけ出すことにもつながったのだ。

遺伝的な家系情報を提供するビジネスは成功し、私も含めて一〇〇万人以上が会社に情報料を支払った。23andMeは創業当初から違う事業も展開していた。この会社や他の今はもう市場にはない企業（Navigenics、deCODEme、Knome）は医師、遺伝学者、遺伝カウンセラーをほとんど介さずに健康関連情報を消費者に提供し始めた。二〇一二年頃までにほとんどの企業がこの市場から撤退したが、23andMeのみがその後も検査ビジネスを拡大し続けた。

二〇一三年末になると、23andMeは、およそ関連性が低いＳＮＰに基づき、二五四の健康状態の遺伝リスク評価を顧客に提供し始めた。23andMeの商品は当初は九九九ドル（約一一万円）だったが、今では一九九ドル（一時はわずか九九ドル）で提供され、市民は安く検査サービスを購入できるようになった。しかし、当初に比べると検査後に提供される情報量はぐっと少なくなった。だが、二〇一三年一一月、米国医薬品食品局（ＦＤＡ）は23andMeに対して健康情報の提供をやめるよう命じた[2]。23andMeは先祖や非健康関連の情報提供を続けつつ、一方でＦＤＡに命令中止を働きかけた。二〇一五年二月になると、ＦＤＡは23andMeに消費者向けにブルーム症候群というまれな遺伝子疾患の保因者に該当するか検査する商品の提供を認めた。同年一〇月には、ＦＤＡはそのような保因者についての三五の検査を含め、承認範囲を拡大した。こうした検査では顧客は自分自身の健康リスクを知ることはできない。検査でわかるのは、ほとんどみられない、あるいはきわめてまれな病気が子に起こる可能性でしかない。結局、この会社は顧客の健康について直接関係する遺伝情報を提供できないままとなっている。

ＳＮＰチップの最大の問題点は提供情報はたいてい、大して説得力がないということだ。ＳＮＰチップで得られた結果で影響が大きいケースとして二・〇の比較リスクがありえる。つまり、ある病気に関連するいくつかのＳＮＰのセットをもっている人は、そのリスクが通常の二倍程度に高まるということだ。しかし、その通常のリスクがたとえば一％なら、その人のリスクは二％か、一％の半分ということになるが、これは重要なこととは思えないだろうし、またこれに基づいて何か行動を起こす気にもならないだろう。一方で、ＳＮＰチップは研究では広く使われており、これは廉価にゲノムを広域にカバーできるからだが、ＤＮＡの塩基配列を決定するシークエンシングは急速に低価格化が進んでおり、ＳＮＰチップの将来はおぼつかないように思う。

核型解析、ＦＩＳＨ、そしてａＣＧＨは染色体の数やある程度の構造を調べることができる。だが、これらの方法ではメンデル型形質を起こす、また非メンデル型形質に影響するＤＮＡ配列の変化を調べることには役に立たない。ＳＮＰチップは全ゲノムにわたる飛び飛びの場所のＤＮＡ配列情報を与えるが、ある部位の塩基配列ひとまとまり（ある遺伝子の全配列など）について情報提供できない。あるＤＮＡのひとまとまりの解析は、染色体全体の分析や数千塩基ごとのＳＮＰ解析に変わって、他の方法が必要となる。ここ四〇年で、それら方法のほとんどはＤＮＡシークエンシング（Ａ、Ｃ、Ｇ、Ｔの組合わせの並びの決定）を採用した。

最初のＤＮＡシークエンシングは一九七〇年代初頭に登場したが、大学の研究室でひどく時間を要し、また骨の折れる作業であった[3]。私の友人の一人は「私の一九七〇年代の博士論文は、一つの遺伝子の一〇〇塩基対の部分をシークエンシングすることに数年を費やしてまとめた」と語った。一九七〇年代後半になると、二つのグループが比較的、迅速なシークエンシング方法を開発した。ケンブリッジ大学のフレデリック・サンガーのグループと、ハーバード大学のアラン・マキサムとウォーリー・ギルバートのグループだ。これらの方法は紆余曲折があったが、サンガーシークエンシングは堅実に改良を重ね、ついに圧倒的に普及するようになった。だが、比較するとよい方のサンガー法でさえ、まだ高価で時間がかかる方法だった。

一九九〇年代になると、ヒトゲノム解析プロジェクトの実施により、シークエンシング技術が革新的に進歩し始め、普及しつつある「次世代」シークエンシング技術につながっていった。これらの方法の普及は、シークエンシングコストを劇的に下げ、ある個人の遺伝子、数万あるいは数十万塩基対であっても今日では数百ドルで決定可能にした。しかし、驚嘆すべきなのは全ヒトゲノム、あるいはエキソーム（タンパク質をコードするDNA部分をエキソンとよび、これはゲノムの約一・五％に当たる．全エキソン部分をエキソームとよぶ）といった「大規模」DNAシークエンシングが可能になったことだ。

二〇〇〇年初頭には、ヒトゲノム配列の完全解読が完了したが、そのコストは実に数億ドルに上った〔五億ドル（約五五〇億円）という数字がよく上がるが、その算出は諸説あり、一億ドルから三〇億ドル超の間のどこかだろう〕。二〇一一年までには、研究目的でヒト全ゲノム解析するコストは五〇〇〇ドル（約五五万円）ほどまでに下がった。研究用に全エキソーム（タンパク質をコードするエキソン部分すべて）解読を一度行う場合、そのコストは一〇〇〇ドル（約一一万円）くらいであった。二〇一五年には、全ゲノム解析の場合のコストは一五〇〇ドル（約一六・五万円）から二〇〇〇ドル（約二二万円）、全エキソーム解析の場合は一〇〇〇ドル（約一一万円）まで下がった〔臨床検査目的の場合は高い精度と慎重な結果分析が必要のため高価になる。全ゲノム解析は一回、五〇〇〇ドル（約五五万円）程度かかる〕。二〇一二年、いわゆる一〇〇〇ドル研究用全ゲノム解析プロジェクトがいみじくも公表されたが、捉え方次第だが、その達成はまだだが、もう目前まで迫っているといえよう。

出生前の遺伝的多様体の検査

上述した五つの方法（ここでは述べなかった方法もあるが）は成人、子供、胎児、胚の遺伝検査に使うことができる。胎児由来サンプルの検査についても特別な違いはないが、問題は出生前の胎児のDNAサンプルをどう得るかだ。胎児、胚、受精卵のDNA検査は簡単ではない。通常、彼らは女性の体内にあり、そのためDNAを得るのは容易ではない。出生前遺伝検査の物語は胚や胎児のDNAを入手するさまざまな方法の話が大半を占める。以下、侵襲的検査（羊水検査、絨毛検査）、スクリーニング、非侵襲的出生前検査、そしてPGDについて説明する。

侵襲的出生前検査

羊水検査は、胎児からDNAを含む組織サンプルを得るために開発された最初の方法である。この方法は、妊娠女性への針刺しを伴う。具体的には、子宮にいる胎児を包む羊膜から液体サンプルを吸取るために針を刺す。採取した羊水は感染や他の問題がないか調べられる。また、その羊水に含まれる胎児からはがれた細胞を用いて、染色体やＤＮＡの検査が行われる。羊水を使った遺伝検査は一九五六年に初めて報告された。羊水由来の胎児細胞を培養して、核型検査が初めて行われたのは一九六六年のことだった。一九七〇年代の前半には、羊水検査は臨床的に確立された。

今日、この方法は妊娠一五週までは実施せず、たいてい、一六週から一八週の間に実施することになっている。一五週前だと、この手技で使う針が胎児にダメージを与える恐れがあるからだ。医師は通常、腹部の局所麻酔を施し、超音波エコーの画像を見ながら、長い針を腹膜、子宮壁、そして羊膜に刺していく。そして、羊水をおよそ一〇グラム採取する。羊水は臨床検査会社に送られ、そこで胎児由来の細胞が回収されて、細胞培養の後、核型解析あるいはＤＮＡ検査が実施される。

実際の処置はたった一、二分で終わる。最も頻繁に起こる問題は、腹痛と針刺し部分の痛み程度だ。だが、羊水検査はリスクは小さいが、流産をひき起こしうる。そのリスクの程度は諸説あるが、昔は妊娠で起こる流産の頻度は約一％程度だったが、それをせいぜい〇・五％上げる程度とされていた。羊水検査に伴うリスク上昇は、今では実質もっと低い、特に熟練した医療者であればせいぜい〇・一％程度といわれている。このように羊水検査は侵襲的であるから、医師が行わなければならない。羊水検査のコストは、胎児細胞採取とＤＮＡ検査費用を含めて、現在、米国で一五〇〇ドル（約一六・五万円）から二〇〇〇ドル（二二万円程度）となっている。

初期にみられたリスクから、羊水検査は通常は、妊娠がはっきりとみてとれ、また妊婦が、胎児が動くことがよくわかるようになる妊娠第二期（四カ月目から六カ月まで）や第三期（七カ月以降）では通常は実施しない。このような段階になって人工妊娠中絶を行うのは、胎児がまだ小さく、妊娠が目立たない時期に比べると、医学的、心理的、また社会的にずっと困難である。そういう背景もあり、より早い妊娠段階で検査する方法が望まれ、その結果もう一つの方法、絨毛検査（ＣＶＳと略される）の登場につながった。

絨毛膜というのは、羊膜と、子宮内壁にある胎盤の間にできる膜のことだ。絨毛は、絨毛膜から子宮内膜の中に向かって、指や毛のように放射状に伸びる構造をとっている。絨毛自体は胎児細胞でできており、母親由来ではない。絨毛検査では、胎児サンプルは羊水ではなく、絨毛に由来し、二つの方法で採取できる。一つはカテーテルをヴァギナに挿入し、子宮頸部から胎盤に到達させる。もう一つの方法は腹部に直接針を刺し胎盤に到達させる（これは羊水検査に似る）。超音波エコーの画像を見ながら操作をするが、この操作もだいたい一、二分で終わる。

女性に対するおもな副作用は、腹痛や、ヴァギナからの出血、感染症の類だ。だが、羊水検査と同様、絨毛検査も幾分かの流産のリスク（〇・五％から二％程度）があるようだ。このリスクは今では低下しているようだが、羊水検査に比べると流産のリスクは若干高いようだ。一方、この方法は羊水検査より六週間ほど早い、妊娠一〇週から一三週に通常実施される。そのコストは羊水検査とだいたい同じだ。

スクリーニング

羊水検査や絨毛検査は胎児の細胞を使って、染色体異数性やその他の遺伝的異常を診断するための検査だ。しかし、そのリスクやコストゆえ、これらの検査をすべての妊婦に勧めるわけにはいかない。その代わり、妊婦はこれら侵襲的検査を受ける必要性があるか見極めるためのスクリーニング検査を受ける。簡単なものから高度なものまでいくつかのスクリーニング法があり、侵襲的検査を受けるに足るほど、胎児のリスクは高いか推定するために用いられている。

最も簡単なスクリーニングは女性の年齢だ。妊婦の年齢と、高頻度にみられる重篤な胎児の染色体異常〔ダウン症候群（トリソミー21）、エドワーズ症候群（トリソミー18）、そしてパトー症候群（トリソミー13）〕のリスクの高さは密に関連する。若い女性では胎児がトリソミー21であるリスクは一〇〇〇人に一人だが、三〇代以降の女性ではそのリスクは上昇する。つまり、三五歳まではそのリスクは〇・四％だが、四〇代になると約一％に上昇し、四五歳までに三・五％以上に上昇する(4)。

一九七〇年代になると、研究者は生化学的検査がダウン症候群のスクリーニングに使える可能性を見いだした。α-フェトプロテイン（ＡＦＰ）は血液中にみられるタンパク質で、妊娠第一期にある胎児が活発につくり出すことが知られている。ＡＦＰの一部は胎盤を越えて、妊婦の血液に流込む。そこで研究者らは、妊婦の血液中のＡＦＰレベル（女性の血清の、という意味のＭＳをつけてＭＳＡＦＰという）が異常に低い場合、胎児がダウン症候群をもっている可能性が高いと考えた。また、逆にＡＦＰレベルが異常に高い場合は、その胎児は重篤な非遺伝的異常の一つである神経管閉鎖障害の可能性が高いと考えた(5)。

一九八〇年代の前半には、妊婦はＭＳＡＦＰのスクリーニング検査を受けることを勧められるようになった。この検査は妊婦から採血するだけでよく、その血液を使って胎児の細胞やＤＮＡではなく、血中のＡＦＰ濃度を調べるのみだ。スクリーニングを受けてＡＦＰレベルが異常に低い場合、ダウン症候群の可能性があるため、その後は妊婦の選択次第だが、羊水検査や絨毛検査を受けてトリソミー21か否か診断を確定、あるいはそういった確定診断は受けない、という運びになる。

数年の後、ダウン症候群や神経管閉鎖障害の母体血清スクリーニングは進歩し、より複雑かつ正確になった(6)。今日、あらゆる成人女性に神経管閉鎖障害のほか、ダウン症候群やその他二つの染色体異常（トリソミー13やトリソミー18）を含めた統合スクリーニングが提供されている（訳注：これらは米国での状況であり、わが国では超音波検査以外の検査は広く実施されていない）。この検査は、妊娠第一期と第二期で実施する二つの血清検査と、妊娠第一期での超音波検査から構成されている。

この統合スクリーニング検査では胎児がトリソミー21であるリスクが二七〇分の一以上で陽性と判定することにしている。二七〇分の一という数字は、三五歳の妊婦の平均的なリスクと同じレベルで、また羊水検査で流産する平均のリスクともほぼ同じである。だが、スクリーニングで陽性となった女性でも、胎児が実際はダウン症候群ではない可能性はある。二七〇分の一のリスクというのはわずか〇・四％に過ぎず、九九・六％の胎児はダウン症候群ではないのだ。スクリーニングを受けた女性の約五％が陽性となるが、実際、胎児がダウン症候群であることは女性の約一〇〇〇人に一人の割合でしかない。よって、スクリーニング陽性の女性には、本当に胎児の特定の染色体の数が三本なのか羊水検査や絨毛検査が勧められる。逆にスクリーニング陰性判定の場合は、これら侵襲的検査は勧められない。しかし、胎児の一部では検査陰性でもダウン症候群である可能性はある。スクリーニングはダウン症候群をもつ胎児の約九〇％程度しか見つけることはできない、つまり一〇％のケースは見逃してしまう。

スクリーニング検査後、ありえるシナリオとしては、年齢を考えて羊水検査などの受診を勧められたことがある三五歳以上の女性がスクリーニング陰性であったため、確定診断のための検査は受けないことだ。なかなかよい統計情報はないが、出生前スクリーニングが広く使われるようになる前の約二五年前に比べて、二〇一二年には侵襲的検査を受ける女性は多くて半分程度と、減ったようだ。

これらのスクリーニング検査はダウン症候群やトリソミー13、トリソミー18そして神経管閉塞障害に効果がありそうだ。だが、メンデル型の遺伝子疾患にはこういったスクリーニングは有効ではない。これら疾患は女性の年齢、生化学的指標には関連はないからだ。しかし、一つ実に有効なスクリーニングがあり、それは胎児や子の実の親の遺伝的背景であり、有効な「妊娠前」遺伝検査ともいえよう。

すでに、ある遺伝子疾患の子を一人あるいは二人出産した女性がさらに出産する場合、次の子も同じ疾患をもつ可能性がある。たとえば、ある夫婦にテイサックス病の子が一人いる場合、もし妊娠したら、その胎児は四分の一の確率でこの病気を起こす遺伝子変異をもつ可能性がある（訳注：この病気は常染色体潜性遺伝をとる）。一九七〇年代には、いくつかの研究グループは、高いリスクグループの中で個々の人が常染色体潜性遺伝子疾患のキャリアであるか集団規模の妊娠前検査を開始した。

このようなキャリアスクリーニングで最も有効な結果が出

たのは、テイ-サックス病やアシュケナージ（中欧・東欧）ユダヤ人を対象とするもので、これらの人々では疾患に関連するアレルが比較的高頻度にみられたためである[7]。数千人のユダヤ人の若者がこのスクリーニング試験に参加志願し、自分たちがキャリアかどうか知ろうとした。彼らが子をもつ際、自分の遺伝的背景とパートナーのそれを比較し、彼らの子に病気のリスクがあるか知ろうとし、その情報に基づき、羊水検査や絨毛検査を受けるか否か、また、もし胎児に病気がある場合は人工妊娠中絶する可能性も含めて検討した。ユダヤ教正教会の一部地域住民らはそのスクリーニングを積極的に受けて、キャリア情報に基づき、病気の子を産まないような組合わせのカップルを誕生させた[8]。今日の米国ではテイ-サックス病の子の人数は、遺伝スクリーニングや検査がない場合のそれの約三分の一になっており、この病気の子のほとんどは非ユダヤ系の夫婦で生まれている。

遺伝検査のコストダウンが進んだおかげで、今や一部の夫婦は、病気をハイリスクにもつ集団に属していなくても、多くの遺伝子疾患のキャリア情報について妊娠前にスクリーニングを受けている。たとえば、Counsylという企業は約三五〇ドルでおもに常染色体潜性遺伝やX連鎖性の約一〇〇の疾患についてのキャリア情報を、これから子を設ける夫婦に提供しようと計画している[9]。もしスクリーニングに高い信頼性があるなら（現在のところは完全に正確とはいえないが）、夫婦が心配しなくてはならないのは、夫と妻がともにある病気のキャリアである（病気の子が生まれる可能性がある）場合のみに限られる。つまり、夫婦ともにキャリアであるなら、その病気についてのみ、羊水検査や絨毛検査を受ければよいのだ。

非侵襲的出生前検査

二〇一二年の末になると、いくつかの会社が非侵襲的出生前検査（NIPTとよぶ）、つまり胎児組織に針などを刺す必要がない、新しい遺伝診断検査法を開発した。いくつかの企業がさまざまなタイプの検査を提供するようになったが、それらは等しく重要な特徴を備えていた。妊婦から採血したサンプルにごく微量含まれる胎児由来のDNAを利用して検査するというものだ。かくして、NIPTは従来の侵襲的検査に伴うリスクと不快感を見事に回避した。

NIPTは一部の胎児細胞が胎盤を通過し、妊婦体内の血液中に現れる事実を利用している。母の胎内に流込んだ胎児細胞のほとんどはすぐに死に、血液中にある酵素で細胞内のDNAは一〇〇塩基対ほどのサイズに分解されてしまう[10]。ヒトは細胞死して生じたDNAは代謝あるいは排泄される。ヒトは皆、三〇グラムほどの血液に、細胞に覆われないDNAの小さな欠片が数十億もあるのだ。妊娠女性の血液中には彼女のDNA以外に、胎児由来のDNAも存在する。妊娠八週目辺りには、妊婦の血液中の無細胞DNAの約五％は胎児に由来する。このDNA画分を使って検査をするのだ。

最も簡単な検査は妊婦ではなく、彼女の胎内にいる存在、つまり胎児のDNAに注目するものだ。たとえば、妊婦の血中にY染色体のDNAがある場合、これは女性由来ではありえないから、胎児がY染色体をもつことになり、その胎児は男の子とわかる。同様に、父親が常染色体顕性遺伝疾患に関連する遺伝子変異をもっており、母親はもっていない場合、妊婦の血液中にその遺伝子変異があるか調べれば、胎児が父親のアレルを受継いだ、ひいては病気を発症するか否かが明らかになる。

染色体異数性や常染色体潜性遺伝の病気は、単に数えるだけでわかる。トリソミー21をもつ胎児はその染色体の余分なコピーをもつ。妊婦の血清中にも当然、二一番染色体由来の無細胞DNAがわずかに多く含まれている。

同様に、父母ともに常染色体潜性遺伝の疾患、たとえば嚢胞性線維症を発症してない、キャリアのケースを考えてみよう。妊婦の血液にある無細胞DNAの九〇%が彼女自身の細胞に由来するなら、*CFTR1* 遺伝子の「正常型」と疾患に関連するアレルがともに、無細胞DNAの半分にあるはずで、おのおの四五%ずつを占めるだろう。残る一〇%は胎児由来の無細胞DNAで以下のいずれかのパターンになる。すべて正常（おのおのの親から正常アレルだけ受継いだ）、半分が正常で残る半分は異常（胎児は正常と、病気を起こすアレルをともに受継いで、胎児は病気を発症しないキャリアとして生まれうる）、すべて異常（胎児は二つの疾患アレルを受継ぎ、病気を発症する）。これら三つの可能性は、妊婦の血液中の無細胞DNAにある正常アレルの総%と一致しているはずで、それぞれ、五五%（正常胎児）、五〇%（キャリア胎児）、四五%（病気を発症する胎児）となる。

本書執筆段階で、四つの企業が米国市場にダウン症候群に対する無細胞DNA検査を投入し、海外の国でもNIPTを提供している。これら検査で必要な妊婦血液はわずか一〇～二〇ミリリットルほどで、コストは米国では八〇〇ドル（約九万円）から二四〇〇ドル（二六万円程度）だ。目下、これらの検査はスクリーニング検査として提供されている。つまり、陽性の場合、侵襲的検査法による確定診断が必要だということだ。NIPTは、擬陽性率がずっと低く、よって「陽性的中率」（陽性判定が実際に陽性となる確率）が良好であるため、ダウン症候群に対するスクリーニング検査の中では大変優れている。NIPTを受けた女性のごく一部は、陽性判定を受けて不安を感じるだろうし、また確定診断のための侵襲検査を受けることになる。NIPTは米国では大いに流行り、二〇一五年までに、米国女性の数十万人が検査を受けたようだ。今後、NIPTがより広く利用されるにつれ（スクリーニングがより進み）、侵襲的な検査の実施数は減っていくだろう。

長期的にみれば、NIPTは染色体異常以外の検査もできるようになるだろう。きっと、単一遺伝子疾患の変異の検査、あるいは全ゲノム解析もできるようになる。親のDNA

情報を利用しつつ、NIPTで胎児の全ゲノムを検査する実証実験はすでに実施された(11)。だが現在は、大変高価であり、まだまだ臨床応用は不透明だが、将来その状況は変わりうる。

着床前遺伝学的診断

NIPTはほとんどの妊婦が羊水検査や絨毛検査に伴う不快感やリスクなしに、染色体異数性の検査を受ける道を開き、多くの遺伝検査も同様な形で進歩するという展望も示した。しかし、侵襲的検査と同様、NIPTは妊娠した後の胎児のDNAを調べていることに変わりはない。この段階での検査は、夫婦にとってよくない検査結果を受けた場合の選択肢はその胎児を中絶するか、妊娠を継続し、ある病気をもつ子の誕生に備えるかのいずれかとなる。妊娠前のスクリーニングはそのような問題はないが、その代わり、特定の妊娠について多くの情報を得ることはできない。つまり、そのような検査では将来の妊娠における見込みという統計的情報しか得られない。

そこで、着床前遺伝学的診断（PGD）だが、この方法では妊娠する前に、何らかの妊娠について正確な遺伝的情報を与えうる。PGDは特定の胚（発生が始まったが、まだ子宮に着床していない）に対して行う遺伝検査である。

PGDはもともと発生三日目の八細胞期の胚に対して行ったが、今では五日目の胚（胚盤胞という）で実施するケースが増えている。この発生五日目では、胚は一〇〇から二〇〇個の細胞から構成されており、将来胎児の体になる内部細胞塊と胎盤や妊娠を支持する組織になる栄養外胚葉に分化している。医療者はこのような構造の胚盤胞ならDNA検査のためのいくつかの細胞を採取でき、検査の実施が可能で、精度も向上する。ここでは胚盤胞生検のみ扱い、説明する。

検査技師は胚盤胞をおのおのガラススライドに乗せ、顕微鏡で調べる。マイクロマニピュレーターという精密操作機器を扱い、胚の透明帯に穴をあけ、吸引ピペットを穴に差込み、栄養外胚葉から五個程度の細胞を注意深く吸引採取する。そして、採取された胚細胞は遺伝検査に送られる。

胚盤胞での作業は時間的制約がとても厳しい。クリニックは子宮への胚移植は発生六日目より五日目を望む。発生三日目の胚でPGDを実施する場合、遺伝検査者は四八時間のうちに生検細胞を受取り、検査し、結果を生殖医療クリニックに報告すればよい。その後、クリニックは検査結果を確かめ、夫婦と検査結果や胚移植について相談をもつ。よって、遺伝検査は迅速に行い、現在のIVFのタイムリミットである発生六日目までに胚移植できるようにする必要がある。ところが、胚盤胞でのPGDの場合、遺伝検査の時間はほとんどない。そのため、PGDを受ける胚盤胞は通常、生検後いったん凍結保存され、遺伝検査の時間（凍結しているのでほぼ無期限となる）を設ける。だが、この凍結操作は利益のみならずリスク（訳注：解凍後、胚が死ぬリスクなどをさしていると思われる）も生む。

ＰＧＤはまだ完璧な検査とはいえない。たった一つの細胞での遺伝検査は困難で、五、六の細胞を使っても誤った検査結果を生む恐れがある。目的サンプル以外の混入が起これば誤った結果となり、夫婦にとって重大な結末に至ってしまう。さらに厄介なのは、胚のすべての細胞が同じゲノムをもっているとは限らないことだ。これはモザイクという現象で、胚や生物は異なるタイプのピースからなるモザイクのように存在しているのだ。成人でもモザイクは実際にある。私たちの細胞は、受精以来、ものすごい種類の、無数の変異が蓄積されている。だが、それら変異ががんなどの病気を起こさない限り、ＤＮＡにみられる多様性は問題ではない。

発生初期の胚では、近接する細胞の間で、あるものは染色体異数性や変異をもち、他はもっていない可能性がある。もし、採取された栄養外胚葉の細胞が内部細胞塊の細胞と異なるＤＮＡをもっていれば、胚盤胞でのＰＧＤは擬陽性を生みうる（検査サンプルとされた細胞に異常があったが、内部細胞塊の細胞は正常であったということだ）。あるいは、偽陰性も生みうる（サンプルとした細胞は正常だが、それ以外が異常であった）。そのため、医師は、ＰＧＤ後、選別された胚の移植を受ける女性に、より確かな出生前遺伝検査を受けることを勧める。

どこか科学小説のように聞こえるＰＧＤだが、一九八九年頃にヒト胚で初めて実施され、八細胞期の胚から一つ細胞を生検してＤＮＡ検査し、一九九〇年には初めて子が誕生した。誕生した子は、発生三日目の段階で八個ある細胞のうち、一つをもぎ取られたのだが、生まれた子に手足がないということはなく、身体自体は正常だった。毎年ＰＧＤを経て世界で数千人の子が生まれる。研究報告によれば統計的にＩＶＦのみを受けて生まれた子たちと比べ、ＰＧＤで生まれた子たちに統計的に差がでるような問題はないようだ(12)。だが、ＩＶＦで生まれた子のように、この集団は二胎、三胎、あるいは四胎の妊娠となって、妊娠時にトラブルが起こる率は高い。

二〇一二年の米国で実施されたＩＶＦの五％ほどはＰＧＤを使ったもので、三〇〇〇人ほどの「ＰＧＤで生まれた子」が誕生したことになる(13)。当初、ＰＧＤはより高頻度に使われていくだろうと見込まれた。ＰＧＤを使って、染色体異数性や遺伝的問題でほとんど着床できない胚を見いだし、除くことで、ＩＶＦの成功率は向上するものと考えられた。遺伝的に問題のない胚のみを選りすぐって移植すれば理論的にはうまくいくはずだが、これまでのところ、ＰＧＤがその成功率を向上させてはいない。原因は不明だ。米国でのＰＧＤのコストは三〇〇〇ドルから五〇〇〇ドル（三三万円から五五万円ほど）かかる。子で遺伝子疾患を高い確率で起こすことが既知の場合、ＰＧＤを使ってそれを避けることは将来、保険で支払われることもあるかもしれない。

しかし、もちろん、ＩＶＦのコストに加え、ＰＧＤはさらに費用がかかる。ＰＧＤは、ＩＶＦで体外受精を行って初めて実施できるためだ。ＰＧＤで胚はすぐに利用できる状態でなければならない。女性にある二つの輸卵管のどこかにいる胚を見つけて、うまく採取してＰＧＤに使うようなことは現実的に無理だ。また、第３章で述べたが、ＩＶＦ自体が高価で女性にとって不快でかつ身体的にリスクを与えうる。ＰＧＤの広範利用は受精させる卵子を簡単に得る方法が登場するまで、しばし時間を要すだろう。だが、この点こそ、私たちを第Ｉ部の最後の章となる「幹細胞」に誘うのだ。

第６章　幹細胞

幹細胞は、イージーＰＧＤのパズルを構成する最後のピースだ。本章では幹細胞の基礎知識とその応用可能性を解説する。まず、幹細胞とは何かについて概論し、ヒト胚性幹細胞（ＥＳ細胞）の開発、そして、免疫系とヒトのクローニングについて簡単にふれた後、ヒト人工多能性幹細胞（ｉＰＳ細胞）を説明する。

幹細胞とヘイフリック限界

私たちの体は細胞から構成されている。体液部分を除けば、ヒトの体は細胞と、細胞がつくるが細胞そのものではない軟骨や骨、毛髪などから構成されている。それらの細胞は元はといえば父の精子と母の卵子が受精して生じる受精卵に端を発しており、おのおのの細胞はＤＮＡをもち、受精後ときたま起こる変異を除けば、それらＤＮＡは同じである。これは、生まれたばかりの新生児でも一〇〇歳以上の老人でも当てはまる事実だ。

だが、新生児の体内にあるごくわずかな細胞は一〇〇歳になっても生き続けている。無論、細胞はいずれ死ぬ運命にあり、また突然殺されてしまうこともある（手足を切断すればそれらの細胞は死んでしまう）。重要なのは細胞にも寿命があるという事実で、それは細胞種により大きく異なる。発生のごく初期の胚がそのまま生き続けることはない。なぜなら、おのおのの細胞はつぎつぎと娘細胞に取変わっていき、そして個別の機能をもった細胞に分化していくからだ。だが、ごく一部の細胞は生まれる前から死ぬまでそのまま存在する。たとえば、大脳などにある神経細胞は、心臓の細胞と同様、最後のとき、死が来るまでそのまま生き続ける。他の大多数の細胞の寿命は短い。皮膚や血液の細胞、また肺にある細胞は数週間か数カ月しか生きられない。小腸の一部の細胞はたった四八時間の寿命だ、もしあなたが辛い食べものを食べなければだが（驚くに当たらないが、外界と接している小腸や肺の細胞はある意味では外界が体内にあるようなものであり、それゆえ寿命は短い）。他のほとんどの細胞は体内で数年以上生きるが、数百年生きることはありえない。

もちろん、ヒト細胞は体内のみではなく、適切な条件下では体外でも生きることができる。それが可能になったのは二〇世紀になってのことだ。試験管内、具体的には培養皿上で細胞を維持し、成長や変化を観察する技術は細胞培養とよばれ、二〇世紀初頭に起こった革命的な技術だった。ロス・ハリソンをはじめ多くの研究者が細胞培養の開発に寄与したが、とりわけ大きな貢献をしたのは、一九〇六年にロックフェラー研究所にやってきたフランス人外科医、アレクシス・キャレルであろう(1)。

キャレルは、効果的な血管縫合術を開発し、一九一二年にノーベル生理学・医学賞を受賞したが、これは後に臓器移植の道を拓いた。キャレルは体外で臓器を生かす技術、さらに細胞を体外で維持する技術に関心をもつようになった。

培養中の細胞は、たいがい取扱いに気を揉むものだ。培養細胞は突然、あるいは徐々に死に至る、他の細胞が入り混じる、あるいは微生物の感染（総称してコンタミネーション、以下コンタミと略する）で培養は失敗に終わることがよくある。特に抗生物質が登場するまで、培養細胞の維持はきわめて難しかった。キャレルの研究室は、細胞培養の輝かしい成果を上げ続けていった。細胞培養を改善する機器や技術を発明し、またコンタミ、その他の問題を回避あるいは最小限にする方法論を編出していった。そして、培養細胞を活力あるまま維持するために、細胞を株に分けてさらに培養する、つまり、新しい培養皿に取分けて、増殖させ、さらに取分ける作業を繰返し、細胞群から個々の細胞株を樹立する技術を編出したのはまさしくキャレルの研究室であった。

キャレル研究室の最も輝かしい業績はニワトリ胚の心臓組織片から樹立した培養細胞である。その細胞は一九一二年一月から一九四六年まで「生きたといわれている（なんとキャレルその人よりも二年も長く生きたのだ）」。その間、定期的に増殖した細胞を新しいペトリ皿に分配し、継代培養することが何百回も続けられた(2)。この一見すると不死のニワトリ心臓細胞は、ニューヨークの新聞がその誕生日とされる日に祝い、また一九六六年のビル・コスビーのコメディー寸劇でネタとして使われたことでも周知の存在となった(3)。

「生きたといわれている」と上述したが、それには理由がある。実際のところ、ニワトリ心臓組織が一九一二年から一九四六年まで、新しいニワトリ細胞を使わずに、生きたとは考えにくい。なぜなら、鳥類やヒトを含む哺乳類の正常細胞が無限に増殖することは考えにくいからだ。フィラデルフィアにあるウィスター研究所の科学者、レオナルド・ヘイフリックは、一九六一年、ポール・ムーアヘッドとの研究の中でこの点について気づいた(4)。ヘイフリックとムーアヘッドは皮膚に由来する繊維芽細胞を採取し、二つの清浄な培養フラスコに「まいた」。細胞は二つのフラスコ内部で増殖し、表面をすべて覆うくらいまで増えると、分裂が止まった。彼らは、これらの細胞を採取し、新しい別のフラスコに継代した。再び、細胞は増殖し、数日のうちに、新しいフラスコ表面を覆うくらい増えると、再び継代するといった段取りを繰返した。しかし、実際にやってみると無限に繰返すことはできなかったのである。ハイフリックとムーアヘッドはヒト皮膚細胞の分裂速度が落ちていくことに気づいた。つまり、細胞がフラスコ表面を覆うほど増えて植え継ぎが必要になる時間がしだいに長くなっていき、ついにはまったく増えなくなったのだ。この一九六一年の繊維芽細胞培養実験の結果、細胞増殖が止まるのは平均して分裂五〇回であることがわかった。

当初はこのような限界があるとは予想されていなかったため、ヘイフリックとムーアヘッドは他のヒト細胞株や他の種のさまざまな細胞株で試してみた。分裂回数の限界は細胞種また由来する動物種で異なるものの、必ず限界があることがわかった。ムーアヘッドには気の毒であったが、この発見は「ヘイフリック限界」として名が知られていく。たいていのヒト細胞はおよそ四〇〜八〇回で分裂限界を迎える。ヘイフリック限界の理由はまだ不明だが、その結果は加齢につながる。ヒトは全身で、あるいは体の一部が加齢するのだろうか。つまり、体内にある細胞の一部、あるいはすべてがヘイフリック限界を迎え、もはや二つの新しい細胞に分裂しなくなるのだろうか。その回答を得るべく、研究が続けられている。

ヘイフリック限界は根本的な疑問を投げかけている。上述した通り、ヒト細胞の一部は短命、つまり、すぐに死を迎え、そして別の細胞にとって代わる。皮膚の細胞は二〜四週間ほど生きる。この細胞は、皮膚の深層から分裂していき、新しく生まれた細胞により古い細胞が押し出され、しだいに皮膚表層側に移動する。それら表層に到達した細胞が、私たちが皮膚とみなしている組織（表皮の最も外側部分の層）を形成する段階に到達すると、これら細胞は死ぬ。

たとえば、皮膚細胞のヘイフリック限界が一〇〇回の分裂、そして平均の細胞寿命を概算で四週としよう。この仮定にたつと、四〇〇週程度（八年弱）ですべての皮膚細胞は分裂を止めることになる。だが、八年以上生きている人がほとんどだ。どうやって、私たちは皮膚を保ち続けているのか。

その回答は幹細胞にある。幹細胞は無限に増殖ができるのだ。典型的には、この細胞の分裂は不均等に進む。つまり、分裂で生じる二つの娘細胞のうち、一つは幹細胞のままで無限増殖できるが、もう片方の娘細胞は特定の機能をもつ分化細胞に変化する。なお、皮膚細胞の場合は、細胞の分化の幅はあまり広くはない。皮膚では、幹細胞は表皮の基底部にあり、その名の通り基底細胞とよばれている。この幹細胞は無限に生きているように見える。より正確に言えば、基底細胞は少なくとも一二二年と一六四日生きる。その根拠は最長寿者として知られるジャンヌ・カルメントがその期間生きたことにある(5)。幹細胞がそれ以上生存できるという直接的な証拠はないものの、幹細胞は不死と捉えられ、またそうよばれている。実際、幹細胞は、試験管内では、実にヘイフリック限界を超えて生き続けることができ、綿々とつぎつぎと新しい細胞株を生み出せるのだ。

ここで、ヘイフリック限界知らずの不死の細胞とされるもう一種類のヒト細胞を紹介しておこう。それはがん細胞だ。まさに無限増殖能をもっている。この細胞の分裂、増殖、そして体内で転移する特徴は、がん患者に死をもたらすこともある。また、がん細胞は試験管内で無限に生かすこともできる。初めて研究者に広く利用されるようになった細胞株はHeLa細胞であり、近年著名な本のテーマにもなったヘンリエッタ・ラックスという女性から採取されたある種のウイルスによる子宮頸がんに由来する(6)。ということで、がん細胞は幹細胞と双子の関係にあり、無論、悪い子の方だ。

私たちの組織の一部は幹細胞であり、短命な細胞が活発に新陳代謝している組織で生涯生き続ける。たとえば、皮膚、骨髄（血液細胞がつくられる組織）、消化器や肺の内壁やその他組織に幹細胞は存在する。他の臓器では、幹細胞は存在しないか、とても少ないようだ。心臓では細胞は成人後、ほとんど増えたりはしない。万一、私たちの心臓がダメージをうけた場合、新しい細胞できちんと修復されず、心臓はダメージを受けたままだ（従来、心筋細胞は決して分化しないと考えられていたが、最近、ごく一部は細胞分裂を続けていることが明らかになった）(7)。

ヒト胚性幹細胞とジェミー・トムソン

成人の体内にはさまざまな幹細胞があり、それら細胞はほぼ、ないし完全に一種類の細胞しか生み出せないようにすでに運命づけられているという欠点がある。たとえば、皮膚の基底細胞は皮膚細胞しかつくることができない。腸の内壁にある幹細胞も腸の細胞しかつくれない。おもに骨髄でみられる、血液をつくる幹細胞は、さまざまな種類の細胞をつくり出すことができるものの、それらはすべて血液の細胞であることに変わりはない。皮膚の幹細胞は血液をつくれないし、血液を生み出す幹細胞が心筋細胞をつくることもない。

しかし、あらゆる種類の細胞種を直接的、間接的につくる細胞は存在する。発生初期のヒト胚にあらゆるタイプの細胞をつくる幹細胞があることは、私たちの体の成り立ちを思い浮かべれば容易に理解できるだろう。具体的には、胚盤胞の内部にある細胞群（内部細胞塊）は、胎児、そして大人を形づくるあらゆる種類の細胞を生み出すことができる。その内部細胞塊に目的の幹細胞はありそうだ。

実際、研究者の一部は胚から内部細胞塊を取出し、これを無限に増殖し、あらゆる種類の細胞に分化する能力を維持した細胞株として樹立しようと考えた。それが胚性幹細胞なのだが、研究の進展ですぐさま現実味を帯びるようになった。まずはマウスでその兆しがみえた。一九八一年、ケンブリッジ大学とカリフォルニア大学サンフランシスコ校の二つのグループがそれぞれに、世界で初めてマウス胚性幹細胞の樹立に成功した(8)。その細胞株は瞬く間に研究ツールとして有用性が認められていった。だが、それはマウス実験に留まった。

　ほどなく、同じような細胞をヒトで樹立するのは難しいことがわかった。困難な理由の一つは科学的な問題にあり、ある種でうまくいった樹立方法を、異なる種に適用しても、たいていうまくいかないし、予想しなかった問題が生じることだった。マウスとヒトでは、内部細胞塊から細胞を取出し、増殖能を維持しつつ未分化な状態を維持する培養条件が大きく違ったのだ。だが、この科学的問題自体が最大の難関ではなかった。

　マウス胚性幹細胞が樹立された一九八一年当時、ＩＶＦはちょうど臨床応用段階に入り、これによりヒトの初期胚を使った研究が初めて可能になった。だが、胚性幹細胞を樹立する研究は、内部細胞塊を取出す必要があるためヒト胚を破壊することになる。マウスの胚を壊すことに気を留める人はいないだろうが、米国やその他の国の一部の人たちは、胚を破壊することは赤ちゃんを殺す（正確には、少なくとも、赤ちゃんになる可能性を秘めた存在を壊す）ことと同義であり、倫理的に大いに問題があると考える人がいる。

　その結果、米国の大学など公的研究機関にとって重要な研究助成機関である米国国立衛生研究所（ＮＩＨ）はヒトＥＳ細胞株の樹立を行う研究には研究支援しないと決定した。だが、ウィスコンシン大学のジェイムス・トムソン博士は、その細胞株樹立に取組む決意をした。トムソンはもともと、獣医であったが、分子生物学で博士号を取得し、その後、オレゴン州にある霊長類体外受精および実験胚発生学研究所で二年間研究に従事した。彼は一九九一年にウィスコンシン大学に移り、霊長類の胚発生学研究をつづけ、その中でサル胚性幹（ＥＳ）細胞株の樹立に取組んだ[9]。

　一九九五年八月、トムソンは『全米科学アカデミー紀要（ＰＮＡＳ）』にマカクザル（アカゲザル）のＥＳ細胞を樹立したと論文報告した[10]。彼はサル胚盤胞から内部細胞塊を取出し、培養機器を使って培養をはじめ、試行錯誤の末、増殖能を維持しつつ、勝手に分化し始めないように留めておく培養条件を見いだしたのだ。後段のところが重要で、胚性幹細胞を未分化なまま維持しておき、研究開発に必要なときに特定の組織細胞に分化させたいためだ。

　トムソンの一九九五年のＰＮＡＳ論文は、マカクザルＥＳ細胞は、マウスＥＳ細胞よりヒト発生の研究モデルとして有用であると指摘したが、むろん最良なモデルはヒトＥＳ細胞である。彼は研究対象をヒトに定め、ＥＳ細胞を樹立するためにＩＶＦクリニックから「余剰」胚（訳注：不妊治療のためにクリニックでつくられたが、治療終了により不要になった胚）を入手し（訳注：夫婦から同意を得て入手した）、研究にまい進した。一九九八年一一月、彼は『サイエンス』誌でその成功を報告した[11]。彼は一四個の胚から内部細胞塊を取出し、サルＥＳ細胞樹立と同じ培養条件を使い、ヒトＥＳ細胞を五株樹立することに成功した。トムソンの研究は一九九五年に始まり、その一部はGeronという名前のバイオテクノロジー企業の研究費支援を受けた。その見返りとしてジェロンは研究成果や知的財産権を優位に利用する権利を手にした(12)。

トムソンの論文はすぐさま科学者らを大いに興奮させた。基礎科学者らはヒトES細胞を使い、成人の体内にある幹細胞から得ることができないさまざまな種類のヒト細胞を得ることで自分たちの研究が飛躍的に進展すると歓喜した。つまり、ヒトの体内でどのようにさまざまな細胞が生まれ、またさまざまな条件下でどのような挙動を示すのか研究することが可能となるのだ。臨床の研究者や一般の人々は別の可能性、つまり、ヒトES細胞から新しく細胞をつくり、損傷や機能を喪失した細胞を補うべく、あるいは臓器そのものをつくり、患者に移植する治療に熱い期待を寄せた。臨床応用の可能性として、ES細胞から膵臓のβ細胞をつくり一型糖尿病を治す、心筋細胞をつくり、心筋梗塞で損傷した心臓の修復に使う、神経細胞をつくり脊髄損傷を治療する、また大脳の神経細胞をつくりパーキンソン病やアルツハイマー病を治すことが大いに語られた。

一方、この達成は、徐々に政治的論争の火種も生んだ。とりわけ、連邦資金のヒトES細胞研究に対する助成は二〇〇〇年初頭、大きな政争の的となった。多くの共和党候補者はプロライフ派の論陣を張り、赤ちゃん（胚のことだ）を殺したり、傷つけたりするような研究は断固反対と主張した。民主党の多くの候補は、ES細胞研究は今現在、多くの子どもや大人を苦しめている多くの病気に治療法を届けるために必要であると主張した。二〇〇一年八月九日、ブッシュ大統領は妥協案ともいうべき内容、つまり、その日付より前に樹立された細胞株に対しては連邦資金助の助成を認めると発表した。これは、それらES細胞株の樹立過程でヒト胚はすでに破壊されており、元には戻らないからやむを得ないという意味であった(13)。

大統領が何らかのやり方でES細胞研究を助成すると決定したことはプロライフ派の人々の一部を落胆させたが、大筋では研究反対派の勝利といえた。一方、民主党カラーの強い、いくつかの州は研究助成を可能とする州法を成立させた。二〇〇四年一一月、カリフォルニア州はES細胞含む幹細胞研究を支援するため、三〇億ドルもの巨額州債を発行する法案を可決した(14)。逆に、共和党カラーの強い州の一部は、州資金を使ってES細胞研究に助成することは禁じる法案を可決し、サウスダコタ州はなんと、ES細胞研究を犯罪と断じた(15)。

こういった幹細胞研究をめぐる論争は、実に一冊の本が書けるほど展開され、実際にそういった本が出版された。本書の読者に理解しておいて欲しいのは、ES細胞株を使った研究は今も継続して進められているという点だ。実は、今ところES細胞から素晴らしい治療法は生まれていない。一方、いくつかの有望な研究成果は得られているのは事実で、幹細胞を分化・発生させる因子の多くが明らかにされた。科学者らはヒトES細胞を特定の種類の細胞に分化させ、分化細胞群から目的の種類の細胞を純化し、確かに単離できたことを確認する方法も整った。そして、体内の特定組織で、目的の機能を果たすように分化細胞を移植する方法も確立した。実際、米国FDAは、ヒトES細胞やこれを分化させて得られた細胞を用いた細胞移植治療の臨床試験をいくつか承認している。具体的には一型糖尿病、脊髄損傷、および加齢黄斑変性やスターガルト病（希少な若年タイプの症例）といった二タイプの眼疾患の臨床試験がある(16)。

免疫系、クローニングとドリー

ヒトES細胞から、移植治療に用いる細胞を信頼性高く分化させることができるようになったとしても、まだ問題は残っている。それは免疫系による拒絶だ。移植治療を必要としている患者は「自己」と「非自己」を区別し、非自己を攻撃、排除する免疫系をもっている。ヒトの場合、この免疫にかかわるタンパク質はヒト白血球抗原（HLA）とよばれる(17)。他の種では、主要組織適合遺伝子複合体（MHC）とよばれる。HLAはMHCのヒト版なのだ。

HLAには二〇種類以上のタンパク質があり、それらは異なる遺伝子からコードされているが、そのうち六つが主要抗原と考えられている（ABO式血液型はまた別の、臓器移植における重要な検討ポイントだ）。これら六タンパク質は臓器移植における「マッチ（適合）」の判断に考慮される。残念なことに、これらのタンパク質はヒトの中で非常に多くの種類があり、HLAマーカーの一部はなんと数千種類もの多様性がある。これらはすべて少なくとも一二ほどの多様体ファミリーに属している。よって、臓器提供者と患者のマッチは容易なことではない。

臓器移植で最も楽にマッチするケースは一卵性双生児の場合だ。楽というか完全マッチが実現できる（実際、初期の臓器移植の成功例は一卵性双生児だった）。だが、多くの人々にとってこんな幸運な出来事は起こらない。その次に適合可能性が高いのは近親者間だが、兄弟間でも完全マッチの可能性はそう高くない。適合性が低い場合、臨床ではどの程度の適合が要求されるのかと考えることもある。どういうことかというと、臓器によっては移植で要求される適合度合いが異なることもあるし、完全マッチでなくてもレシピエント（移植を受ける人）の免疫を抑制する薬剤を投与する手もある。ただ、免疫抑制剤はそれ自体が患者にリスクをもたらす恐れもある。たとえば、腎臓移植の場合、医師は六抗原すべて適合しているか確かめるが、血縁のある家族において、兄弟間で六抗原適合する可能性は二五％に過ぎない(18)。

ここが問題なのだ。心筋梗塞でダメージをうけた心筋を修復すべく心筋細胞が必要な人がいた場合、その細胞を提供できるヒトES細胞自体が独自のHLAタイプをもっている点がネックになる。もしそのHLAタイプが患者のタイプと違うのであれば、移植後、患者の免疫系はその移植細胞を攻撃するだろう。その結果、おそらく患者の容体は悪化してしまう。個々のヒトES細胞株がもつHLAタイプは卵子と精子が受精して生じる胚がもつHLA遺伝子の型で決まる。よって、細胞移植治療を必要としている特定の患者と胚のHLAタイプが一致することは到底ありえない。

一つ考えられる方策は、異なるHLAマーカー群をもつES細胞株をたくさんつくっておき、いつでも患者に適合する細胞をつくることができるように準備しておくことだ。HLAタイプの多様性を考えると、数十億もの異なるES細胞株が必要となるが、実際のところは、慎重に選び抜かれたHLAマーカーをもつ細胞株を数千ほど用意すればおそらくほとんどの患者に移植する細胞を十分に用意できるだろう。だが、数千株の樹立は非常に労力を要する仕事だ。

もう一つの可能性は、患者が移植を必要とするときに完全にHLAがマッチするES細胞株を都度つくることだ。患者の両親から精子と卵子を提供してもらい、六マーカー適合する胚が生じる可能性は、わずか二五%だ。そもそも、移植治療に適したES細胞株（胚）を用意するためにすべての患者が健在の両親をもち、しかも彼らが精子と卵子を喜んで、あるいはまだ提供できるのか、大いに疑問がある。

例のヒツジのドリーがその解決策を提供できるかもしれない。トムソンの『サイエンス』誌の論文より二〇カ月前に発表されたドリーは、体細胞核移植（SCNT）によりつくられたクローンだ(19)。SCNTとは、核を物理的に除去された卵子と別の個体の体細胞を融合させる。ドリーの場合、ある系統のヒツジ（スコットランド・ブラックフェイス）に由来する脱核卵子と、他系統のヒツジ（フィン・ドーセット）のメスの凍結乳腺組織から得た一つの体細胞を融合させた(20)。スコットランドの研究者、イアン・ウィルムット、キース・キャンベルらは融合細胞に電気ショックを与え、発生を開始させた。そうして生じた胚を代理母のヒツジの子宮に移植したところ、うまく着床し、七カ月後にドリーが誕生した。ドリーはSCNT実験を約三〇〇回も繰返し、首尾よく生まれた唯一の成功例だ。しかし、彼女はこの分野の科学者を含めて多くの人々の予想を超えた個体だった。

ドリーは世界初のクローン個体ではない。第2章で指摘した通り、地球上のほとんどの生物がクローンで生殖している。また、彼女は最初の哺乳類クローン個体でもない。一卵性双生児を思い出して欲しい。また、人手を介して生まれた最初の哺乳類個体でもないし、SCNTで生まれた最初の哺乳類でもない(21)。だが、ドリーは成体由来の細胞に由来するSCNTにより生まれた最初の哺乳類なのだ。それゆえ、彼女は存命中の個人のクローン胚をつくる科学的に頷けるシナリオを示したのだ。一方で、そのクローン胚を子宮に移植すれば究極的にはクローン人間の誕生の可能性も示した（無論、彼女が示したのはヒツジでの体細胞クローンの可能性に他ならないが)(22)。ドリーの誕生は、多くのメディアの見出しに登場し、その倫理社会的意味をめぐる激しい論争と、いくつかの国ではクローン人間作出の禁止あるいは制限をする法令の制定につながった(23)。

繰返しになるが、ドリー誕生で始まった一連の研究から生殖は種によりすいぶんと違うという事実がまざまざと示された。クローニングで二〇種類以上の哺乳類種が生誕しているが、ある種ではあっけなくできてしまい、またある種は数年がかりの大ごとになる(24)。たとえば、ネコやマウスは簡単だが、比較的近い種であるイヌとラットはとても難しい。霊長類のSCNTは二〇〇七年まで、クローン胚自体をつくることさえ難しかった(25)。最初のヒトクローン胚の成功例は二〇一三年になってやっと報告された。なお、かつて、クローン人間を誕生させたという主張がいくつかなされたが、今のところ、SCNTにより実際にヒトの赤ちゃんが生まれた事実はない(26)。

しかし、ドリーはまさしく、ある患者の体細胞を用いてクローン胚をつくり、胚盤胞まで育てた後、これを壊して、患者に完全にマッチするES細胞株をつくるというシナリオを描いて見せた。うまくいけば、機能する心筋細胞が必要な患者は皮膚細胞を提供して、脱核卵子と融合させて、胚として発生させ、胚性幹細胞を生み出すことができる。その細胞株から心筋細胞をつくるのだが、患者の免疫系による拒絶が気がかりだったが、まさに一卵性双生児間の移植ケースと同じなのでうまくいきそうだ。

この「生殖を行わない、ヒトクローニング」はいろいろな意味で興奮冷めやらない展望を見せてくれた。多くの後継研究、また、重大な科学不正事件(大韓民国のファン・ウソク博士による二〇〇四年の事件)、そして論争と懸念を生み出した(27)。初めてのヒトクローン胚の作成成功はオレゴン健康科学大学による二〇一三年の論文発表であったが、その際は使用した体細胞は胎児や八カ月の赤ちゃんに由来するものであった(28)。その一一カ月後に、二つの研究グループがヒトクローン胚の作成と、ヒト成人由来の体細胞を用いたES細胞株の樹立に成功した(29)。SCNTによるヒトES細胞樹立はとうとう現実味を帯びてきたのだが、ドリー誕生の発表から数えると一七年もかかったのだ。

人工多能性幹細胞と山中伸弥

場面は日本に移る。京都で、山中伸弥博士は個別化ES細胞の樹立を目指していたが、まったく別のアプローチをとると決心していた。彼は、SCNTではなく、むしろ体細胞そのものを脱分化させ、発生の時間軸でずっと初期の、究極的には多能性のある状態にしようと考えた。実際、彼は、成人由来の分化した細胞を胚性幹細胞のような細胞に変化させ、そして他の細胞タイプに再び分化させようと試みたのだ。

二〇〇六年、彼はマウス細胞でそれに成功する(30)。続く二〇〇七年、彼は『セル』誌で発表した論文の中で、マウス細胞で使った方法とほぼ同じ方法を用いて、ヒト細胞でも実証した(31)。

山中の方法はヒトの体細胞そのものを出発原料に使う。彼の最初の実験では、ヒトのありふれた皮膚細胞である線維芽細胞を用いた。もっとも、彼が使った細胞はある特定のドナーが提供した線維芽細胞ではなく、研究用に市販されている線維芽細胞株を利用した。彼はウイルスベクターを用いて、胚発生においておもに発現している四種類の遺伝子を線維芽細胞に導入した。四遺伝子が導入された細胞内では遺伝子からタンパク質がコードされる。その遺伝子導入細胞を数週間ほど培養していくと、一部の細胞は胚性幹細胞によく似た形態を示すことに気がついた。

山中の論文が発表されると、世界中の研究室がその方法を追試し、本当にうまくいくことが確かめられた。二〇〇六年、二〇〇七年の山中の論文発表以来、このようにしてつくられた細胞、つまり人工多能性幹細胞(iPS細胞)細胞は生物学で最もホットな話題となったが、それには十分な理由がある。iPS細胞は胚を一つも壊さずに個別化ES細胞を提供する希望をもたらしたからだ。山中の方法は単にSCNTによるなかなかうまくいかない方法を回避しただけでなく、ヒト胚を入手しなければならないという実際的(そして倫理的)な問題や、幹細胞を得るためにヒト胚を滅失することをめぐる倫理的、道徳的な問題も避けることができる。

山中や他の研究グループは樹立方法をさらに洗練させ、今や、発現制御に難点がある遺伝子導入をせずに、タンパク質を直接細胞に導入する方法でもiPS細胞を樹立することができるようになった。そういった方法論の一部はすでに単純作業のような手軽さにまで発展している。研究者のなかには山中の方法をアレンジして、ある種類のヒト細胞を多能な状態を経ることなく、直接、別の種類の細胞に変化させることを実証した者もいる(32)。

研究者らは、ヒトiPS細胞がES細胞と同じ、あるいは同じ程度の性質をもつのか、熱心に研究している。目下の研究データによれば、両者の細胞はまったく同じではないようだ。具体的には両方の細胞で発現している遺伝子には違いがみられる。この科学的データが将来のiPS細胞の臨床応用にどのような影響をもたらすのかは今のところ不明だ。もしヒトiPS細胞がES細胞とはまったく同じではないとして、同じ機能を発揮できるだろうか。また、両者がまったく同じではないとして、ともに疾患治療に安全に有効に用いることはできるのだろうか? ヒトES細胞を利用して治療を安全に有効に使えるというデータはまだないし、実際のところ、臨床試験がいくつか始まっただけの段階だ(訳注:二〇一七年時点でも承認されたES細胞を使う細胞治療法はない)。日本の規制当局と同様、FDAもiPS細胞を使う治療試験をいくつか承認しただけの段階だし、まだ十分なデータも得られていない(33)。一方で、ヒトiPS細胞に由来する分化細胞を実験動物に移植する基礎研究や前臨床研究のなかには大きな期待を抱かせるものが進行しているのも事実である。

第一幕間

イージーPGD――その可能性について

先の六つの章では、生物学や医療（分子生物学、生殖、不妊治療、遺伝学、遺伝検査、そして幹細胞研究）の基礎知識を解説した。これらの糸が編み上げられていくと新しい模様、つまり私たち人という種の生殖を根本から変える動きが見えてくるだろう。

これら技術開発から生まれる新しい生殖の過程をイージーPGDとよぶことにする。それは端的に言えば、着床前遺伝学的診断の延長線上にあるが、現在ごく一部の親がPGDを好奇心から使う状況から、多くの赤ちゃんがそうして生まれることはないにしても、少なくとも富める国の多くの親が使う様相に一変するとみられる。その変化は二つの技術的進歩、つまり、全ゲノムシークエンシングの改良とiPS細胞から配偶子、特に卵子を得る能力の加速度的な進展によってもたらされるだろう。革新的進歩でPGDはより有用になり、また配偶子の人工的な作製はより簡単になる。

現在、PGDは胚の遺伝子、あるいは染色体異常のいくつかを診断することにのみ使われている。PGDの現在の利用は、これから親になる夫婦は自分たちの胚の染色体異数性あるいは正常性を知ることができ、とりわけ、生まれる子がダウン症候群などの染色体異常をもつか、あるいはどの胚を移植したら妊娠しそうなのかという関心に基づくものだ。また、PGDを使えば、生まれる子が、家系内にあるリスクの一部、特定の遺伝子疾患（ハンチントン病、鎌形赤血球貧血症、テイサックス病）、あるいはその他の重篤な症状を本当に発症するのか、出生前に調べることができる。

だが、遺伝子検査の力（コストダウン、正確さ、迅速さ）は劇的に進歩している。一〇年前はヒトゲノム一検体の解析に五億ドル（約五五〇億円）以上を要したが、二〇〇九年時点で五万ドル（五五〇万円）程度まで低下し、二〇一五年には一五〇〇ドル（一六・五万円）ほどまでコストダウンが進んでいる。そのうち、数百ドル（数万円）程度になり、二〇～四〇年後には一ドル以下（数十円）になっていてもおかしくない。胚から生検した一細胞の全ゲノムシークエンシングが実行可能になるだけでなく十分支払える額になるのだ。慎重にDNA配列を決定すれば実用たる正確さを備えるだろう。PGDで胚における核型や特定遺伝子疾患のみならず、全ゲノムを調べることが可能になれば、これから子をもつ夫婦にとって大いに魅力に映るはずだ。

一方、遺伝的多様体と形質や病気の関連性についての知見はすでに豊富にあるが、間もなくとてつもない規模の知識体系になるだろう。昔は、多くの夫婦が気になっても、生まれる子の形質など知る術もなかったが、今や、ＰＧＤである程度、たとえば、「男の子か女の子か」ということについては完全に、あるいはほぼ正確に診断可能だ。全ゲノムシークエンシングと遺伝子型から表現型を高い信頼性で推測する能力を組合わせれば、ＰＧＤは飛躍的に魅力を増すだろう。夫婦のみならず、健康保険会社や政府の健康政策立案部署は、病気をもって生まれる子の誕生を避ける出生前診断に予算を大きく当て、生まれている障害児のケアにかける予算を節約しようとするだろう。

ＰＧＤは将来、とてつもない魅力を備えそうな検査技術だが、現状、重大な欠陥を抱えている。ＰＧＤに先立つ、ＩＶＦが問題だ。ＩＶＦは費用がかさむし、女性には心地よいものではなく、精神的にきつく、また実際に健康リスクがある。人々がＩＶＦを受けるのは、また生まれる子の一部が重症な遺伝子疾患をもつ可能性が高いため、やむを得ないためだ。ＩＶＦの問題は、卵子採取に尽きるといっても過言ではない。ヒト精子を得るのとは違って、卵子を得るのはいつも大変だ。ＩＶＦのコストの約八〇％は採卵費用が占めており、しかも、決まって不快で、かつ健康リスクを伴う。

「イージー」ＰＧＤは採卵が不要になり、ぐっと簡単に胚の遺伝子検査ができるようになる。その代わり、親になろうとする人たちはおそらく皮膚細胞をいくばくか提供することになる。臨床現場でこれら体細胞から未分化のｉＰＳ細胞がつくられ、そしてｉＰＳ細胞からおもに卵子が、必要に応じて精子がつくられる。つまり、それら配偶子はこれから親になる人の細胞、ひいてはゲノムからつくられるというわけだ。彼らは採卵のわずらわしさを経験することなく、ＰＧＤを活用して「自分たちの子」が得られると期待するだろう。ｉＰＳ細胞から卵子がつくられるようになればＰＧＤは気兼ねなく受けることができる検査となり、イージーＰＧＤは私たちヒトという種そのものを変貌させるだろう。

イージーＰＧＤが登場すれば、それを使うのは不妊患者や家系に遺伝子疾患のリスクがある人たちのみではなく、皆が使うようになるはずだ。その暁には、まったく新しい可能性が生まれる。まず、何らかの原因で卵子や精子をもっていない人々が「自分たちの子」をもてるようになる。加えて、女性由来のｉＰＳ細胞から卵子、男性由来のｉＰＳ細胞から精子だけでなく、女性のｉＰＳ細胞から精子、男性のｉＰＳ細胞から卵子が得られるようになり、ゲイやレスビアンのカップルたちも「自分たちの子」をもつことができるようになる。

科学の進展ペースを考えると、今後二〇年から四〇年の間に安全で効果的なイージーＰＧＤが確立しそうだ。無論、科学的に可能性があっても必ずしも実現するわけではない。一方、本当に実現することもある。空を飛ぶ車や超音速航空機を思い出してほしい。また、イージーＰＧＤには、少なくとも米国では医療的、経済的、社会的、法的、そして政策的な観点で好ましい特徴がある。一方、受入れがたい国もあろうが、積極的に受入れる国もあるだろう。要するに、四〇年くらいのうちに、高い水準の医療を享受している国の過半数の人々はイージーPGDで子をもうけ、その際、遺伝子検査でわかるDNAの違いや、形質、リスクで産み分けを行うであろう。

これから始まる六つの章は上述のアウトランに沿って話を進める。これから解説する科学的進展と社会的要因をふまえれば、イージーPGDが単なる小説から現実味のあるシナリオとして理解してもらえると思う。

第Ⅱ部　道　筋

ここまで読んだ皆さんは、将来ヒト生殖に広く使われるであろうイージーPGDの私の展望がわかったと思う。展望と述べたのは、私はイージーPGDがよい悪いなどの意見表明ではなく、今後社会で実際に使われると推定をしたつもりだからだ。だが、それに至る実際の道筋にはいくつか関門がある。臨床で通用する安全性と奏効性を兼ね備えた真の医療技術とよぶためには、科学的に頷ける程度ではなく確かな技術が必要であろう。具体的には、遺伝学的技術ならびに幹細胞の技術が共に進歩する必要がある。また、イージーPGDが社会で広く利用されるには、医療、経済、社会、法、そして政治的な側面で恵まれなければならない。以後の六つの章で、それら側面について、イージーPGDの代替医療も含めて検討する。これを読めば、私がイージーPGDはきっとそれら試練を乗り越えられると考える理由がよく理解できるだろう。そう考えるおもな根拠の一つは、イージーPGDは、これを構成する技術要素から大きな恩恵を受けられそうだからだ。イージーPGDはこれを目指す個別の研究からはすぐに実現しそうにはないが、他の多くの技術開発の「二次的」な利用あるいは努力から実現されるであろう。

第Ⅱ部の最初の二つの章、つまり第7、8章では、イージーPGDを導く二分野、ゲノミクスと幹細胞で必要な技術向上について述べる。第9章ではおもに経済面（研究費、企業、医療コスト）について考える。第10、11章はそれぞれ法的、政治的課題について扱う。第12章では目を転じて代替生殖法について述べる。

第７章　遺伝子解析

イージーＰＧＤが実際にクリニックで使われるようになるためには、ＰＧＤの利便性が単に向上するだけでなく、より高精度な遺伝子解析が可能でなければならない。そのためには、二つの遺伝学的技術の向上が不可欠だ。それはＤＮＡの塩基配列決定（シークエンシング）と塩基配列データの解釈能力である。以下、それぞれについて議論する。

ＤＮＡシークエンシング

おのおのの胚は人間として生まれたときに生じる形質について時に強く、また時に弱く関連する遺伝的情報を多様にもつ。その多様性を知るには胚のＤＮＡ解析が必要だ。ゲノムシークエンシングはその類の解析をする最良のツールである。

ゲノムシークエンシングの方法論はここ四〇年、劇的に変化し、また今後も変化していくだろう。今日まで、一〇ほどの方法が熱心に改良され続け、そしていわゆる「次世代シークエンシング」というゲノムワイドに解読する技術を生み出した(1)。ここでは、現在のシークエンシングやさまざまな次世代技術で使われている方法の詳細はふれないが、二〇年から四〇年後に登場する全ゲノムシークエンシングは間違いなく、現在や直近の将来使われる方法論とはまったく異なるはずだ。その具体的な方法の代わりに、イージーＰＧＤの実現に必要な方法論について議論したい。

イージーＰＧＤで使うゲノムシークエンシングが直面する技術的課題は相当やっかいなものだろう。六四億塩基対のＤＮＡを高精度に配列決定できなければならないし、また、多くの胚がつくられ、検査する必要があっても解析コストは支払い可能なレベルでないと困る。検査過程では、日々成長する胚から検査用の細胞を採取する最良なタイミングと胚取扱いの時間制約（六日目までには最終的に子宮に移植されるか、凍結される）という厳しい条件を十分に考慮する必要がある。これらはまさに難題だが、解決すべく技術改良は順調に進んでいる。まず、「全ゲノムシークエンシング」とは何か、またその正確さ、コスト、所要時間について述べる。

「全ヒトゲノム」なるもの

最初の「完全」ヒトゲノムは二〇〇三年頃に解読された。

だが、いつ完全解読されたかは人により意見が異なる。ビル・クリントン大統領とトニー・ブレア首相が共同記者会見で「ヒトゲノム解読」の完了を報告したのは、二〇〇〇年六月二六日のことであったが、それは「大まかな配列情報」のことだった(2)。ということで、ヒトゲノム解読完了が宣言されたのは二〇〇三年のことだった(3)。

以後、全ヒトゲノムやらその完全配列やらが実際に解読されたことはなく、「ヒトゲノム」の細切れがざっと解析されただけだ。これには二つの理由がある。まず、あるヒトの全ゲノムが解読されたことは今までにはない。ヒトゲノムにはシークエンシングがきわめて難しい部分があるためだ。具体的には、「ヘテロクロマチン」とよばれる構造で「固められてしまった」部分のほか、染色体の末端や、テロメア、およびそれらの間の部分（セントロメア）があげられる。また、解読困難なのが、遺伝子ファミリーがある領域で、ここには先祖遺伝子と少し異なる遺伝子群がたくさんある。少し幸いなことに、これらの領域は、（ほとんど）有用な遺伝情報がないと考えられている。

第二に、誰も「ヒトゲノム」というものを配列決定したことがない。なぜなら、そのようなものは存在しないからだ。一卵性双生児を除き、七三億の人々は皆どこかしら違う配列をもっている。私たちは皆、遺伝子間のほとんど同じDNA配列と、（ほぼ）すべて同じ遺伝子をもっているが、若干異なる遺伝子ももっている。ここで問題にしているヒトゲノムとは、あなたのものか、私のものか、ジョージ・ブッシュの、あるいはバラク・オバマのものなのか？ ということだ。

同じ卵子と精子から生まれた一卵性双生児でさえ、ほんのわずかだが異なるゲノムをもっている。細胞分裂ごとに、二つの娘細胞はほんの少し異なるゲノムをもって生じる。DNA複製段階でエラーが起こり、正常な細胞分裂でもいくつかの新しい変異が生じてしまう。受精後一二日までに細胞分裂ごとに、二つの娘細胞に幾分異なる変異が蓄積されていき、その後の発生、妊娠、そして生涯にわたりそれは続く。

より厳密に言えば、私たちの誰もが単一のゲノムのみをもっているわけではない。右の手のひらにある皮膚細胞と、左の手のひらにある細胞でゲノムは若干違うし、手の甲でも同じことがいえる。一つ一つの細胞がたどった道筋は、先祖の細胞が違うため、胚発生の数週間から人となった段階に至るまでまったく異なる。それら道程でおのおのの細胞は異なる変異を自身のゲノムに積み重ねている。この状態をモザイクという。つまり、ある生物や組織は一種類のゲノムをもっているわけではなく、若干異なるゲノムをもつ細胞が寄せ集まったモザイク状態なのだ。それら変異はおよそ大したことは起こさない。つまり、それら変異が起こっているのはゲノムの機能とは無縁な場所であるか、ある種の細胞ではなんら影響を及ぼさないのだ。もし、変異で重大な影響が起こったら、その細胞は死に、何事もなかったかのように新しい細胞に取って代わられる。分裂時の誤り、放射線照射、化学物質曝露、たまたま運が悪く起こった出来事などで、ある変異ががんをひき起こした場合のみが、深刻な事態となる。たいていは変異が起こっても悪性腫瘍の発症につながることは滅多にないが、たいていのよくみられるがんは細胞分裂が活発に起こっている組織（肺、小腸、乳腺、皮膚、血液）で起こり、「自然に起こる」変異を拾って、変異のある細胞を増やしてしまったために起こる(4)。

「全ヒトゲノム」シークエンシングを語るとき、ある個人の「平均的な」ゲノムについてシークエンシングがやりやすい九〇％かそこらを解読することを意味している。それがすでに実施可能なことであり、逆にそれ以上完璧に配列決定する必要もなければ、また有用でもないのだ。

精　度

ゲノムシークエンサーの唯一の課題は、皆に支払ってもらえそうな解析コストを実現することだ。また、解読精度も非常に高い水準でなければならない。目下、既知の一〇〇塩基対の長さの配列を含むDNA単位で全ゲノム解読するのであれば、平均で、それらの九九％を正確に読むことはできる。だが、九九％は決して十分ではない。一〇〇に一つの間違いは、全ゲノムでは一〇〇万で数十の誤りを意味し、順調に育つ胚のいくつかに疾患の素因があると誤診断し、破棄の憂き目にあうことが起こりそうだ。より深刻なのは、病気を発症する胚のいくつかを健康に育つと誤診断し、病気をもった子の誕生につながる恐れがある。よって、解読精度は向上させなければならないが、来る二〇年で決して誤診断は発生しないと断じることはできない。

一方、精度については別の観点からも問題がある。現在の全ゲノムシークエンシングの方法にはシステム的な脆弱さがある。最たる三つの問題は、インデル（indel）、「相化」、反復配列だ。

インデル（indel）とは小さな挿入や欠損変異のことであり、これを見逃すと大惨事になりかねない。特に、インデルがエキソン部分にあり、三で割れない塩基数の場合、コドンの読み取り枠に影響を与える。研究者らは同じDNAサンプルを異なるシークエンシング方法にかけて検証を進めている。現行のシークエンシング方法は塩基配列の優に九〇％以上は問題なく読めるが、インデル部分の解読精度はぐっと落ちる。ある研究では二五％に留まり、別の研究ではせいぜい五〇％といった具合で(5)、これではあるときの読み取りか、別の機会、あるいは両者とも誤りが起こってしまう。

「相化」とは、ある遺伝子多様体が染色体二コピー（一つは母、もう一つは父に由来する）のどちらにあるかきちんと区別することをさす。現行の全ゲノムシークエンシングでは、相化が難しい。この欠点は、特に常染色体潜性遺伝の疾患のケースで、解読結果の解釈を誤り、臨床で誤診断を招く恐れがある。具体的なケースを考えよう。ある胚のゲノムをシークエンシングした結果、ある遺伝子の異なる部位二箇所に健康に有害な影響を与える変異があり、かつ健康に害を与えない正常な遺伝子多様体ももつと解読されたケースがあるとする。このケースで、もし染色体二本に健康を害する二種類の変異が一つずつあるとデータ解釈した場合、生まれる子は病気を発症するものと予想されるだろう。つまり、解読した胚は注目している遺伝子について「正常な」コピーをまったくもっておらず、そのためその遺伝子からは機能あるタンパク質がつくられないから生まれる子で疾患発症が起こると判断しているわけだ。しかし、実際には別の可能性もある。もし二本ある染色体のうちの一本にそれら二種類の変異がともにあり、もう一本の染色体には正常遺伝子がある場合、生まれた子は病気を発症しない、キャリアとなる。臨床では、これら病気を起こす二つの変異が同じ染色体、あるいは異なる染色体にあるのか知らずして、DNA解読結果からどのような形質となるのか正しく予想できないこともある。全ゲノムシークエンシング技術をもってしても、正確に解析できない場合があるのだ。

最後の反復配列は、全ゲノムシークエンシングの現在の方法のほとんどが抱える問題だ。これらシークエンシング技術は皆、あるDNAサンプルを細断し、その短冊DNAの配列を繰返し読む「ショットガン」法に依存している。ショットガンシークエンシングとは、たとえば一〇〇塩基対のサイズの配列を「解読」することを数億回繰返すような感じだ(6)。疾患のなかには非常に長い繰返し配列が原因となっているものがあり、ショットガン法はこの反復配列を見分けるのが不得手だ。たとえば、ハンチントン病は第四染色体にあるハンチンチン遺伝子にあるCAG配列が異常に反復コピーされて発症する。ハンチンチンの特定アレルでは、原因不明のメカニズムで、CAG繰返し配列が何回も繰返し現れる。通常、このCAG反復は四～一〇回だが、人によってはそのアレルの繰返し数はより多くある。ハンチンチン遺伝子の両方のコピーにCAG反復が三七回までの人は問題ないが、それを超える数のコピーをもつ場合、悲惨な運命をたどるようだ。

ここで問題なのは、解読される小さなDNA断片がせいぜい一〇〇塩基対程度の長さなら、反復がどのくらいの長さか判断つかないことだろう。ある人はハンチンチン遺伝子の二アレルに、それぞれCAGの八反復と四〇反復をもつケースを考えよう。八反復がある遺伝子の断片を解読するのはたやすい。おのおののアレルの反復配列部分に二四塩基あることになり、たいていの断片は一〇〇塩基長のサイズに収まるからだ。しかし、CAGの四〇反復がある場合は、一二〇塩基対の長さになる。もしショットガン法で、すべてCAG反復の一〇〇塩基対長の断片を得た場合、三四反復程度と誤解釈してしまう。よって、反復配列が実際どのくらいの長さなのか知る術はないのだ。

現在、これらの問題は、全ゲノムシークエンシングの精度を考えるうえでまさに難題だ。しかし、今後数十年でこれら難題が解決できない、あるいはされないと断定する理由もないだろう。特に、ゲノミクスを新生児スクリーニングから「個別化」あるいは「プレシジョン（精密）」医療に応用する際に、実際に要求される全ゲノムシークエンシングの精度はどの程度か慎重に考えると、問題解決は進むと展望してもよかろう(7)。

コスト

さて、次にコストについて考えよう。第5章で述べた通り、初期の「全ヒトゲノム」解読は五億ドル（約五五〇億円）くらいかかったといわれている。その正確な費用は知る由もない。解読は二つの別個の取組みで進められ、一つはいくつかの国や基金の支援を受け、もう片方は一民間企業の努力で実施されただけではなく、「特定の」配列に費やされたのはどの資金なのか理解しようとすると自ずと恣意的な計算方法を取らざるをえないからだ。ひょっとすると実際のコストは億ドルレベルで低かったかもしれず、逆に同様に高かった可能性もあり、結局費用がどのようにかけられたかによる話なのだ。いずれにせよ、そのコストは「ものすごく」かかったとはいえよう。

二〇〇九年までに、ゲノム配列の決定はコストダウンがぐっと進んだ。同年、スタンフォード大学の生物工学者であるスティーブ・クオーク教授がDNAシークエンサーをデザインし、自分のゲノムを解読した(8)。つまり、彼は、研究室メンバーとともに、一台のシークエンサーを使って、彼自身のゲノムを解読したのだ。特別な算出方法によれば、彼はゲノム解読のコスト、具体的にはシークエンシングに要する材料費を四万八〇〇〇ドル（約五三〇万円）と見積もった。その費用にはシークエンサー本体の費用や、学生、博士研究員とスタッフの人件費は含んでいない（学生や博士研究員の人件費は低いが、タダ働きではない！）。

二〇一〇年の秋頃には、そのコストがぐんと下がった。コールドスプリングハーバー研究所で開催された研究会で、ベイエリアにある企業、Complate Genomics社は五〇〇〇ドル（約五五万円）以下で1つの完全ヒトゲノムを解読すると発表した。これは「正式価格」ではなく、パッケージ取引の場合の値段だ。つまり、一〇ゲノムサンプルで、五万ドル（約五五〇万円）で請け負うということだ。二〇一五年には、Complate Genomics社（同年、中国のゲノミクス企業、BGIにより買収された）、イルミナ社や他企業は全ヒトゲノム解読を、ある条件では、約一五〇〇ドル（約一六・五万円）から二〇〇〇ドル（約二二万円）で請け負うと発表した。

ここ数年、企業らは、また少し違うアプローチでゲノム解読を一〇〇〇ドル（約一一万円）で引受けると宣伝している。全ゲノム解析は二〇一六年くらいには実際に一〇〇〇ドルで解読できるようになるかどうか不明だが、この業界は一〇〇〇ドルゲノムの時代は間違いなく到来するとみている。将来の親たちは一〇〇〇ドルであっても五〇個の胚のゲノム解析に支払いたいとは思わないだろうが、価格下落は一〇〇〇ドルに止まらないだろう。仮にコストが二〇〇ドル（約二万円）に下がれば、二〇の胚のゲノムは四〇〇〇ドル（約四四万円）ほどで済む。これは現在のＩＶＦのコストの四分の一程度だ（訳注：米国でのＩＶＦコストは日本より高いそうだ。一〇〇〇ドルは日本での一回のＩＶＦコストの二倍以上である）。五年から一〇年で二〇〇ドルゲノムの時代が到来すると考えてもよさそうだ。二〇年から四〇年というタイムスパンではゲノム解読のコストがどのくらい下がるのか見通し難いが、ゼロになるということはないだろうが、五〇ドルゲノムの時代が来てもおかしくはない。そのときは、一〇〇の胚をゲノム解読しても、占めて五〇〇〇ドル（五五万円）余りで済むのだ。

スピード

シークエンシングのスピードは時には問題となるが、場合によっては問題にならない。現在、一つのヒトゲノムサンプルの解読は終日マシンを稼働させても三日弱かかる（三年前は一〇日もかかった）。ＰＧＤの検査に三日費やすことはできない。現在、胚盤胞段階での検査が主なので、せいぜい一日待てるかどうかという状況だ。解読終了後、配列データの解釈を行い、どの胚を移植するか親たちに説明する時間も必要だ。このような状況でイージーＰＧＤを実行するには、次の三つの選択肢から一つ選ばなければならない。

1．シークエンシングを発生五日目の胚盤胞より早い、三日目の胚で行う。
2．シークエンシングの間、胚盤胞を凍結保存する。
3．シークエンシングを今以上に早く終える。

どれも可能性と問題点をともに抱える。

三日目の胚で検査することは、これまで多くのＰＧＤがそのタイミングで実施されてきたし、今でもそう実施されていることがあるため、確かに時間が稼げる。だが、近年、胚盤胞の段階で検査するようになりつつあるのは理由がある。発生三日目の胚では（訳注：割球数が数個しかない）一つの細胞しか採取できないが、一〇〇から二〇〇個の細胞からなる胚盤胞からは数個の細胞を採取できるためだ。より多くの細胞を使ってＤＮＡ検査すれば、その分、解読精度は向上するし、採取した細胞の解析結果を、元の胚の状態に当てはめる信頼性も増す。この見解に立つと、今後、三日目の胚での検査の欠点を克服するほどの技術発展が見込めるとは考えにくい。

一方、胚を凍結すれば、時間の問題を根本から解消することができる。ゲノム解読、結果解釈、親への説明は、多く日数がかかる。特に説明は数年かかる可能性もある。問題は、凍結胚を子宮移植しても、新鮮胚の場合より出生の可能性が低下する点だ。これは凍結胚の一部は融解時にダメージを受け、そのような胚を使っても子の出生率は低くなる(9)。一方、最近の研究成果によれば、新鮮胚と同様の質の凍結胚であれば、子の出生率はむしろ優ることもあるという(10)。成功率の低下が問題となるか否かは、結局数十年単位、あるいはいつかわからない将来まで胚を凍結させて使う場合に限られるとみられる。また、イージーPGDの登場で、夫婦がより多くの胚を利用できるようになれば、成功率が低くてもあまり重要な問題とならないかもしれない。

三番目の可能性は、今後二〇年から四〇年後には、全ゲノム解析に要する時間は数時間で済むようになるという見通しに立つ。そうなれば、五日目の胚盤胞を使い、六日目に子宮移植すれば事は済むかもしれない。

そのような大幅な時間短縮を達成する一つのアプローチとしては、両親の全ゲノム配列の情報を活用するのが手だ。もし、両親のすべての遺伝子多様性をあらかじめ知っていたら、まれに起こる新しい変異を除き、胚に現れる遺伝子多様性をすべて知ることができる。両親について全ゲノム解析を行っておけば（二〇年後の医療では日常的な検査になっていてもおかしくない）、彼らの胚のDNA配列をより速く、正確に知ることができるだろう。実際、親のゲノムを利用できれば、胚の全ゲノム解析がより速く、低コストに、正確に実施可能だし、親のゲノムにはなかった大きな遺伝的問題を迅速に発見できるだろうし、また親のDNA配列から胚の配列を推察するに足る詳細な遺伝情報を得ることもできる。

同様に、事前に親の配列を用意しておけば、親に検査結果を説明する時間を短縮できるかもしれない。つまり、最もありそうな胚の遺伝子検査結果について、シークエンシングをする前に親たちと話をしておけば、検査後の彼らの選択はより容易に、また速やかにできるかもしれない。

イージーPGDが実際に稼働するには、シークエンシング技術はより正確に、低コストに、また迅速にならなければならない。きっと二〇年から四〇年後には、あるいはより早くそのような時代がくるだろう。そのとき、PGDは多くの親にとって魅力的になるはずだ。PGDの現在の利用はいくつかの染色体異数性の有無（と胚の性別）を調べる、あるいは疾患や他形質（HLAのタイプなど）と関連する一つ二つの遺伝子多様体を調べる程度だ。将来、夫婦はPGDを使って、胚のすべての遺伝子から子の出生後の運命を知ることができるようになる。その結果、果たしてそこから何が生まれるのだろうか？

遺伝的解釈：何をどう理解すべきか

胚のDNA解読を終えた後、塩基配列を分析し、その意味するところをきちんと把握する必要がある。たとえ二〇〇ドル（約二万円）、二四時間で全ゲノム解読できるようになっても、結果解釈に一〇日、一〇万ドル（約一一〇〇万円）もかかっては意味がない。だが、ゲノム情報の解釈はシークエンシング作業そのものよりもずっと複雑で困難であることが最近わかってきた。数十年後でも、胚盤胞から採取したいくつかの細胞を解析して自信をもって生まれる子の知能を予想できるとは断言できない。

しかし、もしIVFのコストと採卵の問題が回避できるなら、イージーPGDは多くの夫婦に魅力的に映るはずだ。現行のPGDでも、遺伝子疾患や形質についての五つの検査は有益とされている。具体的には、重篤な早期発症型の遺伝子疾患、遺伝子多様体と関連するその他疾患、容姿に関する形質、行動形質、また割と簡単な検査だが、夫婦にはきっと大切な「男の子あるいは女の子」であるかという性別の検査だ。

早期発症型で高い浸透率の重い疾患

重篤で、早期発症型の遺伝子疾患は約四〇〇〇もあり、それらはおもにメンデル型遺伝か、染色体異常に起因することがすでに知られている。それら疾患は発症頻度が低いものからきわめて希少なものと多岐にわたるが、それら疾患を合わせると、出生の約一、二%を占めるとされている(11)。現在、米国では、それら疾患の三〇〜五〇について新生児の段階でスクリーニング検査が行われており、疾患をもつ赤ちゃんが見いだされると、ある程度有効な医療が受けられるようになっている。イージーPGDを浸透率が高く、早期発症の疾患すべてのスクリーニング検査として体外受精で得られる胚で使えば大変有用であろう。親たちは自分たちの子が絶対に健康に生まれるという保証は得られないものの、テイ-サックス病、レッシュ-ナイハン症候群、トリソミー13や他の重篤な疾患については発症することはないという保証は得ることができる。

その他の疾患

現在のPGDの能力でも、親たちは「その他の」病気、つまり早期発症型ではないが、高い浸透率で重篤な疾患に関連する遺伝子多様性に基づいて胚を選別できる。現在検査が有効と考えられているのは、具体的にはハンチントン病と早期発症型のアルツハイマー病で、中年以降に発症するとされている。また、発症時期が明確ではない疾患についても検査されているが、その有効性は定まっていない。遺伝子検査を使えば、ある人が若年性あるいは成人型の糖尿病、乳がんや大腸がん、高齢で発症するアルツハイマー病などのリスクを推定することはできるが、確かさはまだまだというところだ。確かな検査はできるが、それほど深刻ではない疾患としては、色覚異常があげられる。米国の男性の約六%にみられるとおり、私も、X染色体にあるアレルにより緑色弱だ。つまり、緑色の色合いの見え方が正常な人より弱い。しかし、それは大して問題ではない、靴下を選ぶようなときを除けば。

胚のDNA配列から出生後の(また成人となった後での)疾患発症リスクを予想する能力は、今後さらに向上するだろう。遺伝子多様性と関連する疾患リスクについての知見は今後も豊富になっていく。その動機は、イージーPGDの技術完成度を高めることではなく、すでにこの世で生きている子や成人を苦しめている疾患について、その原因は何か、どう進行するのか、どうしたら予防でき、あるいは治療できるのか、知見を得たいがためだ。たとえば、成人に二型糖尿病を発症させる遺伝子多様体について新しい知見を得ることは、行き着くところＤＮＡ配列を読んだ胚が大人になったとき、糖尿病を発症するリスクを知ることにつながる。人々、ひいてはそれらの元の胚らがそれら疾患となるリスクがどの程度なのか、ＤＮＡ情報からどの程度の精度で推定できるようになるのかはまだ見通しがもてていないものの、その日がくるのは近い将来かもしれないし、遅くても二〇年から四〇年後には相当の精度になることは間違いないだろう。

もう一つ、遺伝的解釈の能力向上は、浸透率が高い形質のみならず、環境因子による影響により浸透率が低い形質や疾患にも役に立つことを強調しておきたい。たとえば、フェニルケトン尿症（ＰＫＵと略される）は常染色体潜性疾患だが、ＰＫＵをもって産まれた子に、もし環境的配慮をせず、つまりフェニルアラニンというアミノ酸を低減化した食事に切替えてあげない場合、間違いなく重度な知的障害を負ってしまう。この知見はここ四〇年で得られたもので、この三五年間で米国やその他多くの国では出生後速やかにＰＫＵ検査がされるようになった。

同様の形質について、遺伝的解釈能力の今後数十年の進歩でより多くの知見が得られるであろう。ある既知の、疾患関連の遺伝子多様体は、ある環境下におかれることで初めて疾患をひき起こすようになる場合、その浸透率は高くはみえないかもしれない。もし、ある胚がそのような遺伝子多様体をもつことが事前にわかるなら、親は別の胚を選ぶか、その胚から生まれた子が疾患発症をひき起こす環境から守ることができるかもしれない。

容姿に関する形質

疾患リスクを予想する能力がどれくらい正確になるかは明らかではないが、ある種の形質については精度が高くなりそうな見通しがある。それは容姿についての形質だ。目下、自信をもって断言できるのは、髪質（訳注：くせ毛などをさしている）、鼻の形、男性のはげ、若年の白髪などに加え、皮膚、髪、目の色は、完全には決定されてないものの、遺伝子が強く関係することが知られている。日光を浴びたり、髪染め、カラーコンタクトレンズやその他取繕い方法がいろいろあるので、遺伝子が容姿を完全に決めるわけではないが、容姿関連の形質と関連する遺伝子多様体のほとんどを発見できるはずだ。

それら多様体の発見はそれほど熱心に行われてこなかった。というのも、ヒト遺伝学の研究はたいてい病気関連だからだ。ヒト疾患研究は国立衛生研究所ＮＩＨ〔Ｈは健康（health）の略だ〕、製薬企業、バイオテクノロジー企業、患者団体から助成を受けている。これら団体は、髪の毛の色なぞ関心はない。というのは限られた研究費を慎重に投資しなければならないからだ。一方で、一部でこれら形質に関する研究が行われているのも事実で、それら形質は疾患と捉えられて正当化されている。たとえば、アルビノなど色素関連疾患だ。だが、その仕事で高額の研究助成を得るのは難しい。

この点については、髪の色と強く関連する遺伝子が初めて発見された出来事からもわかる。ある胚がスコットランドやアイルランドでよくみられる、赤毛でそばかす顔になるかどうか予想は容易だ。なぜなら、髪や皮膚の色に関与する主要タンパク質、メラニン生産を制御する遺伝子にある変異が生じると、そのような容姿になることがわかっているからだ(12)。その変異遺伝子を二コピーもつ人の体内では、正常タイプの褐色ではなく、赤っぽい色素タンパク質がつくられる。このような人は危険な皮膚がんであるメラノーマを発症するリスクが高い。つまり、赤毛とするアレルを発見することは、メラノーマのリスク因子の探索でもあるのだ。

ともあれ、容姿に関する遺伝子の探索に投資する価値はそれ以上高くはなりそうになく、逆にその投資は低くなりそうだ。DNAシークエンシングがより安価により完全にゲノム全体を解読、比較できるようになれば、検出、同定、そしてコンピューターデータベースに登録される容姿関連遺伝子の数も増えるだろう。その作業は、多くの疾患の診断や予後推定よりも決して難しくないはずだ。今後数年で、大した労をかけずに、容姿に関する形質の多くを予想する能力は劇的に向上すると私は考える。

行動形質

遺伝子からの形質予想において、親が関心を寄せるだろう形質がもう一つある。それは行動に関する形質だ。たとえば、こんなふうに親たちは考えるだろう。四番の胚は成長したら数学、音楽、スポーツの成績がよくて、全米大学入学統一試験でよい成績を収めるだろうか？　一二番の胚は恥ずかしがり屋の、あるいは外向的な子（ひいては大人）、勤勉で義理堅い、あるいは手間のかからない子になるだろうか？　研究者らは、コンコーダンス（双子）研究のデータをおもな根拠に遺伝子多様体とこれら行動関連形質に関連があるはずだという(13)。しかし、疾患関連を除き、そのような行動と関連する多様体があると断じるのは難しい。

しかし、行動ゲノミクスの最も説得力がありそうなケースもある。レッシュ-ナイハン症候群だ。米国では、毎年一〇人足らずの子がこの疾患をもって生まれている。その原因遺伝子はX染色体上にあるため、母親は病気ではないキャリアとなり、彼女から生まれる娘の半分もキャリアになるが、息子の半分はその病気をもって生まれる。それら男の子は一見正常であるが、精密検査を受けると、尿酸レベルが異常に高い。三カ月から六カ月になる頃、中度の知的障害の兆候を示すようになる。一、二年くらいで行動障害が顕著になり、車いす生活となる。三歳くらいで症状が悪化、具体的には自傷行為が現れる。この病気の子の約八五％は自分の唇や舌を噛み切ってしまい、さらに自分の頭を叩く、手足の指も噛み切ろうとする。目下のところ、この神経行動疾患に対する有効な治療法はない（訳注：装具を装着して自傷行為を防ぐことはできる）。

もう一つ、よく取りざたされる形質は知能だ。ヒトゲノムで「知能」に関連する遺伝子多様体はまだほんのわずかしかわかっていない。残念なことに、わかっているのは、病気とともに生じる知的障害に関連する多様体のみだ。トリソミー13、18、21と、X染色体が四以上あるケース、脆弱X症候群（X染色体上の遺伝子の異常な伸長による）、PKU、その他希少な遺伝子多様体が知的障害をひき起こす。一方で知能の正常な範囲内での差違、あるいは越えたケースにおいて遺伝子がどう関わるかまだよくわかっていない。

以上の通り、何らかの行動に関連する遺伝子多様体がいくつかわかっているが、それらはおもに病気に伴う行動に関するものばかりだ。正常あるいは正常を超える行動に関連する遺伝子多様体に関する知見はこれまでのところ、皆目ない。さまざまな研究結果から、IQで測る知能の多様性の大部分は遺伝子多様性と関連しそうだが、それら多様体を発見することはほぼ不可能と考えられている。いろいろな捉え方があろうが、少なくとも現在のところ、知能の遺伝率は未解明で、遺伝学の古典的疑問の一つにみえる。

今後数十年でその状況は変わるだろうか？　おそらく、言い換えれば、ひょっとしてから多分といえそうな範囲といったところだろう。さらに、その予想はどの程度確かか？　もし夫婦たちに「七番の胚は大学入学統一試験SATで一五五〇点を取る人になる」と確かに伝えることができるなら、少なくとも一部夫婦は関心を示すだろう。もし、「一九番の胚はIQ分布の上位五〇％に入る可能性が五八％、上位一〇％に入る可能性が一二％ある」と予想できるなら、夫婦らはその情報をどの程度役に立つと感じるだろうか。IQやその他行動形質を予想する能力をどの程度将来もつのかはまだわからない。胚のDNA検査で将来生まれる子がSATスコアでずばり何点をとるか予想することは決してできるようにならないだろう。私の予想では、数十年経っても七番の胚より一九番の胚の方に可能性がありそうという程度、つまり推定にとどまるとみている。一方で、イージーPGDを使うことで知能から個性、特定の才能といった行動形質をより正確に予想できるなら、一部の親にとって胚のDNA検査の魅力が増すとも思う。

性　別

もう一つの遺伝的に関連がある形質、いや多分、形質群に影響を与えるものを述べなければならない。それはとても楽に推定でき、多くの人々にとって重要な、男の子か女の子かということだ。一部の人々はすでに胚の性選別目的としては「確実な」PGDを使っている。一部の国では、「人々は常態的に」出生前診断を行い、胎児が希望とは「異なった」性であるとわかると中絶してしまう。歴史上では、もちろん、子の性が希望とは違った場合（ほぼ女の子）、幼児殺しや虐待がたびたび行われてきた。親のなかには、最初の子の性や、同じ性の子の出生が続いた後、二番目、三番目、あるいは四番目の子の性が気になる人たちもいる。この目的でイージーPGDを使うこともありそうだ。

長い目で見ると、将来イージーPGDが今日のPGDができる範囲以上に胚の形質、疾患についてどのくらい教えてくれるか、またそれはどのような強力な遺伝的解釈の能力で可能なのかまだ不明だ。だが、今できる正確さ以上に、また全ゲノムシークエンシングを使えば、現在のPGDが検査できる形質などを超えて、少なくとも現在既知の遺伝形質についてはすべて予想可能になるといえよう。

全ゲノムのデータ解釈をどう行うか

二〇〇九年、二〇一〇年と、私は、大学の同僚であるスティーブ・クォークのゲノムを分析したスタンフォード大学研究者グループの三二人の一人であった。そのゲノムデータの解釈作業は、きわめて長時間をかけて、既知の疾患関連DNA多様体をカタログ化し、そしてそのカタログを基にクォークのゲノムを分析していった。一連の作業が終わったとき、一連の作業工程が明らかとなった。それは、カタログをつくり、ソフトウェアに流込み、ソフトを使って、疾患リスクについてゲノムをスキャンするということだ。

今日、このようなことは、人の目を使って検証しながらではあるがすでに行っている。ソフトウェアは日々改良されており、人による検証の必要性は少なくなりつつある。しかし、カタログ化はそう単純な仕事ではない。毎日、あるDNA多様体や多様体群と疾患やその他形質との関連性、非関連性についての新しい論文を集めることを何年もやる必要がある。丹念に文献を選び抜き、この類のカタログを延々と編集して果たして報われるか不明だ。それは本来、国が透明性をもってやるような事業、あるいは民間企業が特許機密のような扱いで秘密裏に執り行うようなことかもしれない。実際、ミリアドジェネティクス社は長い間米国で *BRCA1* と *BRCA2* 検査を独占的に提供してきたが、現在は多様体の特許データベースを企業間競争の武器として使っている(14)。しかし、誰がそのようなDNA解釈用カタログやそれを使うソフトウェアをつくったところで、似たようなことは起こる。繰返しになるが、それらは、イージーPGDを可能とするためではなく、現在存命の人々の遺伝子上のリスクを解釈するための方法としてつくられる。しかし、その目的でつくられ、利用できるようになれば、それをイージーPGDに応用することはとても簡単だ。

注意喚起

章末にイージーPGDの正確さについて大切な点にふれた

い。ＤＮＡシークエンシングが完璧になったとして、また複数の胚の全ゲノム配列の解釈能力が卓越した進歩を遂げても、ＰＧＤは、少なくとも現行版については、正確とはまったくいえない。間違いなく、誤りの一部は少なくとも人為的な要因でひき起こされる。人手が関与するところ、人は間違いを犯すものだ。人為的誤りは最小限とすることはできるが、おそらく完全に排除することはできない。その他の誤りも初期発生の胚の特性が原因となって起こりうる。

一細胞の接合体（受精卵）に由来するものの、胚盤胞を構成する細胞群では、すでにどこかしら遺伝的違いが生じている。それら違いは発生開始後のほんの数回の細胞分裂でＤＮＡに生じた変異の結果、あるいはより大きな染色体レベルの転座や異数性であるかもしれない。胚盤胞の細胞のほとんどが四六本の染色体をもっていたとして、採取した細胞が一八番染色体を余分にもっていて四七本であったとしよう。その胚を子宮移植して胎児になったとしたら、たぶん正常な四六本の染色体をもっているだろう（訳注：実際に、ＰＧＤで染色体異数性と判定された胚を移植して健康な子が生まれたケースが報告されている）。なぜなら、染色体異数体の細胞は正常な細胞が分裂で増えていく過程で「排除される」からだ。このようなことは、特に胚盤胞の段階でＰＧＤを実施する際、ＤＮＡ検査用の細胞を、将来、子になる内部細胞塊ではなく、栄養外胚葉（胚盤胞の外側にある細胞群）から採取するため、起こりやすい。逆に、採取された細胞が染色体異数体であると検査結果がでた場合、きわめて重く、生存期間が短い疾患の変異をもっていると誤判断されて、その正常かもしれない胚は廃棄されるだろう。こういう事態もありえる。胚盤胞の内部細胞塊の細胞がトリソミー13であり、栄養外胚葉の細胞は正常である場合、ＤＮＡ検査の結果、栄養外胚葉から採取した細胞の染色体は正常という結果が出たため、この胚の染色体は実際には異常があるのに正常と判定してしまう、偽陰性の誤診断もありうる。こういったモザイクの可能性は、採取細胞を増やして検査すれば減らすことはできるが、すでにある程度分化が進んだ組織から細胞採取する限り、やはりモザイクの可能性は残るだろう。

今日、発生三日目の胚での検査、あるいは胚盤胞で検査を問わず、妊娠をめざしてＰＧＤを使った夫婦らは、胎児の遺伝的状態を確かめるために出生前診断の羊水検査あるいは絨毛検査を受けることを勧められる。イージーＰＧＤが広く使われるようになったときには、第5章で解説した非侵襲的出生前遺伝学的検査（ＮＩＰＴ）は、これら従来型の出生前検査に取って代わって使われるだろう。偽陰性という胚のモザイクに起因する誤診断を「救済する」だけかもしれないが、ＮＩＰＴはイージーＰＧＤを支える医療となりそうだ。だが、ＮＩＰＴはイージーＰＧＤの偽陽性は救済できない。その場合、誤診断された健康な胚は子宮移植されることも、胎児となる機会も失ってしまう。ＰＧＤでＤＮＡ検査したのは採取した細胞であり、胚そのものの遺伝的状態を解析したわけではないのだ。結局、ＮＩＰＴは偽陰性の誤りを救済するだけなのだ。検査された細胞は遺伝的に正常と判定されたためＰＧＤで選り分けられず、胚移植が実施され、重篤な疾患を起こす遺伝子変異やその他望まれない形質をもつ胎児であることがＮＩＰＴで判明するわけだ。その結果、人工妊娠中絶が選ばれ、そんなことが増えたら親たちにとってイージーＰＧＤの利益の一つは台無しになってしまうだろう。

第8章　配偶子をつくる

　もし科学の進歩が前章で述べた遺伝学的側面のみで留まったら、PGDのコスト、スピード、有効性を大きく向上させることはできても、採卵が必要である限り、PGDは一般的な生殖医療とはならないだろう。採卵の費用は高く、女性にとって不快かつリスクがあり、よってPGDは普及しないだろう。では、採卵せずに卵子をどうやって得るか？　目下、可能性がある方法は容易なもの、困難なものさまざまだ。最良な方法はiPS細胞から卵子をつくることだろう。一方、他の方法も可能性がある。そのうちのいくつかは採卵を不要にする以外のメリットもある。つまり、ある個人の人生（あるいは死後）の必要なときに卵子や精子を無尽蔵につくれるということだ。

　本章はそれら四つの選択肢について述べる。近い将来実現しそうな選択肢（卵巣から採取したばかりの組織片ないしは凍結切片から卵子を培養皿にて成熟させる方法）とともに、実現にはさらなる時間と挑戦が必要そうな選択肢（ES細胞、iPS細胞、そしてクローン胚からの卵子をつくる方法）を述べていく[1]。これら技術は全ゲノムシークエンスが目下抱える技術的課題よりも大きな困難があるが、それら課題の多くは乗り越えられるだろう。後者の三技術にふれた後、さらに未来の生殖の興味深い可能性について考える。それは「クロスセックス配偶子（性を越えてつくられる配偶子）」とそこから生まれる可能性がある「単一親（ユニペアレント）」だ。

培養系における卵巣組織片からの卵子成熟

　第2章でふれた通り、研究者のほとんどは、女性は卵子となりえる素の細胞をすべてもって生まれると考えている。その卵子の素となる細胞は一つずつ、細胞群が形づくる中空構造をもつ原始卵胞の中に存在する。生理周期とともに、毎月卵胞のいくつかが成熟し始める。さて、思春期を迎えた平均的な女性は二つの卵巣のおのおのに二〇万の卵胞をもっているとされる。左右にある卵巣のサイズや形はアーモンドと同様だ。興味深いことに、ほとんどの文献は、具体的なサイズを示さずにアーモンド大のサイズと表現している。丹念に調べると、卵巣は約四センチメートルの大きさということがわかったが、随分と大きいアーモンドのように思う(2)(訳注：四センチメートルとはアーモンドの種ではなく果実としてのサイズかもしれない)。脱線したが、思春期後の約三〇年、毎月、ずっと前から始まっていた成熟過程を経て、二つある卵巣の一つから、平均で一つの「成熟した」卵子が放出される。

女性の全生殖期間を通じて、卵巣から四二〇あまりの成熟卵子が排卵される。その過程で、毎月どのくらいの数の卵胞が同時に成熟し失われるか、さまざまな推察があり、その推定数は大きく異なる。低く見積もったケースでは、一度の排卵でなくなる卵胞数は二〇としている。この場合、生涯で約九〇〇〇の卵子の素となる細胞を含む卵胞が使われる、つまり思春期の段階でもっている卵胞の五％のみが使われる計算になる。逆に多く見積もっている場合は、毎月一〇〇〇の卵胞が失われるとしており、この場合、思春期の段階でもっていた卵胞の全部か、それ以上使いきってしまうことになる。いずれにせよ、女性は閉経が訪れるまで、毎月、未成熟な卵胞をいくつか同時に成熟を開始させ、そのうちの一つを成熟卵子として排卵し続ける。現在、採卵は卵巣を「過剰刺激する」ホルモンを使って実施されており、このホルモン投与でたくさんの卵子を同時かつ強制的に成熟させているが、これが女性に不快な思いをさせ、ときに副作用により健康に害を及ぼすこともある。また、採卵はいくつかの成熟卵子が排卵されようとする段階を迎えたとき、手術でこれら卵子を回収する。外科手術が必要なのだ。

過剰刺激に伴う副作用を回避するには、女性の体外で卵子を成熟させたらよい。その代わり、腹腔鏡手術で片方の卵巣から組織片を採取する必要があるが。もし医師が卵巣の一つから五％、縦横一センチメートル、幅〇・五センチメートル程度の組織片を採取すれば、そこには約三五〇〇の卵胞が含まれているはずだから、胚をつくるのに十分すぎる数だと思われる。

この卵巣組織片は凍結もでき、その女性の生涯で（そしてその後でも）卵子が必要なとき、解凍することができる。仮に五〇の卵子を一度のＩＶＦ実施に使うとすると、そのサイズの卵巣組織片一つあれば理論的にはＩＶＦが七〇回実施できることになる。だが、いったん組織片を解凍した後、そこに含まれる卵子の素の細胞群を受精、ＰＧＤ実施、そして妊娠のために使うには、成熟させる必要がある。よって、ここに二つの課題がある。卵巣組織片を首尾よく凍結融解できる技術と、培養系で卵子を成熟させる技術がともに必要だ。

オードリー・スミスは「凍結保存の母」とよばれる人で、一九五一年に最初に卵巣組織の凍結保存をラットで試みた。彼女はどうしたら効果的に組織を凍結保存できるか知りたかった。彼女はラット由来の凍結卵巣組織を解凍し、放射線照射で卵子を破壊しておいた雌個体に移植したところ、妊娠が達成できただけでなく健康な仔を誕生させることも可能であることを実証した(3)。以後、卵巣組織の凍結保存は多くの種で成功し、ヒトでも実施可能であることがわかった。

二〇一〇年までに、ヒトで急速凍結保存法を使って二例の生誕が報告された。ただし、この場合は体外で卵子成熟させたのではなく、卵巣組織片を採取した女性の卵巣に再び移植したケースだ。さらに二〇一四年までに、卵巣組織の緩慢凍結保存法を使って三〇人以上が生誕した(4)。これらのケースは採卵で得た卵子を単に凍結したのではなく、卵巣組織の凍結である点に留意してほしい。凍結卵巣組織片で妊孕性《にんよう》がどれほど回復できるか、まだ不明だ。ＦＤＡはこの方法を規制しない。ヒトで実施する前に安全性や有効性についてのデータを要求しなかった（訳注：米国には臓器移植の法規制があるが、他者から組織を得るのではなく、自己由来の組織移植であるため厳格な規制をとっていないのだろう）。

しかし、卵巣組織を採取した人に再びこの卵巣組織を移植することは本書では重要ではない。なぜなら、卵巣移植すれば成熟卵子は体内に残ることになり、また過剰刺激して採卵するのも容易ではない。ＩＶＦ、ひいてはＰＧＤをより容易に実施するには、卵巣組織にあった卵子の成熟を培養室で実施しなければならない。そして、培養室で精子と受精させ、接合子、胚をつくり、子宮移植して赤ちゃんにするのだ。

実は、これも臨床現場で始められている。二〇〇九年時点で、世界で四〇〇人以上の赤ちゃんが卵子の体外成熟で生まれている(5)。外科手術で卵胞を採取し、数日間、ホルモンを添加した培地で培養して成熟させた後、ＩＶＦに用いる。この方法は多嚢胞性卵巣に悩んでいる女性に適している。卵巣に問題がある彼女らにＦＳＨや他の卵巣過剰刺激ホルモンを投与するのは危険だからだ。二〇〇七年、英国オックスフォードにあるジョン・ラドクリフ病院は、ヒト受精・胚研究規制庁（ＨＦＥＡ）の許可を受けて、初めてこの体外卵子成熟を実施した。現在、英国にある一二のクリニックがこの医療を提供している(6)。国の機関の許認可が不要な米国では、五〇〇余りある生殖医療のクリニックのうち、どのくらいの割合がこの手技を提供しているかは不明だ。ある調査によれば「片手に余る程度」というが、グーグルで検索すると一〇以上ありそうだ(7)。

そもそも、体外成熟は安全なのだろうか。このようにして生まれた子に深刻な健康被害が起こった様子はない。だが、二〇一〇年の報告によれば、いくぶん出生時体重が重いのと、通常の懐妊に比べると難産になりがちのようだ(8)。ＦＤＡの許可は不要ということもあり、安全性や有効性について厳格な検証がされていないのが現状だ(9)。

さて、卵巣組織の凍結と、卵子の体外成熟が必要と述べてきたが、ある程度はすでに臨床で実施されている状況ではある(10)。一つ留意すべきなのは、これら二つの技術を個別ではなく、同時に実施した例はないことだ。もし同時に実施できたらどのくらい利益があるだろうか。一部の人には魅力的かもしれないが、卵巣組織を採取する外科手術と、それに伴うコスト増、そして多分低いだろうが若干のリスクを伴うだろう。そもそもだが、親になりたい女性に活力ある卵子をつくりだせる卵巣があることが前提となる。しかし、すでに相当の技術的到達点に達しており、近く達成されると思われる。

ヒト胚性幹細胞

第6章でふれたとおり、ヒト胚性幹細胞（ES細胞）の注目すべき特徴は、ヒト体内にある数百種類ものタイプの細胞にきっと変化させることができるという点だ。体内でうまくいっているのだから、体外でもヒトES細胞から卵子や精子に分化させることはできるだろう。だが、留意すべき点がある。私たちの体内でつくりだされる配偶子は私たちのゲノムに由来するものの減数分裂で多様性を獲得する事実だ。ヒトES細胞からつくられた配偶子はES細胞がつくられた胚がもっていたゲノムから生まれる遺伝的多様体をもつ。つまり、そのように人工的につくられた配偶子は今、ヒトとして生きている私たちとは異なるゲノムをもっているのだ(11)。

ヒトES細胞を使う方策は、この細胞を希望のタイプの細胞に分化誘導させることにある。そのアプローチの一つとして、無秩序に分化させるやり方がある。ヒトES細胞をなんら制御せずに分化させるとテラトーマとよばれるものになる。これはレアな腫瘍の一種で、さまざまな組織と体の一部がたくさん含まれている。体内で生じるテラトーマには歯やさまざまな臓器が含まれていることがよく知られている。科学者らは、ヒトES細胞株が本当にES細胞といえるのか、つまり多能性があるか調べるために、ES細胞株をマウスの体内に移植してテラトーマが形成されるか確かめる実験を行う（訳注：ヒト細胞をマウスに移植しても通常は拒絶されるが、テラトーマ形成試験で使うマウスは人為的に免疫能を失わせてある）。

さまざまな細胞タイプを含むテラトーマがつくれるのであれば、ひょっとしたら、そこには配偶子や配偶子へ分化する前駆細胞が含まれるかもしれない。それら配偶子を他の幹細胞などと選り分けて単離できれば、テラトーマから配偶子を提供できるかもしれない。このやり方は行き当たりばったりで、希望の細胞タイプが含まれるテラトーマをなんとかつくり、そこにある細胞を辛抱強く選り分ける必要があるが、この方法で二〇〇三年にはマウス、二〇〇四年にはヒトの生殖細胞が得られている(12)。

別のアプローチとしては、培養系で胚性幹細胞を配偶子に分化誘導する因子にさらすやり方がある。二〇〇九年までにレネー・レイジョ-ペラは、やや無制御にいくつかの遺伝子を導入する方法をとって、ヒトES細胞を、減数分裂を経た精子前駆細胞までうまく分化させた。だが、得られた生殖細胞は、完全な精子とよべるものではなかったため、受精させて胚をつくる実験に供することはしなかった(13)。

今日、レイジョ-ペラの方法を改良したやり方がうまくいくことが示されている。その実験はヒトではなくマウスを使ったものだが、幹細胞からヒト配偶子をつくる可能性が本当にあることを実証した。

京都大学の斎藤通紀はマウス胚性幹細胞をテラトーマに変えた後、うまく発生させると雄型のＥＳ細胞の場合、精子前駆細胞を、雌型の場合、卵子前駆細胞となりえる始原生殖細胞に似た細胞を単離した。慎重な彼は、この細胞を「始原生殖細胞様細胞」と名づけ、この細胞を遺伝子改変により精子生産能を失わせた仔マウスの精巣に移植した。移植された細胞は精巣で、生体中の始原生殖細胞が作用を受けるのと同様に、ホルモンや他因子の作用を受ける。その結果、その細胞はまさしく精子に変化したのだった(14)。

二〇一二年一〇月、斎藤は『サイエンス』誌に同様の実験結果を発表した。その内容は、なんと、マウスの卵子を人工的につくることが確かにでき、またその卵子から仔が生まれたことを報じるというものだった(15)。彼の実験は、雌型の胚から株化したマウス胚性幹細胞をまず「始原生殖細胞様細胞」に分化誘導し、これを雄生体の精巣に移植するのではなくて、培養系で卵巣細胞からつくった「再構成卵巣」に移植したのだ。二日間の培養の後、彼はその「再構成卵巣」を丸ごと、雌個体に移植し、さらに成熟させた。四週間半後、彼は再構成卵巣から卵子を取出し、生体外で最終分化させた。この卵子を精子と受精させたところ、いくつかの胚はきちんと発生し、これを子宮移植したところ仔マウスが無事誕生した。

これを目の当たりにすると、レイジョ－ペラのやり方に戻って、次のステップに進みたくなるだろう。つまり始原生殖細胞様細胞を動物生体に移植するのではなく、培養系でヒトＥＳ細胞（あるいはマウスＥＳ細胞）に直接（おそらくタンパク質の）因子を作用させて始原生殖細胞様細胞に変えて、さらに別の因子を加えて卵子や精子に変化させるのだ。生殖医療としては、このやり方が適しているだろう。

実際、これがうまくいけば、ヒトＥＳ細胞を使って配偶子をつくることには有利な点がある。まず、ヒトＥＳ細胞は体内で配偶子に分化する細胞と基本的には同じである。ＥＳ細胞の株化過程では遺伝子導入などしておらず、胚盤胞の内部細胞塊の細胞そのものではないものの、胚盤胞から抽出された内部細胞塊に由来する細胞株なのだ。

一、二回の実験結果を鵜呑みにすることは厳に慎まなければならない。「いくつかの異なる研究室で何度か再現実験がうまくいくまで実験結果を安易に信用してはならない」という格言はわきまえるべきだ。だが、斎藤のマウス精子作製研究の結果は少なくとも深く考察するに値する。なぜなら、マウスＥＳ細胞から精子をつくることを首尾よくやってのけたからだ。六回の実験のうち、五回で始原生殖細胞様細胞コロニーから精子が、そして健康なマウスが生まれた。加えて、斎藤の卵子作製研究で、一二七の胚の移植から生まれたマウスは五匹だけだったが、人工的につくった卵子から健康な動物が誕生したのは間違いない。

　無論、マウスはヒトではない。もしマウス実験の結果がヒトに当てはまるなら、マウスでうまくいけば、だいたいヒトでもうまくいくだろう。だが、人工的に精子や卵子をつくることについては、少なくともマウスES細胞でうまくいった例の一部はヒトES細胞を使ったとしてもできそうだ。二〇一四年の暮れに発表された、ヤコブ・ハンナとM・アジム・スラーニの共同研究は、ヒト幹細胞から、卵子や精子の前駆細胞であるヒト始原生殖細胞と同様の特性をもつ細胞を人為的に誘導できることを実証した(16)。

　だが、ここでヒトES細胞を使う二つの不利な点にふれなければならない。一つは、ES細胞株をつくることは胚の滅失に伴う倫理的、政治的論争が避けられそうもないことだ。重篤な疾患の治療法開発のためのヒトES細胞研究を許容する人でも、イージーPGDを可能にするためにES細胞をつくり、利用するのは躊躇《ちゅうちょ》するかもしれない。もう一つは、人工の配偶子を使っても、夫婦二人のいずれかの遺伝子をもたない胚しかできない点だ。このような状況で、イージーPGDを利用する夫婦は現れるだろうか。仮にそういう夫婦がいたとしよう。第三者のドナーから配偶子を提供してもらうよりもES細胞由来の配偶子はどれだけニーズがあるだろうか。卵子については、コストの違いが意義をもたらすかもしれない（第三者の女性から卵子を提供してもらうのは高くつく）。だが、精子ではコストの面で意義は見いだせない。精子提供を受けるのには比較的お金がかからないからだ。関連して、夫婦がいろいろと調べて、配偶子ドナー、少なくともその人から提供された配偶子の遺伝学的背景について何らかのことを知る可能性もある。だが、このプライバシーの問題はES細胞由来の卵子や精子には直接当てはまらない。調べたとしても、そのES細胞から生まれた人は存在しないからだ。せいぜい、ES細胞の樹立に使った胚をつくるのに卵子や精子を提供した人々についてある程度わかるくらいだろう。

　一方、まったく活力ある配偶子をもっていない一部夫婦（訳注：妻、夫とも先天的に配偶子をもっていない、後天的に病気、けが、手術、あるいは高齢で配偶子を失った場合が考えられる）はES細胞由来配偶子を当てにするかもしれない。なぜなら、その配偶子を提供した存命のドナーは存在しないからだ。もし、そういった夫婦が、将来の子の遺伝子の半分を提供することになる配偶子ドナーから後々になって実際的、心理的な面で干渉してくる可能性を大変憂慮するなら、ES細胞からつくった配偶子は魅力的に映るかもしれない。第三者から配偶子提供を受けて子をもうけた場合、そういった干渉は配偶子ドナーが要求するか（訳注：生まれた子の親権を要求することや、写真をみたい、面会させてほしいなどの要望をさすと思われる）、生まれた子がある程度大きくなって遺伝的な親を知りたい、会いたいと希望することで起こる。私の見解は、ES細胞由来の配偶子は広く一般に利用されることはありえないが、まったくないとも言えないというものだ。なぜなら、ドナー卵子に比べれば安価だろうし、また配偶子ドナーが家庭に干渉してくるリスクの回避は確かにできる。よって、この人工配偶子は活力ある配偶子をまったく失ってしまった人々の間で一定のマーケットを築くかもしれない。だが、遺伝的選別をするためにIVFを行う（訳注：PGDをさすと思われる）ための配偶子を体にもっている人々の間では大きなニーズはないだろう。なぜなら、ES細胞由来の配偶子を使っても、夫婦は彼ら二人と「遺伝的つながりのある子」をもてないからだ。

人工（誘導）多能性幹細胞

人工多能性幹（iPS）細胞から安全に、そう費用がかからずに卵子と精子がつくられるなら、第三者からの配偶子提供やES細胞由来配偶子に比べてずっと魅力的になりそうだ。iPS細胞を使えば、夫婦は自分たちの細胞を基に、彼らの遺伝的多様体の半分を引継いだ、「自分たちの」卵子や精子を生殖に使い、そして「自分たちの」子をもつことができる。iPS細胞を利用する、あるいは夫婦の遺伝物質を利用して配偶子をつくる何らかの方法が利用できるならば、イージーPGDの広い普及はきっと進むだろう。自分たちと五〇％遺伝的なつながりがあることを「自分たちの」子と考えるうえでの不可欠な事実と信じる多くの親たちにとって、iPS細胞は素晴らしい解決策となるだろう（もしうまくいくのであればだが）(17)。

iPS細胞をつくるのに使う細胞は患者自身の細胞、つまり自分の遺伝子をもつ細胞であることを思い出して欲しい。自分の、多能な幹細胞をさまざまな細胞タイプに分化誘導できるのだ。ヒトiPS細胞に関するこれまでの研究はほとんどヒト線維芽細胞、皮膚の細胞の一種を出発材料として使っている。そのためには、研究者は皮膚の組織採取を行う。つまり、楕円形のナイフを使って、皮膚から直径約三ミリメートル、深さ一・五ミリメートルの深さの円形の組織を切取る。採取した組織は細断され、ペトリ皿の中で培養される。そこで、線維芽細胞の一部が多能性を獲得するように「誘導」するのだ。

山中伸弥は二〇一二年、iPS細胞の発見でノーベル生理学・医学賞を受賞した。最初のヒトiPS細胞作成論文を発表してわずか五年後のことだった。これは、実に発見からノーベル賞受賞に至った世界最短記録だった。彼が生み出したiPS細胞が卓越した研究成果とする理由はいくつもある。

第一に、この多能性幹細胞の樹立には胚はまったく使わないため、ヒトES細胞をめぐる倫理的、政治的論争を回避することができる。また、iPS細胞は、あるゲノムをもつ幹細胞をつくり出すこともできる。もしある科学者が、たとえばハンチントン病について研究する場合、ハンチントン病をひき起こす遺伝子多様体をもつ人から皮膚片を採取し、これからiPS細胞をつくることができる。この幹細胞を大脳の細胞を分化誘導し、培養皿の中でどのような挙動を示すか調べることで、この難病についてより多くの知見を得ることができる。

また、治療法開発も可能だ。心筋梗塞で心臓に損傷を追った患者に機能不全となった心筋細胞を補う細胞を移植する場合、もしES細胞由来の心筋細胞を使った場合、患者の免疫細胞が移植された心筋細胞を攻撃してしまうリスクがある。そこで、患者の皮膚細胞からiPS細胞をつくり、これを心筋細胞に分化誘導して患者に移植すれば、患者の免疫系はきっと移植細胞を自己とみなして（その細胞は患者自身のゲノムをもっているのだ）生着するだろう。

幸運なことに、山中の方法は実に効果的で、他の研究者が再現可能なものだった。よって、iPS細胞をつくる方法は急速に改良されていった。山中の初期の方法はウイルスベクターを用いた遺伝子導入により皮膚細胞を若返らせ、胚のような多能な状態に変えた。遺伝子導入された細胞の一部で導入した四種類の遺伝子が働き始め、これらからタンパク質がつくられ、未分化な状態に変えた。患者での遺伝子治療の開発は予想外に難しく、なかなか実用が進んでいない状況だが、培養皿にある細胞に遺伝子を導入することはすでに着実にできる状況にあった。

問題は、遺伝子導入の作業が一部の人々を神経質にさせたことだ。それには納得のいく理由がある。導入に使う遺伝子の一部はヒトで腫瘍を形成するリスクがあることが知られていた。一度、遺伝子を細胞に導入すると、タンパク質が、どの程度の量、どのタイミングで、どの程度の期間つくられるかは運任せになる。これゆえ、腫瘍関連遺伝子を導入されたiPS細胞ががん化、場合によってはがん細胞そのものになってしまう恐れがある。また、これら強力な効果をもたらす遺伝子が、他遺伝子群の発現のオン、オフを変化させ、iPS細胞が異常な挙動を起こし、期待する機能が正しく、効果的に発揮させることに悪影響を及ぼすという懸念も若干あった。

数年すると、それら懸念はいくぶん緩和された。新しく開発された方法は、線維芽細胞に遺伝子そのものではなく、それら遺伝子からつくられるタンパク質を導入するやり方を取った。遺伝子導入では相当困難となるが、タンパク質で導入する方法は、量や、タイミングの制御が容易かつ信頼性高く実行できる。また、より重要な発見もあった。それはヒトES細胞とiPS細胞の比較研究を続けた結果、iPS細胞の振舞いは概して、大部分のところでES細胞と同様であることもわかった。

一方、より精細に評価していくと、ES細胞株間にみられる遺伝子発現（ひいてはタンパク質産生）の差異に比べ、iPS細胞株間のそれは若干大きいことは事実だ。iPS細胞株の間での遺伝子発現のばらつきがどのほどの重要性があるかはより知見集積が進まないと不明だが、ヒトES細胞を差し置いてiPS細胞を治療開発に使うのは、やや問題がありそうである。一方、iPS細胞の免疫拒絶のリスクが少ない点は魅力的であり、今後の研究で株間の違いが大した問題でないとわかるか、そうでなければ、最小化するあるいは株間で均一なものにする方法が見つかるかもしれない。また、多くの組織や医療応用ではこういった課題点は重要なのだが、配偶子をつくるためにiPS細胞を使う点では問題とはならない。

斎藤通紀のおかげで、少なくともマウスではiPS細胞から配偶子をつくれることができることはわかったが、耳を傾けるべき警告の証拠も出てきた。斎藤のグループは精子や卵子をつくる際、マウスES細胞とともにiPS細胞も使った。両者とも同様にうまくいったが、マウスES細胞の方がずっとうまくいったのは事実だ。ES細胞を使った方がより高頻度に精子ができた。つまり、ES細胞の場合は六回の試みのうち、五回うまくいったが、iPS細胞の場合は二八回のうち三回にとどまった。さらに悪いことに、ES細胞由来精子から生まれたマウスのほとんどは健康だったが、iPS細胞由来精子から生まれた動物の五匹のうち二匹は頸部腫瘍を発症して若くして死んでしまった[18]。彼の卵子作製実験でも同様に、iPS細胞を使う場合よりES細胞を使う場合の方が結果はよかった[19]。イージーPGDの将来にとってiPS細胞の利用は最良だが、ヒトで配偶子作製の臨床応用を進める前に、より一層の安全性と有効性を確保する必要がある。今の科学の進歩は急速だから、数十年もすれば、それら課題は大きく改善するはずだ。

クローン胚からの配偶子作製

最も有望なのはiPS細胞かもしれないが、もう一つの可能性がある。それはクローン胚だ。第6章で述べたが、ヒツジのドリーは体細胞核移植（SCNT）、つまり、あるヒツジの体細胞の核を、あらかじめ脱核しておいた別のヒツジの卵子に移植する方法でつくられた。少なくともいくつかの種ではSCNTで生きた動物をつくることはできたが、とてもうまくいっているとは言いがたい。ドリー誕生で世界が騒然となった後、二〇年余りが経過したが、クローニングを使って新しい動物をつくるニーズはあまりない。大きな成功が期待されたペットのクローニングでさえ、うまくいかなかったのだ（訳注：米国では以前、死んだネコのクローニングビジネスがあった）。

だが、第6章で述べた通り、クローニングを使って胚盤胞をつくり、そしてクローン胚性幹細胞をつくることはいまだに大きな注目を集めている。医師たちは患者の細胞と同じゲノムをもっている細胞を利用できるか大きな関心を寄せている。それは、移植治療を実施した際、患者の免疫系のために起こる問題を回避、あるいは少なくとも最小限にすることができるからだ。

一方、SCNTを使えば、iPS細胞を使う場合と同様（通常のES細胞は当てはまらないが）、SCNTのために体細胞を提供した親が体内にもっている卵子や精子と遺伝的に同じ配偶子をつくることができるだろう。クローンES細胞の作成では、iPS細胞の作成法に必要だが危険をもたらす恐れがある遺伝子やタンパク質などを用いることはなく、クローン胚の内部細胞塊から割と自然な方法でつくることができる。一方、SCNTはいったんそれがうまくいけば、卵子提供が必須だが、もう不要となるのだ。

このバラ色のシナリオにも二つの問題がある。一つは、ヒトES細胞には変わりがないのだから、胚を壊すことに伴う論争に巻込まれる恐れが高い。もう一つはSCNTがどれだけうまくいくかは不明だ。第6章でヒトにおけるSCNT研究で起こった欺瞞と落胆の、長くも興味深い話にふれた。だが、二〇一三年五月、オレゴン科学医療大学のショークラット・ミタリポフらのグループはSCNTを使ってヒト胚盤胞をつくり、ES細胞の株化に成功した[20]。さらに、二〇一四年四月、別のグループが再現実験に成功した。現在のところ、クローンES細胞の研究は端緒についたばかりの状況だ。

このような段階となっても、まだSCNTで得たES細胞が概して、あるいは配偶子をつくる点でどれだけ有用かはわからないが、きっと有用であろう。すでに定常的につくることができるiPS細胞の方が、SCNTを使ってES細胞を株化するよりもずっと簡単で（コストもかからない）だろうし、ヒト胚を滅失することに対する人々の懸念を招くこともない。もし両方の方法がおよそ同等の安全性と有効性をもって卵子と精子をつくることができるなら、クローンES細胞が使われることはないだろう。よって、このES細胞はもしiPS細胞がうまくいかない場合のみ、出番があるくらいではないだろうか。

その出番はどのくらいありそうか？ ヒトES細胞とiPS細胞とも、それらの株化成功はイージーPGDのニーズが牽引したわけではないと述べたことを覚えているだろうか。これらの幹細胞研究は科学研究全般のため、また細胞治療法開発に向けて懸命に研究が続けられてきた。心疾患、神経疾患、糖尿病などの難治疾患の治療という目標が、安全なiPS細胞（とともに安全なES細胞）を求める研究開発を牽引してきた。イージーPGDに使う卵子や精子をつくることは二の次の話、副次的成果にすぎない。

本書のこの先の章ではiPS細胞の利用を想定に置くが、覚えておいて欲しいのは、イージーPGDの本来目的の達成にとって、どの細胞を使おうと関係ないのだ（無論、政治的な観点は別の話となるが）。生まれる子の健康にとって安全な卵子（重要性は落ちるが精子も）がつくれるならiPS細胞でもクローンES細胞でもどちらを使ってもいい。もしイージーPGDが適度な費用で提供しうるなら。ここまで、で、ヒト胚性幹細胞、人工多能性幹細胞、そして体細胞核移植と、配偶子をつくる三種類の方法を眺めてきた。目下、それらのうち一つもヒト配偶子をつくることができるわけではない。

将来これらのうちのどれかはうまくいくだろうか。今はなんとも言えないが、数十年の後には、そのうちの一部あるいは全部がうまくいくだろう。これら三種類の方法でつくられる多能性幹細胞のいずれかを使えば卵子や精子をつくることができるはずだ。なぜなら、われわれの体内では実際に起こっていることだからだ。問題は安全な配偶子をつくるような技術に本当に育つか、また体内で起こっていることを体外で本当に再現できるか、そしてヒトに発生させることができるかだ。さまざまな細胞や組織のメカニズムを解明したいというとてつもない科学的、医学的欲求がある限り、卵子や精子をつくることのみが例外的に難しいと考えることは無理があろう。

クロスセックス配偶子（性を越えてつくられる配偶子）

さて、上述した後段の三方法のどれかで、母になりたい女性のために卵子を、また父になりたい男性のために精子をつくれると仮定しよう。こんな変わった使い方はどうか。男性から採取した体細胞から卵子が、女性由来の体細胞から精子がつくれるとしたら？

理論的には、その過程の一部は少なくとも、すでに達成困難とはいえない段階まできている。多能性幹細胞は置かれた環境によって、卵子や精子を含むさまざまな種類の細胞へ分化する。自然条件ではX染色体とY染色体を一つずつもつ生殖細胞は男性の体内で、X染色体を二つもつ生殖細胞は女性体内で発生が進むと決まっている。培養系におかれた多能性幹細胞にとっても、置かれた環境が適切か否かはきわめて大切だ。一方で、男性原因の不妊の遺伝子検査の結果から、体内の環境が整えば必ず精子がつくられるとは限らないこともわかっている、いや慎重に言えば、とされている。つまり、Y染色体にある遺伝子群がきちんと機能することが受精する能力がある精子がつくられる前提なのだ。であれば、男性から卵子を、女性から精子をつくる方法がひょっとしたらあるのではないか？　目下、その答えはわからないとしかいえない。長期的に見れば、きっと、ないしは多分、その方法はみつかりそうだ。

男性由来の体細胞から卵子をつくるのは実際のところ、さほど難しくないかもしれない。なぜなら、男性の細胞には一つのY染色体のほか、X染色体も一つあるからだ。ここで二つの疑問が生じる。もし、男性の細胞を妥当な培養条件に置き、適切な女性ホルモンを添加して卵子をつくる際、細胞にX染色体が二つあることは必須なのか、あるいはすでにX染色体が一つあるから十分なのか？　仮に、X染色体は一つで十分だとして、細胞にあるY染色体が機能していたら、卵子産生は阻まれるのだろうか。

この疑問について、X染色体から考えよう。二倍体である男性の体細胞にはX染色体が一コピーあり、このX染色体には女性の体細胞ではみられる二つ目のX染色体がもっているすべての遺伝子がある。ということは、男性の体細胞から卵子をつくるのに本当にX染色体が二コピー必要なのか？　この疑問はX染色体の働き方を考えるうえでとても興味深い。なぜなら、女性ではすべての体細胞にX染色体を二コピーあるが、そのうち一コピーは染色体まるごと、ほぼ不活性化されているからだ(21)。

女性型の胚が初期発生をたどる際、胚を構成する細胞群は、ランダムに、母親あるいは父親由来のX染色体のいずれかが不活性化され、いわゆる「Xモザイク状態」となる。X染色体のいずれかのコピーが不活性化された、それら細胞の分裂で生じる細胞らも同様にX染色体のどちらかが活性化、もう片方は不活性化された状態を継承する。見方を変えると、女性は二種類のゲノムをもっているといえる。常染色体は同じペアをもっているが、X染色体についてはある細胞では母親由来のコピーのみが活性化され、別の細胞では父親由来のX染色体のみが活性化された状態となっている。

ゆえに、卵子を生み出す細胞もすべて「活性化された」X染色体を（だいたい）一つもっている。ここで、「だいたい」とつけたことに留意してほしい。バール小体（不活性されているX染色体をさす用語）にある遺伝子がすべて機能オフになっているわけではないのだ。一部の遺伝子は実は機能している。だが、バール小体で機能している遺伝子のいくつかが卵子をつくるのに必須なのだろうか？　それは（まだ）わからない。もし、それら遺伝子、ひいてはそこからつくられる分子が重要だとして、男性型の体細胞から卵子をつくる際、第二のX染色体としてもう一コピー加える、あるいはX染色体そのものではなく、それら重要とみられる遺伝子をいくつか加えることは必須だろうか？

仮に、この「第二のX」の問題は重大なことではなく、あるいは何らかの解決法があるとして、男性の体細胞にY染色体が存在することは卵子作製の支障となるだろうか？　つまりだ、Y染色体からつくられる分子の一部が卵子への分化を妨げる恐れはないかということだ。無論、そんなことはそもそも起こらないかもしれない。妨害があるなら、Y染色体の機能をオフにすることができるかもしれない。機能オフが難しいなら、Y染色体あるいは一部遺伝子を除去する必要があろう。Y染色体除去細胞（正確に言うとYが除去された、あるいは「Yが脱落した」細胞）を使うことは、実はそれほど難しくないかもしれない。配偶子作製に使う幹細胞のどれを実際に使うにせよ、培養系でしばらく細胞分裂させ、そこには未分化な細胞もあれば、配偶子に向けて分化している途上の細胞もあるだろう。その培養過程ではいろいろなことが起こっている。つまり突発的にある染色体で余分なコピーが増えてしまうことや、逆にある染色体の脱落が起こりうる。

通常、細胞で染色体の数の変化が起こることはよくない。すでに述べた通り、染色体異数性の細胞（異常な数の染色体がある細胞）は健康上、問題を起こす。そのような細胞のなかには、Y染色体を失って、二二ペアの常染色体と一つのX染色体をもつものもあるだろう。第4章で述べた通り、女性でこのような染色体構成となった人はターナー症候群とよばれる。この症候群の女性はいくつかの身体的な特徴と健康リスクがある。それだけでなく、病気、とりわけ妊孕《にんよう》性が大きく低下してしまうが、そのメカニズムは卵子が産生されないのではなく、適切に成熟して機能しないためだ[22]。だが、これら卵子成熟は、培養系でiPS細胞から卵子をつくる際には問題とならないのではないか。Y染色体が存在すると卵子作製に支障があるとしても、男性の体細胞をiPS細胞に変えて、培養し、細胞の中からY染色体が欠損したものを選んで卵子に分化させることがひょっとしたらできるかもしれない。

逆に、女性の体細胞から精子をつくるのはずっと難しそうだ。Y染色体上には機能している遺伝子はそう多くはないが、その一部は精子への分化に重要であることがすでにわかっている。女性にはY染色体はないので、女性の細胞から精子をつくるのは細胞から染色体を脱落させるのではなく、逆にY染色体を加える必要がありそうだ。染色体を加えるのではなく、いくつかの遺伝子を導入することも考えられるが、それは容易ではない。患者の人体に対する最初の遺伝子治療は三五年ほど前に実施されたが、あまりうまくいったことはないし、遺伝子治療が確立したというにはまだほど遠い。一方、遺伝子導入技術自体は、第12章で言及するゲノム編集技術を見ればわかる通り、ずいぶんと進歩したのも確かだ。よって、数十年もすれば、いくつか遺伝子を導入することは容易になるかもしれない。分化した細胞を多能な状態に初期化してiPS細胞をつくるいくつかの方法があるが、そのなかには遺伝子導入ではなく、タンパク質を培地に添加して行う方法もある。同様に、Y染色体にある精子への分化に関与する遺伝子からつくられるタンパク質を培養系に添加すればうまくいくかもしれない。

そもそも、完全な機能を備えた精子が絶対に必要なのだろうか。ICSIがすでに利用できるため、女性由来の「精子」が長距離を泳ぎ、膣や子宮内で生き残って受精する能力を保持している必要はない。そうしてつくられる精子には鞭毛（尾）さえ必要ないかもしれない。ICSIで卵子に直接注入すればいいのだ。卵子には初期胚の発生にとって重要な物質すべてが充填されている。これに対して、精子はヒト生殖に重要な二つのもの（半数体のゲノム一セットと、最初の分裂紡錘体）、つまり接合子が最初の分裂をするときに必要な器官を提供しているだけにみえる(23)。

「紡錘体」あるいは「紡錘体器官」は細胞核にある複雑な構造体で、細胞が分裂する際に必要だ。この器官は細胞分裂の際に複雑に振舞い、九二本となった染色体（細胞分裂前に倍化した数だ）を二つの娘細胞に分裂前の四六本と同じになるよう適切に分配するように導く。父親由来の精子が提供する「分裂紡錘体」は受精卵が最初の細胞分裂をうまく運ぶのに重要な役割を担っているように見える。女性の体細胞からつくった「精子類似物」はきちんと機能する分裂紡錘体を備えているだろうか？

もう一つ問題となりえることがある。それはインプリンティングだ。ヒトではそれほど多くないようだが、いくつかの遺伝子は母親あるいは父親由来、つまり卵子あるいは精子に由来するかによって「インプリンティング」（訳注：親から子へゲノムが伝えられる際に一部遺伝子が、どちらかの親から受継いだ遺伝子のみが発現するように分子的に刷込む仕組み）を受けている。一部遺伝子がインプリンティングを受けることは胚がきちんと発生するのに必要らしい。第2章で述べたとおり、哺乳類では該当しないが、脊椎動物の一部では、卵子は精子の関与を必要とせずに、単為発生により発生し、個体が生まれることがある。哺乳類では単為発生を進めて動物をつくり出した例、あるいは妊娠を達成したことすらない。一般に、哺乳動物では男性由来のいくつかの遺伝子がインプリンティングを受けることが胚の発生に必要と説明されている(24)。

では、精子が提供する最初の分裂紡錘体と父親由来のインプリンティングされた遺伝子が重要な役割をもっているとすると（現時点では仮定にすぎないが）、これは何を意味するのだろうか？　女性から精子をつくるには、単に女性の体細胞を減数分裂させる、つまりゲノムを二倍体から半数体に変える以上のことが求められそうだ。女性の細胞を精子に分化させるうえで少なくともいくつか達成しなければならないことがあるはずだ。そのなかに男性型のインプリンティングと男性由来の紡錘体が含まれていそうだ。

女性から採取した体細胞を精子へ分化誘導するべく、ある培養環境においたとき、これら必要なことがともに起これはいいのだが。しかし、結局はうまく起こらないかもしれない。女性の細胞から精子をつくるという目標を達成するには、Y染色体にあるいくつかの遺伝子あるいはその産物であるタンパク質らの助けが必要となるだろう。しかし、Y染色体まるごと、あるいはそこからつくられるタンパク質群やRNA一式までが必要というわけではないだろう。男性型のインプリンティングと男性にある紡錘体を備え、ゲノムが半数体となった細胞ができるのに必要なものがあればよいのだ。

男性から卵子をつくることと比べると、女性から精子をつくるにあたり、さらにもう一つ議論しなければならない問題がある。そうしてつくった精子を使っても（容易に）男の子は生まれないとみられる。男性の細胞からつくった卵子からは男の子はおそらくは生まれるだろう。受精に用いる精子にY染色体が一つあれば。だが、女性の細胞には、男の子を生み出す精子にはあるY染色体がまったくない。もし、二人の女性が「自分たちの」男の子を欲しいと願った場合、彼らは自分たちの配偶子にY染色体を一つ、あるいはその役割を果たせる遺伝子などを加える必要がある。誰かのY染色体を導入する、X染色体にY染色体にある特定遺伝子を導入する、あるいは男性の発生に重要なY染色体の一部、あるいはすべてを合成して添加するなどして、本当に達成できるのかは目下、不明だ。無論、誰もが女性のみの楽園を望むのなら、そもそも問題ではない！

まとめると、親になりたい人々に配偶子をつくってあげることについて、男性、正確には男性の細胞から卵子をつくるのは、達成可能なようにみえる。対して、女性から精子をつくるのは、とりわけ男の子を産むための精子をつくることは、より難しそうだ。しかし、絶対に不可能とは断言できないだろう繰返しになるが、二〇年から四〇年という長い期間で考えればそう思えてくるだろう（ヒト胚性幹細胞が株化に成功したのは一五年ほど前だし、最初のＩＶＦで無事子が生まれたのは約三七年ほど前だからだ）。

しかし、この性を超える配偶子作製にはイージーＰＧＤに特有の一つの欠点がある。男性の細胞から卵子、女性の細胞から精子をつくるためだけに、時間、お金、人手が相当かかる。こういった支出はヒト以外での利用ではひょっとしたらかけられるかもしれない。この技術を絶滅の恐れがある種で利用する可能性、特にある生物で片方の性で生殖可能な個体がほとんどいない、あるいはまったくいないケースへの利用が考えられる。しかし、そういった利用も生殖の分野の研究成果にほかならない。

もし男性から卵子が、女性から精子がつくれるのなら、どのような利用が考えられるか？　おそらく、ゲイやレズビアンの人々が使うだろう。現在のところ、同性カップルが「自分たちの」子を望む場合、彼らが取りうる手っ取り早い方法は、片方のパートナーが提供する配偶子（男性からの精子、女性から卵子）と受精させる配偶子を、もう片方のパートナーの一親等の人々、つまり兄弟、親ないしはその子から提供してもらうことだ。これは確かに実行可能性だが、男女のカップルが子をもうける場合と比べると遺伝的には同一ではない。性を越えた配偶子形製技術が登場すれば、多くの同性カップルが現在抱えている、そういった障害物が取払えるかもしれない。もちろん、「自分たちの」子を願っているゲイの男性らは妊娠を引受けてくれる女性も探し出す必要があるが、レズビアンの女性らの場合は、パートナーのどちらかが妊娠を喜んで引受ける、あるいは妊娠できるなら、第三者の女性に代理母を頼む必要はない。

単一親（ユニペアレント）

しかし、性を越える配偶子作製技術は、もう一つの困惑させる（私でさえそう感じる）利用の仕方がありそうだ。それは法学部の同僚から指摘を受けるまで思い至らなかった利用、「単一親」だ。男性から採取した体細胞から精子と卵子がともにつくれる、また女性の細胞から精子と卵子両方ともつくれるなら、彼あるいは彼女は自分自身の細胞からつくられた卵子と精子を受精させて、子の遺伝的父あるいは母になることができる。加えて、女性の場合は、その子の生みの母にもなることができるのだ。

そうして生まれる子は単一親のクローンではない。その単一親が全遺伝子においておのおのの遺伝子二コピーを同じアレルでもつなら、新しく変異が起こる場合を除き、こうして生まれる子は親と遺伝的に同じになる。しかし、その親がヘテロ接合体である場合、たとえば、A型の血液のあるアレルとO型のあるアレルでヘテロ接合体の場合は、子の血液型はAA、OO、AO/OAのいずれかとなる。つまり出生子は五〇％の確率で親と同じヘテロ接合体となり、また五〇％の確率で親とは異なるホモ接合体になる。平均で、ヒトの遺伝子のどのくらいの数がヘテロ接合体であるかまだよくわかっていないが、仮に人にある遺伝子群の五〇％がホモ接合体で、残り五〇％がヘテロ接合体とすると、子と親で約七五％の遺伝子が同一となり（単一親においてホモ接合体となっている遺伝子五〇％は受精して生まれる子でも同じとなり、単一親でヘテロ接合体となっている遺伝子五〇％は、子では半分の二五％がヘテロ接合体となるからだ）、残る二五％の遺伝子は親子で異なることになる。

誰がこのような生殖を望むか考えたこともなかったが、落ち着いて考えると、確かに想像はできる。なにせこの世はいろいろな考えの人々がいるのだ。ゆえに、このような生殖が現実に実施される恐れはある。人は皆、五から一〇個程度の常染色体潜性遺伝の病気を起こしうるアレルをもつといわれるが、もう片方のアレルが正常タイプであれば（訳注：ヘテロ接合体ということ）、潜性遺伝の疾患のアレルをもっていても病気になるわけではない。単一親から生まれる子は二五％の確率で「病気を起こしうる」アレルがホモ接合体となるので、この場合、常染色体潜性遺伝の病気が起こってしまう。もし単一親が八つの異なる常染色体潜性遺伝の病気と関連するアレルをヘテロ接合体でもっているとしよう。平均すると、その子（胚）は、これら八つの疾患関連アレルについて、四つのアレルをヘテロ接合体で、別の二つのアレルは正常タイプをホモ接合体で、残る二つのアレルはともに疾患を起こしうるタイプ（訳注：この二つについては子で常染色体潜性遺伝疾患が発症すると考えられる）となってしまう。しかし、単一親が一人で生殖する（いわば一人のカップルのような）場合でも、イージーPGDを使えば、常染色体潜性遺伝の病気を起こしうるアレルが二つある胚を除外して、病気を発症する子の誕生を避けることができる。一人の「単一親」が重症な常染色体潜性遺伝の病気を生後発症しない胚を確実に得るためには、遺伝的親が二人いる場合に比べ、胚をより多くつくり、選別をより繰返す必要があるかもしれない。しかし、イージーPGDがそれを実行可能にするようにみえる。

第9章
研究投資、産業、医療従事者と医療財政

技術的に可能でも実用とならない、あるいは普及しない事例が多くある。これは空飛ぶ車を考えれば理解できるだろう。より現実的な例としては、超音速商業旅客機がいい例だ。人が搭乗できる最初の超音速飛行機はおよそ七〇年前、一九四七年には実現していた。商業ベースの超音速機であるコンコルドは一九七五年に利用可能となり、ニューヨークからパリまで本来八時間かかるところを三時間半で移動可能にした。これまでつくられたコンコルドはわずか二〇機で、二〇〇〇年七月に起こった重大事故と、二〇〇一年九月一一日に起こった米国同時多発テロ事件の後、最後のフライトを迎え、二七年の歴史に幕を閉じた。この旅客サービスは環境問題や高額コストのため本格軌道にのることはなかった(1)。イージーPGDはそれ以上に政治的、感情的な懸念を招きそうだが、同様の運命をたどってしまうのだろうか？

そんなことはない。あるいは、おそらくそんなことにはならないだろう。コンコルドは社会に受入れられるには至らなかった。この旅客機は衝撃音波のため常にものすごい騒音や、大量の汚染物質を（特に、甚大な影響を及ぼす高高度にて）まきちらし、運航コストも高くついたゆえ、多くの人には考慮すらされない、贅沢な飛行機であった。仮に、改良が進み、かつより多くの人が利用して、こういった問題を解決したとしても、超音速旅客機はその本来の目的を長きにわたり全うできるような万人向けのフライトを提供できなかったであろう。だが、超音速旅客機自体がまったくなくなったという訳ではない。その広域利用が可能な環境が得られる分野、つまり、その切実な必要性が環境破壊の問題をしのぎ、またコストが問題とならない軍用利用にて生きながらえている。

一方、イージーPGDには成功への道がすでに切り開かれている。その道中の各ステップで、生物医学的、経済的、法的、政治的要因が技術を成功に導いてくれるのだ。本章では、いかに配偶子作成に研究投資がなされ、産業界を巻込むか、また医療者の関心を集め、医療保険制度からの支払いが前向きになるか経済的要因を述べる。私の焦点（と知識）はおもに米国中心となるが、ここで扱う要因が単に米国でイージーPGDの容認を導くのみならず、世界の数億人もの人々の人生の一端を助けると考えている。

研究投資を呼込む要因

生物医学研究から生まれた成果が実用化されるには、科学的に可能であるばかりではなく、研究開発への投資に加え、広く利用される見通しも必要だ。無論、後者二つは相互に関連している。多くの人に利用する可能性が高ければ高いほど、研究開発に必要な資源を得る可能性も高まる。その資源とは単に金銭的なものだけではない。しばしば見逃されるが、より重要なのは人材だ。その医学的課題に対して時間、精神面で、人生をささげる聡明で熟練した技術をもつ人々が必要だ。

イージーPGDはゲノミクスと配偶子の作成あるいは採取という二つの分野を進歩させる投資が必要である。ゲノミクスへの投資は研究分野辺りなら確実になされるであろう。これに比べると配偶子関連への投資の確からしさは劣るものの、大いにありうる。

ゲノミクス

ゲノミクス分野で必要な進歩とは、よりよいDNA解析（おそらく全ゲノムシークエンシングが中心となるが、その他の一部ゲノムの解析もおそらく重要）と、DNA多様性の意味合いを解釈する能力の向上だろう（後者については、今日の知見レベルでもおそらくイージーPGDを成功させるのに十分な水準に達しているとみられる）。しかし、これら二つの技術がともにさらに向上するには一つの重要な前提が必要だ。それは医学の全分野（あるいはほぼすべて）でよりよい医療の実現にきわめて重要であると評価されることだ。イージーPGDを可能にするであろう、DNAシークエンシングとDNA解釈の両分野で共通するゲノミクス技術は医学の全分野を革新させると期待される、あるいは革新をもたらすのが確実だと宣伝されるはずだ。イージーPGDのみが役立つようなゲノミクスへの投資は必要ではない。総合的医療の見地に立つゲノミクスへの投資はすでに巨大であり、今後も増加していくはずだ。

より迅速で正確なDNA分析はゲノミクスの恩恵を個々の患者に届けるうえで大切である。一部の人々はすでにゲノム解読を受けたが、それは「症例」とよべるものではなく、初期のテスト的受検だ（資金が豊富にあるか、ゲノミクスに魅力を感じて、ぜひシークエンスを受けてみたいと考える人々が利用したに過ぎない）。シリコンバレーのお金持ちが利用しても、大したマーケットサイズではない。だが、シークエンシングコストが下がれば下がるほど、マーケットは大きくなるであろう。規制環境にもよるが、23andMe、Navigenics、deCODEme、またその他の企業は、医師を介すことなく消費者に遺伝子検査を提供したように、消費者直販型ゲノミクスビジネスを起こすかもしれない。創業期の23andMeやdeCODEmeは遺伝子解析を一〇〇〇ドル（一一万円）以下で提供した。そういった企業のなかで今も健在な23andMeは二〇一六年現在、一九九ドル（約二万円）で検査を販売している。

しかし、全ゲノムシークエンシングはすでに初期のテスト利用を超えた動きをみせており、現実の医療現場ですでに使われている。米国中の医療機関では、時折見つかる興味深い症例は全ゲノムシークエンシングで解析されている。こういったケースは通常小児科分野で、遺伝的関与が疑われるが、それらの子たちの症状や兆候は既知の遺伝子疾患と合致しない症例だ。そういった場面で、全ゲノムシークエンシングは臨床検査と研究を兼ねたような形で実施され、特定の患者の疾患が起こった理由のみならず、その原因も解明すべく使われている。ある病気の遺伝的な原因を同定することと、その治療法を提供することの間には、悲しくも、とてつもない隔たりがある。しかし、そういった子の親たちが将来の生殖についての方針決定に役立つ知識を渇望し、また、実際に役に立つかどうかは別として、彼らがなぜわが子にこのような病気が起こったのかぜひ知りたいと強く願うことは、DNA解析を向上させる巨額投資をよんでいる。

この点はDNAシークエンシングの新手法開発への投資で明白だ。NIHや他の政府研究プログラムはこの種の研究に巨額の助成を行ってきた。しかし、より重要なことは、こういった研究投資で、シークエンシング機器の販売ビジネスが激しい競争を迎えたことだ。世界中の企業が全ゲノムシークエンシングの迅速化と精度向上、そしてコスト低減を目指してしのぎをけずっている。米国だけでも、おもな企業としてマーケットリーダーであるイルミナ、パシフィックバイオシステムズ、ライフテクノロジー、ロッシュといった企業を生み出した。最近、カリフォルニアの企業、Complete Genomicsを買収した中国のBGIは自社開発のシークエンシング機器を販売している(2)。関連企業は上述の数社だけではなく、資金援助をいまだ受けていない、もしくはまだ名が知られていないスタートアップ企業がほかにもきっと、たくさんあるはずだ。

こうしたマーケットニーズは、シークエンシング機器の開発のみならず、こういった機器を最も効果的に利用する方法の開発も牽引している。実際、シークエンシング機器を製造する企業の一部は、シークエンシングサービスも提供している。イルミナは、両分野でマーケットの雄であるが、他の企業も他社の機器を巧みに使い、シークエンシングの結果を提供するビジネスに長けている。かつて北京ゲノミクス研究所であったBGIはComplete Genomicsの獲得後、イルミナとともにマーケットリーダーとなり、シークエンシングサービスを提供している。23andMeも将来の生き残りをかけて、直販あるいは仲介型でシークエンシングビジネスに参入するだろう。私が予想する全ゲノム、あるいはゲノムの一部となるが全エキソームをより安く、より早く、さらに正確にシークエンシングするビジネスは数年後には社会に普及するだろう。そのような動きはじき止むなどと考える根拠はまったく見当たらない。

無論、似たようなビジネスの拡大はゲノム解釈の分野でも起こるだろう。政府系、大学、また企業の研究者らは胚のみならず、成人、子、胎児における遺伝子変異体とさまざまな形質や疾患との関連を知りたがっている。ＤＮＡの塩基配列が決定できるようになって以来、ある多様体でみられる配列と形質の関連を見いだそうとする努力は絶え間なく続いている。希少な小児疾患とは異なり、一般的にみられる疾患に関連する遺伝子多様体を見いだすのは予想以上に困難であることが判明したが、そういった分野でも研究は進行している。これら分野での成果はイージーＰＧＤに直接恩恵をもたらすはずだ。

イージーＰＧＤの利用の一部は、既存の、あるいは直近の研究からは十分に直接恩恵を受けることはない。それは、病気ではなく、美容関連の形質を予想するための利用だ。国からあるいは企業から助成される生物医学研究は、疾患分野に注力し、究極的にはその治療法を確立しようとするものだ。そのため、皮膚の色の遺伝学に関する研究はなかなか助成を受けることはない。皮膚の色自体が疾患であることは滅多にないからだ。この分野の研究に関心をもつ研究者は政府や非営利の助成機関の注意をひくことは難しかった。そこで、研究テーマをなんとか疾患と関連するところに近づける努力を強いられた。かくして、皮膚の色の遺伝学に関心をもつ研究者は、遺伝性の部分的あるいは完全アルビノの遺伝学について研究提案して助成を受けてきた。

このような戦略は他分野でもうまくいくことがある。精神疾患の遺伝学に関する研究から、病気を発症している人々でもみられる、正常な人格の形質についての知見が得られることもある。筋疾患の研究から、ある胚から生まれる人々の体格や運動能力に関する有力な情報が得られることもある。だが、民間企業が疾患とは関係ない形質についてのゲノミクス研究に大きな研究開発投資をするとはとても考えにくい。その研究目的から得られる成果では、収益性が高い製品やサービスが生まれそうもないからだ。

一方で、あらゆるゲノム-形質の関連性に関する研究は、より容易に低コストで実施できるようになるだろう。より多くの人々の全ゲノムが解析され、これらゲノム配列がデータバンクに集積されれば、膵臓がんの研究と同様に、音楽の才能についての研究にも容易に利用できるはずだ。ゲノム情報が利用できさえすれば、残る問題は形質や疾患と関連する情報を得ることだ。カルテなど医療記録は疾患についての情報の宝庫だ。電子医療記録とゲノムデータを組合わせれば、疾患と遺伝子多様体の関連性を見いだすのはぐっと簡単になるはずだ。一方、こういった医療記録には疾患とは関係がない形質に関する情報はあまりない。たぶん身長や体重といった程度くらいしか見当たらないだろう。

疾患以外の表現型についても情報収集しなければならないだろう。それは高くつきそうだ。無論、研究の被験者から直接情報を集めることもできる。消費者直販型遺伝子検査を売る23andMeはそれに類することをしている。しかし、人々が自己申告したデータには問題が多々あり、それは自己申告自体にある。つまり、申告した人が必ずしも研究者や当の本人に真実を語っているとはかぎらないのだ。

一方で、非疾患形質情報の一部についてはまったくの第三者にも容易に収集、記録できる。身長や体重はきわめて容易だ。目、髪、皮膚の色については、カラーコンタクトレンズや髪染め、日焼けである程度元の状態を変えられるものの、およそ正しく情報収集可能だ。その他の美容形質の情報も容易に収集できるだろう。たとえば鼻や目の形、髪の毛のタイプ、はげなどだ。しかし、人格や認知能力といった形質は大いに関心を呼ぶ可能性はあるが、良質のデータを得るのは困難かもしれない。

だが、困難は不可能を意味しない。つまり、そのような表現型の情報収集に誰が投資するかが不明なだけだ。遺伝子と計測困難な非疾患型形質の関連性を解析することは、当面投資を得ることが困難な分野だが、数十万もの被験者のゲノム情報のデータベース(と、まだ解読されてないゲノム部分も今後ローコストでシークエンシングできそうな展望)があるゆえ、一部の大学研究者らが本分野に参入することはありそうだ。

幹細胞由来の配偶子

配偶子を容易に得る技術のほとんどは何らかの種類の幹細胞を出発材料として利用し、卵子や精子に変える方法だ。これらアプローチは、ヒトES細胞、iPS細胞、あるいはSCNT由来ES細胞を使うにせよ、幹細胞研究全体への強い注目と支援から恩恵を受ける。幹細胞を配偶子に変えるステップの一部は、より特定分野への支援が不可欠となるが、それも遠くなく得られるだろう。

最初のヒト胚性幹細胞が株化されたのは一九九八年で、一八年前に過ぎない(訳注:本書の米国発刊は二〇一六年)。最初のヒト人工多能性幹細胞が株化されたのは二〇〇七年で、一〇年もたっていないのだ。それ以後、国や民間企業から数十億ドルもの研究資金が幹細胞研究に投入された。カリフォルニア州だけで幹細胞研究のために三〇億ドルもの州債が発行された。他のいくつかの州も幹細胞研究プログラムを立ちあげ、総計数千万ドル(数十億円)にも上る。連邦政府はジョージ・W・ブッシュ大統領時代に限ってはヒト幹細胞研究への助成は制限したが、二〇〇〇年以降の胚性幹細胞や体性幹細胞含めて数十億ドルもの研究助成を行ってきた。その他の国の政府も幹細胞研究に相当の資金援助を行ってきた。とりわけ顕著なのは、英国、シンガポール、オーストラリア、スウェーデン、そして中国だ。

民間企業からの研究投資はそれほど巨額ではないにせよ、まだ技術が大いに発展する前であることを考えると、理解できなくはない。多能性幹細胞から収益が期待できる細胞製品が開発できると評価されるまでは，実におびただしい基礎研究の実施が必要だ。産業界が自らはより製品に近い後期開発段階に投資している間，政府に基礎研究助成させておくのはよくある構図だ。

ヒト胚性幹細胞研究に公的資金，また一部ケースでは民間資金を用いて支援することは大いに論議を呼び，ある側面でそういった助成は制限された。だが，一方で，このような状況のおかげでイージーPGDの誕生は助けられたとみることもできる。なぜなら，このような動きは，胚を壊す必要がないiPS細胞を誕生させ，この幹細胞を親と同じ遺伝子をもつ子を誕生させるイージーPGDに利用すると見込まれるからだ。ヒトES細胞をめぐる大論争はiPS細胞への研究助成を促し，それはおそらくはイージーPGDの誕生を助けるとみられる。

あらゆる種類の幹細胞研究は，株化，凍結保存，そして細胞操作の方法論を確立することを目指し，これにより安全かつ効果的な幹細胞医療に利用できる分化細胞をつくろうとするものだ。これら研究のすべては，幹細胞から配偶子を誘導する方法の確立にもきっと役立つはずだ。それらの初期段階は皆同じ，つまり，心筋細胞，肝細胞，配偶子といった個々の幹細胞研究に細分化していくのは，多能性幹細胞がつくられ，特定の細胞系譜に分化させる段階の後なのだ。

しかし，多能性幹細胞から安全で有効な配偶子を誘導する研究はどうか？　このような研究に対する支援は，資金面やそれ以外の資源も含めて，どこから得るのか？　米国の連邦政府は政治的理由で妊娠関連の問題を扱う研究への助成を極端に嫌う。NIHが幹細胞から配偶子をつくり出す研究に資金を拠出するとはとても思えない。しかしだ。一部の不妊夫婦が「自分の」子をもちたいと切望するところから多くの支援が生まれると私は信じている。

人々は，いろいろな理由で体内の配偶子をすべて失いうる，また生殖に足りる数の活力ある配偶子を失いうる。人によっては，何らかの理由で生まれながら配偶子をつくる能力を欠いている。その原因は，遺伝子に問題が起こった，あるいは単なる不幸（胎児や幼少期の発達過程で，なにか不具合が起こった）ことにあり，結果として発生能をもつ配偶子が失われる。男児の去勢は今や滅多に行われないが，割と近代まで，奴隷，歌手，伝説的なリーダーに対して去勢が行われた。今日，一般的にみられる，後天的に起こる配偶子喪失は単なる偶然で起こったか，疾患が原因である。事故で配偶子を失うような事態は男性で起こりやすい。なぜなら彼らの精子工場は体外に危なっかしい状態でぶら下がっているからだ。これに比して女性の卵巣は体内に大切に隠されているものの，女性でも破滅的な結果となる傷害を受けることはある。

より起こりやすいケースは疾患による配偶子喪失だ。歴史的にみると，さまざまな感染症が男性不妊をもたらした。わかりやすい例はおたふく風邪だ。だが，他の病気でも男性を不妊にしてしまうことがある。たとえば高熱を出すと、精原細胞の死滅で男性体内にある精子をつくる細胞が失われてしまう。建国の父であるジョージ・ワシントンも一九歳のとき、バルバドスにて天然痘にかかったが、その後さらに患った肺外結核が原因で無精子症となった[3]。現代では、男性や女性の生殖能力を失わせるおもな原因はがんだ。生殖腺のがんや、その他のがんの治療の副作用により卵子や精子が死んでしまうのだ。

だが、二つの性の片方で、文字通りではなく実質でだが、配偶子喪失となる最大の原因は加齢だ。女性の卵子は加齢とともに減少していく。だがその数の減少に先立ち、卵子が赤ちゃんを生み出す能力を失っていくのだ。加齢に伴う卵子の不活性化は三〇代から四〇代の女性の生殖能を急激に減退させる。ごくごく一部の女性は四〇代後半、あるいは五〇代前半でも自己の卵子で出産に至るが、四〇代の女性の卵子から妊娠に至る可能性は実に低い。そして一年ごとにそれはどんどん低下していくのだ。

発生能力のある配偶子をもたないが、「自分の子」がなんとしてもほしい人は、幹細胞由来の配偶子を生み出す研究を、自らの財産を寄付して、所属機関を通じて、あるいはマーケットの可能性をちらつかせて投資家を焚《た》きつけることで前進させようとするだろう。次節でその詳細を述べていくが、米国ではおそらく数百万人もの人々がそのような生殖の問題を抱えており、その解決策につながる研究への資金援助を喜んで行うであろう[4]。

産業界を巻込む要因

イージーＰＧＤのゲノミクスの側面については特定の産業界の関与は必要ではない。それらＤＮＡ解析と解釈のための施設や企業は生殖医療とは関係ない理由で生まれるからだ。同じことが皮膚細胞からｉＰＳ細胞をつくる研究にも当てはまる。しかし、ｉＰＳ細胞から卵子をつくる研究には特定の産業による投資が必要だろう。産業界はイージーＰＧＤに有益となる技術要素を保有することに魅力を感じるだろうか？

これまでの経験から、それなりの数の人々が「自分の子」をもつために数万ドルを喜んで支払うとみられる。米国では目下、ＩＶＦが年に一六万回も実施され、お金が支払われている。それらの人々は、配偶子に何らかの生殖の問題があり、彼らの配偶子では子を授かれない。その理由は精子数が極端に少ない、精子に受精能がない、卵管閉塞といった類だが、原因が不明なケースも多い。機能しない配偶子をもつ人々がどれほどの人数いるかはよくわからない[5]。

しかし、ドナー卵子を使ったＩＶＦの治療回数についてはいくらか情報がある。ＣＤＣの最新データによれば、二〇一二年、約一六万回のＩＶＦのうち、一万回以上で、凍結を挟まずにドナー卵子を治療に使っている（ドナー卵子由来の凍結受精卵も同じくらいの治療回数、使われているだろう）。このCDCレポートはドナー精子の利用は追跡しておらず、また他の情報源にもそのデータはないだろう。ドナー精子で生まれた子は年間三万とするデータがよくあげられるが、その引用元は明らかではない。他の情報源によるとその数字は五〇〇〇人程度ではないかとしている[6]。無論、ドナー精子は、男性不妊のケースのほか、一部は男性パートナーがいない人々、つまりシングル女性やレズビアン夫婦に使われている。ここでは、精子の数や質の問題に起因する男性不妊に使われるドナー精子の年間利用数を五〇〇〇と仮定しよう。

推定では、一年間にドナー卵子を使う女性約二万人と、ドナー精子を利用するカップルの男性五〇〇〇人は、第三者から提供された配偶子ではなく、自分の細胞に由来する配偶子の利用を希望するのではないか。加えて、二〇一二年の時点で、米国の四〇代以上の女性三万人以上が自分の卵子を使ったIVFを受けており、そのうち八人に一人しか子を授かっていない。彼女らの多くは、もし幹細胞由来卵子が彼女らの卵巣で四〇年以上も齢を重ねた卵子より妊娠成功率が高いならば、当然関心を示すだろう。併せて、すでに人工卵子を利用したいと考えそうな人々が五万人以上もいることになる。さらに、他にも妊娠、出産に問題や懸念がある高齢女性で、ドナー卵子を利用できる、できないを問わず、IVF利用を躊躇している人々は幹細胞由来卵子に魅力を感じるだろう。出産年齢が上昇を続けている現在、高い教育を受け、高収入を得ている女性は特に幹細胞由来卵子のマーケットの拡大に加わるだろう。そして、イージーPGDに広い利用をもたらしそうだ。

米国内で年間五万の新しい患者がいる疾患は規模の小さなものとはいえない。米国では年間、多発性硬化症（約一万人）、脳腫瘍（二・三万人）、胃がん（二・四万人）、肝臓がん（三・五万人）となっており、不妊はこれらより患者が多いといえる。膵臓がん（四・九万人）、HIV感染（約五万人）と同じ規模であり、またすべての白血病（五・四万人）、子宮がん（五・五万人）、腎臓がん（六・二万人）、甲状腺がん（六・二万人）を大きく下回るものではない[7]。不妊は嚢胞性線維症や膵臓がんなど命を脅かすような類の症状ではないが、不妊の人々の一部の人生に制約を課すのは事実であり、また実に多くの人が不妊を患っている。

仮に年間五万人の人々の不妊の原因が配偶子にあるとすると、彼らは幹細胞由来の配偶子を使って子をもてるであろう。それらの人々（か彼らの保険会社）がたとえば人工配偶子に一〇〇〇〇ドル（約一一万円）を支払うとすると、米国だけで年間五〇〇〇〇万ドル（約五五億円）のマーケットとなる。超巨大マーケットではないが、医療者や、製薬企業、バイオテクノロジー企業、ベンチャーキャピタルの注目を十分に集めるだろう。他にも利用しそうな人々がいそうだ。

第8章で述べたが、幹細胞を使って男性から卵子を、女性から精子をつくることができるかもしれない。実現すれば、ゲイやレズビアンでパートナーと「自分の子」を欲する人々が新しいマーケットを形づくるかもしれない。こうしたやり方で子をもつことに関心を示すゲイやレズビアンはどのくらいいるのか。ゲイやレズビアンの人数について十分なデータがないこともあり、正確な推定はできないが、ここでは親の希望や今ある統計に難点があることは無視してしまおう。確からしい見積もりによると、米国のゲイ、レズビアン、バイセクシャルの人口は一・四％から三・五％の間だという(8)。とすると、それらの人々で二〇代から四〇代の年齢層はざっと一一〇万から二八〇万人ということになる。それらの人々のうち、子どもと血のつながった親になりたい人はどのくらいいるのか？ これもよくわからないが、二〇万から一〇〇万のカップルの間のどれか、あるいは二〇代の集団では各誕生年で一万から五万のどれかといった見立てが「らしく」見える（無論、そういったカップルの一人のパートナーだけが性を越えた配偶子を必要とするということになる）。

もう一つの大きなマーケットは卵子に変化する卵母細胞をもつ女性で、卵管閉塞などの理由でIVFを必要とする人たちだろう。つまり、幹細胞由来卵子が採卵に代わり、気楽で安全な代替法を提供するわけだ。現在、毎年、四〇代の米国女性の一〇万人ほどが採卵を受けている。彼女らにとって、幹細胞から卵子をつくることができるならば、採卵に伴う不快や危険とは無縁に不妊治療できそうだ。その費用が採卵より安いか、同等、あるいは少しくらい高くついても彼女らのほとんどは幹細胞由来の卵子の方を気に入るはずだ。

結局のところ、配偶子を失った人々、「自分たちにぴったりの」配偶子がないゲイやレズビアンの人々、そしてIVFを利用したいが、採卵は勘弁という女性らを合わせて、米国の年間のマーケットは（最初の注文殺到の後では）二〇万から二五万人の規模といったところか。仮に費用を一〇〇〇ドルとすると、金額ベースで年間二・五億ドル（約二七〇億円）ほどになる。今日の医療業界からみても、ちょっとした規模といえる。また、その推定マーケットサイズは妊娠目的で幹細胞由来配偶子を実際に利用する人々の人数だけで算出したものだ。これに加えて、イージーPGDの利用をおもな目的として、IVF（と幹細胞由来配偶子）を使うと決めた人々もいるはずだ。ざっと、米国で年間生まれる四〇〇万人の赤ちゃんの半分がイージーPGDを経て生まれるとして、赤ちゃん一人当たり一〇〇〇ドルで配偶子製造が提供されるとしよう。それは、二〇億ドル（二二〇〇億円）ほどの規模に達するマーケットなのだ。

医療業界を巻込む要因

「マーケット」という言葉は医療界では必ずしも、あるいはまさしく適切な表現とはいえない(9)。しかし、生殖補助医療の分野ではよく当てはまる言葉だ。生殖医療クリニックは巨大で収益性のよい産業である。米国にはざっと五〇〇の生殖医療クリニックがあるが（訳注：日本には約六〇〇ほどある）、一部例外を除き、営利ビジネスといえる。例外は非営利の大学や病院関連だが、それら医療機関全体は「営利」でないが、一部門で収益性があることは、組織できわめて重要な役割を果たしていると評価でき、その収益を院内予算の配分にあてることができる。

生殖医療産業がきわめて収益性がよい背景には、保険会社は通常、その医療費を支払わないという皮肉がある。生殖医療は保険ではカバーされないとは単純に表現できないが、一部は確かにそのような表現になる(10)。不妊の一部のケース、その原因がさまざまなホルモンの問題の影響による場合などはだいたい保険でカバーされる。また、若干の州は保険会社らに通常、生殖医療費はごく最小限カバーするように要請している。保険会社による費用支払いの義務化は連邦法の従業員退職所得保障法により大きな制約があるのだ。個々の州は、自家保険を利用する多くの雇用者によって直接支払われる健康保険を規制することはできない。

保険適用となればそれで巨大なマーケットができ、より収益性が増すと考える人もいるかもしれない。しかし、医療は経済では当たり前のことが当てはまらない。患者らは良質な売り場を見つけ、サービスをお金と交換する際に評価することと、医師が主張する医療成功率を見極めることはあまり得意ではない。米国の医療のほとんどは、政府が資金拠出するメディケアやメディケイドといった保険会社が医療コスト上昇の制限に大きな役割を担っている。これら企業は「マーケットが要求する医療」ならなんでも支払うという心つもりはない。

保険が効かない医療分野、たとえば美容形成、眼科レーザー治療、生殖治療などでは、費用が抑制されることはあまりない。皮肉なことに、IVFの医療費は保険が適用される州では低い（また、次節で言及するが、もし患者がイージーPGDの費用を直接支払うなら、IVFクリニックはその流れに沿って、利益率は低いものの巨大なマーケットを手に入れることになるだろう）。

もし何者かが、価格面で生殖医療クリニックのマーケットと競争しようとしても、医学部卒業者の人数に制限があるため多くの医師を確保できず、競争には勝てないと悟るだろう。さらに言えば、サービス提供の制約は医師人数だけでなく、専門職スタッフにも当てはまる。生殖医療クリニックは生殖内分泌医が必要だ。生殖内分泌医（正確に言えば、生殖内分泌学および不妊の専門医、REI）は内分泌医として育成された専門家ではない。この分野は産婦人科の一分野なのだ。米国では米国産科婦人科学会（ACOG）が生殖内分泌医の認定にかかる基準を定めている。希望者は四年間の医学部（訳注：米国では四年制大学卒業後に四年の医学部に進む）を卒業した後、三年の産婦人科医研修、さらに三年のREI資格のための修養が必要なのだ。生殖内分泌学および不妊学会がおもなREI専門医団体だ。米国でもそのメンバーはわずか七〇〇人に留まる。

上述のとおりACOGがREI認定基準を定めている。二〇一六年、REI認定を行っている四五の医療機関で約合計五一年分のポジションが提供された。その大部分の機関で認定者人数は一年で一人のみ、二、三の機関で二人、一機関は三人、いくつかは認定ゼロだった(11)。この分野で競争しようとしてもその可能性は高いとはいえない。

だが、これは生殖医療業界が収益性ある、あるいは今後もありそうということを意味するわけではない。また、この業界はきわめて商業的である。「きわめて高い」評判がある医学部とは通常無関係な、独立した生殖医療クリニックは、マーケット拡大を追求する。つまり、広告を打って、支払い能力のある患者を呼び込む。そうやって、きわめて強い人の欲求、つまり子をもちたいという欲求を喚起している。

きわめて強い欲求と表現したが、普遍的な欲求というつもりはない。パートナーがおり仲睦まじい男女であっても、親になろうと思えば簡単になれるにも関わらず、子は不要と考える人たちは確かにいる。にもかかわらず、世界でも、米国でもたいていの成人には子がいる。実際、二〇一三年の時点で子がいる成人米国人は七四％であった（ある調査によれば、四五歳以上の回答者のうち、子がいる人は八六％にも上る）。残りのうち、一六％の成人は子が欲しいと回答し、三％は子がいないまま今日に至ったが、希望はしていたと回答している。子はいらないと答えたのはわずか五％であった(12)。

昔は多々あった望まぬ妊娠や出産を避け、セックスの喜びを享受できるようにした安全で効果のある妊娠調節法が導入された後でも、人々は子を設けてきた。社会が経済拡大を成し遂げ、これによって家族経営の牧場や商売での労働力として、また長期的にみて老後のケアなどのために子を必要とする時代は終わり、子をもつこと自体に経済的価値はもはやないようにみえる。見方を変えると、妊娠調節法の入手と退職後の収入確保ができた今、子が生まれ続けているのはある種の謎のようなものとなっている。

一部の国は少子高齢化が進んでいるが、まだ子は産まれ続けている。避妊ができるようになり、経済構造が変化して、人々が設ける子の人数は減った。だが、子をもつ人々が激減したわけではない。文化的、生物学的理由が複雑にからまり、ほとんどの人々が（たぶん合理的理由なしに、時に是が非でも）子をもとうとする。それは単に子が欲しいということだけはなく「自分の子」、彼らの遺伝子を受継いだ子であって、他人の遺伝子をもつ養子や、他人の遺伝子多様体を引継いだ継子ではない子が欲しいということなのだ。

生殖医療クリニックはマーケット拡大のため、この欲求に強力に訴えかける。今や、このやり方は、なんとしても欲しい「自分の子」をもてない人々を顧客にするために利用されているのだ。一方で、その説得力はイージーPGDの実現にも使われるだろう。そのセールスポイントには、配偶子がない患者らに向けて「自分の子をもてます」のみならず、「可能な限り最良の子がもてます」も含まれるだろう。

最初のマーケット戦略は、たぶん疾患だ。つまり、「ほんの少しお金を足せば、あなたのお子さんは四〇〇〇もある重い遺伝子疾患のうちの一つから免れることを補償します」というものだ。次にセールストークは、「あなたのお子さんに予想されるさまざまな実に恐ろしい病気にかかるリスクを減らします」、に移る。そのリストには、大腸がんや、乳がん、卵巣がん、アルツハイマー病が載るだろう。そしてこのリストは年々長くなっていくのだ。そういった疾患ベースのセールストークはおそらく多岐にわたる政治的理由からもきっと登場するだろう。そのうち、宣伝には、単に自分の子、だけでなく、あなたが望む子（容姿、行動形質、そして多分最も説得力があるのは希望の性の子）がもてる、といったキャッチコピーも盛り込まれるだろう。

それらスローガンそのものが思想を語っている。「あなたのお子さんは最良の子であって欲しいですよね。技術でそのベストな子をもちませんか」、「あなたのお子さんが絶対に健康とは保証しかねますが、ここにお子さんがかからないと保証できる四〇〇〇の病気のリストがあります」、「ほんの数ドル追加すればあなたの夢の子が手に入ります」、「欲しい車には三万ドル（約三三〇万円）くらい普通かけますよね。あなたの欲しいお子さんにはいくら使うつもりですか」。少なくとも米国では、商業目的の広告は、表現の自由の権利をうたう米国憲法修正第一条によって守られる(13)。広告内容が事実である限り、違法でなければ国は禁じることはできない。大手の羽振りがいい生殖医療クリニックは、そのうち、より事業を拡大し、収益を向上させるにはイージーPGDを使うのがよさそうだと気づくだろう。

医療財政とイージーPGDのコスト

イージーPGDは単に親やその子に影響するのみならず、今はめったにIVFを費用負担対象とせず、結果的にほとんどサポートしていない医療財政体系にも大きな影響を及ぼす。以下で述べる理由からイージーPGDは医療財政をきっと変化させるだろうが、それによって親となる人々が払うイージーPGDの費用はゼロあるいはそれに近い水準になりそうである。

費用ゼロになるといっても、イージーPGD提供にかかるコストがゼロになるということではない。その提供には人件費、技術使用コストが必ず伴う、お金がかかるのだ。まだ投資されていない医療技術について、今から二〇年、四〇年先のコストを予想するのはほとんど骨折り損にみえる。だが、いくぶんかの裏づけをもって以下に推定してみよう。

まず必要なコストは、ｉＰＳ細胞に変える細胞サンプルを得るための皮膚組織の採取だ。経験のある看護師ならわずか数分で済む作業だ。その費用はざっと二〇ドル（約二二〇〇円）くらいだろう（ここでは数十年後の物価上昇は考慮しない）。算出が難しいのは、提供された体細胞を脱分化させてｉＰＳ細胞に変え、さらに卵子や精子に分化させるコストだ。幹細胞操作技術の進展でそのプロセスは機械化が進み、繰返し作業となるだろうが、一定のコストはかかる。絶対の自信があるわけではないが、私はそのコストは一〇〇〇ドルくらいと見積もる。

ＰＧＤの部分は個々の胚から検査用の細胞を採取するために熟練した医療者が依然として必要だろう。細胞採取のみで、胚一個当たり最低で一〇ドル（約一一〇〇円）くらいかかりそうだ。しかし、遺伝子検査と結果解釈は先々、それほどハイコストとはならないだろう。ＤＮＡ解読は機械化が進むし、解釈作業もコンピュータ処理が進むだろう。胚一個当たり、それらのコストを五〇ドル（約五五〇〇円）としよう。全体で最もコストがかかりそうな過程は夫婦に結果を説明することだろう。後の第二幕間でふれるが、その説明過程も完全自動化など、いろいろなやりようがあると思われる。最もありえそうなのは、インターネット経由のビデオで結果を説明し、一部やりとりを経験ある医療関係者と対面で話をするような、結果通知（またカウンセリングも）のやり方だ。これをざっと五〇〇ドル（約五・五万円）としよう。

総計で、一回の実施が一五二〇ドル、胚一つ当たり六〇ドル（約六六〇〇円）追加となる。胚一〇〇個だとしめて七五二〇ドル（約八二万円）、一〇個だと二一二〇ドル（約二三万円）だ。ここで、責任保険費用など間接経費として五〇％追加すると、一〇〇個の胚で一・一万ドル（約一二〇万円）、一〇個で三二〇〇ドル（約三五万円）となる。今後予想通りに技術が進歩するなら、これら推定コストの二倍になることはないだろうし、おそらく半額になるのではないか（おそらくコスト総額は胚から細胞を採取し、この細胞でＰＧＤを行う部分に大きく左右されるだろう）。

一〇〇個の胚でコストはざっと一・一万ドル（約一二〇万円）だが、これが本当にゼロになるのか。この手技の支払いだが、健康理由でなら間違いなく支払われるだろう。イージーＰＧＤの利用目的の一つは病気の子、ひいてはそういう大人を少なくすることだ。一回の医療で一・一万ドルかかるとすると、一〇〇回の妊娠にイージーＰＧＤを利用する場合、一一〇万ドル（一・二億円）となる。ここで、イージーＰＧＤでの妊娠は一〇〇％の効率ではないものの、一〇〇回のイージーＰＧＤで一〇〇回の妊娠が達成できるとすると、その内訳は双子（や三つ子など）の妊娠の場合もあるし、イージーＰＧＤで得た複数の胚をいったん凍結保存しておいて別個の機会の妊娠に使うこともあるだろう。

通常、出生一〇〇回のうち、二人の赤ちゃんは重篤な病気を後で発症、あるいは生まれた直後に発症するが、遺伝子検査で予想できることかもしれない。それら赤ちゃんが発症するのは希少疾患だが、年間四〇〇万出生の規模ではものすごい数の悲劇と医療コストとなる。新生児集中治療室（NICU）は一日平均三〇〇〇ドル（約三三万円）かかるが、それは手術や治療などを除いた額だ。赤ちゃんの六五％はNICUで平均二〇日ケアを受ける(14)。NICU滞在は、その後何年も続く高額医療のごく始まりに過ぎない。これらの子たちの医療費用を一人五五万ドル（約六〇〇〇万円、重い疾患の場合の最低見積もりで）とすれば、イージーPGDのコストは実質的にタダに近い。しかも、この見積もりでは、イージーPGDで避けることができるかもしれない、発症が遅い重篤な疾患（乳がん、大腸がん、心筋梗塞やアルツハイマー病など）のハイリスクは考慮していないのだ。疾患発症が後期であれば、現時点での価値は低くなるが、長期的にみれば、七〇歳以上のアルツハイマー病の患者のケアに一〇〇万ドル（約一・一億円）が投じられる現実を直視すると、目下の価値が低いとは決して言えないだろう〔医療費低減が三％であっても一〇万ドル（約一一〇〇万円）以上となる〕。

無論、「医療制度」は医療費を支払うどの保険会社や政府でも、決して同じものではない。医療費を支払うさまざまなやり方がある医療制度で、何らかの方法でイージーPGDの費用が支払われるとしても、必ずしも医療費低減の恩恵があるとは断言できない。数十年後の医療財政制度を予測するのは、まだ開発されていない医療技術のコスト評価よりも荒唐無稽にみえるが、どんな制度となっても、すべての保険会社がある医療サービスを支払うなら、恩恵はあるだろう。イージーPGDに対して医療費を支払うか否か決定するにあたり、全医療制度の総予算額の推移など、何らかの検討が行われるのは間違いない。

無論、医療保険制度は収益を確保や予算減などを目的とはしていない。人が病気になるのを予防する、かかった病気を治療するためにお金を投じているのだ。さもなければ、医療制度に誰もお金を払わないし、医療制度の予算すらもとうとしないだろう。人々は、保険会社などを通じて医療を「買って」いる。なぜなら、医療財政制度で人々の病気が減り、寿命が延びることに意義を見いだしているからだ。医療財政上の観点のほか、イージーPGDによって、病気をもって生まれる人々とその家庭への医療費支出が減る重要な見通しがある。一方、その価値は医療財政の中では小さいものの、今後、医療予算規模の見通しは芳しくない中で、イージーPGDを健康保険対象に加えることで、長期的に投資以上の大きな医療費削減をもたらすなら、この生殖医療を保険対象とする大きな動機づけになるだろう。この点は、健康保険が民間の営利企業、民間の非営利団体、政府の制度で提供されるとしても、当てはまることだ。しかし、これが強力なインセンティブになると断言するつもりはない（まだ医療保険会社が対象としていない費用対効果が優れた疾患予防法が他にあってもおかしくはない)。しかし、イージーPGDに対して予算を投じる流れを強めていくことは確かだろう。

この見通しは、保険会社がIVFに対して費用支払いしたがらない現状とどう折り合うか? 現在、保険会社は将来の医療費削減が見込まれる手技に支払いはしないが、大部分においては、さまざまな健康状態の子の出生を増やすことに対しては支払う心づもりはある。(双子や三つ子の誕生があるので、やや健康でない割合が増えてしまう傾向があるが)PGDが適用できる、家系に頻繁にみられる疾患リスクをもつ夫婦がPGD利用すれば、時として健康な子を授かる。そして、この目的なら、保険会社もIVF含めてPGDを支払い対象とする。しかし、イージーPGDは、全ゲノムシークエンシングを活用することで、予防対象となる疾患の数を大きく拡大させ、経済をその医療費支払いに前向きにするであろう。(この議論は不妊治療目的で幹細胞由来配偶子を「活用する」ことに必ずしも当てはまらない。経済的な議論は、全ゲノムや広域解読を行うPGDの利用で生まれる子の疾患を予防する目的の場合のみで当てはまる)イージーPGDはまだ「医療上の必要性」(あいまいだが、通常保険収載の基準)を得ているわけではないが、もしこの医療が保険会社の財政を助けるのであれば、保険対象となるだろう。(たとえば、インフルエンザのワクチン接種のように)。

今後、出産年齢の高齢化が進む中で子をもつように駆り立てられる人々、マーケット拡大を目論む営利産業、飽和したマーケットを法的に守る風潮、そして健康保険で支払い対象となる手技は一つくらいだとすれば、支払い可能な値札がついたイージーPGDが大きく利用されるという見通し以外は見いだしがたいと私は思う。

第10章　法的要因

米国の現在の法体系には、イージーPGDが克服不可能な妨げはない（少なくとも科学的に問題ないならば）。本章は、いくつかの国についてふれながら、米国の現行法体系がイージーPGDを許容しそうな状況を述べる。米国では、この手技はFDAによるいくつかの要求事項、つまり安全性や効果の実証を求められるはずだが、その他の点では現行法のもとでは制約を受けないだろう。

生殖補助医療に対する直接の規制

米国はさまざまな点で変わった国だ。本書で最も関連する点は、生殖補助医療の規制がほとんどない点だ（訳注：これは日本にもよく当てはまる）。たいていの国は、安全性の確保から道徳的な選択など、さまざまな観点から生殖補助医療を規制している(1)。たとえば、英国では政府の規制当局であるヒト受精・胚研究規制庁が手技、クリニックを規制し、また、許可を受けたクリニックが許容されている手技を利用する場合でも、承認を受けて初めて、そのクリニックは特定の生殖医療手技を提供できる(2)。フランスにおけるIVFの利用は、法により男女の（訳注：同性カップルは除かれる）、既婚あるいは少なくとも二年以上生活を共にしている夫婦に限られている(3)。イタリアでは、一度に三個以上の受精卵をつくることを禁止しており、つくられた胚は子宮に移植しなければならないと法で定められている(4)。オーストリアはドナー卵子の利用を禁止し、婚姻夫婦でのドナー精子あるいは人工授精の利用のみ認めている(5)。時には同じ国の中でもルールが異なることもある。オーストラリアのいくつかの州は独身女性のIVF利用を許しているが、他の州は医学的に不妊と判断されるか、遺伝子疾患のリスクが高い場合でなければ、利用を認めない(6)。

米国では生殖補助医療自体は特定の法規制を受けていない。これは八つ子ママの件からよくわかる。二〇〇九年一月、ナディア・デニス・ドゥ－スールマンは「八つ子ママ」として知られることになった。彼女は八つ子を出産したのだが、これはIVFを使って米国で生誕した八つ子の例として二例目であった。なんと彼女は、すでに六人の子供がいて、皆IVFで生まれたのだが、ドゥ-スールマンは未婚、無職で生活保護を受けていた状況だった。そのうえでの八つ子出産は世間を大いに騒がせ、不妊治療業界に大きな圧力がかかる事態となった。さまざまな考えの多くの人々がこの話はどこかひどくおかしいと考えた。実際、二〇一一年七月、カリフォルニア州医師会の調査で、ドゥ-スールマンのIVFと出産を手掛けた、マイケル・カムラヴァ医師が八つではなく一二もの胚を子宮に移植したことが判明し、彼の医療ライセンスは取消し処分となった(7)。

八つ子ママのスキャンダルは生殖医療の進展を目指す組織、米国生殖医学会(ASRM)とその会員の生殖医療医へ影響を及ぼし、他国と比べ、米国に規制がないことが大いに問題となった。これを受けて、ASRMは二〇〇九年一二月に「生殖医療の監視を点検する専門医、患者団体、政府関係者、法学者の会議」を開催した(8)。その会議報告書の中でASRMは「ART実施についての学会自主規制と州や連邦の規制による複雑な体系を調べたが、生殖医療は全米でも最も規制を受けている医療手技である」と結論する。特定の医療手技が大きく規制を受けている事例は確かにほとんどないため、ASRMの見解は一見正しいかもしれない。だが、米国でIVFはきちんと規制されているとする彼らの見解は大間違いである。

連邦レベルでは、生殖補助医療サービスは無論FDAの薬剤、生物製剤、医療機器に関する規制、また臨床検査業が関与する場合は臨床検査室改善法(CLIA)を守る必要がある。以下これら規制について述べよう。これまで連邦議会が生殖医療に特化した法を承認した実績は一例のみで、それは一九九二年、生殖医療クリニック成功率・認定法だ。この法律はいくつかの用語定義を示しつつ、クリニックに毎年のIVF実施回数と成功率について報告することを義務づけている。

この法律は疾病管理予防センター(CDC)が所管し、一九九七年以来、毎年CDCは米国のクリニックごとの成功率をまとめた年次報告書を公開している。同法はクリニックに臨床データをCDCに報告することを求めている。しかし、CDCにデータ報告しないクリニック名を公表するよう命じてはいるものの、それ以上の罰則はない。二〇一四年一一月に発行された報告書によると、二〇一二年の実績を報告しなかったクリニックは三〇あったが、四五六のクリニックはきちんと報告した。この年次報告には貴重な情報がたくさん掲載されており、興味深く、読み込むに値するが、ほとんど「規制」らしい内容は見当たらない。

米国は各州に多くの重要権限を委ねる連邦国家制をとる。しかし、州が実際、生殖医療を直接規制しているわけではない。州は医療実施者を規制し、また、地方役所とともに、生殖医療を含む医療業の許可を出す。一部の州は代理母出産の利用を規制し、他方、生殖医療を利用する成人の親権を規制する州もある。ルイジアナ州は「余剰」(子宮移植に使われず余った）胚の処分を禁じている。しかし、他国と比べて、米国の州で、一度にいくつの胚をつくり、移植してよいのか、ドナー卵子や精子入手・利用、IVFを利用してよい者の婚姻状態や関係、IVFを利用する人の性的嗜好、IVFでつくった胚の移植を受ける女性の年齢、病気の子を避けるため胚を選別するPGDの利用、性別やその他形質のために胚を選別するPGDの利用、その他もろもろについて規制しているところはない（ほんの一握りの州は最近、胎児の性や人種、ノースダコタ州は障害も含めて、こういった理由による人工妊娠中絶を規制し始めたが、これら州法は違憲であるとともに、胚ではなく胎児の中絶の話であり、またPGDを対象としていない）。

例のASRMの報告書は学会の自主規制を大きな拠り所としている。自主規制の一部はACOGの産婦人科医認定制度を通じて行われている。しかし、ASRMが大きく強調しているのは、不妊治療にあたる医師の学会（ASRM）の倫理と実施ガイドラインによる医療実施の規制である。ASRMの下部組織に、生殖医療クリニックに特化した関連団体である生殖補助医療学会（SART）がある。全米のクリニックの約九〇％がSARTの会員で、会員はASRMの倫理実施ガイドラインを遵守することになっている。だが、ガイドラインは大きな強制力がない[9]。検討の努力はわかるが、報告書は生殖医療やイージーPGDに特化した規制の重要性を示すことがまったくできていない。

食品医薬品局（FDA）

米国の食品医薬品局（FDA）は生殖医療や医療手技について規制していないが、イージーPGDの法的な障害物となる。イージーPGDに関連して、FDAは薬剤、生物製剤、医療機器を規制している。FDAにおいては、薬剤の定義は以下の通りだ。

（B）ヒトあるいはその他の動物の疾患に対する診断、治療、緩和、療法、あるいは予防に利用することを意図する物品、および

ヒトあるいはその他の動物の身体の構造や機能に影響を及ぼすことを意図する物品（食品を除く）[10]

医療機器も同様に定義している[11]。生物製剤の定義は違うアプローチをとっている（実際、違う法律で扱われる）が、同様に、「ヒトの疾患や状態の予防、療法、あるいは治療に適用できる」一連の物品となっている[12]。新しい製品が薬剤、機器、あるいは生物製剤のどれであれ、FDAが安全で、効果があるとあらかじめ認めなければ、国内販売は合法にできない（無論、いくつかの例外はある）。

FDAはこれら医薬関連製品を規制しているが、医療手技ひいては「医療の実施」自体は規制していない。立法者や規

制当局はしばしばそうあるべきだというし、また米国医師会は医療への介入に厳格に反対することで、繰返し、その地位の強化を図っている。だが、これは実際上、無意味だ(13)。医師が使う、あるいは処方する薬剤、生物製剤、機器のいずれかを承認することは明らかに「医療実施の規制」におよそ該当する。

ＦＤＡは、一部製品については連邦取引委員会とともに、規制対象となる医療関連製品がマーケットに出ていく過程を規制している。だが、製造者（や提供者）が製品内容の説明の仕方（若干、論争含みの例外はあるが）は規制されるが、一部の例外を除き、製品がどう使われるかは規制しない。いわゆる、「適用外使用」原則がその一例だ(14)。ＦＤＡは医薬品などの安全性や有効性を丹念に審査する。つまり、特定の使い方、特定の投与量やある「効能」の妥当性について調べる。もしＦＤＡがある薬剤なり生物製剤がある用途で安全かつ有効と判断した場合、ある使い方に限り、その製品を承認する。つまり、ある「適用」条件での承認というわけだ。ところが、医師は概して自由に、自身の良心（と医療過誤とならない範囲内で）に従い、承認薬剤、機器、生物製剤をいろいろなやり方で、さまざまな患者に、さまざまな疾患に使う。製薬企業はある薬剤について、未承認の目的で使うことを広告することはできない。しかし、ＦＤＡは医師がそのような使い方をしても止められない。

実際、イージーＰＧＤはＦＤＡ承認をどの程度必要とするか。

現行法のもとでは、少なくも「イージーＰＧＤ」としてはＦＤＡ承認を必要としないだろう。ある医療手技、より正確には一連の手技そのものはＦＤＡの規制対象外なのだ。だが、イージーＰＧＤで用いられるシークエンシング技術の一部はＦＤＡ承認機器が必要であり、また人工配偶子は薬剤あるいは生物製剤としてＦＤＡ承認が必要となりそうだ。

ゲノムシークエンシングと解釈

遺伝子検査に用いるさまざまな「物品」を、疾患あるいはその他状態の診断、治療、緩和、療法あるいは疾患予防に使う場合、それは医療機器である。胚から採取した細胞を検査するために使うシークエンシング機器は、まさにその目的で使う場合、医療機器であることは明らかだ。もし誰かが将来の子の疾患とは無縁な形質、眼の色や音楽の才能を知るためにＰＧＤを行うならば、その遺伝子検査はひょっとしたら規制対象の医療機器を使っていないということになるが、イージーＰＧＤは間違いなく医療、非医療目的、どちらの検査でも使えるシークエンシング機器を使うため、規制対象機器を使っていることになる。

ＤＮＡ塩基配列の解釈も規制対象となる機器が必要だ。もし人間が全ゲノム配列を直接解釈しようとするなら、その人は機器に代わり、恐ろしく多忙かつ退屈な作業をすることになる。ゲノム解析は人による作業監視は必要だろうが、ほとんどの作業はコンピューターで行うことになる。その場合、ソフトウェアを使って、胚由来の細胞の全ゲノム配列を遺伝子多様体と形質の関連性を収めたデータベースで照らし合わせることになる。そこで使うソフトウェアは規制対象の機器となるかもしれない。ソフトウェアは「機器」のように見えないが、FDAはすでにいくつかの医療用ソフトウェアを機器として規制している[15]。

　検査自体、つまりDNA多様性の検査結果から実際に予想しようとする形質が明らかにすることについては、少なくともその結果が医療者を介さずに消費者に直接提供されない限り、現在、FDAの規制を受けていない。FDAがいうには、そういった検査は技術的には医療機器ではあるものの、「薬事未承認検査」（LDT）は規制対象としないそうだ。二〇一四年一〇月、FDAはガイダンス案を示し、今後、遺伝子検査、また未承認検査も審査対象とすると発表した[16]。現時点では、その影響がどうなるかは不明だ。

　シークエンシング機器や遺伝的解釈ソフトウェア、また多分遺伝子検査の承認は、FDAが安全性や効果のデータをどのくらい要求するかによるが、その承認自体がイージーPGDの大きな障害とならないだろう。実際、二〇一三年、FDAはイルミナ社のシークエンシング機器の一つを臨床検査用としてすでに承認している[17]。また、医療機器規制法の五一〇（k）条項により、あるタイプの製品が一度FDA承認になると、他の「実質的に同等な」製品はFDAの規制を「受けない」。つまり、同等製品は安全性や効果についての膨大なデータを要求されないのだ。

　全ゲノム情報に基づく臨床遺伝子検査で使われるシークエンシング機器、遺伝的解釈ソフトウェア、遺伝子検査のまったく同じものが、イージーPGDで使われるだろう。また、適用外使用も可能なため、成人のみ対象で承認されたものでも、合法的に胚検査などの他の目的で使うことができる。よって、FDAのゲノミクス関連の規制はイージーPGDにとって大きな障害とはならないだろう。

幹細胞由来の配偶子

　イージーPGDに関して、FDAの規制は幹細胞由来配偶子をおもな対象とするだろうが、話は簡単ではない。卵子や精子は明らかに薬剤でも生物製剤でもないように見える。私にとっては、それら配偶子は医療機器ではないが、現行のFDA規制のもとでは薬剤、生物製剤両方に当てはまり、いずれでも販売前承認が必要となろう。

　第一に、配偶子が「規制対象」であり、「ヒトあるいはその他動物の疾患に対する診断、治療、緩和、療法、あるいは予防に利用することを意図する」場合、あるいは「人体の構造や機能に影響を及ぼすことを意図する」場合、間違いなく薬剤に該当する。同様に、配偶子が生物製剤の定義に当てはまると考える場合、「ヒトの疾患や状態の予防、療法、あるいは治療に適用できる」ならば、まさしく生物製剤となるだろう。もし配偶子を不妊夫婦に提供する目的で使う場合、疾患治療と「(女性の)人体の機能に影響を及ぼす」ことのいずれにも当てはまる、不妊治療へ「使用を意図する」こと、また「適用しうる」こと、両方の定義に当てはまる。

これら規制を避ける唯一の方法は、配偶子は、その性状からして、「物品」とすべきものではないし、薬剤や生物製剤の定義のリストの中のどれにも当てはまらないと主張することだろう。以下述べていくが、その主張はFDAのヒト細胞(やヒト胚)の規制への反対となり、また、FDAがヒト細胞を管轄することの一つの法的解釈(あまりなさそうだが)となる。

以上が、明らかなことだ。しかし、幹細胞由来配偶子を使って、妊娠、出産能力がある親に彼らの子の遺伝的な形質を選べるようにすることを意図するとしたらどうか? この場合、親の何らかの病気を診断、療法、あるいは予防することを目的とするものではないが、将来生まれる子に対する役割において、胚は彼らに関連する人となる。もし親が幹細胞由来配偶子を使い、何らかの遺伝子疾患を避けるために胚を選別できるなら、おそらくその利用は将来、子が発症する病気についての胚での「診断」になろう。たとえ、多くの場合、胚はその病気の兆候を示してないし、実際には出生後ではないと、あるいは何年も経たねば発症しないとしてもだ。

他の見立ては、子での「疾患予防」と考えることかもしれない。だが、普通、疾患予防とはある人における疾患の発症予防と理解されており、病気を発症する人を生み出すことを「予防」できるように、ヒトとなりえる胚を「選別」することとは解釈されない。つまり、疾患の「予防」ではなく、「回避」とよぶべきだ。一方、すべての胚、つまり子となるように選ばれる胚がゲノムに何らかの病気をもつリスクを抱えているとすると、イージーPGDは検査後に生まれる子にとって出生前の診断と受取ることもできる。

それら見立ては、厳密さは欠けるが、どれももっともらしく見える。しかし、まだ一つ問題がある。配偶子のことではなく、PGDで診断を実施する点だ。大きくみると、胚をつくる卵子と精子を、診断に「使用」することを意図する物品と解釈しうる。そのような見方は決しておかしくはない。結局、つくられた配偶子が(従来からある配偶子や受精に代わり)診断の一過程で使われるというシナリオの中には納まっている。しかし、まさしく正解とは断言できないのも確かだ。

仮に、疾患あるいは疾患の予防の観点からの主張のいずれかが受けられたとして、もし、親が疾患とは関係がない形質のために胚選別しているだけだと主張したらどうなるか。これはあまり説得力があるように思えないが、もし親がイージーPGDを使って、将来の子の病気ではなく性別を決めたいだけだと主張することもありえる。子で疾患が起こるか診断するのではなく、親の特定目的のために配偶子がつくられ、利用される場合、規制対象とはならないのか?

もし読者の頭がくるくる回ってしまい、特定の、些細なことにおけるニュアンスをなぜここまで気にかけなくてはならないのかと感じ始めていたら、私も同じ意見だ。ざっくばらんにいえば、私はこの法的議論はどう転んでもあまり重要ではないと考えている。幹細胞由来配偶子は不妊治療目的でまずつくられ、使われるとみているからだ。この場合、明らかに（訳注：親の病気の治療となるため）薬剤あるいは生物製剤となり、臨床使用に先立ち、配偶子生産過程のFDA承認が必要となるだろう。承認後は不妊以外への適用外使用が許されるだろう。

実際、FDAはそのようなことは自らの管轄事項だと考えている節がある。それはクローンの騒動以来のことだ。ドリー誕生後、少なくとも四団体あるいは個人がドリーを生み出したSCNTをクローン赤ちゃん誕生に使うと表明した。ラエリアン(18)、皮肉な名前のリチャード・シード(19)（訳注：シードは種の意味）、かの有名なセベリーノ・アンティノリ医師（高名なローマの生殖医療医）、パナイオティス・ザボス医師（ケンタッキー大学の生殖医療専門家）(20)といった面々だ。彼らの努力は報われることなく、結局、クローン赤ちゃんは誕生しなかった（何例か出産に至ったという主張はあったが）。しかし、これらの動きを受け、彼らには、一九九八年一〇月付、FDA副長官スチュアート・ナイチンゲールの名での通達が送られる事態となった。その中では、生殖目的のヒトクローニングはFDA管轄事項であると明記されていた。だが、その通達では所管事項とする根拠は次のように曖昧だった。「ヒトの生殖のためにクローニング技術を使う臨床試験は公衆衛生法、連邦食品医薬品化粧品法によりFDA規制対象となっている」。

FDAが管轄と主張したことは、いくつかの法関連論文の格好の題材となり、支持、反論が表明された(21)。反論者は、ヒト胚が本当にFDAが規制する「物品」あるいは「モノ」といえるのか、クローニングが診断や疾患治療に使えるか否か、規制対象とするFDA主張と従来から生殖医療を規制してこなかったFDAの姿勢の一貫性のなさについて、論陣を張った。クローニングに対してFDAが権限を行使できるかについて明確な答えはこれまでなく、法廷闘争にまで発展することもあった。だが、一九九八年のFDA通達は幹細胞由来配偶子は彼らの管轄事項とされる見通しを支持している。FDAはヒトの胚を「薬剤」や「生物製剤」だとよぶだろうし、やはり医療目的についても同様の疑問を抱かせるだろう（クローンを手がける者の頭には疾患に関連した目的などなさそうだ）

以後、同様事案が起こるたびに、FDAは生殖技術も当局の管轄事項だと主張するようになる。ミトコンドリア移植がよい例だ。ミトコンドリアにもDNAがあり、そこに病気を起こす変異がある女性は必ずそのDNAを子供に伝えてしまう。加えて、老化卵子はミトコンドリアに問題があると発生能が減退すると科学者らは考えていた（実際のところは、大まかに卵子の外膜と核の間にある「細胞質」が発生能に重要と考えられていた）。そして、患者女性の卵子から核を取出し、健康な若い女性の脱核卵子に移植するか、健康で若い女性の卵子から細胞質（ミトコンドリアを含む）を患者女性の卵子に注入することで問題解決できるかもしれないと考えられていた。二〇年ほど前にこれらの方法は臨床で試され、一部は成功した。だが、FDAはそこに介入してきた。

ニューヨーク大学のグループは核移植による再構成卵子からつくられた胚を少なくとも二人の女性に移植したが、妊娠には至らなかった。一九九八年一〇月、彼らはその結果をASRM年次大会で発表したが、ほどなくしてFDAから通達を受けとった。そこには、FDAの事前承認を得ずに生物製剤（たぶんSCNT卵子をさす）を使った、と記されていた(22)。ニュージャージーの生殖医療医は核ではなく細胞質をある卵子から別の卵子に注入するやり方を試した。報告によると二〇〇一年までに、この方法で、世界で三〇人が生まれた。二〇〇一年七月、再び、FDAが介入し、核移植によってつくられる卵子と同様、これらの卵子は「最小限度を超えて操作された」細胞で、そのためFDA管轄事項である生物製剤に該当すると主張した(23)。これらのグループはFDAの承認を得ることはせず、以後ミトコンドリア移植の実施はやめた（少なくとも米国では）。留意すべきは、これらの方法は二〇一五年、英国で報道ヘッドラインにおどった大きな論争（と議会投票での賛成多数）が記憶に新しい、「三人の親をもつ子」を生み出す点だ(24)。この方法が安全か否かはまだ不明だが、この点は一部の人々で強い反応を招き、また、ばかげた応答もなされたことがあった(25)。

さて、ヒトクローニングを管轄事項とするFDAの主張については、裁判など起こされておらず、よってFDAがこれら改変卵子を所管するという主張が有効か否かは判断がつかない。とはいえ、これら経緯はFDAが幹細胞由来配偶子を規制対象と考えているということを支持している。

結局のところ、何が言えるか？　どのような利用（生殖医療含む）を意図しても、FDAはすべての幹細胞由来配偶子を規制対象だと言いそうだ。であれば、新薬承認申請（NDA）あるいは生物製剤認可申請（BLA）の枠で承認されるには、妥当な前臨床試験と臨床試験を実施し、それらデータから安全性と有効性を証明しなければならない。あまりなさそうだが、FDAはまた違う対応をする可能性もある。さらにありえないだろうが、裁判所がそれら配偶子はFDAの規制対象ではないと判決するかもしれない。その場合、このやり方で赤ちゃんが安全に生まれるかが懸念されれば、議会が介入して、FDAに本件に対する規制権限を与えるだろう。

先に進む前に、もう一つFDA関連の問題を述べなくてはならない。FDAはヒト組織の取扱いに難儀した過去がある。血液は連邦食品医薬品化粧品法が成立する前の数十年前から移植医療に使われていた。一九六〇年代末になって血液のほか臓器が移植医療に頻繁に使われるようになっても、臓器移植を自らの管轄と考えようとしなかった。しかし、一九九〇年代になると、医療で使う組織のある程度規制が必要と決断し、二〇〇七年についに「ヒト細胞、組織、細胞および組織製品」（HCT／Pと略される）として規制を制定した。HCT／P関連の多くの製品はFDAによる販売前承認を必要としないが、細胞や組織を提供するドナーからこれらを移植されるレシピエント（移植を受ける患者）への病原体感染を避けることは規制対象となっているため、クリアしなければならない。配偶子の一部（ドナーから提供された卵子や精子）を含むHCT／Pの一部も、クリニックで使う前に安全性や有効性を示す必要はないが、「最低限度以上に操作されていない」細胞あるいは組織であるかという点で規制を受ける。その「最低限度以上に操作されていない」とはどの程度のことかは不明瞭だが、ヒトES細胞、iPS細胞、SCNT由来胚性幹細胞からつくられた配偶子は間違いなくその限度を超えて操作された細胞といえよう。FDAのHCT／Pと最低限度の操作に基づく規制大綱方針は二〇一四年、コロンビア巡回区控訴裁判所（FDAなど行政機関関連法を専門とする連邦控訴裁判所）でおおむね支持されている(26)。

よって、FDAはおそらく幹細胞由来配偶子が臨床で使われる前に、安全性と有効性を証明することを求めるだろう。で、具体的にはどういう規制となるか？

それを考えるため、その製造過程を二段階に分けよう。第一段階は多能性幹細胞を株化するステップだ。ヒトES細胞、iPS細胞、SCNT幹細胞は医療に使う限り、明らかにFDAの製造前承認を必要とするはずだ。この段階は多能性幹細胞由来の細胞を何らかの医療に使う場合、FDAの審査を受け、承認を得なければならない。配偶子は、そういった幹細胞製品の初事例とはならないだろう。第一段階はすでに他で承認例があり、一部は現在、臨床試験段階にある。そういった細胞製品の使用についてのFDA承認例は、イージーPGDよりもずっと早く登場するはずだ。

二番目の段階はそれら幹細胞から配偶子をつくる過程だ。ここでは、FDAは安全性、有効性の証拠を求め、おそらくそういった配偶子から本当に健康な赤ちゃんが生まれるか判断するだろう。臨床試験が実施される前に、動物実験の研究データから確かに安全だといえそうか審査するだろう。この技術の開発には、FDAへの申請と承認獲得のための長い時間と資金をきっと必要とする。通常、薬剤や薬剤に似た生物製剤のFDA承認には八年から一二年の月日と数億ドル（数百億円）規模の投資が必要だ。想像するに、FDAが赤ちゃんをつくるための幹細胞技術を承認するまで、相当慎重な審査を遅々と進めるとみられる。

第13章で、私はFDAの慎重な審査は妥当であり、幹細胞由来配偶子を利用して生まれる子たちの健康ための安全性評価のいくつかのステップを提案したいと思う。私は、FDA

承認はあるべき政策の一例として必須だと考える。幹細胞由来配偶子を不妊治療に使わない場合、やや不明瞭な点があるが、FDAと関連する裁判所は現在の規制方針を堅持するとみてよさそうだ。

FDA以外の規制

FDAは現行法のもとではイージーPGDのみ障害となるような規制はしていないが、この技術の大きなハードルとなる規制をしてくるだろう。イージーPGDの一部であるDNAシークエンシングはFDA以外の規制を受けそうだが、一方、一部の州で少なくとも配偶子をつくる方法は規制対象となるだろう。

DNAシークエンシングはおそらく臨床検査室で実施されるだろう。その一部は生殖医療クリニックにある検査室で実施されるか、多分(PGDと同様)別の検査業者が負う。上述してきたとおり、検査室で使われる多くの機器、とりわけシークエンサーはFDA規制対象となるが、臨床検査室自体が他の連邦あるいは州法の規制をうける。

臨床検査室改善法(CLIA)一九八八は臨床検査室にとって重要となる規制だ。この連邦法は、FDA、CDM、メディケア・メディケイドサービスセンターらが所管しているが、臨床検査室が適合しなければならない品質基準を定めている。(検査室はCLIA基準適合を得るか、あるいは米国疾患研究者学会の認定をうける)。その品質基準は、人員の訓練や補償、検査室の品質管理、優良「工程」を目指す多くの段階からなる。CLIAは検査室が検査する事項や、医療価値などではなく、どのように、またどの程度確かに検査するのかについて規制している。CLIA認定を得る、あるいは維持するのは経費も時間もかかるが、決して難しいことではない。PGDのためDNA検査を行う検査室がCLIA認定を得るのはたやすいことだ。

だが、臨床検査室は州からも規制を受ける。たいていの州の規制は気まぐれみたいなものだ。ニューヨーク州は、CLIAと違い、臨床検査室に対してやや厳しい姿勢をとり、実際に測定している検査が有益なものか実証することを要求する。州政府の保健部門が臨床検査室に規制権限を行使して、PGDの一部である遺伝子シークエンシングを制限することは可能だ。その際は、検査の安全性や有効性は実証されてないと指摘してくるだろう。

iPS細胞から配偶子をつくることの合法性に懸念を示す州はないが、ヒトES細胞あるいはSCNTを用いて得られた配偶子を使うことは、一部の州では実施不可能だ。ヒト生殖を目的とするクローニングを禁じる州は、SCNTを経た妊娠も、その旨簡潔に明示して、あるいは妊娠は一つの卵子と一つの精子を受精させて得た胚を使ったものでなければならないと事細かく示して、禁止している(興味深いのは、イリノイ州法はさらに先をいっており、「一人のヒト女性の一つの卵子と一人のヒト男性の一つの精子が受精して生じる胚以外の何物も子宮に移植する、あるいは子宮に移植することを試みることを禁じる」としている。これは、性を越えてつくられる配偶子の登場を予見していたわけでなく、おそらく規制文言上の除外を明確にするためだろう）。

その他の州も別のやり方で似た規制を行っている。たとえばルイジアナ州は胚を破壊することを違法としており、この州でヒトES細胞あるいはSCNT由来幹細胞をつくり、幹細胞由来配偶子をつくることは違法となるだろう（無論、ヒトES細胞などをルイジアナ州の外でつくり、州内に持ち込んで配偶子をつくる、あるいは州の外で配偶子をつくり、州内に持ち込むのは規制対象外にみえる）。

プロライフ運動の政治的動きがあった一九八〇年代の前半、あるいはヒトES細胞に対する政治闘争があった二〇〇〇年頃、いくつかの州は胚の破壊を伴う研究を禁止した。とはいっても、FDA承認医療を目指す、幹細胞からの配偶子作成そのものには影響しないだろう。

新しいプロライフ運動は、「胚の人格論」を拠り所にした法により、イージーPGDで使われる、ヒトES細胞やSCNTの研究を違法としようとする。二〇一一年、ミシシッピー州は、受精の瞬間から一つの胚は一人の人であり、よって命の権利を守る、あるいは守るべきと規定しようとした。結局、この法の制定は失敗に終わった（従来から実施されているIVFへの影響が大きく懸念されたのだろう）。仮にうまく進んでも、この胚の命を守る使命、努力は、米国最高裁による中絶の権利の保護と噛み合わないので、そうした規制の施行はできないだろう。しかし、最高裁は配偶子をつくる権利は想定していない。一方で、ヒトES細胞（やSCNTも）の研究利用は実際にそういった運動により禁止されてきたのも事実だ。他州でも人格論ベースの法を制定しようとしたが、今のところ失敗に終わっている。

胚の保護主義（やヒトES細胞研究の禁止）に加え、かつてのヒトクローンを目指す者たちの登場は、カリフォルニア州をはじめ、いくつかの州で生殖を目的とするヒトクローニングを禁ずる法の制定を促した。それらの法案はSCNTを十分に含むように意図的に広めにクローニングを定義した。それら法がある州では、SCNTを配偶子を使う過程の一部で使うことは違法となる。

まとめると米国ではイージーPGDには法的なハードルが確かにあるが、ヒトES細胞やSCNT由来幹細胞が使われる一部ケースに関係して、一部州を除けば、最難関はFDA承認を得ることにつきる。他国ではこれは当てはまらない。多くの国では生殖医療は制限的かつ直接的な規制を受けるからだ。

二〇年から四〇年後には、イージーPGDは、FDAや、この技術を違法としない国の規制当局により承認されるだろう。米国や他の多くの国の現行法では、規制当局は安全性と効果を審査することとなっている。あえていえば、安全性と効果のみクリアすればよく、道徳的、倫理的懸念は考慮しない。しかし、長く見れば法律も大きく、あるいは一部は変わる。その要因を求め、次章、「政治」へ進もう。

第11章　政　治

米国の現在の法律はイージーＰＧＤの登場を妨げるようなことはしないものの、法は変わりうる。政治の力でイージーＰＧＤをさえぎるような出来事は起こるだろうか？ 私がある程度理解しているつもりの米国でさえ、その問いに自信をもって回答できない。しかし、確信があるわけではないが、米国で、あるいは多くの州で、イージーＰＧＤが大きな規制を受けるとは考えにくい。その説明のため、米国でのＩＶＦをめぐる政治論争のあらすじを以下話そう。

ＩＶＦをめぐる政治

上述の通り、たいていの先進国にはＩＶＦやその他生殖医療に大きく、直接に関わる規制がある。それらの国の規制は、カップルの法的な婚姻状態、性的嗜好、ドナー卵子や精子の調達や利用、ならびにドナー配偶子を使う人の年齢条件、受精に供することができる卵子の数、子宮移植してよい胚の数、使用が認められる生殖技術の明示などをいくつか組合わせたものだ。だが、米国においては生殖医療の規制はほとんどない。

少し考えただけでも、この状態は謎としか表現しようがない。プロライフの人たちはほとんどすべての生殖医療に反対する。宗教でいえばカトリック教会は間違いなくそういう態度をとる（彼らは生殖に介入する他技術とともにＩＶＦを罪な行為とみなす）。人工的な生殖技術を「婚姻夫婦において生殖のために営まれる性交にある男女の結合」に足を踏み入れる罪な行為と断じることに加え、ＩＶＦはほぼ常に移植されない胚をつくる事実がやり玉にあがる。カトリックの教義では、ヒト胚は、万全の目的をもった、生きている「魂の入った」人として扱われ、その理由は、もし、破壊されなければ、胚、また胚のみが個々の魂を受け取るだろうという、不確定性と確実さにあるとしている[1]。多くの保守的なプロテスタントにとって、胚は「赤ちゃん」そのものだ。すべての胚が移植される（イタリアでは法廷で撤回されるまで、法ですべての胚の移植を要求していた通り）ことがなければ、それらの人々の一部は世に生まれる契機が失われ、実際には医療廃棄物として捨てられる。

米国ではプロライフ運動が声高に展開されているものの、ＩＶＦを禁じる、またＩＶＦ胚をすべて移植することを求める法律はない。近い例はある。ルイジアナ州にはヒト胚の意図的な破壊を禁じる州法があり、そのため、この州のクリニックの冷蔵庫は、使われることも、捨てられることもない胚でいっぱいという状況を生んでいる(2)。

また一部のフェミニストを困惑させる卵子提供についても若干規制がある。有償での卵子「提供」は女性、特に貧しい女性に、不快な思いをさせ、また幾分かのリスクのある採卵を引受ける代償として、(貧しくない女性と男性にも十分利益となるくらいの)それなりの支払いがされている現実がある。だが、これと引換えに、女性から卵子を搾取することにもつながりかねない。一部の州では、ヒト胚性幹細胞を振興する法は、研究目的のため卵子を提供する女性に対する支払いを禁じている。たとえば、カリフォルニア州は、州公債で三〇億ドル(約三三〇〇億円)を幹細胞に投じるイニシアチブのなかで、その予算で実施される研究において、卵子ドナーに実費負担分(訳注:通院にかかる交通費、医療費など)の支払いを超えて、お金を払うことを禁じている。女性が卵子提供のため休暇取得し、収入ロスが生じても、その幹細胞研究費から収入ロス分を支払うことはできない(3)。

だが、米国のどの州も、生殖目的で卵子を「提供」する女性に支払いを行うことは禁じていない。ドナー一人に支払う平均額は、一回の採卵当たり五〇〇〇ドル(約五五万円)から一万ドル(約一一〇万円)だ。また、男性が精子提供することを禁じる州もない。精子提供に対する支払いの平均額は五〇ドル(約五五〇〇円)から二〇〇ドル(約二・二万円)だ。同様に女性の搾取と懸念される行為として、他人の赤ちゃんを身ごもることを引受ける代理出産への支払いがある。リベラルや保守的な人々はこの代理母を大いに憂慮している。だが、米国のごくわずかの州が有償代理母や代理出産契約を禁じているだけで、そのほか二、三の州は代理母に補償費を支払うことに制限をかけている程度だ。その他の州はなんら規制しようとしない(4)。

この謎のような状態を説明できようか? いくつか有力と思われる観点から説明しよう。第一に、米国には人々の「自分の子」をもちたいという願いを増長させる風潮がある。プロライフ運動にかかわる保守寄りの人々でさえ、いやむしろ、子に「恵まれる」ことを強く意識している。カトリックの公式見解がＩＶＦは許されないと断じていても、プロライフ連合の根っからのプロテスタント連中はそのような言い方はしない。プロライフを提唱する人々は子の無垢さ、望ましさを理想化する傾向がある。そういったプロライフの姿勢ゆえ、子をぜひとも授かりたいという夫婦(特に男女の既婚夫婦で中流クラスの人々)に面と向かって非難するのはやりにくい、というわけだ。

第二に、米国には、とりわけ医療による課題解決を拒絶しがたい傾向がある。家族を次から次へと医療にかからせ、効果がなくても、医療でもって運命へ抗おうとする風潮があり、医療は科学的、また法的にも、きっと自分たちの子をもつことを手助けしてくれるという期待を抱かせる。

そこには米国社会の比較的、自由主義的な風潮も一役買っている。米国では多くのことが禁止されているが、他国に比べ、禁止を求める主張は相当説得力があり、時期に恵まれていないと見向きされない。無論例外はあるものの、概して、憲法上の権利への根強い信条（権利はこう変えたらよいのではという意見に激しく反対する人々で広く共有されている考え）から禁止の求めに対するまなざしはとても厳しく、また、そう仕向けられているため、他の国の人々に比べ、米国人は政府による禁止をなかなか受入れない傾向がある。

また、このことは、少なくとも連邦レベルでも当てはまり、米国の統治機構、とりわけ議会では、組織だったグループによる反対を乗り越え、何らかの規制を承認までもっていくのは困難だ。一方、州法は法的な停滞を招くような事態には滅多にならない。

国が個人の選択に任される事柄を制限しようとすると反対が起こりがちだが、とりわけ家族のことになると強い反対が起こる。親が子をどう育てるかについての制約はあるものの、それらは例外的なものに限られる。親は子に自分たちが望む名前をつけることができるが、米国人はその権利が世界共通でないことを知ってたいてい驚く。米国の親たちは子を教育する義務があるが、その教育は私立学校に通わせようが、自宅でやろうが自由だ。親の権利は先々の家族の一員の意思に反しても有効であることがある。一九八〇年、米国最高裁は、ワシントン州法が祖父や祖母に、孫の親たちの要望に反しても孫に会うための訪問の権利を与えることは憲法違反ではないと評決した(5)。

そして、もう一つ、述べなくてはならないことがある。米国では、生殖医療サービスは巨大で収益性に富む産業となっている事実だ。この業界は広告をうち、ロビー活動を展開し、数十万もの米国人の良心に訴えかけ、「自分たちの子」を授けてくれたＩＶＦクリニックに感謝するような風潮をつくり出している（同時に、しだいに増えてきた、ＩＶＦで生まれ、今や大人になった人たちにも働きかけている）。

そういった背景から、米国において生殖医療は比較的規制を受けていない。比較的規制を受けていないといえるかはまだ議論の余地があるが、これまでの議論では結論は変わらなかった。ＡＳＲＭが自主的に検討し、報告書をまとめて抗議したが、それにかかわらず、米国では（少なくとも国レベルでは）、生殖医療はほとんどまったく規制されていない。ＦＤＡによる生殖医療の安全性や効果について規制が、時代遅れで、限定的で、また乗り気でないものであってもだ。

イージーＰＧＤをめぐる米国政治のありそうな姿

さて、現行のきわめて限定的な規制はイージーＰＧＤが登場しても、そのままだろうか。一年先の政治でさえ、危うい予測しかできないし、まして二〇年、四〇年先まで予想するのは正気でないのは確かだ。しかし、生殖医療に関する規制はこのまま、イージーPGDの最初の重要局面まではそのまま続くのではないかと思う。その理由は、イージーPGDを可能にする重要な技術段階は、イージーPGDとは直接関係せずに、達成され、広く普及するとみられるからだ。

ことの始まりたる不妊について

少なくとも、人の健康については、ゲノミクス技術は政治的反対を受けることはほぼないだろう（これと対局的な例は遺伝子組換え食品）。それどころか逆に、強い政治的な支持を得るだろう。健康への予算配分で病気を予防、対処、治療できると期待されるからだ。生物科学に対する反対の際立った例として、ヒトES細胞研究があるが、これとて医療応用の可能性は注目を集め、連邦レベル、また多くの州で禁止されなかった。幹細胞から卵子や精子を分化させることはひょっとしたら政治的な反発を招くかもしれないが、やはり政治的に価値ある医療策とも受取られそうだ。

幹細胞由来配偶子は最初に不妊患者を助けるために承認され、導入されるだろう。恩恵を受けるのは、機能する配偶子がない（卵子がもはや機能しなくて赤ちゃんを授からない）比較的高齢の女性を多く含む人々だ。「単に自分の子をもちたいという一心の」人々に助けの手を差し伸べるようとするのを妨害するのは、政治的に支持されないだろう。こんな広告を考えてほしい。二〇代後半から三〇代前半の、社会的に見栄えよく、きちんと結婚している（男女のペアで、きっと白人）夫婦を想定しよう。夫婦の一人がかつて小児がん患者として治療をうけ、その副作用で配偶子を失ったため、自分たちの子ももつことができないと打ち明ける。子をもつことができないことの悲しみを述べながら、この幹細胞技術の利用で、がん治療がその後の夫婦人生に落とした影が一掃されるかもしれないと訴える。米国における風潮では、少なくとも、それは胸を打つ話である。ASRMやその他関連団体が喜んでテレビに話しそうなストーリーで、政策立案者や関連運動の展開の一部にも影響を及ぼしそうだ。米国の州で、こういった人々のための技術を禁止するとは考えにくい。

政治が働いて、婚姻している男女の夫婦だけが利用してよいと制限するのではと考える人もいるだろう。だが、米国の現状と照らすと、その推察は的を射たとはいえない。今、米国で生まれる赤ちゃんの三分の一以上は、未婚女性が生んでおり、その中には高い教育を受け、経済的にも富んだ女性が含まれる。赤ちゃんを授ける技術を男女の夫婦のみの利用に制限しようとすれば（もし性を越えてつくられる配偶子が実現可能かつ安全である場合）、多くの州で、ゲイカップルの結婚の禁止に反対する訴えと同様の状況をひき起こすとともに、同性婚関連グループによる大きな資金を投じた組織的反論にぶつかるだろう。特に、合衆国憲法のもと、同性婚の権利を認めたオバーグフェル評決を経た今となっては、そのような制限は憲法に反しているという指摘を間違いなく受けるだろう(6)。同性愛嗜好をよしとしない人々さえ、「自分たちの子が欲しい」という人々、特に今や法的に婚姻している人々の嘆願に耳を塞ぐことは難しいと考えるのではないか。無論、性を越えてつくられた配偶子の医療利用に先立ち、規制当局が安全性や効果に対して懐疑的なまなざしを向けるのは間違いないが、それとて強烈な政治的反対に直面するのではないか。

不妊を超えた医療利用の拡大

不妊治療の適用が承認されたのち、体内に卵子をもつ母親たちがIVF用の卵子をつくるためにイージーPGDを利用することに障害は生じるだろうか？　この段階では、幹細胞由来配偶子を使って生まれた子は健康であることが確認されているため安全性は問題ではなく、利用する女性の方に目を配る必要がある。幹細胞由来配偶子はより安全な（安価な）IVFを提供できる。繰返しになるが、自身の体には配偶子がない（か「よし」とする配偶子がない）人々にそれら卵子や精子を利用することを許しておきながら、成人人口の大多数を占める人々（有権者）の利用を差し止めるような法案が政治的に支持されるとは考えにくい。

同様に、重い病気がある子の誕生（あるいはその胎児の中絶）を避けるためにイージーPGDを利用することは政治的に論争を呼ぶとはとても思えない。米国において出生前遺伝子検査は四〇年以上も合法的に実施されている。ごく少数の保守的な州は近年、プロライフ運動を強化させる方針をとり、胎児の性別や人種を理由に中絶することを禁止し、ノースダコタ州は障害を理由に中絶することを禁止した(7)。こうした禁止措置が合憲であるかは不明だが、第10章で述べた通り、これら州は中絶を禁止したものの、中絶の根拠となる情報を提供しうる検査自体は禁止していない。もちろん、多くの人々にとって、ある胚を移植しないことはある胎児を中絶すること以上に道徳的に心が痛むことではないし、また胎児検査よりPGDを懸念するようなことはないだろう。健康問題（少なくとも看過し難い疾患）を避けるためにイージーPGDを使うことは、きっと政治的見地から大反対されないだろう。

健康以外の理由

さて、健康関連以外の利用では、少なくともイージーPGDの四つの利用の仕方は大きな政治的反対を招き、禁止や大きな規制を受けるかもしれない。それは疾患とは関係ない形質、特定の性の選別、ある障害の意図的な選別、そして単一親だ。

美容関連の形質あるいは病気とはいえない行動的特性などの健康以外の目的でのイージーPGDの利用は、格好の標的とされるだろう。きっと、一部の親は病気の子を避ける目的以外でイージーPGDを利用するだろうが、同時に多くの人々はそのような利用の仕方を禁止したがるだろう。しかし、禁止を呼びかける言説は一方でそれに対する反論も呼ぶだろう。それら形質は、イージーPGDの臨床利用を正当化するほど重要とは思えないかもしれないが、一方で、茶色の目や高身長となる子をもつという親の選択は法規制を受けるほどの重大性があるといえるか？

全ゲノムシークエンシングのおかげで、イージーPGDを使えば、夫婦の間でつくられる胚のあらゆる遺伝情報を得ることができる。もしそれらの情報が親たちに提供されるなら、彼らの生殖に関する決定は、医学的リスク、疾患ではない形質、あるいはそれら両者の何らかの組合わせ（これが最も可能性がありそう）のいずれに基づいたものと断定できるか。すべての胚に何らかの遺伝的健康リスクはあり、健康以外の特徴に基づいた胚の選別を、本気で規制でもって禁じようとするなら（胚選別に対するみせかけの批判とは違う）、親たちが健康以外の形質に関連する遺伝情報を入手することを禁じなければならない。

さまざまな遺伝子多様性から生じる形質は複雑で、予測困難な状況では、親たちに胚のゲノム情報のある部分を見せ、その他を見せないように規制する法律が制定されるとは考えがたい。23andMEをめぐる消費者直販型遺伝子検査の論争のなかで、国は個々人が自身のゲノム情報にアクセスすることを規制できるはずだという意見に大反対が起こったことが記憶に新しい(8)。道徳的に間違った選択をする恐れがあるため、親たちには、医師が知っている、彼らの胚の遺伝子多様体に関する情報にアクセスさせてはならないと主張することは、政治的な観点では敗者にみえる（第16章で述べる予定だが、憲法上の見地からも疑われかねない）。

ある国や地方自治体が非疾患形質の一つである性の選別を禁止したり、規制することはありえそうだ。上述のとおり、米国の二、三の州は性選別を理由にした中絶や、胎児の人種を理由にした人工妊娠中絶を禁じている(9)。それらの州法はずっと続いている中絶論争における策略に他ならないようにみえる。性選別のための中絶に対する懸念を単に表明するより、大衆や司法の感情が高ぶりそうな、健康な胎児を中絶することに論点の比重を置いている。とはいえ、バランスを欠いた男女比での出生が社会に及ぼす長期的な影響については懸念に値する理由が確かにあり、それゆえ、こういった制限的法規制は正当化されうる側面もある(10)。バイオテクノロジーに対する保守派やフェミニストの人々は、女性胚を狙った排除を懸念しており、性選別に制限を強化しようとしている。

一方、性選別は少なくとも「家族の男女比のバランスをとる」ための利用については、ある程度支持されている。一九九九年のASRMの委員会は単に性選別を目的としたPGDの利用を控えるべきと表明したが、二〇〇一年には、「家族の男女比をとるため」なら許容可能であると意見した。

二〇一五年春に発表されたASRMの性選別に対する最新の見解は、非医学的な目的での性選別は論争を呼ぶ行為であり、クリニックは個々に思慮をもって見解をまとめるべきであるとは述べているが、それ以上の意見は表明していない(11)。性選別に関しては、アジアでよくみかける、男子を極端に尊重する文化があるが、米国でも一部の人は特定の性の子を選びたがる傾向がある(12)。私の推定では、PGDを利用した性選別の厳格な規制でさえ、米国では、連邦レベルではもちろん、ほとんどの州においても採用されそうもない。もちろん、ごく一部の州が禁止したとしても、州民が州の外で、そのサービスを利用する場合には規制の実効性は限られたものとなりそうだ。

三つ目の、実際にありそうなイージーPGDの規制は、特定の遺伝子疾患や障害をもつ胚を意図して選別し、生殖に使うことの禁止だ。こうした親による生殖の選択は奇異で、ありえないように見えるが、少なくともある背景では起こりうる。

聾唖《ろうあ》の親の一部は聾唖の子を欲しがる。一部の聾唖者はすでに、ありふれた生殖医療を利用して、遺伝子原因の難聴を患っている男性の精子を使う人工授精などにより「自分たちの子」、より正確には「自分たちに似た子」をもつ可能性を高めようとしている(13)。

こういった胚の選別にひょっとしたら関心をもっているのは「小人」の人たちだ。彼らは矮小発育症あるいはその他の低身長症をもって生まれている。パートナーがともに、最も頻度の高い矮小発育症である軟骨無形成症（『オズの魔法使い』の映画にでてくるマンチキンを演じている役者のほとんどがそうだ）の夫婦は、すでに出生前診断を頻繁に使っているようだ。それら夫婦の間から、四分の一の確率で妊娠中あるいは出生後、間違いなく死んでしまう胚ができる。軟骨無形成症の夫婦が出生前診断、あるいはPGDを使うのは、むなしい結末となる妊娠を避けるだけでなく、軟骨無形成症をもって生まれる「夫婦に似た」赤ちゃんの誕生をあえて選ぶためだ(14)。

軟骨無形成症だが、遺伝子疾患にしては症状はきわめて軽い。若干の健康問題を伴うものの、この症状がある人たちは健常人と比べて同等の知能をもち、また寿命も同様だ。軟骨無形成症の人たちが「自分たちに似た子」を意図的にもつことは許されるべきか？　重い難聴の方は実際のところ、きわめて大変な障害だ。深刻な聴力障害をもつ場合、教育や経済状態は世間平均以下となってしまう。しかし、彼らの寿命は普通の人のそれに近く、聴力の障害を除けば健康だ。聾唖の親が健康な子をあえて難聴にするような行為は許すべきではないだろうが、聾唖の人になると見込まれる胚を意図的に選ぶことは禁止すべきか？

障害のある人々が「自分たちに似た」子を望むことは、私たちの多くが「自分たちの子」を望むことに比べて問題があるといえるか？　また、障害のある人々がその障害をもつ子を選ぶことを許すとして、一方で、障害のない人にはその行為は禁じるべきか？　愛しい親類、兄弟姉妹、母や父に、それら障害がある場合はどうすべきか？

たとえば、テイ-サックス病のような症状がとても重い、命を脅かす遺伝子疾患の子をもつために、親が胚を選別するのであれば、禁止したくもなる（私もそうだ）。だが、第16章で詳細は述べるが、個人ではなく国が、ある疾患のある人は生きる価値があり、その他の疾患がある人は生きる価値がないと表明するとしたら、いくつかの難問に直面するだろう。

四番目となる、幹細胞由来配偶子を禁止する主張は、政治的には最も説得力がありそうだ。それは「単一親」だ。多くの人々にとって、ある人が子の母親でも父親でもあろうとする考えは、大きな問題があると感じさせるはずだ。そこには、多くの人が単一親を近親姦と勘違いしたり、また、世間にひどい負の印象を与え、目下、科学小説の域を出ない生殖法、クローニングとの思い込みも含まれるだろう。上で述べた幹細胞由来配偶子の使い方とは異なり、なぜ「単一親」となる必要があるのか、切実な事情が思い浮かばないという人もいるだろう。また、普通の人には興味のわかない自己中心的な、あるいは極度の自己中心主義の行為とみられそうだ。「この手の」新しい生殖医療に反対すべく、何らかの活動をしたがる人にとって、単一親は格好の餌となろうが、政治的に筋が通る禁止根拠を備えた法律が制定できるかは不明だ（この技術の利用目的を一つ選り抜き、その利用のみ、明確に規制の中で位置づけることは、米国では合憲かという問題は別の興味深い疑問だが、詳細は第18章に譲る）。

公的資金の取扱いに関する政治

最後の一つとなるが、この問題も言及しなければならない。何かについて政治的に、あるいは法的に禁止する段で、それに公的資金を供与することを禁じるのは可能だ。全米で、人工妊娠中絶は（少なくとも法理のうえでは）合法であるが、たとえ、当該女性が連邦資金ベースの健康保険を保持していても、中絶の支払いに連邦資金を使うことはできない。実際、妊婦に医療を提供するため、連邦のメディケイド基金を受けている医師でさえ、中絶という選択肢を患者女性と話すことは認められていない[15]。

生殖医療は現在、低所得者向けの連邦-州共同プログラムであるメディケイドでも、メディケアでもカバーされていない（こちらは多分、メディケア受給者の大多数が六五歳以上だからだ）。イージーPGDを使うと、たくさんの胚をつくったり、壊したり、また遺伝子検査により胚の選別をするため、政治的観点から反対されるだろうが、少なくともイージーPGDは保険適用されないだろう。また、いくつかの州（多分、連邦政府も）はイージーPGDの利用を支援するための政府資金の執行を禁じるだろう。

それら政治闘争がどうなるか注視するのはなかなか興味深

いことになりそうだ。保守系の議員はイージーPGDを振興したがらないだろうが、同時に、メディケイドの予算を削減していきたい彼らには、イージーPGD導入による削減効果に期待を寄せるところもあろう。一部の議員は、かつて優生主義を焚きつけた理由と一部重なるが、「貧困層の人々だけが向こう見ずに子を産む」という状況を考え、不愉快になるかもしれない。他方、貧困層には重要な家族形成ツールを利用させないとは、実に不公平で、憲法違反だという意見もあがりそうだ。無論、統一された国民皆保険制度がある国では、これらは問題とならないだろう。とはいえ、二〇年から四〇年後、米国でメディケイドが存続しているか、あるいは健康保険制度が先々どうなるかは予測不可能だ。

イージーPGDをめぐる米国政治のありそうな姿：まとめ

草稿段階の本書を査読してくれた匿名の二名は、イージーPGDの政治的運命は、人々がこれをIVFに似たもの、あるいは、クローニングに似たものとみなすかにかかっていると述べた。私は彼らの意見は正しいと思う。いくつかの州は(他の多くの国と同じく)ドリー誕生後、ヒト生殖を目的にしたクローニングを即座に禁止した[16]。それは、クローニングは前例がないほど、きわめて不自然な生殖にみえることが後押ししたかもしれない。一方、イージーPGDは、長期にわたり利用されてきた(しかも完全に合法)二つの医療、IVFとPGDの応用の一例に過ぎない。

人間のクローニングの利用には、あったとしても、ほとんど同情できるような理由は見当たらない。ひょっとしたら二つの理由が提示されよう。一つは、ある子を失って悲嘆に暮れる親が亡くなった子とできるかぎり似た子をもちたいという希望による利用だ。もう一つの利用は、(体内で新しい配偶子がつくられない症状における)不妊治療だ(クローニングで生まれた子は、配偶子をもたない人にとって、ある種の遺伝的つながりがある子ではある)。イージーPGDは、不妊治療(しかも、クローニングよりも「自然な」やり方でもって)に利用できるだけでなく、先天性の病気をもつ子を避けることもできる。

ヒトのクローニングはまだ遠い話で、不確かな話であった(かれこれ一五年、ずっとそういう状況だ)。イージーPGDはそれほど不確かではなく、その関連技術である、「ごく限られた数の胚を扱う」PGDはすでに世で使われている。イージーPGDに関連する書籍に比べ(『ガタカ』や、第I部で登場する、『すばらしい新世界』)、クローニングについては恐々とさせる小説がたくさん書かれた点も異なる(『ブラジルから来た少年たち』、『わたしを離さないで』、『ジ・アイランド』、『クローンウォーズ』シリーズの間つくられた二つのスターウォーズ映画、そして再掲となるが、第I部で登場する『すばらしい新世界』)[17]。

上述の査読者はまた、米国では政治においてキリスト教原理主義者らが急伸している状況(少なくとも一部では確か)

が特筆に値すると述べている。私自身は、現在、そのような勢力の政治的急伸が確かに起こっているとは思っていない。より重要なのは、長きにわたり政治的無抵抗状態の中、時折、政治的関与があった状況から察すると、今日起こっているそういった勢力の高まりが今後の数十年間も維持されるとは考えにくいということだ。しかし、米国の政治舞台でそのような大きな変化が起こるのだとすれば、イージーPGDにマイナスの影響がひょっとしたら及ぶこともあろう。少なくとも、不妊の解消のため、また子での重い病気を回避するための利用以外では、そんな悪影響があってもおかしくない。

以上述べてきたことを総合的に考えると、米国ではイージーPGDを禁止するあるいは厳しく規制する動きがあるとは考えにくい。その見通しは、以下の、より大所高所の二つの要因からも頷けよう。第一に、社会で取られがちな現状放任主義が最も大きな要因となろう。およそいつの時代でも何かしようとするより、何もしない方が楽だし、それは均衡と抑制が働いている連邦政府には実に当てはまる。第二に、イージーPGDはそれなりの政治的支援、具体的には資金的、政策的な支援が受けられる見通しがある。IVF業界はきっと支援するだろう。同じく、数百万人もの米国人（彼らがどのような性的嗜好であれ）は自分たちの不妊治療のためにイージーPGDを必要とする。また、単により健康な子、あるいは親からみて備えてほしい形質を備えた子をもちたいと思っている多くの将来の親たちも必要とするだろう。政府は親の選択肢からイージーPGDを全面的に外すべきと考える人々でさえ、自分事としてはイージーPGDを利用したいと思っているかもしれない。トランスヒューマニズム運動（訳注：科学技術を利用して人間の能力を高め、人間のあり方そのものを抜本的に向上させようとする思想）は、少なくとも部分的にはイージーPGDを応援するだろう。ただ、私にはその運動は政治的にはさほど重要ではないように思える。

以上で述べた、（「健康以外の理由」の項で示した）四つのイージーPGDの利用はひょっとしたら一部の州で（性選別や特定形質のための選別について）、あるいは連邦レベルで（単一親について）何らかの規制を受けるかもしれない。また、一部州では親がイージーPGDを利用することに国費を投入することを制限するだろう。だが、それら見通しは政治を予想するあらゆる場合に伴う不確かさゆえ、十分注意する必要があるが、米国の人々によるイージーPGDの利用のほとんどは許容されそうにみえる。その生殖技術が安全であると実証されれば、あるいはされたときにはだが。

米国以外の国

私の知見は米国政治に限られており、国外の状況はあまりよく知らない。また、今の人類の寿命が今後、飛躍的に伸びるという展望は目下ない。強いて言えるのは、州によりイージーPGDに対する姿勢は違いがでてきそうなことだけだが、他国ではさらに異なる、いやまったく異なる姿勢をとるだろう。しかし、部分的になるが、なんとか概観してみようと思う。

政治的に強力な宗教がある、あるいはイージーPGDに反対しそうな宗教がある国では、この生殖技術は許されそうもない。その点でまず頭に浮かぶのはカトリック教会だ。ただ、カトリックの主張は一部のプロテスタントの原理主義集団の一部から強い反論を受けるだろう（国レベルで政治的に優勢にならなければの話だが）。だが、こう述べていることも、宗教の影響を過大評価、あるいは誤解しているとも限らない。マルタ、エルサルバドルなど、とてもカトリックの影響が強い国ではあらゆる理由の中絶を禁じている。他方、フランス、スペイン、ウルグアイはその逆だ(18)。イスラム教の世界では、スンニ派の影響が強い一部の国では生殖医療、とくにドナー配偶子を使うことを制限している一方、イランなどシーア派が強い国では生殖医療全般を許している(19)。イスラエルにおける宗教、少なくともユダヤ教正教会は生殖医療を強く支持している(20)。最後に、一国の宗教の信奉者や宗教の政治力は数十年の間にすっかり変わってしまうこともあることを付記したい。

ヒトに対するバイオテクノロジーについて著しく物怖じさせる歴史や文化がある国もある。ナチズムの負の遺産を背負うドイツがよい例だ(21)。ズームアウトすると、西ヨーロッパはとりわけ食における遺伝子操作は大いに懸念する。この地域はヒトのバイオテクノロジーについても、すでに米国以上にIVFやその他生殖医療に大きな制約を課している。

一方で、一部の国は米国以上にイージーPGDを受入れそうな歴史や文化がある。東アジアの国は、キリスト教の背景をもつ多くの国々に比べると、胚や胎児を尊重する風潮が乏しい。それらの国の一部は、とりわけ中国では違法なのだが、出生前診断で性別判定し、中絶することが一般的に行われてきた(22)。東アジアの国々が熱狂的に、いや面くらうほどイージーPGDを採用しそうなのは容易に想像がつく。

ティップ・オニール元米国議会下院議長がいみじくも「政治はすべて地方的なものだ」と述べた(23)。つまり、世界地図はイージーPGDの規制や利用の点でパッチワークのような状況になるだろう。この生殖技術の利用は、いくつかの国ではほとんど許され、さらに振興される一方、ごく一部の国では禁止され、それらの間の規制をとる国では利用に何かしらの制限を課すだろう。生と死に強い関心がある多くの国では、イージーPGDをまったく規制しないこともありえる。しかし、もし四〇年たっても、多くの（いやほとんどの）よい医療を利用できる立場にある、世界中の将来の親たちがイージーPGDを利用できないのなら、私は驚くほかないだろう。

第12章

新しい生殖技術の利用可能性

第Ⅱ部では、イージーPGDは今後数十年後のいつかには実行可能になり、また人々に受入れられ、普及しそうな状況を述べてきた。生物科学がヒト生殖にもたらす別の飛躍的進歩があるものの、これらが必ずしもイージーPGDの登場を妨げるとは限らない。なかでもイージーPGDへと至る道に登場する四つの技術進歩は言及に値する。どれもヒト生殖に大きな影響を及ぼしそうだが、以下あげる最初の三つは二〇年から四〇年の間に実現可能となりそうだ。それらは、ヒトのクローニング、ゲノム編集された胚、合成染色体、そして人工子宮だ。

ヒト生殖のためのクローニング

第8章で述べた単一親、あるいは「親が一人しかいない赤ちゃん」を思い出してほしい。それらの子は親のクローンではない。一方、来る二〇年、四〇年後のいつか、自分自身(確たる証拠があるわけではないが女性より男性の方がクローンの子を欲しがるのではないか)、あるいは誰かのクローンの子を欲する人がその希望を実現できるようになりそうだ。五年前は、こんな予想は到底できなった。当時はヒトクローン胚をつくることはできなかったし、またサル胚でクローニングできても確信できなかった。しかし、二〇一三年、体細胞核移植(SCNT)でヒトクローン胚をつくり、胚盤胞まで発生させることに成功したことより、クローンの赤ちゃんをつくることは十分可能と考えられる。

とはいえ、「十分可能」といっても、ではどうぞと勧めるわけではない。これまでのところ、だれもSCNTでクローンサル、ヒト個体などをつくれた試しはない(訳注:二〇一八年、中国のグループによりクローンサル作製は達成された)。クローン胚盤胞からES細胞株をつくることはできても、細胞は赤ちゃんではない。だが、胚盤胞は赤ちゃん誕生に至る大きな、また重要なステップではある。ヒトクローン胚盤胞はクローン生殖への最初のステップなのだ。

「可能」といっても安全を意味しない。心配するに値する理由はいろいろある。SCNTを使って、いろいろな種で個体を作製する際に得られた安全性のデータはいろいろであった。これまで約二〇種の哺乳類のクローンが作製された(1)。マウスではクローン作製は実に日常作業のような感じとなっている。大型の哺乳類だと、通常の生殖に比して流産、死産、先天異常の割会が高いことが多い(2)。家畜なら高率の死産や先天異常の発生に目をつぶることはできるかもしれないが、さすがに人間の赤ちゃんなら気がかりになるはずだ。ヒトのクローン生殖で赤ちゃんが無事生まれるから許容しようといえるほどの安全性（他の一般的な生殖医療とほぼ同じくらい）が確保できるかはまだわからない。同時に、ヒトのクローニングの安全性をどう実証すればいいかもわからない。サルでうまくいったから次はヒトでクローニングを試みようとする人がいたら、たいそう勇気があると評されるか、あるいはばかげてると非難されるか、ひょっとしたら両方ともいわれそうだ。

長い目で見て、仮にヒトクローニングが「十分に安全」となっても、どれだけニーズがあるか考えることは一考に値する。クローン個体は、その「先祖」とはまったく同じではなく、一卵性双生児をともに同じ人と断定する以上に違う(3)。また、DNA上はほぼ同じでも、クローン個体間は一卵性双生児間ほど似るわけではない。クローン個体は、同じ子宮内で発生したわけではないし、同じ時を過ごし、また同じ条件に置かれたわけでもない。彼らは同じ世界で育っておらず、同じ物理的、文化的環境に置かれたわけでもない。いかほどの人々が誰かとほぼ一卵性双生児のようで、まったく同じではない子を欲しがるだろうか？　私の予想だが、もし安全性が実証され、法的に認められようと〔ヒトクローニングは多くの国（訳注：日本も含む）や州で禁止されている〕、そのニーズは小さい、いやごくごく僅少だろう（少なくとも、私はそう思う）。だが、それは私の推察に過ぎない。

ゲノム編集と「デザイナーベビー」

これまでは、私は親たちが彼らの遺伝的多様体をもつ卵子と精子を使って子をつくりたい（「自分たちの子」をつくりたい、あるいはクローンの子や「誰かのクローンの子」をつくりたい）という想定にたっていた。だが、それ以外の可能性もある。不運にも常染色体顕性遺伝の疾患と関連する、あるいはリスクがあるアレルを二つもつ親のことを考えて欲しい。たとえば、ハンチントン病を起こすアレルや危険な変異が生じた*BRCA1*遺伝子のアレルを二つもつケースだ。そのような人の卵子や精子は必ずその疾患関連アレルを子に遺伝させてしまう。同じく、両親とも同様のアレルを二コピーもつ場合も、生まれる子は必ずそのアレルを二コピー受継ぐ。もしそのアレルが嚢胞性線維症と関連するものであったら、二人の親がともにそのアレルを二つもつため、子は嚢胞性線維症を発症するだろう。

こうした場合、おそらく親は「自分たちの子」が欲しいという切望はそれほど強くはないだろうし、両親ともそうした遺伝背景となることはまれだろうが、子において病気の発症が懸念される点は切実にみえる。似たような遺伝の状況は他の形質でもありえるかもしれない。たとえば、容姿関連の形質や行動形質など、親が自身の配偶子から提供しうるタイプ以上に「よい」タイプを子に遺伝子して欲しいと願う場合だ。何が言いたいのかというと、新しい技術を利用すれば、親が将来の子のゲノムを書換えて、親が希望しないアレルを希望通りに変えることができそうなのだ。ほかならぬ、CRISPR-Cas9を使えば実行可能だろう。

本書の草稿段階では、私は「ゲノム編集」についてあまり気にかけていなかった。将来の子のゲノムを書換える問題は昔から物議を醸してきたが、従来の遺伝子工学ではコスト、効率、費やす時間の面から到底、無理だった。しかし、CRISPRが登場し、ここ数年で状況は一変した。CRISPRとは「クラスタード・レギュラトリー・インタースペースド・ショート・パリンドローミック・リピート（clustered regularly interspaced short palindromic repeats）」の略で、Cas9とはあるタンパク質の名前だ(4)。この技術は、通説では二〇一二年、カリフォルニア大学バークレー校のジェニファー・ドウドナと当時欧州にいたエマニュエル・シャルパンティエの発明によるとされることが多いが、真の発明者はだれか、CRISPR-Cas9をめぐる特許紛争などで大きな論争がある(5)。とにかく、今やこの技術は世界中の研究室で広く、また熱狂的に使われている。

CRISPR-Cas9はゲノム工学におけるモデルT（訳注：日本ではT型フォードの通称で広く知られている車）のようにみえる。モデルT以前の車と同様、以前から類似の遺伝子改変技術があったが、高コストで、取扱いが難しく、結果として一般的に使われるようにはならなかった。CRISPR-Cas9は安く、簡単で迅速な遺伝子操作を可能にした（ちょうどモデルTが大衆の車であったように）。分生生物学の素養があり、二、三〇〇〇ドル（約二二～三三万円）を支払えるありふれた研究者にとって手が出るツールとなった。また、モデルTのように、CRISPR-Cas9はきっと改良されていくだろう。その先にある進歩は世界を一変するかもしれない。

CRISPR-Cas9には大きな可能性があるが、同時にジェニファー・ドウドナをはじめ、多くの人々の懸念も呼んだ。この技術はさまざまな応用可能性、たとえば小児や成人の疾患に対する遺伝子治療や、さまざまな遺伝子改変動物の作出などを可能にするが、人々の関心をより強く呼んでいるのは、CRISPR-Cas9を使い、ヒトゲノムに遺伝可能となる改変を行うことだ。いわゆる「生殖細胞系列の改変」である。生殖細胞や受精卵の段階で遺伝子改変すれば、その改変は生まれる人の体の全部の細胞に及び、それは卵子や精子も含まれるゆえ、将来世代にも伝承されるのだ。

二〇一五年一月、ドウドナはヒト生殖細胞系列ゲノム編集に重点を置いたCRISPR-Cas9をめぐる倫理社会的問題を議論するワークショップを開催した。その結論は、『サイエンス』誌に論文として発表された。内容は問題があると考えられた利用の一時禁止を呼びかけつつ、また広い公開の議論とさらなる研究の必要性を説くものとなった(6)（私はその会議に参加した一人で、また論文共著者の一人でもある）。この論文発表は他団体から表明された懸念も相まって、全米科学アカデミーなどがCRISPR-Cas9の問題を議論する「サミット」を開催する運びとなり、また、アカデミー内に専門委員会が設けられることになった(7)。そのサミットは二〇一五年一二月、全米科学アカデミー、全米医学アカデミー、英国ロイヤルソサイエティー、中国科学院の共催で開催され、委員会の検討報告書は二〇一六年にまとめられる見通しだ(8)（訳注：実際には報告書は二〇一七年に発表された）。

この時点で多くの読者が誤解をしているかもしれないが、イージーPGDはいわゆる「デザイナーベビー」とは異なり、「選別されたベビー」である。CRISPR-Cas9や類似技術は使い方によっては「デザイナーベビー」をもたらす。この場合、夫婦は自分たちが今もっているアレルに制約されずに、子にもってほしいDNA多様体を選び、それを生殖細胞などのゲノムに書き込むのだ。上述したが、子での遺伝子疾患やある形質が「必ず」遺伝することを避けるためにゲノム編集を使わなければならない両親はめったにいないだろう。一方、親たちはひょっとしたらこのゲノム編集を、子のある形質を、自分たちにはないが、もって生まれてほしいタイプに「向上」させるために使うかもしれない。目下、そのような向上させるべき形質を与える多様体は知られていないようにみえるが、二〇年から四〇年後には状況は変化しうる(9)。

さて、CRISPRで編集された赤ちゃんはどうなるか？ その結末はまだよくわからない。まず、いつ、いかにゲノムを編集すべきかまだ明らかになっていない。生殖細胞系列で古いDNAが除かれ、新しいDNAをきちんと加えたと主張するには、子の全身の細胞が改変されていなければならない。もし、一部細胞だけが編集され、その他は編集できなかったとしたら、その結果、赤ちゃんはモザイクとなり、二つの遺伝子タイプがおのおのもたらす表現型が混ざった状態となる。

一部の研究者はまだ単一の細胞の状態にある受精卵で、精子と卵子に由来する前核をともに編集しようとするだろう。二細胞期、四細胞期、八細胞期、あるいはそれ以上の数の細胞からなる胚でも挑戦できるが、不完全編集やモザイクの可能性が高くなってしまう。編集された胚はDNA検査され、モザイクの胚は捨てられるだろう。このような研究は基礎研究であっても多くの胚を使うことになるが、それは実行上の問題もはらむ（幹細胞由来配偶子が利用可能でなければの話だが）。しかしだ、正常な胚を使ったが編集失敗する、編集がうまくいかなかった胚を破棄することは多くの人にとって道徳的問題に映るはずだし、その懸念はプロライフ原理主義者に限った話ではないだろう。

多分、うまいやり方としては胚をつくるのに使う生殖細胞を編集することだろう。卵子や精子、あるいはそれらに分化する生殖細胞はペトリ皿で培養しつつ、編集できるかもしれない。細胞株がきちんと編集されたか検査した後、配偶子に変えて胚作成に使うのだ。ヒト生殖細胞から細胞株をつくるのはまだ可能でないものの、これは他ならぬイージーＰＧＤにおける配偶子作製過程であり、近い将来実行可能となるとみている。

無論、ゲノム編集を使って、安全かつ効果的に赤ちゃんを誕生させることができるかはまだ不明で、やるとしたら賭けになるだろう。重い病気の治療の開発のためCRISPR-Cas9を同意した成人に使うことと、長く苦しい人生を送るかもしれない赤ちゃんが生まれる前に（とうぜん同意は得られない）使うことはまったく違う話だ。

これまで、ヒト胚でCRISPR-Cas9を使った研究例はまだ一例のみだ〔訳注：二〇一八年四月までに六論文が発表された〕。二〇一五年三月、中国の研究チームが異常受精卵（精子が二つ受精して染色体が三セットあるため、発生不全となる）を使い、ゲノム編集を実施した結果を報告した(10)。報告によれば、CRISPR-Cas9で遺伝子改変できたが、効率はよくなかった〔正確に編集できても高頻度にモザイクとなり、また、標的ではないＤＮＡ配列に危険な変異が入ってしまった（オフターゲット変異とよぶ）〕。また、胚でのゲノム編集の実行性に対する疑念のほか、その後の胚や胎児への発生過程への影響も危惧された。

罪つくりなことをせずにゲノム編集をヒトの赤ちゃんづくりに使うには、安全性を確かめる基礎研究がまだ必要だろうし、多分サルで試行する必要があるのではないか。また、人々にみられる既存アレルを使うのではなく、他の生物でしか見つかっていない、あるいは自然界ではまだ見つかっていない遺伝子多様体をヒトゲノムに書き込むならば、その安全性はより厳格にみる必要があろう。

果たして、親たちはゲノム編集の利用を望むだろうか？イージーＰＧＤが代替法として導入された国で、あるいは、その選択肢がない国でゲノム編集を許すべきだろうか？生殖の選択肢としてイージーＰＧＤや、少なくとも卵子作製が実現されてない状況では、ゲノム編集（配偶子ではなく胚で実施する場合）は、胚をつくるための卵子を女性たちから大量に得なければならず、開発はうまく進まないだろう。問題は安全性のみに大きく関係するわけではない。何らかの形質を向上させる遺伝子を見つける必要もあり、より重要なのは、それらはどれほど重要なのか。計算能力の一％程度の向上は意味がないが、五〇％の向上なら重要とみなされるかもしれない。また、そのゲノム編集の費用はどのくらいかかるのか？加えて、どのくらいの人数の親が利用したいと思うか？ほとんどの利用はきわめて重篤な病気の遺伝予防のためか、「自分たちの」子を得るため、それとも非医学的目的で遺伝子を導入するような利用もされるだろうか？

イージーＰＧＤの安全性の問題はｉＰＳ細胞から配偶子を

誘導する過程の安全性と大きく関わる。一方で、ＰＧＤは十分安全と理解されている（訳注：誕生時ではという意味だろう）。生殖細胞系列のゲノム編集も、もし、（間違いなくだろうが）人工配偶子を使う場合、そういった安全性の問題をはらむはずだ。また、遺伝子改変という介入行為そのものも安全性の問題もあり、これは「形質を向上させる」遺伝子の改変の場合はなおさらだ。私の結論は、生殖細胞系列のゲノム編集よりもイージーＰＧＤの方が早く利用できるようになり、また、遅くとも数十年後、親たちに受入れられ、多く利用されるとみている。しかし、近頃の生物科学の進展は早い（本章を執筆中だった二年前まで私はCRISPR-Cas9の存在は知らなかった）。ということで、数十年先を見通そうとしても、私の手元のある水晶球は霞がかかったように何も見えない。

ゲノム編集については一点だけ補足しよう。私たちは三五年ほど長きにわたりゲノム編集と似たような改変を試みてきたが、できることは、ある特定配列をきれいに入替えるどころではなく、ある配列を単に導入する程度だった。いわゆる遺伝子治療のことだ。一九八一年に最初の遺伝子治療が実施されたが、それは治療への道筋のほんの始まりに過ぎなかった。実際、遺伝子治療の歴史は紆余曲折そのものであり、悲劇や予想外の失敗、ほとんど奏功しないこともあった。また治療成功かと思いきや挫折もあった(11)。二〇一二年、状況は変化した。欧州医薬品庁がＥＵで初の遺伝子治療製剤を承認したのだ(12)。

遺伝的親がもっていない形質を子で実現するために、遺伝子治療のアプローチで、ヒト胚にあるアレルを導入して、うまくいくだろうか。既存アレルを除かず、顕性遺伝となるアレルを導入しただけで形質が変化する場合はうまくいくだろうが、そのような遺伝子操作は安全性の面でリスクを伴う。また、CRISPR-Cas9を使ったとしても、ヒト胚（あるいは胚をつくるための配偶子）において、純粋な「アレル導入」が可能となるかはまだよく見通せない。

「遺伝子サイレンシング」とよばれる別の方法は、危険あるいは不要なアレルを「スイッチオフ」にするのに有効とされているが、これはCRISPR-Cas9と比較すると魅力があるようにはみえない(13)。一過的効果しかなさそうなスイッチオフなどせず、望まれないアレルを直接編集してしまった方が効果的にみえる。無論、遺伝子サイレンシングはすでに存命の人のある症状を治療するのには有効かもしれないが、赤ちゃんをつくる際にはとても有効とはみえない。

染色体の大規模構築

以上、ゲノムの一部、あるいは同時にいくつかのアレルを編集する技術について述べてきた。しかし、一部の研究者はさらに壮大な野望を抱いている。合成生物学の研究者らは全ゲノムを一塩基対単位で設計し、つくり出そうとしている。実際、彼らはすでにそのような研究を進めている。

二〇一〇年五月、民間企業版のヒトゲノムプロジェクトの牽引役であったクレイグ・ベンター率いるチームがある生物のゲノムを設計し、構築したと発表した(14)。小さなDNA断片を使って、細菌の一種であるマイコプラズマ・ミコイデスのゲノム多様体の一タイプをつくり、これを、あらかじめゲノムを除いておいた近縁種の細菌のマイコプラズマ・カプリコラムに導入した。その新しい作出物はまさに生物として振舞ったのだ。

ベンターのチームはDNA合成会社につくらせたおのおの一〇八〇塩基対長のDNA一〇七八断片を用いてM・ミコイデスのゲノムをつくった。これらDNA断片の末端は相互に八〇塩基対が重複するようにつくられていた。「カセット」とよばれる、これら一〇七八のDNA断片を最終的には重複がないように組上げて、全長一〇八万塩基対のM・ミコイデスゲノムが構築された。

いくたびもメディアで報じられた趣旨とは異なるが、ベンターらは試験管内で「生命をつくった」わけではない。合成されたM・ミコイデスゲノムを導入されたM・カプリコラム細菌が生きていたのだ。また、このM・ミコイデスゲノム自体が生きていたわけではない。ゲノムだけでなく、M・カプリコラム宿主サイドが提供する細胞膜、細胞質、すべてのタンパク質や、その他もろもろのものが必要なのだ。ベンターらのグループが実際にやったことは、ある種から別の種への形質転換といえる。第1章で紹介した、オズワルト・アベリーらがタンパク質ではなくDNAが遺伝物質であることを実証した実験のようなものだ。

ベンターらが示した従来と異なる新しいことは、ある種の全ゲノムを構築して他の種の殻に放り込んだら、形質転換できたという点だ。この研究成果は『サイエンス』誌に掲載され、多くのメディアで取上げられ、オバマ大統領の命令で、大統領生命倫理委員会が合成生物学に関する検討報告書をまとめる運びになったほどだ。

ベンターのこの業績は(宣伝行為、あるいは両方とも当てはまるかもしれないが)、生物学を工学に変貌させ、標準化された生物部品を使って、既存のあるいはまったく新しい生物や組織を再構成しようとする合成生物学の取組みのなかで最も有名な成果である。これがセックスの終わりとどう関係するか? 配偶子作製に親のゲノムを使うのではなく、配偶子の全ゲノムを合成することが可能となるかもしれない。もしそうなれば、親たちは、将来の子どものゲノム全域にわたり、希望のアレルを正確に選び、つくり上げ、利用できるようになる。

とはいえ、ベンターの論文からヒトの全ゲノム構築まで到達するのは相当遠い話だ。M・ミコイデスの全ゲノムはたかだか一〇八万塩基対にすぎず、その構造は他細菌と同様に単一の環状DNAだ。これに比べ、ヒトゲノムは六〇〇〇倍以上であり、四六本の染色体に収まっている。ヒト染色体のなかでは二一番染色体がサイズ的に最小だが、これでも四七〇〇万塩基対もあり、ベンターらが合成したゲノムサイズの約五〇倍だ。ヒトゲノムには二万三〇〇〇の遺伝子があり、一部の遺伝子はM・ミコイデスの全ゲノムより長い。

一方、二〇年から四〇年あれば、こんな壮大な計画でも達成できるかもしれない。このような長い期間で考えると、ヒトゲノムを完全合成できないとはいえないが、ヒトの生殖で合成ゲノムなり染色体なりがいかほど重要かは疑問を感じる。また、DNAそのものの構築よりも、その細胞内への格納の方がやっかいそうだ。

合成DNAを配偶子や受精卵にどういう形態で格納したらいいだろう？　簡単なやり方は、細菌ゲノムのように、DNAを一つあるいはいくつかの環状の形で押込むことだろう。ベンターによっておよそ一〇〇万塩基対のサイズの細菌ゲノムがつくられたが、このサイズなら平均的な長さのヒト遺伝子を五から一五格納できる。もしこれら遺伝子のうち、イントロンを除き、エキソンや制御領域など重要な部分だけうまく切り貼りできるようになれば、格納遺伝子数は一〇〇以上になりえる。仮に、細菌で最大のゲノムサイズと同じ大きさの環状染色体をつくれれば、イントロンがないヒトのアレルを一〇〇〇は格納できるだろう。半数体のヒトゲノムを収めるには約二三個の環状合成DNAが必要で、二倍体分のゲノムを収めるには、偶然にも正常なヒト染色体数と同じく、四六本あればよいことになる。

問題は、ゲノムを環状DNAにした場合、ヒトでは何が起きるかだ。環状DNAは導入された細胞で機能するかもしれないが、細胞分裂に際して、きちんと正確に複製されて、二つの娘細胞に分配されるだろうか？　ヒトの有糸分裂では、染色体ペアが複製されて、複雑な振舞いをして、元の細胞と同じく、おのおのの娘細胞が同じ染色体ペアを受継ぐようになっている。この有糸分裂のメカニズムがプラスミドの形の場合も同様に働くとは考えられない。また、減数分裂、つまり二倍体の生殖細胞が半数体の卵子や精子を生み出す分裂のメカニズムはより複雑である。

この問題に対する一つの解決策は、合成アレルを細菌のような環状DNAではなく、ヒトでみられる染色体のような形で一つあるいは複数導入することだ。そこまでつくり上げるのはまた厄介な作業だ。染色体は、長いタンパク質でできた骨格で周囲を覆われたDNA分子だ。ヒト染色体は約二億五〇〇〇万（一番染色体）から約五〇〇〇万（二一番染色体）の塩基長で、中央部のセントロメア、末端のテロメア、またそのほか、重要な（重要ではない部分もあろうが）物理的特徴を備えた領域がある。そのうえ、ヒト染色体のDNAには他のさまざまな分子が結合しており、いつ、どのように遺伝子が発現されるか調整されている。これらの例としては、遺伝子が発現しないようにするメチル基や、遺伝子発現を促進するようなアセチル基、よく機能がわかっていないリン酸基がある。きちんと機能するヒト染色体を構築することは困難だろう。遺伝子が適切に機能することを少なくとも七〇年から八〇年保証するのはまさに難題だ。

完璧な（あるいは、八〇年は少なくとも「きちんと動く」）染色体をつくる仕事は間違いなく大がかりなものとなる。古い染色体を一本、一〇本、あるいは四六本すべてを細胞から取除き、新しい染色体を導入するのは、相当の大仕事となる。行きつくところ、単に染色体をつくるのみならず、染色体導入による破滅的な悪影響を抑えるために、細胞核丸ごとつくらなければならないかもしれない。しかし、作業を進めれば進めるほど複雑になり、時間、コスト、そしておそらく不確実さも増すだろう。

一方、ある大規模な研究チームはすでにある種の酵母の全染色体を合成している[15]。酵母はヒトではないが、細菌よりも複雑な、ヒトなど「大きな」生物を含む真核生物ではある。酵母の染色体は小さくまたイントロンの数は少ないが、細菌染色体よりヒト染色体に似ているのは確かだ。

よって、胚用の新しく設計した全染色体をつくることは（いくぶんか）もっともらしくみえる。だが、やはり簡単にはみえない。イージーPGDや生殖細胞系列のゲノム編集と比べ、当面は、たいていの親（や親の同意から利益を得ようとする企業）が期待するに足るものにはみえない。赤ちゃんを生み出すための合成染色体は二二世紀には重要となるかもしれないが、多分今世紀中はそうはならないだろう。

人工子宮

人工子宮は本書で議論する生殖技術のなかでも、あまり確かとはいえない（また本書のテーマにもあまりそぐわない）。これを使っても、生まれる子の遺伝子を変えることはできないし、また親は子の遺伝子を選択できもしない。しかし、将来のヒト生殖に大きな影響を及ぼすだろうし、この介入がうまく開発される要因は本書で取上げている幹細胞技術が該当しそうなため、言及する価値はありそうである。

子宮と、その内部にある妊娠を支持するもろもろの組織はすごい機能をもっている。この器官は胚や胎児の発生を導くシグナルを送り、また透過させる機能をもつ。胎盤を通じて、酸素、グルコース（ブドウ糖）、水分を胎児に送り、排泄物を除去することで、胎児の生命維持装置として機能している。子宮は、外界の影響から胎児を大きく守りつつ、それら物質のやり取りを媒介している。子宮は妊娠の九カ月の間に実に大きくまた複雑さが増す。そして出産後はまた元の状態に完全に戻る。一体全体どうして可能なのか、謎としかいいようがない。

ときどき、人工子宮に関する興味深い研究成果を報じる記事が新聞に出るが、それらはたいてい日本発で、ヤギを使った実験だ[16]（訳注：順天堂大学などで盛んである）。妊娠後期、胎児が子宮外で生存する能力を備える頃には、ある機器（あるいは機器群）を使えば、胎児に必要な酸素、栄養、流体の提供や、代謝物除去が可能だ。具体的には体外循環酸素供給装置（ヒトの血流に直接必要な酸素を提供できる）や、人の血流に直接食料を提供できる非経腸栄養、血中の老廃物を排除する人工透析装置だ。これらを胎児の循環器と直接連結して、また必要なら胎児の心臓を助け、血流を維持するポンプも使えば、胎児の良好な発達のための生命維持が可能となり、これらはある種の人工子宮とみなせるかもしれない。

だが、その機器ないし機器一式が胚盤胞の着床から出産直前までの九カ月におよぶ発生過程を支える子宮に取って代わるとは考えにくい。子宮内部で妊娠初期から実際に何が起こっているか不明だし、それを知ろうにもヒト研究を倫理的に許容される形でどう実施したらよいか皆目わからないのだ。妊娠初期から使えるタイプの人工子宮機器は多分相当先まで実現しそうにない。

しかし、人工子宮が機器である必要性はあるだろうか？幹細胞研究から興味深い可能性がいくつか生まれつつある。幹細胞を使って、患者組織と置き換える組織、たとえば、新しい血液、心筋、膵臓のインスリン産生細胞などがつくれそうなのだ。またより複雑な組織、器官もつくれそうだ。研究者はすでに幹細胞を使い、患者に移植する組織片や、半人工の膀胱、やぐらのような構造体に細胞を組込むこともしている。そのほか、似たような研究として、肺と口をつなぐ気管も幹細胞からつくられている(17)。皮膚、肝臓、腎臓、心臓など他の器官の研究も大いに興味深い発展をしそうだ（訳注：培養皮膚については日本ではすでに承認製品がある）。

子宮も器官である。他の組織、器官と同様、子宮も幹細胞から生まれた器官だ。幹細胞を利用して子宮をつくってはどうか？　今日の器官作製は移植治療のためであり、気管、膀胱をつくって人体に移植することを目的としており、遠くなくうまくいくだろう。研究利用は別として、患者の体外で膀胱を利用できるようにしても有用でない。しかし、子宮はひょっとしたら体外で利用できるようにしたら有用かもしれない。

以下のシナリオを考えてみよう。人の血流中の酸素、グルコース、排泄物、ホルモン濃度を適切に保てる箱ができた。その箱の中では、内部機器によりヒトの胎児が制御された血流の供給を受けて発生している。その子宮は血流を通じて、始終、必要なホルモンシグナルを適切に受取り、妊娠を開始できる。適切なタイミングで、胚盤胞がその子宮箱の内部に移植され、うまくいけば子宮組織に着床し、それから妊娠を支持する胎盤なども生まれ、赤ちゃんが誕生するまで発生が進む。

こんなことは、一〇年や二〇年で実現できそうもない。その前に、他の幹細胞ベースの器官を使った移植治療の実績を積み上げられる必要があろう(18)。子宮箱の採用はさらに後ろ倒しになりそうだ。というのも、その技術自体、さほど医学的ニーズが大きくなるとは思えない。生まれつき機能する子宮がない女性には、すでに他の代替法がある。代理母、つまり他の女性に代わり妊娠、出産を引受ける女性だ。これがうまくいくことはすでにわかっている。

しかし、完全にうまくいくとも限らない。ときどき、代理母は困った振舞いをする。飲酒、喫煙、薬剤接種、その他、胎児に危険な行為をする。彼女たちは生まれた赤ちゃんにいたく感情移入することがあり、それがその子の養育に支障をきたすこともある。また、彼女らは常に人に害を及ぼす事故や病気のリスクも負っている。人工子宮とて、停電、地震、火事などのトラブルはつきものだろう。しかし、親たちは代理母を使う際に伴うリスクよりも、人工子宮がらみのリスクの方が回避容易と考えるかもしれない。

女性が妊娠せずに赤ちゃんが生まれるようになったら、世界はどう変わるか？(19) きっと、母親になる女性の行動を大きく変えるだろう。彼女たちは、九カ月の妊娠期間で中断されることなく、仕事、生活、趣味を続けられるようになる。そうなったら、母親と子の間の感情に影響を及ぼすだろうか？ 代理母を利用することで遺伝的母と子の間にそのような影響が及ぶという証拠はほとんどない。正直なところをいえば、確かな証拠はほとんどないとなる。人工子宮で生まれる子は、通常の九カ月におよぶ妊娠期間で経験する母の心音、摂取した栄養、日々の行動（や感情の起伏）を経験しないことになるのだが、そのように生まれた子に特別な影響があるだろうか？ もし影響があるなら、たとえば、人工子宮に心音発生装置を取付けて、母体での妊娠の状況をまねることはできないのだろうか。

女性のなかには、妊娠状態を好む人もおり、人生でこれほどすばらしい経験はないとまでいう。他の人は喜びも感じず、なんとか妊娠を耐えしのぶようだ。私は実際に本人から直接聞いたわけではないが、一部の女性が妊娠、出産を気に入っているのは確かなようだ。安全で確実な人工子宮ができたとして、マーケットは生まれるだろうか。私は生まれると思う。それはどのような影響をもたらすか？ それは皆目わからない。来るイージーPGDが及ぼす影響の検討は急いだ方がよいが、人工子宮の影響を考える時間はたっぷりとありそうだ。

そのほか、生殖技術の可能性にもう少しふれて、本章を終えたいと思う。二〇一五年一二月、私は本書の最終版の最終点検をしていた頃、ソニア・スーターが執筆した、幹細胞から配偶子をつくることに根ざす問題に関する論文のオンライン版を読んだ（第8章でも簡単にふれた）(20)。その論文はこの技術の利用と問題を、本書と同様の調子でさまざまな観点から論じていた。しかし、彼女が指摘したある利用は私には思いも至らなかったものだった。多重親である。男女二人から胚を一つつくり、これを壊してES細胞を株化する。そして、ES細胞を配偶子に分化させたあと、第三者から提供を受けた配偶子と受精させ、子を産む。この方法は配偶子の供給元としてたくさんの胚が必要となるが、三人以上の人が生殖に関与することになる。つまり、二人の男女が彼らの生殖に第三者が関与してもらいたいという奇妙な状況があって、この技術を使うことで、実際に彼らの配偶子を提供する子を産み、思春期まで育てる時間や手間をかけずに（訳注：ES細胞の材料となる胚をさしている）、彼らの希望が叶う。

どれほどの人がそんなやり方で子をもとうとするだろう？（ほとんどいないとは思うが）また、その影響や問題がいかほどかもわからない（一度、スーター教授の論文を読むことを勧める）。とはいえ、その着想は私の胸に響いた。私は本書の執筆に五年費やしたが、これほど考え抜いても、多重親は思い至らなかった。それは私の想像力不足のためかもしれない。むしろ、こうした発想に巡り合った事実を、新しいバイオテクノロジーの問題はヒトの生殖の多岐に及び、熟慮すべきである証拠として受けとめたい。イージーPGDや、本章の四つの技術をいかに深く考えても、実際どうなるか見通すことはきわめて難しいように思われる。

第二幕間

イージーPGDの将来

第Ⅱ部の六つの章では、近い将来もっともありえそうな道筋とともにいくつかやや遠い可能性について取上げた。その道筋をたどったら私たちは、たとえば四〇年後にどこにたどり着くのか？ 私の予想では、充実した健康保険を享受する人々のほとんどの妊娠がベッドでの営みではなく試験管から始まる世界となっていると考える。その世界では、親が胚のゲノム多様性に基づく将来の可能性、つまり遺伝的な影響がある形質の予想をふまえて選ばれた子どもが生まれるようになっている。

そんな世界は一晩では生まれない、いやきっと生まれないだろう。必要な科学的進歩がすべて明日達成されようとも、FDAの規制（他国では当該規制当局の審査）をパスするには一〇年かそこらかかる。そもそもだが、それら科学的進歩は明日達成されまい。また、そういった医療技術が承認されたとしても、医療の普及にはまた多くの時間がかかる。そういった世界が到来する最短の見積もりは二〇年というところか。四〇年あれば十分とも思う。この幕間では、その未来の世界でどんな生殖が行われ、新しい生殖技術がどれほど広く利用され、また立ちはだかる障害や最もありえそうな変化をご覧いただこう。

最もありえそうな将来

FDAや各国の当該規制当局でイージーPGDやその要素技術が医療承認され、イージーPGDや重要な要素技術が法制が示す倫理的根拠により禁止されないと仮定しよう。そうしたらどんな世界が登場するか？

まず思い浮かぶのはIVFクリニックがイージーPGDを提供している状況だ。クリニックは、もし技術が院内で実施するほど容易なものでない場合、すでに現在PGDでやっているように、遺伝子検査会社と連携するだろう。同様に、クリニックは幹細胞から配偶子を誘導する過程がまだ院内で実施できるほど容易でない場合、その技術に卓越した医師や生物製剤調製企業と連携しているだろう。

将来親になる（既婚、未婚、ゲイあるいは男女の）カップルが子をもとうと決めたら、まずは最寄りのクリニックに予約を取る。彼らは、そのクリニックには、カルテに保管されている自分たちの全ゲノム情報への電子アクセスをあらかじめ許可している。カップルはまずクリニックで、彼らのゲノムから胚に遺伝する可能性がある疾患や形質がどのようなものかカウンセリングを受ける。話し合いの場で、あるいはその直後にもしさらに進めことになったら、クリニックは皮膚の一部組織を採取、あるいは人（やカップルの）体をあまり傷つけない他の細胞採取法を使い、その細胞を用いて配偶子をつくる作業を始める。

数日あるいは数週間後、クリニックでは人工的につくった配偶子が用意されている。もし、卵子と精子がともに一緒につくられていたら、以後配偶子作製のための訪問予約は不要だ。男性パートナーから精子を直接採取する場合は、彼はクリニックに行ってその検体を渡さなければならない。

この段階で重要な疑問が生じる（前の章で概略にふれたが）いくつの卵子を受精させるか、言い換えるといくつの胚がつくられるかという点だ。その回答は、卵子の数で決まるものではないだろう（やろうと思えば無尽蔵につくれるから）。精子も正常な男性が射精した液体中にいくらでも見つかる。その数を決定するのはコスト、つまり、重い病気をもった子の誕生を回避するため、選別にかける胚をどれだけの数、用意するか分析し、またそれら胚のゲノムを解析することに要する費用だ。その費用はカップルによって違ってくる。あるカップルは単に多くの胚を分析することに喜んで支払うだろうし、遺伝子疾患を遺伝させる高いリスクがある別のカップルは、最終的にいくつかの胚がその変異を受継いでないと確信するために、より多くの胚をつくらなければならないだろう。

おそらく受精五日後に、きちんと発生した胚はすべて、遺伝子検査用の細胞をいくつか採取されることになる。それら胚は時間を稼ぐため、しばし凍結保存されるだろう。全ゲノム分析は、今よりもＩＴ化が進んだ多様体解釈作業で迅速に実施されるはずだ。ただ、この作業には熟練者による段取りと判断が依然として必要である。将来親になるカップルは、専門家が提供する胚のゲノム解釈結果に基づく情報をベースに、どの胚を一つ（最初に）移植するか決める（ＩＶＦが容易になり、一層コスト低下が進んだことで、一回の移植では多胎妊娠を避けるため一つの胚のみが使われる）。

その胚選択について、時間をとってよく考えてみよう。将来親になるカップルはたとえば一〇〇個の胚のゲノム情報の提供を受ける。彼らはまず、胎児発生過程で致死的となる染色体異常や遺伝子多様体の情報を基に、どの胚がきちんと発生しないか伝えられるだろう。

この段階で八〇個の胚が残るとして、彼らは残った胚には五〇〇〇から一万の危険で浸透率の高い遺伝子疾患を発症させる遺伝子多様体はないと伝えられる。九〇から九五％の確率でカップルは同じ常染色体潜性遺伝の疾患のキャリアではなく（女性パートナー、あるいはレズビアン女性はX染色体連鎖疾患やミトコンドリア病のキャリアではなく）、また常染色体顕性遺伝の遺伝子疾患のキャリアでもない。残る五〜

一〇％の将来親になるカップルはそれら危険なアレルをもっており、四分の一の確率で（潜性やX連鎖性遺伝の疾患の場合）、二分の一の確率で（顕性遺伝疾患の場合）、彼らの胚はそれら変異を受継いでいる。カップルがあらかじめ自らの遺伝的状態を知っていたら、それら排除される胚を補うほど十分な数の胚をつくろうとするだろう〔ミトコンドリア病を起こす変異がミトコンドリアDNAにある女性はゲノム編集か、ミトコンドリア置換（すべての胚、ひいては将来の子が発症するためイージーPGD以外の救済策が必要）を使って変異を除く必要がある。〕

この最初の段階（発生能力がまったくない、あるいは重篤な病気を子で起こす強力な遺伝子多様体をもつ胚の排除）は効果的に最初の選別をやってのけるだろう。この段階では、誰もきちんと育たない胚や重い病気を後で発症する胚を移植しようとする人はいないという想定にたっている。さて、残った胚、八〇個として、カップルはさらに胚に関する情報を得ようとするだろう。まず、彼らは胚にある、遺伝する可能性がさほど高くない疾患リスク〔たとえば一％の確率で胚に遺伝して、またいくつかの遺伝子に起因して（環境因子の影響はない）子が発症する疾患、たとえば五〇疾患〕について情報を得る。具体的な例としては常染色体潜性遺伝の疾患に関係するアレル（その胚が育って生まれる子ではなく、ひょっとしたらその子孫で発症させる可能性がある）が胚にないかということだ。

カップルはまた、八〇個の胚について容姿（髪や皮膚の色、鼻の形、髪質のタイプ、見込まれる身長、男性なら禿になる可能性や若白髪など）の情報を得ようとするかもしれない。また、おそらくは遺伝する可能性が低い、行動形質などの情報を得る機会もあるかもしれない。この胚は六〇％の確率で平均的な知能となる、三五％の確率で平均的な音楽の才能をもつ、四五％の確率で平均的な計算能力をもつ、七五％の確率で力強さや敏捷性を要するスポーツよりも耐久性を必要とするスポーツに秀でる、といった具合だ。最後には（あるいは最初にかもしれないが）、彼らは、胚が「男の子」、「女の子」のどちらなのか知りたくないかと尋ねられるだろう。

もし、こういった情報をすべて得たとしたら、八〇個の胚の分析結果の一部、五例は以下のような具合になる（実際はその一六倍も多く、複雑なものとなる）。

【胚1番】
・早期発症型の重篤な疾患の発症見込みはないが、テイ–サックス病とPKU（フェニルケトン尿症）に関連する変異のキャリア
・冠動脈疾患、大腸がんや一型糖尿病の平均的リスクを上回る
・統合失調症、乳がん、卵巣がん、二型糖尿病、喘息の平均的なリスクを下回る

・濃い色の瞳と髪、若白髪、適度な身長、直毛、やせ型
・SAT試験で上半分に位置する可能性が五五％、平均的運動能力より下回る可能性大、平均な音楽能力を上回る可能性
・女性

【胚2番】
・早期発症型の重篤な疾患の発症見込みはないが、PKUに関連する変異のキャリア
・二型糖尿病、白内障、大腸がん、前立腺がんの平均的リスクを上回る
・喘息、自閉症、膵臓がん、痛風の平均的なリスクを下回る
・濃い瞳の色、明るい茶色の髪、男性型禿、平均的な身長、直毛、中肉
・SAT試験で上半分に位置する可能性が四〇％、内向的な傾向、平均な音楽能力を上回る可能性
・男性

【胚3番】
・早期発症型の重篤な疾患の発症見込みはないが、PKUに関連する変異のキャリア
・双極性障害、関節リウマチ、全身性エリテマトーデス、大腸がんの平均的なリスクを上回る
・白血病、自閉症、痛風、アルツハイマー病の平均的なリスクを下回る
・青い瞳と明るい茶色の髪、平均的な身長、くせ毛、肥満
・SAT試験で上半分に位置する可能性が六五％、平均以上の運動能力となる可能性、心配性
・女性

【胚4番】
・早期発症型の重篤な疾患の発症見込みはないが、テイ－サックス病に関連する変異のキャリア
・双極性障害、白内障、自閉症、前立腺がんの平均的なリスクを上回る
・統合失調症、アルツハイマー病、喘息、膵臓がんの平均的なリスクを下回る
・濃い色の瞳と髪、若白髪、平均を超える身長、直毛、中肉
・SAT試験で上半分に位置する可能性が五〇％、平均的な運動能力、卓越した音楽能力をもつ平均以上の可能性
・男性

【胚5番】
・早期発症型の重篤な疾患の発症見込みはないが、テイ－サックス病とPKUに関連する変異のキャリア
・冠動脈疾患、一型糖尿病、全身性エリテマトーデス、大

腸がんの平均的なリスクを上回る

・統合失調症、白血病、自閉症、膵臓がんの平均的なリスクを下回る

・青い瞳と濃い色の髪、平均的な身長、くせ毛、肥満

・SAT試験で上半分に位置する可能性が四五％、平均以上の可能性で卓越した運動能力、卓越した音楽能力をもつ、外向的な傾向の性格

・男性

以上、五つの胚の分析結果をざっとみたが、読者ならどう選ぶか？　どういう根拠で決定するか？　おのおののゲノム解析結果は長所とリスクを併せもっており、個々の胚をどうみるかはあなたの生い立ちや家族の状況に左右されるだろう。

親になりたいカップルはこの結果のプリントアウトを手渡され、どの胚を移植するか決めて欲しいと言われる（おそらく、凍結しておいた胚の解凍に失敗した、あるいは妊娠しなかったときに備えて、第二、第三希望も決めて欲しいと言われるだろう）。その後、カップルや妊娠を負う女性が準備できたら、幸運な胚のみが子宮に移植される。数日後の検査で、妊娠したか否かがわかる。これにてイージーPGDの役割は終わりになりそうだ。そして、通常の出生前の医療ケアが始まる。「終わりとなりそうだ」と書いたのは、その段階ではイージーPGDの誤診率は依然として高く、その後のフォローアップや非侵襲的出生前検査（NIPT）を用いて八週時点での検査が必要と考えられるからだ。

胚移植して四〇週後、流産などなければ、親になりたいカップルから「になりたいカップル」が取れる。親たちはイージーPGDが教えてくれない新生児が見せるさまざまな振舞いに当惑しつつも、興奮冷めやらぬ挑戦の日々が続く。

イージーPGDの推定される利用状況

以上、親になりたいカップルがイージーPGDをどう利用するか考えてみた。イージーPGDは社会でどのような見方がされるだろう？　それはどれだけ普及しているかに左右される。匿名の本書を査読してくれた人は、現在のPGDを見る限り、「成り行き」的な利用はあまりないと指摘した。PGDは米国で年間八〇〇〇例しか使われておらず、そのほとんどは妊娠可能性を高める、家系内で既知の遺伝子疾患の子への遺伝予防、また、いわゆる「救世主兄弟」（訳注：PGDを使い、先に生まれた子の白血病治療などのため、移植適合性がマッチするように選択的に生まれた次子のこと）の誕生のために使われている。（「成り行き」的な利用は、非医学的目的での胚の性別決定を、上であげた三つの医学的理由のうち一つの理由で、あるいは性選別そのものを目的

にPGDが実施された段に始まるだろう）。では、イージーPGDの利用見込みはどうなるのだろうか？

それに応えるにはもう一つ、別の難問もある。第9章で述べたとおり、健康保険の適用となれば、親が負担するイージーPGDのコストは実質ゼロになるだろう。直近の二〇一〇年、米国では約三九〇万の妊娠が「生誕」に至り、毎年約四〇〇万の子が生まれている（数字が若干違うのは多胎妊娠が含まれるため）。一方、毎年、別途、約一〇〇万の妊娠が中絶されている。

出生の約五〇％が計画的な妊娠に由来すると聞いた読者もいるだろう。実際、定評のある調査によれば、米国で二〇〇六年と二〇一〇年の間で出生の六二・九％が計画的な妊娠に由来するという。この数字がイージーPGDのマーケットの上限と考えてもよさそうだ。残る、三七％は計画的な妊娠による出生ではなく、そうした親はイージーPGDを利用しそうにない。だが、よく考えると、その数字は正しくないかもしれない。三七％のわずか一三・八％が本当に必要とされない妊娠で、残る約二三％のうち、九・二％は希望していたが、タイミングが二年かそこら早く来てしまった妊娠だった。一方、一四％は二年以上も早い妊娠だった。これらの女性はその時点では妊娠を希望していなかったかもしれないが、妊娠を考えていたことは事実だろう。一方、一・五％の出生はIVFを経ており、これは計画的な妊娠とみてもよいだろう(1)。

胎児関連の医療などを予想するさまざまな方法を使っても、イージーPGDの選択肢をもつ将来親となりたいカップルが、確かに選択すると推定するためのデータは現状とても限られている。二〇一二年、PGDは一五万八〇〇〇回のIVF実施数の約五％で実施されたに過ぎないことはわかっている。また、羊水検査や絨毛検査が実施されたのは、米国における妊娠の一％未満だが、一方で、わずかここ三年で利用できるようになったNIPTは年間数万件利用されたことも判明している。妊婦が何らかの出生前ケアを受けている国では少なくとも胎児に発達異常がないか調べるためにほとんどの妊婦が超音波検査を数回受けている(2)。

第五章で述べたが、これらの方法はおもにダウン症候群や神経管閉鎖障害の出生前スクリーニングを目的としたものだ。これらスクリーニングはここ三〇年で精度を増しつつ、利用できるようになった。一九八六年以来、カリフォルニア州はすべての産科医に妊娠二〇週未満にクリニックに初めて来院した女性に出生前スクリーニングを提供することを義務づけた(3)。二〇一一年と二〇一二年、全米で、約七二％の妊婦がこのスクリーニング検査を受けた(4)。

この出生前スクリーニングを受ける女性はイージーPGDを喜んで受けるだろうと考える読者もいるだろう。しかし、その結論に達する前に二つ考慮しなければならない点がある。

第一に、出生前スクリーニングに同意した女性が全員、実際に何について同意したか、またどのくらい理解しているかは不明だ。その検査を受けるには、女性らは州が定めた内容が記載された同意書にサインすればよいだけで、他の病気の患者と同様、たくさんの紙にサインするが、内容を理解していない、ときには読んでさえもない。その検査は妊娠第一期でのみ実施されるもので、出生前医療の一部として何度かある採血の一つとして、採血チューブ一本分余分に取られるだけのものだ。妊娠第二期では、妊婦は超音波に加えてまた採血をともかく受けることになっている。検査の結果、高いリスクがあるとわかった場合、妊婦に説明する役割を負う遺伝カウンセラーは、多くの妊婦はその検査の意味をよく理解しておらず、そのような検査の実施状況は問題があるといい、また、もし彼女らが理解していたら、受けない人もいるはずだとしばしば語る。どのくらい多くの妊婦が検査しない選択をするかデータはないものの、おそらく一部の妊婦（ごく少数ではないだろうが）に留まるとみられる。

第二に、出生前スクリーニングを選んだ女性はすでに妊娠している。イージーPGDを選ぶ必要がある女性はまだ妊娠していない。また、出生前スクリーニング検査と違い、イージーPGDには追加の処置（少なくとも皮膚片の採取）や来院が必要だ（組織採取や結果についてのカウンセリングなど）。

しかし、処置だけでなく他にも重要な点がある。妊娠は、男性もきっと頷くだろうが、論理的なことばかりならべても達成できない。妊娠する過程、妊娠するという決心、また妊娠する可能性に前向きになるには、自然な雰囲気、ロマンス、謎、運命、またさまざまな感情的、文化的な側面が織り交ざってそれに至る。すでに起こった妊娠のための検査を受けると決心することと、絶対に妊娠するという決心には大きな開きがあってもおかしくない。

結局、考え合わせるとどうなるか？　おそらく、ＩＶＦを受ける親のほとんどは、ＩＶＦ成功率を高めるという目的のみで、イージーPGDを喜んで利用するのではないか？　また、計画的な妊娠を考える人のほとんどは無料で、安全なイージーPGDを利用しそうだ。子できわめて重篤な健康リスクを避けるために利用する親もいるだろうし、赤ちゃんの性別を選ぶため、また他形質を選ぶために利用する親もいるだろう。もしイージーPGDが全員ではないが、多くの人が無料で利用できるなら、計画妊娠を考える人々のほとんどはイージーPGDを真っ先に受けるだろう。「偶然でも計画的でもない」妊娠を考える人々のなかには、自分たちの考えを「計画妊娠」派に変えるPGDに魅力を感じる人もいるだろうし、また、そうでない人もいるだろう。宗教上の、哲学、あるいは倫理的理由でこの技術を利用しない親になりたいカップルもいるだろう。また、いわゆる、できちゃった妊娠も相変わらず起こっているだろう。赤ちゃんたちは、衝動的に頭の中にセックスばかりあってことに及んでしまう若者、赤ちゃんのことばかり考えていたが、叶っていなかった人々がベッド、車の後部座席、あるいは「芝生養生中立ち入るな」の看板の陰での営みから生まれているだろう。

イージーPGDが安全かつ無料、そして合法の国で、どのくらいの数の妊娠がこの方法で始まるか？ いろいろな面が関係するが、なかでもこの新しい生殖技術が人々の人生にいかほど影響を与えるかに左右されるだろう。もし、実際に、iPS細胞から安全で、容易に、手ごろな費用で配偶子がつくれるなら、人々は生殖について実にさまざまな選択をしていくであろう。幹細胞由来の配偶子のおかげでいつでも配偶子が得られるなら、今は不妊になるために受ける手術を避妊の手段として利用するだろう(5)（訳注：もう子はいらない人が不妊手術を受けることがあるが、それとは違う状況が生まれると述べている）。

利用して思うとおりに生殖が進むなら、イージーPGDの利用は間違いなく時の経過とともに増えるだろう。一部の人は真っ先に最新型コンピューターや携帯電話の利用者になろうとするが、同様に新しい医療を受け、また遺伝情報の利用者になろうとするだろう。一方、皆が初代のiPhoneやiPadを購入するために列に並んだわけではないし、同様に、皆が我先に消費者直販型の遺伝子検査の利用登録をしたわけではなかった。医療技術については、たいていの親や医師は、真新しいものを最初に利用することも、最後に利用することもしなかった。また、一部の人はできるだけ新しいものは避けようとするものだ。

私の予想は、いったんイージーPGDがクリニックで利用できるようになって、一〇年くらいして、米国の妊娠の五〇～七〇％がこの医療で始まるようになるというものだ。現在、妊娠を予定している人々のほとんどは利用を希望するとみられる。イージーPGDが利用できるようになり、妊娠を希望しているが無計画型の妊娠を考えていた人々の半分は計画派に鞍替えする。また、妊娠を希望していなかった人々の一部は逆にイージーPGDを利用して妊娠を希望するようになるだろう。もし、この生殖技術が有効であり続けるなら（そうなるだろうが）、希望者の割合は時とともに増し続けるだろう。しかし、生殖を制御する強制的な手段や大きな社会的な情勢変化がない限り、一〇〇％になることはないだろう。一部の人々は変わらず、このような生殖技術を信条や個人的理由から拒絶するだろうし、妊娠の一部は事故のように無計画に起こるだろう。しかし、長い目で見れば米国の妊娠の九〇％はイージーPGDの利用で始まるとみてもよいのではないか。

もちろん、これらの割合は、文化、医療制度、経済状況から国によって異なるだろう。一部の国では利用率は低いだろうし、別の国では大いに利用されることも考えられる。イージーPGDの利用に関するこれらの違いは第15章で議論する予定の社会的問題と大いに関係する。

別の将来

少なくとも私は論理的に考えてイージーＰＧＤが広範利用されるのは間違いないとみるが、科学やその臨床応用によっては将来、異なる状況が生まれるかもしれない。

最大の障害物は、ＩＶＦから生まれた人々に何らかの救済不可能な健康問題が判明することだろう。ＩＶＦで生まれた人々が四〇代以降、急死することさえひょっとしたらありえる。最高齢のルイーズ・ブラウンは一九七八年に生まれた。第13章では、イージーＰＧＤを伴うＩＶＦやＩＶＦ単体の安全性について詳細を議論するが、ＩＶＦに起因する健康に関する大問題は起こりそうもないが、まったくないともいえない。ありそうな状況は、さほど深刻ではないが、無視できないリスクが後で発見されることで、これは十分ありうる。ＩＶＦが深刻で予防できないようなリスクを子に強いる状況では、イージーＰＧＤは利用されないばかりか、ＩＶＦの利用そのものが激減するだろう。

将来そのような状況となれば、幹細胞から卵子をつくることは安全でも有効でもない。そんな状況でも、イージーＰＧＤは一部の人のために利用され続けるかもしれないが、広範利用とは程遠い状況であり、いってしまえば、まったく「イージー」な生殖医療ではない。ＰＧＤを利用したい女性で採卵の骨折りの段取りを避けたい人は、未成熟の卵子を採取してもらい、体外で成熟させる方法を選ぶかもしれない。そういった手技は現在でも可能であり、将来はきっと改良が進んでいるとみられる。

しかし、その未成熟な卵子は卵巣から採取されることに変わりはない。未成熟卵子の採取は、いろいろと副作用がつきまとうホルモン注射とは無縁だろうが、比較的軽いものの、女性の体内に侵襲的な外科手術を行わなければならない（ＩＶＦに先立つ、成熟卵子の採取と同様の手術だ）。女性はこの手術を生殖適齢期に一度だけ受けて済ますことが可能かもしれない。というのも、卵巣組織片を採取して保存しておけば、後で必要な時に解凍して使えばよいからだ。もし、その組織凍結法に予期せぬ問題があった場合、妊娠しようとする度に新しい卵巣組織を採取する必要がある。この手術は、熟練した技量を要するがゆえに、卵子作製よりおそらく高くつくだろう。また、今日の成熟卵子の採取に伴う投薬やホルモン注射に比べるとまだましだが、侵襲的な手術を受ける女性には不快であることに変わりがない。予想するに、ＰＧＤは将来、今より広く利用されるだろうが、イージーＰＧＤに比べたら、おそらく選ばれることは少なく、よって一般的とは程遠い状況ではないか。

留意して欲しいのは、体外での卵子成熟では、イージーＰＧＤの多岐にわたる利用方法すべてが可能とはならない点だ。まず、この方法ではイージーＰＧＤの最も医学的にまた政治的にも頷ける利用目的である、体内に生殖細胞がまったくない人々に配偶子を提供することはできない。そういった人々は、ドナー配偶子を利用するか、養子縁組をするか、またはをもたないという決断が強いられる。そんな将来社会では、女性から精子をつくる、男性から卵子をつくる（または一人の人から精子も卵子もつくる）ということは論外となる。「単一親」の可能性がゼロになっても気にする人はあまりいないかもしれないが、ゲイやレズビアンで親になりたい人々から「自分たちの子」をもつ夢は完全についえる。

そのほか考えられる可能性は、卵子をつくれるようになっても、iPS細胞を使って作製できない状況だ。皮膚細胞などから胚に似た多能性幹細胞をつくる過程は結局安全性を確保できないという結論はありうる。だが、そうはならないようにみえる。iPS細胞をつくることは生殖医療に限らず医療全域に波及するため、社会で大きな関心を得て安全性の問題の解決に一役買うとみられるからだ。それでも克服できない問題が残るかもしれない。それは何か？

もしES細胞でないと卵子や精子がつくれないとしても、自分の配偶子がつくれない人々がこの技術を使う可能性はある。しかし、それでは本来のイージーPGDに比べて普及せず、利用は限られるだろう。親になりたいカップルはさまざまなES細胞株から自分らに「比較的近い」ゲノムをもつ株を選べても、結局は「自分たちの子」とよべる子は叶わないからだ。

SCNT細胞から株化した幹細胞が別の選択肢を提供するかもしれない。だが、有効であっても、この選択肢がどれほどの人気を博するかはわからない。iPS細胞を配偶子作製に利用する際の安全性や有効性に比べて、SCNT細胞のそれらがいかほど優れているか見通すのは難しい。ドナー卵子と核移植を使って胚をつくるという大がかりな追加操作が必要だし、iPS細胞を使えば自分のゲノムをもつ配偶子を得られるが、ES細胞ではそれは無理だ。

では、CRISPR-Cas9やその改良版を使った生殖細胞系列のゲノム編集が有効な選択肢を提供するかもしれない。この方法ならイージーPGDで可能なこと、いやそれ以上のことが可能となる。つまり、この方法を使えば、親は子に自分のDNAでは実現できない形質でも与えうるのだ。「自分たちの」DNAのみを受継いだ子を望む一部の親は魅力を感じそうだが、別の親は重篤な疾患を子に遺伝させる問題を抱えている場合を除き、見向きもしないかもしれない。では、両者の割合はどうなるか？　思うに、医学的ニーズが低い状況では、「デザイナーベビー」が受容される政治的ハードルは相当高くなるのではないか。そもそもだが、生殖細胞系列のゲノム編集は安全性の問題が最大のハードルとなるとみられる。この問題がどのくらいの時間で解決されるかは今後を待たないとわからない。

他の不確定要素は、経済的または政治的な側面だ。イージーPGDは私が予想したほど、低コストにならない可能性はある。その場合、利用はとても限られる。特にこの手技に対する政治的懸念から、政府あるいは保険会社が予算を割り当てようとしない場合だ。PGDのコストは将来もきっとそれほど高くはないだろうが、個々人から安全なiPS細胞をつくるコストはいくらになるかまだわからない。さらに見極めが難しいのが、iPS細胞から配偶子をつくるコストだ。現在、IVFは一万五〇〇〇ドル（約一六五万円）以上かかる。仮にイージーPGDが一〇〇〇ドルではなく一万五〇〇〇ドル以上かかるとすれば、それなりのマーケットを築けるだろうが、その規模は革新的と呼べまい。無論、この結論はコスト、保険、予算といった問題のみならず、経済的成長や収入配分といった問題にも左右されるものだ。もし来る四〇年で平均的な家族の収入が二倍となれば（年、一・八％の成長率が続くことになる）、多くの人々にとって、家計から一万五〇〇〇ドル支出するのは十分可能だろう。

最後に、政治活動が将来を変えてしまうかもしれない。第11章で、いくつか根拠をあげて、少なくとも米国では、政治的要因からイージーPGDの極端な利用については規制が課される、あるいは禁止されたとしても、利用そのものが大きく制限されそうもないと述べた。しかし、政治的気運というのは変わりやすいものだ。米国では、連邦レベルで、よりありえそうなのは個々の州レベルで、安全性や有効性ではなく、倫理、道徳的な理由でイージーPGDを禁止あるいは制限することになってもおかしくない。以後、イージーPGDがひき起こすであろういくつかの実際上の問題とともに倫理的、道徳的な観点からの懸念をみていこう。

ここまで読み進めてきたあなたは、これら懸念はイージーPGDの大きな制約に値するか、あるいはこれを制約すべきかについて、自分自身で判断できるだろうし、ぜひそうして欲しい。読者がイージーPGDについて賢明で、正しい知識に基づいて判断できるようになってくれたらと願って本書を著した。さあ、第Ⅲ部に進んで、イージーPGDが抱くいくつかの意味合いを考えていこう。

第Ⅲ部　その意味合い

う。おもにイージーPGDの問題点をみていくが、それらの一部は推定であり、現実には起こらないだろう。また、賢明な政策で回避される問題もあろうが、真の問題は不可避だろう。ここではそういったリスクを六つの章にまとめ、安全性、家族関係、平等、強制、自然さ、そして最後は「実施」と名づけたが、他の言い方としては「その他」となろう。

これら問題の多くは、初期の出生前遺伝学的検査の技術が登場して以来、実に多くの人々が深く検討してきたものでもある。オルダス・ハックスリーによる一九三二年発行の『すばらしい新世界』、H・G・ウェルズによる一八九五年の『タイムマシーン』、メアリー・シェリーの一八一六年の『フランケンシュタインあるいは現代のプロメテウス』は、問題の一部にふれている(1)。最近では、多くのノンフィクションの本や記事がヒトの遺伝的選別の危害を論じている。これらは初期の小説だけではなく、ナチス政権下のドイツで優生学の名のもとに犯された大量虐殺の影響も受けている(2)。

従来の文献はあまりふれないつもりだ。人生は短いが、本書は長い。だが、イージーPGDの意味合いについて述べなければならないことは、せいぜいこれまでの著者の洞察に対する私なりの解釈だ。私が貢献できるのは、具体的な状況、つまり、読者が最低でももっともらしいと感じられる状況に従来の文献が記した抽象的な懸念を当てはめてみせることくらいだ。米国の弁護士は原則を事実や文脈に富む具体的なケースに当てはめることを好む。そのやり方は長所も短所もあるが、ともかくそれが私のやり方である。

問題点を述べる前に、まずは利益について若干述べておかなくてはならない。6章分も使って、リスク、不利、問題のみを述べるのは公正ではないだろう。以下の三段落だけ使って利益を述べるが、その章割り当て、ページ数、字数はコスト・利益を反映したものではない。もし定量性を問わなければ、イージーPGDの利益を語るのは容易である(これまでの章でも不明瞭であった)。では三つの利益を眺めていこう。

第一の利益は、遺伝子疾患を負って生まれ苦しむ患者の数が減るということだ。イージーPGDを導入すれば、障害や致命的な疾患をもって生まれる赤ちゃんは激減する。仮に現在の出生数の二%がそういった運命を負って生まれる子だとすれば、イージーPGDの導入で、少なくともそういった出生の半分くらいは予防できる。それは米国だけで年間、四万人もの小児と、彼らの親、親族が苦しむことを「予防」する。また、高い浸透率の遺伝子疾患の遺伝子多様体をもって生まれた人たちが後年、その病に苦しむことも予防する。注意したいのは、子どもで病気の発症を予防するのではなく、ある遺伝子疾患をもって生まれない子を選択的に生み出し、その病気をもって生まれる子を置き換えるやり方で、そういった子どもの出生を防ぎ、それら苦しみが生じるのを予防するという点だ。

第二の利益は、親が欲する子と親のもとへ実際に生まれてくる子を（若干）釣り合わせるということだ。だが、過大評価は慎まなければならない。私自身は二人の子の父だが、彼らは常に私を驚かせた。イージーPGDを使ったとしても、子をもった人生に溢れている驚きの数々はDNAではほとんど予想できないため、それら驚きを防ぐことはほとんどないだろう。もし親たちが、自分たちが欲しいのは、身長が高く、濃い色の瞳をもち、良好な音楽の才能を得る平均的確率を大きく上回る可能性がある子だと考えるなら、そういった子を得ることは一つの利益といえるだろう。もし子どもが起こす驚きが幾分でも損なわれるなら、親やその子は本当に幸福になるのだろうかと考える人もいるだろう（このことについては第14章でおもに扱う）。しかし、少なくとも一部の親が幸せになると考えるなら、その認識をやたら勘繰るのは無理がありそうだ。

第三の利益は、より観念的だが、大変現実味がある。もしイージーPGDが安全で有効な生殖技術として開発できたとして、それを利用する自由、より正確には、その利用を禁止することからの解放は少なくとも自由を好む人たちにとっては、利益の一つと感じられるだろう。特に医療は選択の自由を常に脅かされてきた分野だが、それにはは納得のいく理由があったように思う。一方、親になることの自由はさほど侵害されていない。しかし、自由を侵害するのは常にコストであったし、それは利益がコストを大きくしのぐ場合であってもそうであった。

三つの利益を頭の中でより具体的に思い浮かべている読者もいるだろう。たとえば、遺伝子疾患の減少は、また遺伝子疾患に対する医療費支出の減少ももたらす。基本的にはそれで合っている。それら利益は、以降の六つの章では嵐に翻弄される葦のように見えるかもしれないが、結局は、これら利益とコストを量ることになろう。最終の章ではその推し量りを展開して、なすべきことを述べようと思う。しかし、読者各位はあなた自身の考えで検討していただきたいし、あなたが考えるなすべきことを見定めて欲しい。そのためには、コストの問題について知識を得る必要がある。それでは始めよう。

第13章　安全性

「これは安全?」実にシンプルな質問だ。これは私にとってイージーPGDが提起する唯一、最も重要な問いである。だが、その疑問に答えるのは簡単ではない。私たちは単に安全性に関する科学的証拠のみならず、安全性といったときの概念的理解、また、究極的には安全だと確信させてくれるプロセスも大切にする。本章はイージーPGDの安全性とは何を意味するか議論するところから始めたい。そして、安全性（現在のPGDやIVFの実施上の安全性、iPS細胞から配偶子をつくり、これを用いて赤ちゃんを生み出すうえでの安全性、そして遺伝的選別の（狭義また広義の）安全性）にまつわる疑問（と証拠）を述べよう。さらに、「不届きな」クリニックが台無しにする前に、イージーPGDの安全性を評価し、規制し、また人々が安全と確認できるための方策を提示しようと思う。

安全性の意味合い

完全に安全なものはない。リスクは決して完全に避けることはできず、安全性といったときおのずとそれは相対的なものとなる。つまり、代替法との比較や、行動する場合としない場合を比較した安全性だ。現実社会ではリスクに対する応答はさまざまある。時に私たちはまったく注意を払わず、また別のときはリスクの情報を提供し、また直接リスクを何とかしようとすることもある。

読者が今シカゴに住んでいて、カリフォルニアにあるヨセミテ国立公園へ旅行に行くとしよう。そのためには、国土を横断する旅行をしなければならない。国道八〇号を使う場合は全工程二一七一マイル（約三四七四キロメートル）、車を運転するか、飛行機を一便あるいは二便乗継いで公園の近くまで行き、そこから車を運転するだろう。飛行機に乗る、車を運転するにせよリスクを伴う（飛行機を利用するリスクより車で旅行するリスクは、あなたの運転スキルや誰が運転するかで変わってくるが）。いずれにせよ、それらリスクは比較的低く、社会の方からあなたにどちらの方法を使うかあれこれいうことはなかろう（利用する航空会社や自動車会社があなたの決定に影響するかもしれないが）。

無論、そのリスクは、高速道路や自動車安全性にかかる法規制、連邦航空局による空路管制網といった社会的な関与もあり、かなり低い。あなたがどの選択をしようと社会が干渉することはないが、あなたが選ぶ交通方法に伴うリスクは規制されている。その規制の一部は、乗用車に要求される衝突安全性や操縦者に求められる訓練内容といった直接的ルールだ。そのほか、自動車製造会社や航空会社が致命的誤りから問われる民法上の（あるいは刑法上の）責任といった間接的な規制もそうだ。

ある製品やサービスの安全性を向上させるため、社会が直接的または間接的に一度規制を課すと、その製品やサービスは「十分安全なのか」が問題となる。シカゴからヨセミテまで車を運転しようが飛行機に乗ろうが、ある程度のリスクは伴う。そのリスクは大抵の人々にとって（全員というわけではないが）自宅でじっとしているよりは大きい。それに加えて、ヨセミテには急な下り道、がけ崩れ、熊の襲来、激しい嵐といったリスクもある。この公園では毎年一二～一五人ががけにより死亡している(1)。四〇〇万人の来訪者のうち、一ダース程度の死者はそれほど高い死亡確率ではないが、シカゴにいる場合のリスクと比べるとどうか？　あるいは、シカゴにいる場合のあなた自身のリスクはどうか？「安全ではない」か？　ヨセミテ公園の一部の場所は危険すぎるため進入禁止だが、この場合は概して個々人の判断に任されている。

医療では、まったく異なるリスク管理がとられる。医療は、医師免許や医院の認可といった直接的、また医療過誤責任といった間接的に、安全性を向上させるための規制がある。一方、ある種の医療介入、たとえば薬剤、生物製剤、医療機器などが製造販売しても安全上問題ないか審査し、問題なければ承認している。これら製品は、ＦＤＡが「安全で」、ある症例に「有効」と認めた場合に限り、医療用として販売できる。しかし、その安全性や有効性はその製品の効能と適用する疾患の観点から判断される。

最悪の診断結果の一つとして、転移性の膵臓がんがある。その診断を受けると大多数の患者は一年以内に死を迎えるが、その直前はひどい苦痛に襲われることが多い。ある薬剤はこのがん患者の半分をただちに治し、一方で残る半分の患者を、苦痛を覚えさせず速やかに死に至らせるとしたら、効能としては驚くほど安全で有効であり、素晴らしい薬剤と評価されるだろう。もし、同じ効能の治療剤を一〇代でみられる典型的なニキビに提供するとしたら、それは決して安全や有効だとは考えられない。こういうケースには、治療する、しないを含めて代替法がいろいろあるのだ。

薬剤は完全に安全あるいは有効でなければならないことはないし、実際そうもならない。求められているのは、ある利用において相対的に安全かつ有効かということだ。テイ-サックス病のような深刻かつ命を脅かす、早期発症型小児疾患を回避するうえで求められる「十分な安全さ」と生まれる子の目の色を選ぶうえでの「十分な安全さ」はまったく違ってもおかしくない。

また「誰にとって安全か」も重要だ。関心事は胚、あるいは胎児や出生子での安全性なのか、家族全体での安全性か、社会規模の、あるいは人類レベルの、あるいは上記階層の何かしらの組合わせか？　もし組合わせなら、さまざまな関係者の安全性をどう勘案したらいいのか？

さらには、「誰によって認識される安全性か」も大切である。リスクと利益を勘案したうえで誰が決定を下すのか？　大人が日々の生活で行う決定の多くは、リスクを量って決定されるものだが、社会にはＦＤＡが最終決定権をもつものもある。判断能力があり、十分な知識をもつ不治の病で苦しむ成人がリスクを喜んで採ろうとしても、ＦＤＡは容認不可と判断し、その決定を覆す権限をもつ。

イージーＰＧＤの場合、ＦＤＡやそれに相当する組織は、ある特定の利用を許した場合、胎児や将来の子に、また母親にとって十分に安全か否か総合評価するであろう。もしＦＤＡがイージーＰＧＤを承認した場合、親になりたいカップルや医師は、親の計画するイージーＰＧＤの利用は、彼らから見て安全か否か判断しなければならない。おのおのの社会は政府を通じて、イージーＰＧＤはある目的で容認する場合（なら、どのような目的か？）、社会にとって、ひいては人類にとって十分に安全か、あるいはどういう場合なら安全といえるのか決定しなければならない。本章では人類としての安全性に言及しながら、将来の子と家族にとっての健康リスクについて検討する。社会レベルの安全性については、後の章でまたふれることにする。

イージーＰＧＤの健康リスク

イージーＰＧＤを現在考えられる目的で使う場合、安全性のリスクは以下の三つに分類される。ＰＧＤのリスク（ＩＶＦや関連処置などを含む）、幹細胞からつくった配偶子を用いて生まれる赤ちゃんのリスク（おそらくｉＰＳ細胞が大きく関係する）、そうして生まれた子と、広く遺伝学的な選別を実施することによる人類の安全性に対する長期的なリスクだ。

現在のＰＧＤの健康リスク

ＰＧＤを使って最初の赤ちゃんが生まれたのは一九九〇年のことだった。ＣＤＣ発表の二〇一二年のデータによればＩＶＦ一五万八〇〇〇回の五％でＰＧＤが使われた。つまり、ざっと八〇〇〇回のＰＧＤが実施された。ＩＶＦの平均的な成功率を考慮すると、その年は約三〇〇〇人の赤ちゃんが三あるいは五日目の胚の段階でいくつかの細胞をもぎ取られる処置を経て生まれたことになる。これは全米での年間出生数の一％のさらに一割弱の数字だ。ＰＧＤで生まれる赤ちゃんは一般的ではないが、決してまれではないだろう。

この経験値からPGDの安全性について何が言えるだろうか？

満足できるような答えは得られまい。PGDを（IVFもだが）経て生まれた赤ちゃんを追跡調査できる登録制度はない。これはある意味、驚くべきことではない。PGDは臨床試験ではなく、医療として実施されている（訳注：日本では臨床試験としてのみ実施されている）。親たちは赤ちゃんを得るためにPGDを利用しており、必ずしも研究参加したい（あるいは自分たちの赤ちゃんを参加させたい）訳ではない。当然だが、胚の段階で、出生後、被験者として追跡調査を受ける、受けないを赤ちゃんが選べる訳はない。逆に、研究の面からすれば、PGDを経て生まれた赤ちゃん全員、五人目ごとに、あるいはランダムに選び、追跡調査できたらよかったのだが。実際はそんなことはしなかったし、倫理的、法的あるいは実際問題としてそんなことが可能かは不明だ。

というわけで、PGDを経て生まれた赤ちゃんの大規模な健康データなどない。今強いてあげられる観察データには、イージーPGDのPGD部分の安全性を推測するうえでも大きな制約がつきまとう。なぜなら、親が観察を許した子たちがすべてのPGD赤ちゃんを代表するとは限らないし、今日PGDを利用せざるをえなかった親が将来イージーPGDを利用する親を代表するとも限らない。

今持ち合わせのデータでせいぜい言えるのは、PGDは著しく危険なものではないということだけだ。PGDの後、数多くの流産、死産、出生直後の死などは起こっていない。ましてや、胚細胞の採取を受けたからといって、体の大部分を欠損した赤ちゃんが生まれたこと（や死産）もない。つまり、PGDがうまくいっている場合、残った細胞が採取されてなくなった分を補っている（訳注：最近の研究によると、PGDがうまくいっていない場合は細胞採取の影響で着床、妊娠しない可能性が示唆されている）。これまでの研究から言えることはせいぜい、PGDのプロセス自体はIVFのリスクになんらリスクを上乗せしてはいないということだ。もっとも、データの説得力が弱くて、PGDに直接関係する小さなリスクがあっても区別できないだろうが。

なら、IVFはどのくらい安全か？　端的にいうと実に安全だ。少なくとも、毎年約一六万の米国女性が利用するほど安全といえる。IVFのための卵子を提供する女性には一定のリスクがあるが、PGDが採卵を伴わないなら、そのリスクは無視できる。胎児の観点で見ると、IVFにおける流産や死産の割合はIVFを利用する女性らと同様条件の自然懐妊の女性らとでほぼ同じだ（それらの割合は平均よりは高い可能性はある。年齢も高く、またしばしば不妊の期間が長い）。

しかし、IVFを経て生まれた子たちは、通常の性交を経て生まれた子たちに比べ、出生直後や長期的な健康に問題が起こる確率がいくぶん高い。そういった問題の原因の大部分は、IVF赤ちゃんは双子、三つ子、あるいはそれ以上といった多胎妊娠を経て生まれる率が高いためであろう。多胎妊娠は、赤ちゃんにとって、また妊婦にとってもリスクが高くなる。ＩＶＦで生誕した場合の三〇％以上、ＩＶＦで生まれた赤ちゃんベースでは約四五％が多胎妊娠を経ている(2)。(多胎妊娠から生誕が一回あれば、二、三人の赤ちゃんが同時に生まれることを意味する)。そうやって生まれた赤ちゃんは、単一児として生まれた場合に比べると低体重や入院加療期間が長くなるなど、長期的な健康問題が起こりがちだ。

注意が必要なのは、ＩＶＦを使い多胎妊娠を経て生まれた子たちの健康リスクは、母親の年齢を揃えると、自然懐妊での多胎から生まれた子たちのそれと比べて、さほど高いわけではないことだ。よってＩＶＦではなく多胎妊娠が問題なのだが、ＩＶＦが健康リスクにまったく無関係かというとそうではない。現在のＩＶＦの臨床での使われ方は、親たちに多子出産を受入れさせる、あるいは求めさせるようなやり方だ。複数の胚を子宮移植すれば、多子出産のリスクが増すが、親が一回のＩＶＦで結局子が得られないという状況は減る。親になりたい夫婦は感情、身体、また経済的な理由で多子出産の利用に傾いてしまうのだろう。また、一部の親は一回の妊娠で二人の赤ちゃんが得られるなら、妊娠に伴う時間、不快、リスクを効率的に済ますことができると考えるかもしれない。

多子出産以外のＩＶＦのリスクは何か？　そういったリスクはあったとしても、大きなものではないだろう(3)。一方、そういったリスクはゼロではないと示唆する気がかりな証拠もある。つまり、ＩＶＦを経て生まれた子は二つのまれな遺伝子疾患をはじめとするいくつかの疾患の有病率の割合が高いようにみえる。

二〇〇八年一一月のＣＤＣ報告書によれば、ＩＶＦで生まれた子は、口唇口蓋裂やある種の消化器系の形成異常、心疾患などの先天異常の割合が若干高いようだ。そのデータでは、そういった異常は九五〇〇人でみられ、四八〇〇人の子ではみられなかった。先天異常のあった赤ちゃんの母の二・四％はＩＶＦを使っていたが、正常な赤ちゃんを授かった母では一・一％しかＩＶＦを利用していなかった(4)。別の研究によれば、ＩＶＦから生まれた子では若干心循環器疾患のリスクが高いという。ＩＶＦで生まれた人たちはまだ比較的若い（四〇歳未満）ので、リスクすべてを見極めるのにはさらに数十年はかかるとも指摘している(5)。別のアプローチの研究、つまり、これまで発表された三八論文を総合的に評価する「メタ解析」では、ＩＶＦで生まれた子は小児疾患の割合がやや多いという。とはいえ、その根拠は網羅的でも説得力のあるものでもないが(6)。

これら身体上の先天異常のほか、ＩＶＦは二つの遺伝子疾患、ベックウィズ-ヴィーデマン症候群とアンジェルマン症候群と関連するという証拠もある(7)。これらは希少疾患で、前者は一万三〇〇〇人に一人の子に、後者は一万人に一人で発症がみられる程度だ。だが、ＩＶＦで生まれた子は、これら疾患が平均よりずっと高い割合、つまり多くの場合一〇倍以上の確率で発症しているようだ。その病気が、「遺伝子」疾患だというところだが、ややこしい面がある。もし、これら疾患が、子が受継いだDNA配列にある特定の多様体によってのみ発症しているなら、IVFで生まれた子で高率に発症するということは筋が通らない（親の片方あるいは両者ともがその多様体をもっており、そういった人たちがIVFを受けなければならなかったという事実があれば別だが）。しかし、ベックウィズ-ヴィーデマン症候群とアンジェルマン症候群は、時に、子のゲノムにあるDNA多様体でなく、当該遺伝子の発現の仕方で発症していることがあるのだ。

こういった研究がもし正しいとしても（被験者数はとても少ないのだが）、IVFのリスクは高いということにはならない。もしIVFで生まれた子がそれら症候群のリスクが自然の懐妊、出生を経て生まれた子と比較して一〇倍だとしても、そのリスクは一三〇〇人あるいは一〇〇〇〇人に一人の程度でしかない。そもそも全出生における先天異常あるいは重い遺伝子疾患の発症割合は三、四％でしかない。しかし、これらリスクをもたらす原因については今後も注意を払う必要はあろう。

考え合わせると、IVFには自然懐妊におけるリスクよりずっと高いリスクがあるということはないものの、そのリスクはおもに多子出産が関係し、また医療そのものより社会的要因が関係するといえそうだ。その他のリスクはせいぜい小さいが、注意する必要はあろう。

iPS細胞から配偶子をつくることに起因する健康リスク

IVFのリスクについては、完全ではないものの、データがあった。幹細胞から人工的につくられた配偶子を使って妊娠を試みた例はないので、そのリスクのデータは今はない（少なくともヒトについて）。

一方、斎藤らのマウス実験から若干のデータが得られている。彼らの幹細胞由来精子の実験で、マウスES細胞からつくられた精子を使って生まれた仔マウスは論文上、正常だった。彼らはiPS細胞三株を使って同様の実験をしたが、三株のうち一種類の細胞からしか精子はできず、またその精子を使って生殖能力のあるマウスが生まれたものの、頸部腫瘍で若くして死ぬ個体が「一部」いた。彼らの後継の研究では、マウスES細胞とiPS細胞を両方使い、卵子をつくることもでき、仔マウスの健康に何ら違いはなかったと報告している。彼らの論文データからiPS細胞よりES細胞の方が若干安全そうだが、実験規模が小さいことも考慮する必要がある(8)。

ES細胞はiPS細胞より内部細胞塊の状態に近いので、ES細胞の方が安全で有効そうなのは理にかなっている。しかし、ES細胞やiPS細胞から安全で有効なヒト配偶子がつくれるという絶対の証拠はないし、また生物医学研究がこれまでいみじくも示してきたが、ヒトはマウスではないことも真実だ。

また、ヒト幹細胞から配偶子ができるには長く複雑な発生過程を経なければならないことは、第2章でふれたとおり、体内における卵子や精子形成の過程からもわかるだろう。単に、幹細胞から配偶子をつくることは安全と述べるのは適切ではない。単に幹細胞から卵子や精子ができるのではなく、第一次卵母細胞や精細胞からさまざまな分化段階を経て成熟し、受精可能な卵子と精子ができる、そういった複雑な過程が問題なく再現できなければならないのだ。

イージーPGDの長期的健康リスク

この件は二つの異なる問題が関係する。イージーPGDを経て生まれる子の、またイージーPGDが可能とする遺伝学的選別がもたらしうる人類全体の長期的健康リスクだ。

否定できない事実だが、私たちはPGDや、そもそもIVFの利用が人に後年どういう影響を及ぼすかまったく知らない。世界で初めてIVFで生まれたルイーズ・ジョイ・ブラウンは一九七八年七月に生まれた。本書を執筆している時点でも、極論だがIVFで生まれた人が全員三八歳で死んでしまう可能性もある。そんなことが起こる根拠はないが、IVFで生まれた三八歳の人の健康状態の知見をもっているわけでもない。無論、多くのIVF赤ちゃんたちは今や三〇代となり、健康状態は比較的良好そうで、また、大人となった数十万のIVF赤ちゃんたちが予期せぬ健康リスクに直面することはなさそうな根拠はある。だが、彼らが高齢となったときの健康はどうか？早期老化の兆候とか加齢と関連する疾患のリスクが高くなることはないだろうか？問題があるという根拠はないものの、IVFに伴う操作、特に細胞培養における「不自然」な状態が遺伝子発現に与える影響で何らかの遅発性の症状が出ても、決しておかしくはない。

同様に、IVF赤ちゃんたちから生まれる子孫へも影響が及ぶことはありうる。ルイーズ・ブラウンを含め多くのIVF赤ちゃんたちは、その後、「通常のやり方で」自分たちの子を設けている。しかし、それらの子たちはまだ子をもつ年齢には達していない。イージーPGD、現状のPGDやIVFが超長期の、あるいは世代間の影響を及ぼすとする根拠はないが、ないとする根拠もないのだ。

二つ目の問題はイージーPGDそのものでなく、それが可能とすること、つまり、特定の遺伝的形質や遺伝子多様体のみが次世代に継承される選別の実施が関係する。多くの遺伝子が、遺伝子ネットワークの中でさまざまな組織でいろいろな働きを担っていることがわかっている。しかし、それら機能やネットワークのすべてがどう相互作用しているかについては、到底理解できているとはいえない。

よって、ある遺伝子のある多様体を選別する影響が別の遺伝子のある多様体を選別することと組合わさるとどうなるか、またある特定環境におかれたらどうなるかまったくわかっていない。異なる遺伝子で制御されている二つのある機能をみたとき、それら遺伝子の特定アレルがそれら機能のおのおのに優れた効果をもたらすことはありえるが、アレルの組合わせによっては、第三、四、五の機能に深刻な問題を起こす可能性もある。きわめて高身長となり、卓越した数学能力をもつと見込まれる遺伝子多様体をもつ胚を一つ選別することで、悲惨な疾患にかかるリスクを高くもつ子が生まれる可能性はある。

とはいえ、そんなことは起こらないかもしれない。今は推定の域を出ない考察をしているにすぎない。私たちの遺伝子の相互作用にかかる知識は未熟だ。身長や知能に関係しうる遺伝子は数十や数百わかってはいるが、それら多様体のさまざまな組合わせが他の形質にどう影響するのかまったくわかっていない。ある胚がそういった選別をされ、子が生まれた場合、悲惨な結末をたどるかもしれない。無論、同じく、人々はこれまでアレルのランダムな組合わせで生まれてきたのも事実だ。しかし、意図的にそういう行為を行った際は話が違ってきそうだし、おそらく確率、運命、神を乗り越えて、そんな選別を他者に提供すれば非難を受けるだろう。

よりマクロにみれば、それらの類のリスクは全人類に及ぶ。七〇億人以上もいるヒトにおいて、アレルの厄介な組合わせによる短期的リスクは大したことがないようにみえる。イージーPGDを完全実施したとして、最初の一〇年で、一割の親たちがこの生殖方法で子を設け、それらの親たちの二割がのちのち思いがけず有害となるアレルの組合わせの胚選別をし、世界の出生のたかだか二%が健康障害を負ったとしても、人類全体を脅かすにはほど遠い規模なのだ。

だが、長期的に見れば、その結果は懸念すべきものとなってもおかしくない。人類は単一文化で終焉を迎えかねない。ジャガイモのフィトフトラ・インフェスタンスという疫病菌に感受性がある品種のように（一九世紀のアイルランドで起こったジャガイモ飢饉で、私の先祖グリーリーがかつて「退去か飢え死ぬか」の瀬戸際でこの米国へ移住したように）。もしあまりに多くの人々が同じ多様体を選んだら、さまざまに変化する環境において人類が生き残るうえで重要な多様体が、一時何らかの負の影響をもたらすものとみなされた場合、淘汰されかねない。

よい例が鎌形赤血球貧血症だ。これは常染色体顕性遺伝疾患で、血液細胞に酸素を保有させるタンパク質、ヘモグロビンの一変種をつくるアレルによってひき起こされる。その疾患を起こすアレルは正常なヘモグロビンAではなく、ヘモグロビンSをつくる。ヘモグロビンSのアレル一コピーを両親それぞれから受継いだ人は正常なヘモグロビンができず、鎌形赤血球貧血症になる。興味深いのは、その病気を起こすアレルは、ある環境下での生存を大いに助けるのだ(9)。

ヘモグロビンSとAのアレルを一つずつもつ人は正常かほとんど正常で、一方で、マラリアの最も多いタイプへの抵抗性については「正常な」Aアレルを二コピーもつ人々よりもずっと高くなる。鎌形赤血球貧血症の発症が頻繁なサハラ砂漠南方のアフリカや地中海地方では、マラリアは実に多くみられ、この常染色体顕性遺伝の「病気」の遺伝子はある集団の生存に役立ってきたと考えられる。このアレルを保有する夫婦の子どもの四分の一を鎌形赤血球貧血症の犠牲者とする一方で、子どもの半分をマラリアから救うのだ。しかし、もし人々がヘモグロビンSのアレルをイージーPGDで駆逐しようとすれば、状況は一変しうる。もしマラリアが気候変動で拡大する、あるいは治療できない変異を遂げるならば、短期的にはヘモグロビンSを駆逐する点で意義があるが、長期的には必ずしも有意義ではないイージーPGDの使い方を親たちがしたせいで人類は危機に瀕する恐れがある(10)。

無論、イージーPGDがそんなひどい状況をひき起こすかよくわからない。しかし、親たちや(あるいは政府)がイージーPGDを使ってヒトゲノムを均一にしようとするならば、遺伝的多様性の損失のツケはきっと人類にふりかかりかねない。ちょうど、かつてアイルランドの例のジャガイモ品種やこれに依存していた人々が味わった飢饉のように。こういった病気は体細胞ゲノム編集を使って欠損した正常型アレルを細胞に組込むことで緩和されるかもしれないが、それは技術が利用可能になったときでの話だ。遺伝的多様性の損失は長い目で見ると、イージーPGDがひき起こしかねない真の懸念であろう。

イージーPGDの安全性リスクを制御する

以上、イージーPGDのリスクのいくつかを考えてきたが、そのほかのありうるリスクはよくわからない。まだ開発もされていない医療であるイージーPGDのリスクについて何らかの結論が得られるだろうか？　唯一の慎重な回答は「まだわからない」となる。明示的に導かれる答えはこうなる。この技術が世に放たれる前に全力でできるかぎり回答を得ておくべきだ。

私にとって、その回答は規制を敷くということになる。これは米国ではFDAの規制だ。FDAは医療的介入が一般的に使用できるほど安全で有効かを判断することを生業としている。イージーPGDは米国ではFDA承認なしに許容されるべきではない。そう簡単に言ってみても、そこには複雑な意味合いが隠されている。

初めに、第10章で述べたが、FDAが現在、イージーPGDを、あるいはイージーPGDのあらゆる利用について規制する権限があるのかよくわからない。第10章で言及したとおり、私は幹細胞由来のヒト配偶子は「薬剤」か「生物製剤」のいずれかであり、規制対象となると考えるが、その結論は確かとはいえない(法廷で取上げられないので、あるいは取上げられるまで、そういう表現となる)。そのようなときを迎えたとしても、FDAはイージーPGDを医療として審査するのみだ、医師たちがどう使うかは規制しない。

ここではひとまず、FDAはイージーPGDの最初の段階、ヒトiPS細胞を株化し、この細胞から配偶子をつくる過程を規制対象とするとしよう（私はこれはありえると思う）。その際、FDAはイージーPGDの安全性をどう確かめるだろうか？

無論、FDAは従前通り、幹細胞由来の配偶子の安全性と有効性を実証するデータを求めるだろうが、そんな配偶子をつくる医療の効果は予想が難しいため、厳格な目で規制し、承認を得るのは相当長い期間がかかりそうだ。まずありそうな展開は、ヒト細胞や実験動物を使う前臨床研究のデータを求め、そしてヒトでの第Ⅰ相、第Ⅱ相、そして第Ⅲ相試験のデータを求めるだろう。ＩＶＦはそんな規制を受けなかった。なぜなら、ＩＶＦはＦＤＡの管轄ではないと判断されたからだ（今もそうだ）。一方、イージーPGDの少なくとも幹細胞から配偶子をつくる過程は管轄内と判断されるのではないか。

そんな人工配偶子の承認権限を行使するにあたり、FDAは三種類の前臨床研究（動物実験、ヒト配偶子の実験、ヒト胚の実験）の実施を求めるだろう。

典型的には、FDAはヒトでの臨床試験実施を認める前に、二種の実験動物でのデータを求める。一つはげっ歯類（マウスやラット）ともう一つはげっ歯類以外の動物種のデータだ。ＩＶＦや、その後のクローニング研究では動物種により生殖の結果は異なることがわかっている。前臨床の動物実験には「懐疑的な目」を向ける人が多いのだ。たとえば、マウス、ラット、ウサギ、ブタ、ネコ、イヌではクローニングはうまくいって、生きた仔が生まれたが、サルのクローニングは、妊娠すら達成されていない（訳注：二〇一八年、中国のグループでついにクローンサルの誕生が達成された）。サルの生殖が他動物と違い、生殖技術の実証に重要であるとすれば、FDAはサルと他の動物の二種類の動物実験を少なくとも求めるだろう。しかし、サルの実験を行うのはいろいろな理由で容易ではない。

最初の問題はどんな種類のサルを使うかだ。チンパンジーは最も人に近い霊長類で、よい選択ではあるが、チンパンジー（や他の類人猿）を実験で使うのは倫理的、実際上、またコストの面で問題が多い。マーモセットやメガネザルなど小さな霊長類の実験は実施しやすく、コストも比較的かからないが、ヒトからかなり離れた種になってしまう。動物実験に使われる霊長類のなかで、マカクザルは旧世界サルの三種に当たり、その生殖はよく研究されている。FDAはげっ歯類とマカクザル一種で配偶子作製の前臨床研究データを求めるのではないかと思うが、この規制判断の重要性を考えると、容易ではないものの、FDAはチンパンジーでの実験も考えるかもしれない。

種が決定すれば、前臨床研究の大筋はその種で幹細胞由来の配偶子をつくり、またその種にもよるが、それら配偶子で体外受精ができるか検討することになる（マウスとマカクザルはその生殖がよく研究されており有利だ[11]）。その動物実験では、選択された種で仔が誕生する過程の安全性や有効性のみならず、幹細胞由来の配偶子やそれを使ってつくった胚の性状をくまなく調べることも行われるだろう。

もう一つの前臨床研究はヒト幹細胞由来の配偶子を使う実験となるが、それはヒト体内ではなく実験室で行うものだ。iPS細胞（あるいはES細胞やSCNT）からまず配偶子がつくられ、ヒト体内でつくられる配偶子とどの程度類似しているか調べられるだろう。逆に、それらの間でどのくらい差異があるかだが、実験動物でのiPS細胞由来配偶子と体内で形成される配偶子との差異と比較がなされよう。もし、ヒト人工配偶子が体内の配偶子と、安全性や有効性が確かめられた動物iPS細胞由来配偶子ときわめて似ていれば、三番目の前臨床研究、つまり実験目的でのヒト胚作製へと進む。

ヒト胚研究のほとんどは、米国やその他多くの国で「余剰となった」胚、つまり、ある夫婦が赤ちゃんをもとうとIVFを受けてつくったが、結局もう生殖には使わないと判断された胚を使う（訳注：夫婦から同意を得て胚を研究に提供してもらう）。研究目的でヒト胚を作成することは大いに議論があるところだ。人によっては、ヒト胚は赤ちゃんとなって生まれる可能性があるにもかかわらず、その可能性を無下にした研究用の胚をつくるのは不適切、非倫理的、不道徳、ひいては殺人だという人もいる。一部の国、米国の一部の州では、研究目的の胚作製は認めているが、禁止している国もある。連邦政府はヒト胚研究には研究費を出さないこととしている。だが、iPS細胞由来配偶子を使ったヒト胚の作製（と、ときに破壊）はイージーPGDの安全性と有効性を見極めるうえできわめて重要な役割を果たす。一方、この段階でまずは試しと子宮に移植して子が誕生するかみてみようと実験するのは拙速に過ぎる。

もし、人工配偶子の研究がうまくいったら、FDAは初期発生を調べるため、iPS細胞由来の配偶子から胚を作製する実験を求めるだろう。この実験は初期胚の発生が正常に進むか確かめるのだが、その分析を行う中で胚を損壊したり、完全に破壊してしまうこともある。残念ながら、そのような分析をしないと、他の方法でつくられた胚との類似性や差異はわからない。その研究が民間財団の助成を受けていたとしても、連邦政府の一部局であるFDAが実施を求めたら、今日では、政治的大論争となり、多分議会が妨害しようとするだろう[12]。私としては、そのときを迎えた際、議会が胚実験を通じてしか赤ちゃんの安全を確かめられないと理解してくれることを祈念するしかない。

これら三つの前臨床研究から、サルを含む二種類の動物実験で幹細胞由来配偶子を使う生殖の安全性と有効性の程度を知ることができる。また、ヒト幹細胞由来配偶子やそれからつくられる胚が、正常な、あるいは異常な配偶子や胚とどのくらい似ているかもわかる。それらデータがあれば、試験責任者やFDAが人での臨床試験に進むべきか否か決定できるだろう。

もし試験責任者が臨床試験を実施すると決断したら、FDAにIND（Investigational New Drug Exemption の略号、訳注：直訳は試験薬の適用免除となるが、新薬の臨床試験申請のこと）申請する。一方で、人を実験動物のように扱うことになるので、その医療の安全性がある程度確保され、確かに有効でなければ、FDAは臨床試験を認めない。ある医療を動物実験の段階から次の段階に移る決断はきっといつも恐々と下すものだろう。その医療が人にどんな結果をもたらすかはヒトで試すまでわからない。動物でうまくいってもヒトを対象とした試験でひどい結果になったこともある。テジェネロ社がよい例だ。動物実験をクリアした後、免疫系に影響を及ぼすモノクローナル抗体薬品を六人の健康な被験者に注射したところ、全員、集中治療室に担ぎ込まれた(13)。もし、イージーPGDから生まれた赤ちゃんに予想だにしない影響が出たら、「恐るべき光景」となるだろう。

そういった臨床試験は第Ⅰ相、第Ⅱ相、第Ⅲ相と順に進む。通常、第Ⅰ相試験は小規模で、一〇人から五〇人の健康な被験者が参加する。この段階では、有効性ではなく、おおまかな安全性評価が目的で、医薬品の場合体内でどう代謝されるか知見を得ようとする。第Ⅰ相がうまく進んだら、数百人を対象とした第Ⅱ相試験に進む。この段階でも安全性はみるが、有効性をある程度評価することが目的だ。もし第Ⅱ相試験が実施責任者にもFDAにも満足のいく結果であったとき、第Ⅲ相試験へ進む。数千人もの被験者を対象に、安全性と有効性をより深くみるが、薬剤の場合は用量を変え、投与回数やタイミングを変えて評価する。

しかし、幹細胞由来の配偶子は通常の薬剤や生物製剤とは異なる。特に違うのは、安全性と有効性を分けて評価できない点だ。安全性の一部はこの配偶子からつくった胚を移植した女性でみるが、おもな安全性は生まれた子たちの健康で評価する。彼らの安全性とはきちんと生まれて初めて確認可能となる（生まれなければ、安全性を評価できない）。

また、薬剤とは違い、他人を被験者として試験はできない。真の被験者はこの場合、胚であって、行き着くところ幹細胞からつくられた配偶子を使い、生まれる赤ちゃんとなる。この事実は重大な倫理問題を提起する。それは研究対象者自身から事前に同意を得ることができないことだ。この世に存在していないのだ。だが、この問題を解決しない限り、この生殖技術の研究は不可能だ。医学研究では場合によっては親の同意を得て、彼らの子を対象とする研究ができる。ある医療製品の妊婦や胎児、究極は子への影響を評価することがあるが、そう滅多に許されることではない。しかし、幹細胞由来配偶子の安全性は正しくそれをしなければならない。その際、同意は妊婦から得るとともに、配偶子をつくる細胞を提供した人から取得することになろう。

しかし、イージーPGDの当初のヒト試験は有効性を検討範囲としない典型的な第I相試験のようには実施できず、数百人だとか数千ではなく、数人の赤ちゃんを対象にして実施されるだろう。

もし第I相試験で大きな問題がなければ、第II相と第III相を合わせた試験を実施するのが妥当だろう。薬剤の投与タイミングや用量といった典型的な第III相試験が対象とする有効性はこの場合関係ないので、ことさら第III相試験を区別することは無用だろう。これら後継試験の実施規模は、受容しうるリスクを少なくとも部分的には基づいて設計されるだろう。もし一〇〇〇人に一人以上のリスクを自信をもって見極めようとするなら、その試験では一〇〇〇人以上の赤ちゃんの誕生をもって評価することになる。

これら臨床試験はおのおのでいくつかの特別な問題を提起する。どのくらいの期間試験を実施したらいいのか。赤ちゃんが生まれるまで、彼らが一歳、あるいは一〇歳になるまで？　あるいは彼らが大人になって、彼ら自身が無事生殖できるかみるまで？　それとも彼らが年を取って死のときを迎えるまで？

また、その試験で大問題が起こった場合、誰がどう責任をとるのか？　もし試験で障害をもった、あるいは健康障害を負った赤ちゃんが相当数生まれたら、親に対する補償は相当な金額になり、もし試験責任者がそのコストを負うなら破産してもおかしくない。そんな補償費用を真面目に考えると、臨床試験の中止や、技術の拒絶につながりかねない。仮にだ、イージーPGDの後起こった有害事象が普通の妊娠から生じる先天異常と同程度の数だとして、その赤ちゃんと親たちに補償は行われるか？　そもそも、たいていの場合、有害事象を負った赤ちゃんが幹細胞由来の配偶子に起因するのか、たまたま不運が起こっただけなのか区別は難しそうだ。

また、そんなことが起こったら、FDAの責任、さらにはそんな試験を許したときの大統領政権の責任はどうなるか。もし試験の末に多くの健康被害を負った赤ちゃんを生み出したら、政治的凋落は目に見えている。事態が悪化したら、試験を許したFDAや政権は責任を問われるだろう。試験責任者は大きな政治的な、世間からの信用失落は免れまい。

最後に、重要な問いとして、こんな試験に誰が出資し、リスクを引受けるだろうか？　薬剤や生物製剤の臨床試験は数百億円もの費用がかかる。通常、臨床試験には企業が出資する。うまくいけば、特許あるいはFDAの独占条項、あるいは両者で一定期間の医薬品の独占販売ができる。将来、誰かが、iPS細胞から配偶子をつくり、使用する方法について、回避困難な特許を取得しようとするだろうか。それができない場合、政府が赤ちゃんをつくる方法について独占的な使用権を付与するだろうか。それら独占で、果たして、臨床試験のコストやリスクに見合う十分な見返りが期待できるだろうか？

実は、そんな類の手技の事例はない。ＩＶＦはＦＤＡの規制プロセスを経ていない。ＩＶＦ実施の際にはいくつかの薬剤使用が必要で、多くは卵巣を過剰刺激する薬剤だが、それらの薬剤はＩＶＦ用ではなくもともと妊娠促進剤としてすでに承認されていた薬剤だった。ＩＶＦの後の関連技術、ＩＣＳＩ、体外卵子成熟などどれもＦＤＡの規制を受けていない。二〇〇〇年初頭に実施された二つのミトコンドリア移植の不妊治療の顛末で、ＦＤＡは医療として実施するのではなく臨床試験として申請しろと命令したように、イージーＰＧＤを軽く一五年ほど足止めしてもおかしくない。

とはいえ、なんとかして、臨床試験の資金が得られ、試験実施が承認され、試験データを揃えて、ＦＤＡに新薬承認申請や生物製剤許可申請をしたとしよう。ＦＤＡはｉＰＳ細胞由来の配偶子を使って赤ちゃんを生み出す技術の安全性と有効性をどうやって評価するのか？

おそらく、事態が二〇年から四〇年、変化がなければ、ＦＤＡは長期戦をとるだろう。ＦＤＡのスタッフは臨床試験結果を受取ると、データ分析して、試験責任者に疑問点を質問し、外部委員がおもなメンバーとなっている諮問委員会の審査用の書類を整える。諮問委員会が参集され、申請者のプレゼンを聴き、市民からコメントを求め、両者に質問し、提言に進む前に審議を行う。ＦＤＡは諮問委員会の提言を受入れる義務はないが、通常は受入れる。

より回答が難しい「どうやって？」という問いがある。どのＦＤＡの決定にも一部当てはまるが、個々では特別な意味をもつ。それはどのように安全性と有効性を定義するのかという問いだ。少なくとも年齢層などを添えたデータで通常の懐妊と同様の親から生まれた子とほぼ同じく安全とみられる場合、それは安全で有効といってよいかもしれない。同様の親でＩＶＦと同じく安全とみたとき、もし通常の懐妊ほどには安全でない場合はどうなるか？　ＩＶＦと比べ若干安全ではないようにみえた場合、また、ＩＶＦと比較しても安全性について確たることがいえない場合はどうすべきか？

こういった場合よくある回答の一つは「何に対する安全か」という再検討だ。重篤で生死にかかわる疾患の薬剤の安全性を、大したことはない疾患の安全と同程度まで求める必要はない。ｉＰＳ細胞由来配偶子の安全性はどこにあてはまるか？　もしそれら人工配偶子がどうやっても「自分たちの子」、遺伝的繋がりのある子をもてない、つまりどうやっても自分たちの不妊を「治療」できない親たちに使われる場合、それは大したことなのか？　親たちが「自分たちの」子を追及するうえで、その子たちへの上乗せリスクを賭すことはどこまで許してよいか？　人工配偶子が子での重篤な遺伝子疾患を避けるため親たちがＰＧＤで使う場合、どの程度のリスクが容認されるか？　将来の子へのリスクがイージーＰＧＤを使わない場合より使った場合の方が低いなら、遺伝子疾患の発症リスクが若干でも下がるなら、手技のリスクはややあっても問題なしとするか？　また、親たちが、疾患を避けるために:iPS細胞由来配偶子を使うのではなく、自分たちの将来の子の性別や髪の毛の色や、人格のために使うのならどう考えたらいいか? リスクはどの程度であれば正当化されるか?

iPS細胞由来配偶子を生殖に使って起こる最悪の結果の一部でも、子宮移植の前に遺伝子検査することで、見極めることができるとしたら? (イージーPGDは単に幹細胞由来の配偶子を使うのではなく、それからつくられる胚の広範な遺伝子検査が実施可能) そうしてつくられた胚の九○%が遺伝的にひどい品質で使えないが、残る一○%の「良質の」胚を容易に移植用に選抜できるならば、こういった移植に使わない胚を沢山つくったことは、利益に対するリスクと考えるべきか? iPS細胞由来配偶子からつくった胚を移植して、問題解決のための人工妊娠中絶を実施する十分時間的余裕がある時期に、子宮でその問題が起こったことがわかった場合はどうする? 親たちに対する感情的、身体的な害は、胎児に対するそれと等価と考えるべきか? もし一部の親が先天的に問題ある胎児を妊娠維持し、出産する場合、この手技が安全でないと判断する事例と扱うべきか?

上の三つの段落で述べた疑問はどれも解答はきわめて難しい。まさに難問中の難問だからだ。もしFDAが三つの条件を満たしてくれるなら、解答は若干容易になる。つまり、FDAは、大きな利益が見込まれる利用でも制限をかけるため、承認後の何らかの要件を課すこと、手技実施に際するリスクをある程度緩和すること、その他ありそうなリスクを一部でも理解に努めることだ。

FDAは、イージーPGDの利用を、その大きく受けられるであろう不妊の親たちあるいは遺伝子疾患の発症が見込まれる子たちに制限するかもしれない。また、FDAは移植する胚は一つに限ることでリスクを緩和することもできる。手技実施に伴うリスクを低減するため、多子出産を避けることで安全の「余地」を設けることができる。さらに、不確定なリスク(あるいは既知のリスク)を減らすために、長期リスクに関する情報をより得るための方策として、イージーPGDから生まれた子たちの長期間の追跡調査を義務づけることもできる。

それらの考えはどれも魅力的だが、どれの実施に際しても今FDAがもつ権限を変える必要がある。FDAは現在、規制対象品が実際にどう使われるか規制する権限はない。オフラベル利用の制限にせよ、複数の胚の移植の禁止にせよ、今は権限をもっていない。どの政府機関も数年間も子たちを追跡調査することを義務づけることはできない。状況によっては、FDAは企業に承認後試験を推奨あるいは義務づけることはできる(いわゆる「第Ⅳ相試験」)。実際、FDAはときどき、企業にリスク評価・緩和戦略(REMS)の策定を要求するが、これとて、患者に、承認薬剤を使うなら被験者になれと要求するものではない。特に、もしその「患者」が赤ちゃんなら、承認医療品を使う(あるいは医療品そのものともいえる）ことに同意などできない。

不届きなクリニック

本章はiPS細胞由来の配偶子から赤ちゃんを生み出すことに伴うリスクの規制について述べてきた。自然と、おもにイージーPGDの安全性を論じることになった。しかし、規制は守ろうとする者がいて意味があり、実際、社会では守ろうとしない者もいる。FDAの承認を得ずにあるいは得る前に、この手技を実施するとしたら正しく違法であり、もぐりの医療である。よりありえそうなのは、FDA（や他国の規制当局）の管轄が及ばない国で実施してしまうことだ。ほとんど幹細胞治療はFDAの規制対象であるが、まだ承認になっているものはあまりない。しかし、幹細胞クリニックは世界中にすでにあり（米国の一部でも）、多くの米国人を含む患者に未承認治療を提供している(14)。同様に、さまざまな未承認がん治療薬が（だいたいインチキ療法だが）、FDAの規制が及ばないところで、末期患者に法外な値段で提供されている。

真に有効で、広く国際的な規制調和がなければ、こうした有効性が定かでない医療を提供する不届きクリニックは雨後の筍のように生まれてしまう。国によっては、「生殖の」ツーリズムを規制しようとするだろうが、実行上の困難ばかりか、国内や国際法上の問題をひき起こしかねない。多くの国は自国民がこういった医療ツーリズムに出かけることを防止できておらず、そういう事例は、未承認がん治療、自国内では違法な人工妊娠中絶法やIVFなど枚挙にいとまがない(15)。イージーPGDの規制もうまくいくという保証はない。おそらく、一度皮膚組織片を採取し、一回胚移植をするだけでよいこともあり、規制はうまくいかないだろう。

完全に安全なんてない。また、安全性を保障する完全な方法もない。しかし、受入れられるレベルでの安全性を合理的に保障するうえで最良な取組み方はある。相当な人数の将来の子たちの健康がかかっているのだ。国々はできる限りの努力で最良の方法を用いてイージーPGDの安全性を見極めなければならない。

第14章　家族関係

「幸福な家庭はどれも似たものだが、不幸な家庭はいずれもそれぞれに不幸なものである」とは、トルストイがアンナ・カレーニナの始まりで示した文章である(1)。歴代小説のなかで最も有名な書き出しの一つだ。さて、イージーPGDでつくられた家族はどうだろうか?

家族の朝暮の幸せは、よほどの機能不全に陥ったケースを除けば、滅多に法律や政策上の問題とならない。とはいっても、私たちの多くにとって人生で唯一の最重要問題ではある。イージーPGDは家族にどのような影響を与えるか、喜び、誇り、安らぎ、あるいは苦痛や当惑、憎しみを経験することになるのか? 本章はこの家族の問題について、三つの観点から検討していく。まず、イージーPGDはその利用でつくられた従来型の親子関係において人々の感情や責任感に影響を与えるか考える。次に時折展開される、遺伝的選別は子の「開かれた未来の権利」を侵害するという主張を検討する。最後に、イージーPGDが実現する普通ではありえない家族形態を取上げて、彼らの幸せ、先々の帰結がどうなるか推察してみよう。

イージーPGDの従来型の家族への影響

親が特定の遺伝的素因に基づいて、多くの胚を選別することが、従来型の家族のあり方に影響を及ぼすだろうか? もしそうだとすれば、どのように影響するか?

それはわからないし、知ることもできない。私たちはイージーPGDが実行可能な遺伝的選択について大した経験を持ち合わせてない。PGDは二五年ほど実施されてきたが、このPGDではイージーPGDが可能とするほどのきめ細かな遺伝的選択はできない。現行PGDでできることはおもに四つの目的での利用だ。家系内で発症があった重篤な遺伝子疾患をもって子が誕生することを避ける、病気の近親者のため臍帯血ドナーとして生まれるように移植適合性のある胚を選ぶ、男の子あるいは女の子の選択、そして最も頻繁な利用は、着床や発生段階を無事進み、赤ちゃんとして生まれる可能性が高そうな胚を選択することだ。PGDでつくられた家庭で親子の幸せに関するデータはないし、あったとしてもPGDを使う理由やPGDで得られる選択肢は将来のイージーPGDのそれらとは著しく異なり、両者を比較する意義はなさそうだ。

IVFでつくられた家族についてのデータは若干ある。幸運なことに、彼らは、少なくとも普通の妊娠、出産を経てつくられた家庭と同じくらい幸せそうである。しかし、だからといって、イージーPGDについても同じ帰結をたどるとは断定できまい(2)。IVFで生まれた子たちは、片親あるいは両親と血縁があるほかには、特定の遺伝的形質で選別されたわけではない。より重要なのは、彼らの多くは、不妊を乗り越えるべく長い試練の時を経て誕生した点だ。イージーPGDにより近く、有意義な比較としては、養子縁組でつくられた家庭の幸せだろう。それも、親が特にこだわりをもって子を選べたケースだろう。しかし、そのような家庭の幸せを比較検討した事例を私は知らない。

結局、データなしの状況でできることは推察することぐらいだ。少なくとも、系統だって、まず親に、そして子に与える影響を考慮しながら推察を進めることはできる。

親サイドの問題は、赤ちゃんの特定の将来のために大きな投資をすることが関係しそうだ。親たちは時に（いつも？）妊娠時に、そして生まれた子に希望や夢を抱くものだ。仮に、親たちが遺伝的多様性に基づいてあらかじめ子を選択することができたとして、ある結果について自信を感じる、自分たちのおかげだと感じるだろうか？

ある程度と条件をつければ、その答えはイエスだ。生まれる子が女の子となるように胚を選別した親たちが、実際に生まれた子が男の子とわかった場合、赤ちゃんの性別は出たとこ任せと割り切って、従来のやり方で子を設けた親たちと比べたら、それは驚くだろう。その後彼らがどのくらい長く落ち込むか、親子関係にどんな影響を与えるかは推定くらいしかできないが。

しかし、イージーPGDを使えば、「男の子か女の子か」、テイ-サックス病、早期発症型アルツハイマー病に至る*PS1*変異の保有、またさまざまな外見形質などもわかってしまう。もしイージーPGDが、比較的わかりやすい遺伝的形質で期待通りの結果を出せなかった場合、医療過誤で医師が訴えられそうだ（親が損害を被ったと認定されるかは不明だが）。

親が期待通りの子でなくて落胆するかもしれない状況はおよそ二つに分けられる。①イージーPGDの検査対象としてなかった形質で、予想外の結果、②特定の行動形質のような浸透率の低い形質についてイージーPGDが推定した内容と結びつかない結果がでた場合だ。赤ちゃんを苦しめる多くの悪い出来事は、少なくとも一部ケースは、既知の遺伝的原因とは無関係だ。知的障害の一部、ダウン症候群、脆弱性X症候群、フェニルケトン尿症にもかかわらず放置された場合は遺伝的要因が明らかだが、多くの知的障害は非遺伝的な（しかもまったく原因不明な）要因によるものだ(3)。もし親が既知の遺伝的リスクを回避すべく慎重に胚を選んだにもかかわらず、結局、重い発達障害の子をもつ状況が生じたら、イージーPGDを利用したことで親子関係が変化するだろうか？（胎児の段階でわかり、中絶を選ぶとしたらそれは不幸な出来事だが、それは本章で扱う親子関係の不幸ではない。）もし、変化があるなら、それはどのくらいの親に当てはまり、その程度、また期間はどうなるか？ 彼らの幸せにどのくらい深刻に悪影響を及ぼし、親たちの対応が子に悪い帰結を与えるだろうか。

それらは、イージーPGDが適切に提供されたとしても、医療者サイドからはまったく説明されないケースなのだ。おそらくカウンセラーはきっとこう言うだろう。この遺伝的選別を利用しても健康で正常な子が確実に生まれるわけではありません。既知の遺伝子疾患は発症しないと保証するだけです。では、イージーPGDが特定事項について確率を親に伝える状況ではどうか？

親が胚12番を長身、力強い男性で、八〇％の確率で平均以上の運動能力をもち、七〇％の確率で平均以上の知能をもつという予想を信じて選んだ状況を考えよう。これを選んだ親は「アンドリュー・ラック」（訳注：米国ワシントンD.C.出身のアメリカンフットボール選手）そっくりになると期待していそうだ。しかし、彼はいい感じの青年になるだろうが、卓越した運動選手にはならないかもしれないし、いい選手でもひどい欠点があるとか、フットボールより建築関係の方がよさそうな選手となるかもしれない。こういった親の落胆が親子関係をギクシャクさせるだろうか？ イージーPGDに関わる医療者はおそらく親にアンドリュー・ラックのような子がもてますとは約束しない、そういった事項について平均以上の確率があるとだけ伝えるだろう。一方、親はその現実をどう受けとめるか？ 子に当たり散らしたりするだろうか？

それもわからない。無論、そうなったら、親の子への希望、夢、熱望は細かく砕け散るだろう。だが、そんなことはいつも起こっている。運がよくても、滅多に（多分そんなことは起こらない）親の期待通りの子がもてることはない。遺伝的選別は希望と現実のミスマッチ（それはいつも大きいが）を大きくすることはないが、親の希望を増長させうる。それはある程度なら認められるだろうが（たとえば，女の子が生まれるよう選別してそのとおり娘が生まれた程度なら）、認められないケースもあるだろう〔その女の子が確実に第二のジェーン・オースティン（訳注：英国の著名な女流作家）になるようなことは起こらない〕。

きちんと予想できる遺伝形質が実現してもたらされる格別の幸せとは逆の、精神的被害はどんなものか？ それをきちんと理解するのは不可能にみえる。親の過大な期待はカウンセリングをきちんと受ければ未然に防げるか？ おそらく、一部ケースではそこそこ防げるだろうが、どのくらい防げないかを予想するのは無理だ。

しかし、親子関係は、その通り親の側だけではない。遺伝的選別を経て生まれた子はどう思うだろうか。この問題について講義したとき、ある学生が示した猛烈な反応にはっとした。彼の親が彼のゲノムを生まれる前からすべて知っていたようで、これを知ってぎょっとしたというのだ。彼は、あたかも自分の部屋を詮索されたかのように、プライバシーに踏み込まれたように感じたそうだ。出生後の遺伝スクリーニングでも、同様のゲノム検査はできそうだが、それとは違う、イージーPGDを経て生まれた子は自分のプライバシーを踏みにじられたと思うだろうか、いやそう感じるべきか？

より重要な論点は、第二のアンドリュー・ラックやジェーン・オースティンとなると通常以上の期待をもって親に選別されて生まれたことを知った子の幸せはどうなるだろうか？彼らは自分自身が本質的に不確かで、無価値な存在と感じてしまうだろうか？あるいは、親が何百もの子になる可能性のある胚の中から選んでくれたと知って自分は価値ある存在だと思うだろうか？親の遺伝子ベースの期待に沿って、あるいは逸れて生きていることを不安に思うだろうか？子のそのような感情をどれだけ大切にくむべきか？それらの子の状況は、イージーPGDやその他の遺伝的選別法から確かに生じそうで、また潜在的には深刻な問題となる恐れがある(4)。

これら疑問は実は前代未聞でないかもしれない。養親から選ばれた子たちと慎重に選ばれたドナーの配偶子から生まれた子たちでは、同じような反応の傾向がひょっとしたらあるかもしれない。とはいえ、これらの子たちの精神面への悪影響の程度は大きくはなさそうだ。実際、その影響が若干あるからといって、それら家族形成の手段が禁止となったわけでもない（訳注：日本ではドナー配偶子を用いたIVFは学会指針で禁止されている）。しかし、精子や卵子ドナーの選択に比べ、イージーPGDは強力な遺伝的選別能力がある。それゆえ、この手技が世で使われる前にさまざまなリスクを評価し、対応に備えるのは難しそうだ。多分、初期の段階で取組める最良なことは、親になることを望む夫婦らにその潜在的な危険性を伝えることだろう。

開かれた未来の権利

遺伝的選別について、推定困難な親子の精神的負荷や利益などあれこれ考える必要はないという意見がある。代わりに、一つの原則、つまりおのおのの子は「開かれた未来」の権利をもつという原則に立つべきだと。以下述べていくが、法哲学者、ジョエル・ファインバーグが最初に開かれた未来の権利の思想を発表し、そして法学部教授ディーナ・デイビスがこの思想を遺伝学の分野において展開した。この考えが法律分野から生まれたのは理解できるところがある。ある法関係の思想と共鳴するものだからだ。

少なくとも慣習法分野では、子も財産を「もつ」ことができるが、ある年齢に達するまでは通常は行使できない。典型的には、その親が子の利益のためにその権利をもち、管理することになる。そこでは、親は受託者として、子の権利を尊重し、子の利益を最優先とする義務を負う。親は子のためにその権利を信託されているのだ。

子の将来における利益はどう考えるべきか？　子は将来の希望についてしだいに行使し始める（むしろ理解していく感じかもしれない）。ある程度なら、親は子の幼いときの将来の希望の一部を無視する義務がある。例えば「今日ケーキちょうだい、明日も、ずっと」というおねだりは無視されるだろう。しかし、子は将来を自分で決定していくべきなら、親は子の選択肢を閉じるのではなく、できるだけ多く用意すべきである。遺伝的選択はその選択肢の一部を失わせてしまうし、子どもが自分の将来を選び、実現する機会を親が抱くある将来像で置き換えてしまうことになる。

ファインバーグが最初に開かれた未来の権利の原則を発表したのは一九八〇年の本の中の、「子の開かれた未来の権利」の章であった[5]。彼は権利を分類し、成人と子が共有する権利（暴力に対する権利など）、大人がもつ権利（投票権など）、子（あるいは子のように親に依存している成人）のみがもつ権利に分けた。彼の説明によれば最後の権利は、まだ身辺自立してないため支援される権利と、「信託される権利」、すなわち、子がまだ行使できないが、子のために保護しておくべき大人の権利を共に含むという。彼は二カ月の赤ちゃんの例をあげ、まだ自力で移動できなくても歩く権利があり、その権利は足を意味もなく切断されたら侵害されると述べた。

ファインバーグのこの大きな影響力を与えた章では、実際、ウィスコンシン州対ヨーダーの裁判に関する最高裁判決についても論じている。判決では、アーミッシュ派の親は、米国憲法修正第一項の信仰の自由に基づき、第八学齢期までの子に課される義務教育を受けさせない権利があると認めた[6]。ファインバーグはこの判決を猛烈に批判し、この有能な哲学者と元裁判長のウォレン・バーガーの間での大論戦に発展していった。ファインバーグは、判決は許しがたくも、親の宗教的希望のみで、子の将来を選択する権利を失わせたと批判した。ファインバーグは内心では自分の主張にあるジレンマに気づいていて、根本的に子の将来は親、国、機会などで狭められてしまう宿命と悟っていた。だが、子の選択肢はできる限り開いておくべきと主張した。

ファインバーグは一九六〇年から二〇〇四年に死去するまで多くの書を残し、敬服を集めた米国哲学者であった。彼の子の開かれた未来の権利は時折、哲学書に引用されるが、『哲学大全』[7]のファインバーグの項ではなぜか言及されていない。

ディーナ・デイビスは一九九七年の彼女の論文『遺伝的ジレンマと子の開かれた未来の権利』[8]の中で、ファインバーグの主張を開花させたようにみえる。彼女は遺伝学の抱える問題を親による選別の三つのケースをあげて検討した。聾唖《ろうあ》の親が聾唖の子をあえてもつため遺伝的選別を使うこと、すでに生まれている子たちに成人後に発症する疾患を予想する検査を実施すること、そして性別の判定だ。デイビスは、これら三行為はすべて誤っていると主張した。聾唖の親は自分たちの（聾唖になるべくして選ばれて生まれた）子の選択肢を狭めた、また成人後に発症する疾患を予想する検査は子の自分の遺伝的リスクを知らないでいる権利を大した理由もなく剝奪した、性選別は子宮段階から性の固定概念を実践し始めることになり、子の未来を制限、悪化させると批判した。

デイビスの論文は生殖遺伝学を議論するうえで「開かれた未来の権利」を基軸に据えた。それはこの分野の議論に強い影響と重要な貢献を果たしたが、私には説得力に欠けるように思える。

ファインバーグは、彼の当初の章で認めていたが、開かれた未来の権利の重大な問題は、そんな権利の行使は不可能という点だ。誰も完全に開かれた未来をもっていない。ある人の人生はあらゆるものが当初の段階からその未来を導き、影響を及ぼすのだ。男に、女に、裕福な、あるいは貧しい家に、米国、中国、ナイジェリアのどこで生まれようとだ。病気、親の健康、教育、事故、皆私たちの人生を取返しがつかない形で変える。ファインバーグはその権利は「できるかぎり」維持されるべきだといったが、それは何を意味するか？ある親が子の午後の余暇としてバイオリンレッスン、サッカーチーム、テレビゲームのなかから選ぶとして、そのどの選択もある程度その未来を閉ざすことになる（また、選択しないこと自体が選択でもある）。もしその答えが、単に「ほどほどに」であったら、イージーPGDの妥当な利用についての線引きでどう考えたらよいか？　また、イージーPGDのどの使い方（早期発症疾患の回避、後年発症疾患の回避、外見形質の選択、行動形質のある傾向の選択、あるいは性選別）がその線を越えるか、否か、その理由は何か？

しかし、遺伝学分野から第二の反対があるだろう。出生前のおよそ九カ月、私たちは皆もって生まれる遺伝的多様体で、私たちの将来の一部は閉じられている。赤ちゃんが二つのテイ-サックス病のアレル、病気を起こす*BRCA1*アレルを一つ、Y染色体を一つ受継ぐか否かも本人は回避できないまま決められる。（第12章で述べた通り、真に安全で有効なゲノム編集があれば、閉じられた将来を再度開くこともできるかもしれない）。唯一の違いはイージーPGDを使えば、親は子に形質をどれか与えるのではなく、その形質をもって誕生する子を選ぶことができる。確率が平等に選択肢を閉じるのとは異なり、親による胚の選択という介入が、道徳的に違いをもたらしうるか？　この技術は親が非道徳的に振舞うことを可能にするかもしれないが、親の選択という観点では、バイオリンかサッカー（または、違うかもしれないがテレビゲーム）を親が選ぶという以上に非道徳的にはみえない。

デイビスは事例をあげて、それらは間違っているが、何かしらの選択をする行為自体は必ず誤っているわけではないと主張した。イージーPGDは子からテイ-サックス病で苦しみ死ぬ権利や若年発症型アルツハイマー病と宣告される権利を奪う（正確には、もう一人の子の選択肢を幸せの方に狭められたことをよしとして、世界や親からそのような病気の子を奪う）。もし、重要な点は、ある特定の選択とその結果であるなら、それら選択は個別に分析され、それらの有害な側面を緩和できないかも考察する必要がある。

本書の後の方で、障害がある子をもつために胚を選択する問題を再び考えるが、障害を補償する範囲とともに、障害の性質や程度も親の行動を判定することに関係するはずだ。検査を使って、早期から子に遺伝的リスクを伝えることは、成人になるまで子に全ゲノムシークエンシングの結果を伝えなければ回避できる。性選別も、親の好みを実現させることでもたらされる親（と生まれる子）に対する利益と、妊娠後の超音波検査でなく、受精五日目くらいから将来の子が男の子、女の子と考えることで生じうる代償を含む、さまざまなリスクと代償を量ろうとするだろう。

イージーPGDの技術で可能となる普通ではない家族

以上、子のいる「通常の」家族の範囲で考えてきた。ゲイやレズビアンカップルが養子を迎えたり、卵子や精子を提供してもらって家族をつくるように、独り身の女性（望んでそうしている人やそうではない人がいるが）がそれら方法で子を設け育てている場合もあるが、ほとんどのケースは、男親一人、女親一人が元となる家族だ。イージーPGDは少なくとも七つもの今までなかった（あるいはまったく新しい）家族をつくり、また拡大していくと考えられる。具体的には、ゲイやレズビアン夫婦が遺伝的な親となること、これまで不可能であった年齢で遺伝的親になること、死んだ親が遺伝的親となること（の新しいタイプ）、「近親姦」の親、疑いをもたない遺伝的な親、「営利の」親、そして「単一親」だ。

ゲイやレズビアンカップルはありふれた不妊夫婦と似ているところがある。彼らは皆、子をもつのに必要な活力ある一つの卵子と一つの精子がない。それらのカップルはドナー卵子や精子（ゲイカップルの場合は、加えて代理母が必要だが）を使うことはできるが、それら卵子や精子は、配偶子が体内にないパートナーの遺伝的多様体をもたない。兄弟姉妹から配偶子を提供してもらえば、これらの不妊夫婦から生まれる子は、一人の親の遺伝的多様体の半分と、もう一人の親のそれの四分の一、将来の叔母か叔父からの四分の一をもつ子をもつことになる。この血が四分の三つながった子では、（iPS細胞由来配偶子なら実現できる）「自分たちの子」という望みを満たすことはできない。親子間で若干、遺伝的相同性を増やした場合、同性の親に負の影響を与えるか、まだよくわからない(9)。

イージーPGDはまた従来は不可能だったような年齢の遺伝的親を生み出すかもしれない。生物学的時計は女性では針の進みを止めてしまう可能性がある。少なくとも、卵子の質についてはありえそうだ。女性の体内では生まれる前からストックされた卵子は加齢と共にどんどん質が落ちてしまうが、四五歳、五〇歳、六〇歳、いや九〇歳でも皮膚細胞からまったく新しい、そして子となりうる卵子がひょっとしたらできるかもしれない。

老人になって初めて親となったケースはあった。ただ、それは男性に限ったことだった。老人の遺伝的親は取立てて新しいことではないが、年老いて母となることは年老いた父よりも困惑させるところがある(10)。一方で、イージーPGDを使えば、性的に成熟した人たちだけでなく、未熟な子（よちよち歩きの子、幼児、あるいは胎児）からも配偶子をつくり、それを使って子をつくることができる。どうなるかよくわからないが、技術が可能性を開いたなら使おうとする人がいてもおかしくない。（がんの化学療法を受ける子から配偶子をつくるのはありえることだが、その配偶子はいったん凍結され、実際に生殖に使うのは成人になってからだろう）こうしたややこしい生殖は法的に婚姻や性交ができる年齢以下で、法的な同意抜きで起こる点に留意されたい。遺伝的な親が子どもであり、そのことを同意もせず、知りもしない状況で、法的な権利や責任はどうなるか？

「普通でない」年齢の人々から配偶子をつくれるなら、生きた細胞が得られるなら、死者から配偶子をつくることも可能だろう。ジェーン・オースティンやジョージ・ワシントンからつくるといっているのではない。まだ生きている、あるいは死んだばかりのときに細胞を採取し、すぐに、あるいは（自宅では無理だが）凍結保存処理されることになる。新鮮な細胞や慎重に解凍した細胞はiPS細胞の作成に使い、その後、配偶子が分化誘導される。

死後、親になる出来事については、これまで少なくとも三タイプがあった。妊娠していた女性が死んだ後、出産した、生前に性交して、男性の死後、女性が妊娠した、死んだ男性由来の精子を使って女性が妊娠した、といった状況だ。出産には九カ月かかるため、死んだ父との間の子が生まれることは十分起こりうる話だ。生命維持装置の発展のおかげで、ときおり死後母になることもある（脳死の妊娠女性の体を機能維持すれば、元気な赤ちゃんを産むことができる）。IVFを使えば凍結胚ができるため、生前にこうした胚を用意しておいたが、妊娠した段階で死んでしまった状況が起こりうる。さらに、採取した精子、卵子、そして配偶子の凍結保存で（精子は以前から実施されてきたし、卵子は最近できるようになった）、受精は片方あるいは両方の遺伝的親の死後でも起こりうるのだ。iPS細胞からの配偶子作成ができるようになれば、死後でも配偶子を得ることができる（良質の体細胞が入手できる限り）。

それら生殖のシナリオからすでに訴訟が起こされている。ある有名なカリフォルニアで起こった事例では、以前凍結保存していた精子の利用が問題となった。死んだ父の子たちが、情婦が父の生前の希望に沿って凍結精子を使って新しい異母兄弟をつくる計画に反対をしたのだ(11)。新しい胚をつくるために死んだ男性の凍結精子を使うことについても訴訟が起こっている。同様に、死者からの配偶子採取をめぐる論争も起こっている。イスラエルでは、死んだ兵士から子をつくるために精子を採取すべきか(この場合、死者が不快など覚えないことを利用した、それほどひどくない侵襲的方法を使う)論争があり、司法長官は死んだ者のありえそうな同意を重視して判断するというガイドラインを発表した(12)。こういった訴訟ケースでは、死者の同意あるいはありえそうな意思が尊重された(私の知る限り、死んだ女性から採取した卵子に関する訴訟はないように思う。精子凍結に比べ、卵子凍結で保存できる期間は短く、また生きた女性でも採卵は難しいが、死者からの採卵は死者からの精子採取以上に難しい)。

イージーPGDの四つ目の問題は、奇妙な、近親姦に関わるものだ。法的に近親婚の禁止に当てはまる二人がイージーPGDで子をもちたいと言い出したらどうなるか? それはまさしく近親姦に当たるのか、それともそのように扱うことにすべきなのか?

近親婚に関する法は誰が結婚でき、誰が性交できるかを規制してきた。しかし、だれが子を設けてよいかまでは規制していない。従来はそれで問題なかった。ごく最近まで、誰かとセックスしなければ子をもつことはできなかった。近親婚は無効であり、しばしばそれ自体犯罪であった。近親での性交も犯罪である。一〇〇年ほど前から人工授精が利用できるにも関わらず、とても近い関係の人々が人工授精で子をもてる可能性に関して法規制がなかった。イージーPGD(あるいはその前に登場するイージーIVF)が広く普及すればこの可能性はより高まる。結婚も性交もしないのに、「近親姦」のイージーPGDは禁止すべきか?

近親婚の禁止の範囲は、宗教の関係もあって広く及び、死んだ妻の兄弟や、継親、無関係な継子も対象とされた(13)。今日ではその制限は近縁者間(親子、兄弟、叔父と叔母、姪と甥の間)での性交(あるいは結婚)が中心だ。多くの米国の州は、まだ、従兄弟(三親等)内の結婚を禁じている(14)。これらの州法は、親子姦における力関係の不平等からのセックス強要などを理由にしている。遺伝学の見地からは、不健康な近親交配を制限するためだと医学的に正当化している。

子を設けるためにイージーPGDを利用すること自体は、近親姦や異なる力関係の懸念による禁止を破るわけではない。後者はまだ懸念が残るが、性的な満足は感情が駆り立てられて得られること以上に問題ではない。無論、この点は、現代でも、人工授精やIVFで子を設けることは当てはまる。しかし、現代の子をつくる技術は近親姦の医学的懸念を払しょくすることができない。だが、イージーPGDはそれができてしまうかもしれない。もし二人の近親者からつくった胚をPGDの選抜にかけた場合、近親交配の問題、おもには常染色体潜性遺伝疾患のリスクだが、十分排除しうる。そのような状況で、近親姦の禁止に当たる二個人の配偶子を使うイージーPGDを禁止や制限する説得力のある理由は見つかるだろうか。

五つ目の新しい親子関係は、疑いをもたない親だ。もし配偶子をつくるのにたった一つの良質な体細胞だけあればよいなら、手術で切除された組織（検査のため採取された細胞や採血）、廃棄される組織、飲料ボトルの口から得た細胞を使えば、配偶子をつくることができるかもしれない。その細胞からiPS細胞をつくり、増えた細胞を、何らかの理由でやろうと思えば、配偶子作成に密かに使うこともできてしまうだろう。そんな気持ちもなく、疑いもせずに遺伝的親になってしまった人たちはどんな義務や責任を負うのだろうか？

六つ目の可能性は五つ目の親子関係の延長線上にある。卵子や精子をつくるのが容易になれば、赤ちゃんをつくるためのiPS細胞由来の配偶子を売ろうとする輩がでてきてもおかしくない。もちろん、それは今も似たようなことが卵子や精子「ドナー」によって行われている。親になりたい夫婦はドナーの特徴などを参考に使うドナーを選ぶ。この「商取引」は卵子より精子の方が顕著だ。大きな精子会社は数千人もの男性から精子を収集しており、会社のカタログにはドナーの特徴がこと細かく掲載されている。卵子取引会社はいつでも採卵が可能な女性のリストをもつが、その人数規模は通常ずっと小さい。（凍結卵子として運用すれば卵子取引会社を精子バンクのように発展させうるが、なにせ最初の卵子提供段階がネックとなろう。）

真に商業的な配偶子「提供」業はまだ成功した試しはないのではないか（以前、ノーベル賞受賞者の精子バンクがあったが倒産した）[15]。有名な競走馬のように、男性の著名人なら大量に精子を販売できるかもしれない。精子は、国家臓器移植法で販売が禁じられている「臓器」に当てはまらない（訳注：これは日本の臓器移植法にも当てはまる）。それなのに、なぜ男性セレブが精子を売ろうとしないのか。慎みの念が働いている？　そんなことはセレブ文化であるとは思えない。多分、その答えは、ドナーとしての法的義務を負う懸念にあるのだろう。とはいえ、販売する州を選び、適切に法的文書を整え、法的手続きをきちんとすれば、その親の義務を回避することは可能だ。多分、セレブも見ず知らずの血のつながった子が、世界中にあまりに多くいるのは違和感があるのだろう。

イージーPGDは少なくともこの数字部分は思い切り変えてしまうかもしれない。卵子ドナーの選択肢が膨大に増えるだろう（精子提供への影響も不明瞭ながら大きいだろう）。イージーPGDを使えば、一〇〇以上の胚をつくることや、自分の卵子とドナー精子の一〇〇もの組合わせから最良なものを選ぶことができる。卵子の利用性が著しく向上することで、作成される胚の数も桁違いに多くなり、それは精子提供の価値の見直しにつながるであろう。胚の選別の結果、顧客はセレブと似た赤ちゃんをもてる可能性が飛躍的に高まる。これは問題あるだろうか？

最後のカテゴリーはまったく新しい「単一親」だ。第8章で述べたが、もし女性の体細胞から精子を男性の細胞から卵子をつくれれば、人々は自分に由来する卵子と精子をつくり、受精させることができる。親の染色体上のある遺伝子について同じアレルである場合、生まれる赤ちゃんは親と遺伝的に同一となる。もし親が二つの異なるアレルをもつ場合、子は五〇％の確率でその二種類のアレルを一つずつもつが、二五％の確率であるアレルを二つもつか、もう一つのアレルを二つもつことになる。遺伝的には、単一親は他のタイプのシングルの親とは実質的に異なる（エゴの問題を脇においてもだ）。単一親は他のシングル親と社会的に違うといえるか？ ありそうな指摘は、単一親は近親姦を禁止する法律がいつできたかなどまったく思わずに、近親姦の問題に踏み込んでしまっているというものだが、究極の近親交配による健康への悪影響を排除するためPGDで胚を選別してしまうなら、その行為を制限する説得力ある理由は見つかるか？

イージーPGDを使えば、親子間の精神的、社会的関係は現存の、実にありふれた親子関係からある程度は変わるだろう。この技術は普通ではない、まったく新しい親子関係をつくり出しそうだ。これら親子は幸福、いや不幸か？ その問いに対して関連データもないのにどうやって評価できようか？ それら家族のストレスを観察する臨床試験をしたらどうかと提案する人もいるだろう。そのストレスはどの程度明らかになり、すぐに現れ、対照群とどうやって比較すべきなど難問山積である。新しい形態の家族をめぐる問題はイージーPGDにより提起される問題のなかでも最も推察が難しい。だからといって、取るに足らぬ問題ではないのは確かだ。

第15章　公正、正義、平等

公正、正義、平等。これらの言葉、それらの関係は少なくとも二五〇〇年もの間、論争の的だった。これらについて、完全に受入れられている統一理論はまだない。本書はこれに挑戦するつもりはないが、イージーPGDが提起する困難で重要な問題にはまさしく公正、正義、平等の問題が含まれる。本章ではまずそれらの懸念を紹介するが、まずその理解のベースとして、イージーPGDで生まれる子たちがどれほど「素晴らしい」のか考える。次に、この生殖技術の利用性の違いで生じる問題を考え、そして親たちが平等にこの技術を利用する、しないで生じる問題を論じる。最後に、障害や性別のための選別の問題に焦点を当てつつ、イージーPGDの使われ方が正義や平等の現在の問題を悪化させるか考察する。

イージーPGDの予想される重要性（あるいは、大したことのなさ）

さて、イージーPGDを使って生まれた子たちは使わないで生まれた子たちと比べて何か違いがあるか？　マーロック族とエロイ族（H・G・ウェルズの一八九五年発表の『タイムマシーン』(1)にでてくる、猛々しくも優勢な種族と、芸術肌で頼りない人類の子孫たち）ほど大きな違いはない。また、アンドリュー・ニコルの一九九七年の映画『ガタカ』(2)で描かれる階級社会のようなものは生まれない。また、法学者マックス・メルマン作の二〇〇三年のノンフィクション、『ワンダージーン』(3)が著した階級社会を支配する「ジェノビリティ」というほどでもない。イージーPGDの方法論もこれで選別する遺伝的多様体も、これらほどの違いを生み出すことはできまい。

イージーPGDの制約を思い出してほしい。この技術は親になりたい夫婦に存在する遺伝的多様体のなかから一部を選択するだけなのだ。もし親が望ましい多様体をもっていても、「正しい」組合わせが得られる確率が五〇%の場合、二万以上もある遺伝子のわずか一〇の多様体について「好ましい」組合わせをもつ胚を一つ選び抜くには、一〇〇〇以上もの胚をつくり、検査する必要がある。もし二〇の遺伝子の正しい多様体組合わせの場合（一〇〇〇に一遺伝子以下の割合に過ぎないが）一〇〇万以上もの胚が必要となる。そもそも、卓越した能力あるいは並み以上の能力を引き出す、あるいは大きく寄与する遺伝子多様体についてよくわかっていないのだ。

能力を強力に向上させる遺伝子多様体や多様体組合わせについて知識があれば、CRISPR-Cas9などを使った生殖細胞系列のゲノム編集で、そういった多様体をもつ胚をつくる手立てはあるかもしれないが、先に第12章で述べた通り、まだ技術的、安全性の問題がある（また、それは別の本のテーマだろう）。イージーPGDを使っても、数世代先までスーパーマンやスーパーウーマンを生み出すことは無理である。一方、ある遺伝子疾患を発症しない子、他疾患を発症するリスクが低い子、親が気に入る外見をもつ子、幾分よい行動形質をもつ子が生まれるだけだ。私に言わせれば、イージーPGDは二割ほど健康で、一割ほど見た目がよく、能力が高い人々を生み出す程度の技術である。その後、何が起こるだろうか？

まあ大事は起こらないと思う。二割ほどの違いがあっても、二つの集団のベル曲線は実質的に重なってしまうだろう。イージーPGDで生まれた子は普通に生まれた子たちに比べれば健康で、ハンサムで、賢いかもしれないが、多くの子たちはそうならないだろう。成功の前提条件として出生前に遺伝子検査が実施される『ガタカ』のような社会でも才能をまったく生かすことができないだろう。

ヒトの集団は平均で一〇から二〇％くらい違いがあるが、それ以外は、異なる種というわけではない。わずか一〇〇年前の先祖と比べ、現代のわれわれは、平均寿命でみて二〇％ほど健康であり、死亡率でみてもそうだろう（一九〇〇年当時の五〇歳は、現代人の六〇歳、いや七〇歳に相当する）。現代の私たちは平均でだいたい並みの外見をもち、先天異常がある人々はごく一部だ（それらも回避、救済できる）。また、知能検査でわかるとおり、私たちは少なくとも平均ではずっと賢くなっている。多くの社会でさまざまな知能検査が実施され、そこではいわゆるフィン効果というものがある（直近の六〇、七〇年の間で標準偏差以上に検査結果はよくなっている）。一九三〇年の米国人の知能検査結果の平均一〇〇は、今日の検査では約八〇に相当する[4]。

IQ検査における優秀さでさえ、どのくらい信用してよいかと思うし、また、現実に直面する状況への対処で先祖に勝る、あるいは凌ぐとも確信できない。しかし、客観的に見て、おおまかにいえば私たちは先祖よりも「優れて」おり、ゆえにイージーPGDで生まれた子たちは自然に生まれた子たちより「優れて」いそうだ。

無論、過去ばかりみても仕方ない。健康、知能検査の成績、受けた教育の水準、若干関連性は落ちるが多分外見も社会における収入に正に関連するだろう。健康で長生きし、テストで好成績を修め、高い（あるいは平均以上の）教育を受ければ、その分、よい人生を送れるし、そういった人たちは歯科治療や、美容整形、その他見栄えをよくする療法などを受けてよりよい人生を送れる。ある国では、そういった機会を得る、得られないのギャップは大きいし、別の国では小さい場合もあるが、だいたいどこでもそんな格差はある。そういった格差はイージーPGDで生まれた子と普通で生まれた子の間の格差とだいたい同じくらいだろう。

その差が現在の収入ベースの差に「過ぎない」なら、どこの家に生まれたかで人々の間に格差が生まれるなら、平等の面からみて決してよいことではない。しかし、もし経済圏の全域でイージーPGDへのアクセスが平等に提供されるならば、その後生じる格差は今ある格差とはまったく相容れないはずだ。貧しい親の一部はイージーPGDを利用するだろうし、一方でお金持ちの親の一部は使わないだろう。たとえば、「健康により資する遺伝子」が得られれば、よい医療が受けられない状況では健康に役立つが、よい医療が受けられる状況ではそういった遺伝子は重要ではない。低所得層にとってはイージーPGDから得られる利益は大きいなものになりそうだ。

そう、イージーPGDは何らかの変化をもたらす。多分、不平等を助長するだろう。イージーPGDの実際の効果に加え、これの利用性により、不平等は悪化し、逆に緩和され、あるいは今日の不平等のまま変えないこともありえる。イージーPGDの不平等への影響は注意に値するから、何らかの対応措置がとられるだろう（子どもを自然に生むための特別プログラムなど）。とはいっても、その不平等から人類の重大局面、遺伝的あるいは政治的破滅、あるいはこれまで経験してきた出来事を超えるひどい結末が起こるとは考えにくい。

イージーPGDの利用

世界の国々はその国に特有のやり方で、何らかの商品やサービスを提供している。どの国でも皆が商品などを利用（アクセス）できることが重要と考えられている。たとえば、澄んだ空気と水、教育、食料、住居、郵便、電気、そして裕福な国はどこでも医療アクセスが重要と考えられている。その他のものは贅沢品なので、購入能力と希望がある人にだけ入手可能となっており、皆に提供されるわけではない。時に、あるものは皆がアクセスできるようにすべき重要なものとみなされる。たとえば移植用の臓器だとか選挙権だ。どのようなもの、サービスがアクセス可能とすべきか否かは国、文化、時代により違い、ものによっては必要品と贅沢品のどれにも収まらないものの、基本的な線引きは大体受入れられている。本節ではアクセス拡大と制限という公正の問題を考えてみたい。

皆が利用できること

イージーPGDが現実となり、何らかの制約のもとに実施される場合、そのアクセスはどう考えたらいいか。第9章で、民間あるいは公的健康保険制度を通じてイージーPGDを広くアクセスできるようにすれば財政面に有利になると述べた。病気をもった子の誕生を予防すれば、保険支払い額の減少など、後年何倍にもなって返ってくるからだ。だが、イージーPGDのコストは相当低くなるかもしれない。一方、子のDNAが原因となる疾患の治療コストは大変高い可能性がある。他方で、文化的、政治的、宗教的な理由で、イージーPGDを健康保険でカバーするのは反対されるかもしれない。

それでどうなるか？ おそらく、一部の親はお金がなくてイージーPGDを利用できない。一方で、支払い能力が「ある」にもかかわらず、利用しない人もいるだろう。結果として、国民皆健康保険でカバーされた状況に比べて、子供の大部分は、親たちの遺伝子多様性から「自然に」、そしてランダムに選ばれて生まれることになる。それは公正といえるか？

米国には、無垢な子たちが貧しい家に生まれ、ノミだらけの家に育ち、ジャンクフードを与えられ、十分な医療を受けられない状況が厳然としてある。一方で、子が皆、ある程度の利益を受けられる仕組みもある。初等と（ほとんどの）中等の教育は無料であるばかりか、義務となっている。子供の健康に最も重要なワクチン接種は必要とされているが、貧しい子たちは無料で受けることができる仕組みがある。子と妊婦はメディケイド（低所得者層向けの医療保険制度）を通じて医療を受けられる。遺伝的検査に関しても、新生児に遺伝子スクリーニングを受けさせることは義務だが、所得が十分でない家庭は無料だ。

ほぼすべての裕福な国でイージーPGDが一度承認されれば、国民全員に提供されないとは考えにくい。米国ではイージーPGDが普及したら国民全員が利用できるようになるはずだ。それは、子供やその親たちに対する公正と公的健康保険制度上の見込まれる利益によりもたらされる。

また、それは「イージーさ」も後押ししてくれる。社会制度を変えるのは難しい。世界のどこでも社会を一貫的に変えていくのは困難だ。特に米国では難しい。経済成長という「上げ潮」に乗っても社会制度改革がぴくりとも動かないこともある。だが、イージーPGDに予算をあて、利用促進を図るのは簡単だ。そうすることで、医療アクセスに対する疑念は払しょくされ、将来の子たちの健康が向上し、多分振舞いも「よりきちんと」なるため、広い公共の利益も約束されうるからだ。

上述の論点は、文化的な違いも考慮するなら、他の富める、あるいは中流の国にも当てはまるだろう。将来親になりたい夫婦らにイージーPGDを提供する予算がある国は、この生殖技術に関心を寄せる親たちにアクセスできるように段取りしそうだ。しかし、すべての国がそんなアクセスを可能にする予算をもっているわけではない。米国、フランス、カタール、シンガポール、日本ではイージーPGDが国民レベルでアクセス可能となるのは目に見えている。ロシア、トルコ、メキシコ、ブラジル、中国、そしてインドでも広く提供されそうだ。しかし、チャド、ラオス、ハイチ、ソマリア、ボリビアやパプアニューギニアで遠くなく広く普及するとは考えにくい。イージーPGDへのアクセスをめぐる公正の問題が富裕国や中流国で解決されうるとしても、国際的に見れば格差は生じそうだ。その格差問題をどのくらい斟酌《しんしゃく》すべきか？　また、この問題が実際どのくらい斟酌されるかも問題だ。それら問題は決して無視すべきではないだろう。

以上、イージーPGDのアクセスについて財政面から論じてきたが、「無料」提供は必ずしも「アクセス可能」を意味するわけではない。都市部から離れた所に住む人々、そもそも医療アクセスが限られた人々、十分に教育を受けていない人々、一〇代の若者、実際に、そういった人々は、十分に教育を受けて、充実した人生を送っている人々に比べると、イージーPGDに十分アクセスできないかもしれない。

仮に、一般論としてイージーPGDがよいサービスだとすれば、これらアクセスの差異は不幸な健康格差につながるだろうし、ならばアクセスを充実させる何らかの取組みがあるかもしれない。アクセス拡大の重要な要素は明らかに教育であろう。人々はイージーPGDの利益の可能性や、彼らの人生に適合しうるかよく理解してもらわなければならない。だが、教育を通じてアクセスの向上を図ること（国家レベルの宣伝ともいえるが）と、振興による国民への「勧め」、そして次の第16章で述べるが、単なる強制を区別するのはかなり難しいのは確かだ。

アクセスを制限する

「イージーPGDを無料で提供する」といっても、「どの程度」あるいは「どのような目的で」イージーPGDを無料で提供するとまでは言ってない。欧州における生殖医療の健康保険適用上のさまざまな制限を考えてみて欲しい[5]。政府は健康に直接関係する目的の利用のみ無料として、単なる赤ちゃんの性別だとか外見形質の選別を目的なら保険適用としないといった状況を思い浮かべる人もいるだろう（もちろん、提供しうる遺伝情報は全ゲノムシークエンシングの結果によるものだから、いくつかの情報を提供しても加算されるコストはそう高くつかないだろうが）。より重要なのは、政府（や保険会社）が「とても」イージーなPGDだけ経費負担するという可能性だ。これは、もし（富裕層の）親たちが「より多くの目的」でイージーPGDを利用したい場合、どう対応すべきかという問題を提起している。

「親が好む」アレルの数が増えれば、検査に必要な胚の数も増えることを思い出してほしい。親が希望するアレル、特に行動形質（知能など）あるいは外見形質（身長など）などを予想しようとすれば、一〇〇の異なる遺伝子を検査することになる。単に「満足できる」子を得ようとするだけでなく、さらに何らかの形質を求める親たちは胚をより多くつくり、検査することで加算されるお金（相当なコストになろうが）を喜んで払おうとするかもしれない(6)。（無論、第12章で言及した胚の段階でのゲノム編集が安全で有効になれば、親が子に望む形質のためには遺伝的選別というまどろっこしいやり方ではなく、ゲノム編集を使おうとするだろう）

たとえば、一〇〇の胚をつくり、検査するコストが一万ドル（約一一〇万円）、一〇〇〇個つくり、検査するなら一〇万ドル（約一一〇〇万円）として、生殖の結果がほどほど向上することに大金を投じる人がいるか？ いるだろう。実際、トヨタやフォードではなくテスラやランボルギーニを買う人がいるし、また子どもを「最高の」大学、高校、小学校、ひいてはデイケアの機会を与えるのに尋常ではない金と情熱を傾ける人がいるのと同様、そんな人は確かにいそうだ。イージーPGDを贅沢に利用しようとする人々にどう対応すべきか？ その結果、その子たちが遺伝子の面でどのくらい「よりよい」子となるかが唯一の問題だろうか？ 「デラックス版」イージーPGDに自分のお金を払うことは許されるだろうか？ 最低限のアクセスだけでなく、その上限も設ける必要性がありそうであり、この重要な問題について、さまざまな文化をもつ国々で異なった決定がなされるだろう。

イージーPGDを使わないことによる影響

極端な強制でもしない限り、子が皆イージーPGDを経て生まれることはないだろう。費用助成などでイージーPGDへの良好なアクセスがある所（国、地域、あるいは全世界）にいたとしても、使われないこともありえる。それは、宗教、イデオロギー、文化、個人の良心からなされた決定によるものかもしれない（なかば良心から気が進まない程度かもしれないが）。また、それはたまたま使わなかっただけかもしれない。イージーPGD導入の当初では、その生殖技術に寛容な富裕国でも、ごくわずかな子たちがそのように生まれる程度だと思われるが、一〇年、二〇年経つうち、出生の半分以上ひいては四分の三がイージーPGDを経たものとなるかもしれない。しかし、イージーPGDを経て生まれる子は一部であり、全員ではない事実は公正の問題として言及されるべきだろう。その問題の一つとしては、イージーPGDを経て生まれた人と、これを使わずに生まれた人の差別が考えられる。ほかに、どの社会グループがイージーPGDを使わない選択をするかによって、今ある社会での緊張状態が悪化する問題が考えられる。

差　別

健康、美容や能力に大きな違いがなくても、社会では不当に特定のグループの人々が優れているとみなされることがある。これまでの歴史を振り返ると、さしたる理由がないにもかかわらず、あるグループが「その他」のグループを劣っているとみなすことがある。映画『ガタカ』では出生前のスクリーニングを受けた「有効者」と自然に生まれた「非有効者」の社会的格差が描写されたが、そのような烙印押しの類だ。少なくともある状況では、社会に巣くう感情で、イージーPGDで生まれた子たちに烙印を押すようなことは起こりうる。つまり、スーパーマン「になるはずだった」子とか、貧乏人の学校に放り込まれた「金持ちの家の子」とかよばれることがありそうだ。

これは懸念すべきことであるが、深刻な懸念とはならないと思う。こうして生まれた子たちを親の選別を理由に（あるいは選別を受けなかったことで）非難するとしたら残酷な文化だと思う。そんな汚名は確かにある（私生児とよばれる子たち自身は出生時に親の婚姻状態など選ぶことはできないのだ）しかし、今日はそんなことは少なくなったように思う。

より重要なのは、誰がどの社会のグループに入るかなんてよくわからないのだ。強制的な法が施行されていない限り、子どもは額に身分を示す入れ墨だとか、服にきちんとした、あるいは乱れたらせんのバッジをつけさせられることはない。さらには、自然に生まれた子たちは表現型のうえではイージーPGDで生まれた子たちと区別がつかない。両者において、かわいらしい子もいればそうでない子もいる。賢い子もいれば、そうとはいえない子もいる。両方のグループに、知的障害の子、がんを発症する子、心臓病になる子もいる。イージーPGDを経て生まれた子たちにはダウン症候群は見られないだろうが、検査で見逃された他のタイプの知的障害がある子はいるだろう。同様にイージーPGDの子たちには既知のがんを発症させる*BRCA1*や*BRCA2*の変異がある子はほとんどいないだろうが、乳がんや卵巣がんを発症する人々の九五％にそれら*BRCA1*や*BRCA2*の変異はない。平均的にはイージーPGDを経て生まれたグループはきっと「よくなりそう」だが、それは平均の話であって個々のケースはまちまちだ。

例外はある。嚢胞性線維症やハンチントン病、テイ=サックス病、鎌形赤血球貧血症などは疾患関連の遺伝子多様体でのみひき起こされる。これらの疾患の患者は、通常自然に生まれた（あるいはイージーPGDで検査ミスがあった）人々のなかに見いだされるだろう。これら疾患の出現率は自然に生まれたグループでは多くみられ、それらの個々の患者は普通にセックスした結果、あるいはイージーPGDのミスで生まれてくる。

最後に、イージーPGDを経て生まれる最初の数世代においては、自然に生まれた子のグループ、イージーPGDで生まれた子のグループは共に、彼らの親や祖父母が自然に生まれ、育った社会で育つことになる。その状況は社会的な烙印の問題をややこしくさせるだろう。公園の遊び場でこんな会話が交わされるかもしれない。「おまえなんか汚らしい自然生まれだ」、「そうさ、お前のかあさんもそうだしな」。

グループ間の偏りの強まり

これら要因を考え合わせると、自然なやり方で生まれた子たちに対して社会的な烙印を押すようなことはなさそうだ。

自然に出生することと他の汚名を着せられたグループを強く関連づけなければだが。イージーPGDの利用を現在ある社会的分断と関連づけるべきか、あるいは関連づけるべきでないか決定する場合、何が問題となるだろうか?

それについて、宗教の観点から考えてみよう。将来、一般の人々の大多数がイージーPGDを利用しているが、特定の宗教団体ではあまり使われないとしたらどうなるか? これは実際ありえそうだ。イージーPGDはプロテスタント教会の原理主義グループには認められまいし、カトリック教会はまさしく罪な行為とみなすだろう(ローマカトリック教会は米国のカトリック教会が生殖に対して好意的な姿勢をとるとは予想してなかったようだが[7])。よくあることだが、たとえば、ダウン症候群は特定宗教グループでよく取上げられ、これが社会的緊張を生む原因となっている。こんな物言いがある。「親たちが好んで生んだ障害児たちになぜ私たちの税金から社会保障費を払わなければならないのか?」

それら社会的緊張を生むのは宗教ではなく文化かもしれない。カリフォルニア州では、ヒスパニックの女性たち(おもにメキシコや中央アメリカ諸国から来た人々)は非ヒスパニックの女性たちと比べ、出生前スクリーニングをあまり受けようとしない[8]。もしこれがイージーPGDにも当てはまるなら、正しく、あるいは誤解された形で、「予防できる」遺伝子疾患をあえてもって生まれたとみなされた障害者への公的資金投入をめぐり緊張が強まり、民族間の対立へと発展しかねない。

経済的な格差が分断を生むこともありえる。貧困層のイージーPGD利用がその他の人々よりもずっと少ないとしたら(経済的制約、アクセスの面での非経済的制限、あるいは他の原因によって)、貧困が「無能者、後先考えない、軽率な連中」(あるいは同情が減るかもしれない)といった、対立をあおりかねない。無論、宗教、民族、あるいは貧困がもろとも混ざって、敵対心のような恐ろしい混合物が生まれるかもしれない。ほとんどの障害児は当面、これら少数派の人々のみから生まれてくることはないだろう。しかし、「昔からある」特定グループに対する憎悪心と一度結びつくと、これは憂慮すべき事態に発展しかねない。

親によるイージーPGD選択の集まりが及ぼす憂慮される効果

イージーPGDが公正、正義、そして平等にもたらす影響は、イージーPGDを利用すると決めた人々がもたらすだけでなく、親がイージーPGDを利用してどのような形質を選び、避けたかによってももたらされる。それらの選択は社会の格差を増長し、将来、好まれない形質をもって生まれる人々のほか、すでにそのような形質をもって世に暮らす人々に対して新たな強烈な悪影響を及ぼす。

これは、どのような形質にもあてはまる可能性がある。もし親が好む形質がまったく均等に選ばれるなら、社会に害は及ばないだろう。一方、親たちがみな偏って、明るい色の瞳の子を選ぶなら、濃い色の瞳をもつ人々は劣等者とみなされる傾向もでてくるだろう。親たちが少しでも身長が高い子を望むなら、ランディー・ニューマンの風刺画に添えられた文言のとおり、「背の低い人々はこの世に存在する理由が『乏しい』」[9]とみなされるだろう。性的志向と関連する強い遺伝子多様体が判明した場合、ごく普通（あるいはゲイ）の志向の子たちのみ選ぶ親たちが社会に広く影響を与えるだろう。ここで二つの点に焦点を当てる。障害と性別である。私にはその二つの影響は実際ありえそうで、社会的烙印押しを越えて、現実に害悪を及ぼしそうに思える。

障　害

非侵襲的出生前検査（NIPT）を扱う会議開催に携わったことがある。そのパネリストの一人は、脊髄性筋委縮症（SMA、常染色体潜性遺伝の病気で全身の筋力が低下する）を患う若い女性だった。この疾患はさまざまなタイプがあり、幼少期に死んでしまうケースからほぼ正常な人生が送れるケースも含めて重症度がまちまちである。このパネリストは人生のほとんどを車いすで生活してきたが、私と同じく、スタンフォード大学を卒業している。休憩時間、彼女は私を見てこう言った。「みんなが好き勝手に振舞っていたら、私はこの世に生まれることはなかったわ」

私は体が金縛りにあった。彼女のような中程度のSMAの変異があると診断された胎児を中絶する（PGDは当てはまらないが、NIPTの効果としては「治療」ともいえる）か否か個人的な意見は完全に定まっていなかったが、親はその選択をしてもよいと考えていた。また、もし私がイージーPGDを利用できるなら、SMAを発症する赤ちゃんとなる胚を選ぶことはしないだろう。しかしだ。私は彼女が生まれなければよいとは思わなかったのも確かだ。いや、そう思っていたのだろうか？

イージーPGDの広範利用（より先に来そうなのはNIPTの普及）は遺伝的な原因で障害を負っている人々に

大きな影響を与えるだろう。彼らの出生は今後少なく、いやぐっと減少するとみられる。

これは社会全体に不利益をもたらす可能性がある。重い遺伝子疾患の患者たちの存在そのものが社会に大きな意義をもたらすかもしれないからだ。ある遺伝子疾患をあえて求めるような人は滅多に見たことがないだろう。たとえば、テイ-サックス病は、生存可能性が四年も満たず、認知能力が急速にしだいになくなるのだ。テイ-サックス病の赤ちゃんの姿を知り、看病することは人を成長させる側面があるかもしれないが、だからといってその赤ちゃんの短くも苦痛に満ちた人生をよしとすることはできない。

一方で、ダウン症候群の人々の親兄弟の多くは、自分たちの家族の一員は人間性とは何か教えてくれる素晴らしく、愛おしい人なのだという。また、ダウン症候群の人々は障害者ではなく、少し変わった貴重な人々なのだと述べる。同様に、重い聾唖《ろうあ》(遺伝子に原因がある場合とない場合がある)の人々の一部は、耳が聞こえないことは障害ではなく、別のタイプの人なのだという。ある固有の文化がなくなることが人間性の弱体化を意味するなら、一部の人々に有効な治療を提供し、その他の人々の出生を遺伝的に予防することを大々的に展開して「聾唖の文化」がなくなっていくのだとしたら、この場合は人間性の弱体化に当たらないのではないか。

また、障害のある人々が少なくなると、イージーPGDが普及した後に生まれた人々と、その前に生まれた人々の両方に、相並んで及ばなくとも、確実に影響が及ぶだろう。患者が少なくなれば(将来はずっと少なくなるだろうが)治療法開発の研究への期待(や研究助成)はずっと減るだろう。こうした病気がある人々の生活を改善する社会的支援の求めが小さくなるということだ。親の選択の結果、ある症候群や病気にかかることになった人々への同情や支援も幾分減ることも考えられる。

ここで、あのパネリストの発言が心に浮かぶ。もし、私たちが「彼女の人生は生きるに値しない」と声を出していった場合、平等とは何を意味するのか? あのとき、私は彼女の人生は生きるに値しないとは思わなかったが、親は彼女を障害がない形で生む選択もできるようにすべきだと応答できた。しかし、彼女が心から伝えたかったのは、彼女はその障害なしにはありえない存在であることだろう。もって生まれた障害は、この病気を起こすアレルを除き、すべて遺伝的に同一の彼女では不可能な経験を積み重ね、人生を送る道筋を築いてきた、と理解したらよいか。

だが、この見立てはやや行き過ぎであろう。私の父は命に関わるがんにかかり、手術が無理なため、放射線治療を受けた結果、一五年間下半身まひの人生を送った。この障害は、彼は司法扶助弁護士として後年のキャリアを送るなど、人間味のある人生を送る機会を与えた。しかし、彼は自分の足で動けることを希望していただろうし、私自身はもちろん彼が下半身まひになったことを喜びもしなかった。もし、障害があることが完全に体が健康であることと同じ価値があるなら、たとえば、シートベルト装着、エアーバッグ装備、速度制限など（ワクチンや医療は言わずもがな）、なぜ障害者となることを避けるための措置をわざわざとっているのだ？

イージーPGDが普及した世界では、あのパネリストはもはや存在しないかもしれない(10)。彼女の両親の、SMAの多様体を含まない、異なる遺伝子多様体の組合わせをもった他の誰かが存在することになる。そのほかの誰かはあのパネリストよりも「よい」といえるか。もちろん、そうとは言えないが、重い障害がある子ではなく、そんな障害がない子をもちたいという親の決心に反対することも、私にはできない。

しかしだ、あのパネリストがあのような言葉を発した際の気持ちには同情せざるをえないだろう。イージーPGDの利用で生まれなかった人々は文句を言うことすらできないが、イージーPGDが普及していれば避けることができた疾患をもって生まれた人々は、同情せざるをえない悲嘆を味わうことになる。遺伝子とは無関係な障害がある人々がこの世で広く感じているように、イージーPGDはすべての障害者の価値を損なう。いや人間ともみなさない状況を生むだろう。生命倫理の分野の多くの専門家は「ナチスドイツのようにやったら」などとはとても言えまい。ナチスが「役立たずの大食らい」と人間を切捨てて起こった悲劇を決して忘れるべきではない。

性　別

イージーPGDの利用がもたらす、もう一つの大きな問題は性の選別だ。イージーPGDを使えば、生まれる子が「男の子あるいは女の子」なのか予想することは簡単にできる(11)。また、これを多くの親が真剣に気にかけている。親がイージーPGDを性別判定に使う、これはどのくらい、そしてどういう点で懸念すべきか？

その答えはかなり複雑になる。性選別はざっと一〇〇〇年ほど、特定の性の子を得ようとすることから（今日では精子の選別である程度可能となった）、超音波検査や出生前の遺伝子検査の結果に基づく人工妊娠中絶、子殺し、そして今日ではPGDにいたるまでさまざまに実施されてきた。その意義や結末は、また多岐にわたり、女性より男性を尊ぶ文化での利用から、ある夫婦の間に同じ性の子が続けて四人生まれた後、家庭での性のバランスをとるため（あるいは単なる息抜き程度の理由で）違う性別の子を得るための利用とさまざまだ。

この問題は広く議論されてきた。なかでも有名なのはマーラ・ヴィステンダールの著作『不自然な選択』だろう（しかし、私は読後、魅惑とともに不満も感じた(12)。これは法律、規制、ガイダンスなどの議論でしばしば大きな論点となっている。胎児の性を親に伝えるのは、インド、中国、韓国を含む多くの国で違法とされているが、その規制の徹底はできていないようだ。また、性別を理由に胎児を中絶するのは、米国のいくつかの州を含めて（これら州法の合憲性は不明瞭かつ十分検討されてないが）、ずっと多くの国で違法とされている。性選別を目的にPGDを使うのは英国のヒト受精・胚研究規制庁の規制に〔X連鎖性の疾患（女性より男性に頻繁にみられる疾患）をもった子の出生回避が目的でないならば〕違反となる。第11章でふれた米国の生殖医療者の学会、ASRMは、生殖医療の手技を使って性選別を行うことに対して寛容な見解を表明したり、あるときは制限的だったりとぶれている。

反対派の主張で出生前の性選別に特化した根拠は少なくとも四つある（胚の破壊や「自然」への不当な干渉といった理由とは別にだ）。性差別や性の固定概念を悪化させる、家族が選別されて生まれた子たちに及ぼす影響、大した目的でもないのに貴重な医療資源を投じること、世の中の男女バランスがゆがみ、社会に影響が広く及ぶことだ。このうち、二つ目の論点は第14章で述べた。三つ目の論点は性選別に加えて他の目的で使われるイージーPGDにとっては取るに足るものではない。さまざまな疾患やそのリスクを回避するイージーPGDの能力を考えるとおそらくコストに見合うだろう。ここでは、一番目と四番目の論点に的を絞る。

親が子の性を選ぶことを許したら、性差別を助長するだろうか？ 一部の文化では、今ある社会格差のおかげで、受入れられるだろう。ともかく、親たちが意図せず、ある性の子をもつことで軽んじられた形になるその性に、彼らが後々、価値を見出すことが妨げられないなら、逆に性差別は小さくなるだろう。一方、親たちに赤ちゃんの性を選ばせることを許したら、性別の妥当な役割というイメージを強化しかねない。親たちが「坊や」、「お嬢ちゃん」の類のことをやろうとして、自分の息子や娘を選ぶことを許されたら、世の人々が固執している幼児期、そしてその先の男性や女性の役割という観念の固定化に拍車がかかりかねない。

性のアンバランスがもたらす社会広くに及ぶ影響とはどのようなものか？ 明らかに、ある国や地域では出生時の男女比に影響が及び、通常、女性一〇〇人に対しておよそ男性一〇五人という比率から大きくかけ離れてしまう。実際、東南アジアの一部では一二〇：一〇〇となった状況が報告されており、「姿を消した女の子」の人数は数億人にも上る。しかし、こんなことはその他の国では起こらないのではないか。米国での調査を見る限り、男性に偏向するような傾向はほとんどみられない[13]。また、逸話のうえでは、米国人は一般に、最近の移民を除くと、女の子を好む傾向がある。

だが、些細なこだわりが長期的に大きな影響を及ぼす可能性はある。たとえば、ある夫婦が最初の子は男の子、次は女の子がいいと考えていたが、一人授かった後、それ以上、子はもたないこともある。もし二人の男の子がいる家庭が女の子を一人欲しがるなら、すでに二人の女の子がいる家庭は女の子でなく男の子を一人欲しがるだろうが、それは同様のアンバランスを生じかねない。少なくとも西欧諸国では、出生前の性選別が本当に極端な男児過剰をもたらすのかわからないが、きっと、それは通常の出生時の男女比とは若干違いをもたらす程度だろう。

出生児の性の比率がアンバランスになろうと、それが本当に問題だといえようか？ 医療技術の使い方で男性が多くなりすぎ、逆に女性が少なくなってしまうことを懸念する人々は、アジアで起こっているアンバランスを例に出して主張している。中国の一部の強硬派は数千万人もの性に欲求不満な中国の若い男性たちが国内外で社会を不安定にすると主張している。（奇妙なことに、多分なかろうが、同様にインドや韓国の若い男性らが多すぎたらと似たような論調を展開するものはほとんどいない）。実際のところ、若い女性の人数に対して若い男性が多すぎるからといってそれが社会を破滅させる、させないなどと断定することなぞできない。男女比がアンバランスな社会の事例は、特に開拓地で起こり、そこでは異常なほどの暴力が起こったことも、逆に起こらなかったこともあった。現代でも、アラスカは五二％が男性で、コロンビア特別区は五三％が女性だ（この地の女性の人口の割合はアラスカのそれよりも一〇％も高いのだ）。

ある専門家は経済的な分析を用いて、女性が比較的少なくなれば、彼女らの価値は上昇し、彼女らの誕生が促され、おそらく彼女らの待遇も向上するという。ヴィステンダールはこのような主張を非難したが、彼女の本には、他地域へ花嫁を提供するために女児を誕生させるべく選別を始める村が登場する。彼女の本心は多分、女性は今でも搾取されているといいたかったのだろうが、女性の価値を認めないのではなく、より認めるなら、彼女らの社会での待遇はよくなることもありえる。そんな搾取が一切なくなった方が確かによいのだが、多分、一部の伝統的な文化では非現実的だろう。むしろ、女性の価値を高める努力をする方が、そんな搾取の終焉に役立つだろう。

最後に、男性過多の人口が問題だとして、それはどれほど続くのだろうか？ 再度、ヴィステンダールの本を取上げるが、その中にアジアのある地域で、出生時の男女比が、いまだ正常値ではないものの、差が少なくなる方向へ向かう状況が出てくる。インドや中国では、医療技術が地方へ、そして平均以下の所得層に普及するにつれて出生時の男女比の差が大きくなるにも関わらず、大都市の収入が平均以上の人々の間では差が少なくなるという。最も興味深い例は韓国だろう。一九九〇年のピーク時には、出生時の男女比は、女児に対する男児の比率で一・一六五であった。二〇〇六年頃になると、その比率は一・〇七四と通常値に近い値になった。現在は、一・〇七で落ち着いている。この間、韓国における法律は文献上、変わっていない（その期間の前後では出生前の性選別は違法となっている）。しかし、何かが変わったのだろう。

以上、まとめると、親たちがイージーＰＧＤを用いて性選別をしたからといって顕著な性の格差が生まれるかはよくわからない。そのような格差が社会に負の影響を与えるのかも不明だ。また、それがどのくらい続くのかも不明だ。この問題は注意を払う必要があるが、パニックを起こすようなものではないだろう。

本書の第Ⅲ部では、リスクとコストを取上げてきたが、性選別などが逆に利益をもたらすかどうか考える価値もあろう。利益の一つは、自由にまつわるものだ。親たちを含む人々は、そのような行為を止める説得力のある理由がない限り、勝手にやったらよいことはしてよいはずだ。子を育てることに関しては、親に大きな裁量を与えよう。子の性別を選別してもいいじゃないか?

もう一つの主張は、もし親たちがある性の子たちをもてて幸せなら、その子たち自身も、家庭で大切にされるか、あるいは希望された性をもって生まれたという心理的効果のいずれかの理由で、幸せで充実した人生を送れるかもしれない。これらの主張は、家族内の男女バランスをとるという観点からみるともっともらしくみえる。たとえば、ある夫婦に同じ性の子が四人いるが、次は別の性の子を一人迎えたいと希望するなど。しかし、四人の子たちはその家で初めての性の子のために生まれたとみることもできる。

イージーPGDの普及に伴う公正、正義、平等の問題は複雑で不確かだ。これら問題はこの生殖技術へのアクセスに大きく左右される。もし、アクセスが公正でもなく不平等なら、その結果も公正でも平等でもなく、また正義とはいえないだろう。アクセスが平等でも、自然に生まれた子たちの社会での扱いが不平等になるかもしれない。より困惑させる問題は、イージーPGDを使って、あるいは使わずに生まれた子たちへのこの技術の影響のみならず、社会的意義やイージーPGDを使う親たちの選択による影響、特に障害や性に関係するところに根差しそうだ。やや難しかったかもしれないが、次章の強制は、若干重要性は落ちるが、それほど複雑な問題ではない。

第16章
強　制

「知的障害が三代も続けば十分である」[1]。かの偉大な「自由主義の」連邦最高裁判所陪席裁判官、オリバー・ウェンデル・ホームズ・Jrは、バック対ベル裁判の判決文の中に、その記憶すべき一文を残し、精神薄弱者の強制断種は合憲と判決した。今となっては、優生学運動を思い出させるぞっとする一文である。「優生学」とはいろいろな意味合いをもつ言葉で、総じて負の印象を与え、一部の者は「悪」の同義語であるとさえ言っている。

しかし、優生学がもたらした悪とはそもそも何か？ 遺伝的選別を示す単なる言葉、そういった運動を先導した不正確きわまりない初期の遺伝学、ネガティブ優生学において「悪い」遺伝子を駆逐するために実施された断種手術、あるいはその強制か？ 私はこの問題は遺伝的選別より、むしろ後者の三つがもたらしたと考えている。不正確な科学、断種手術、そして結局、それらが社会で運用される際にとられた強制が問題だったのではないか。

優生学運動の歴史を考えると、「よりよい赤ちゃん」をつくる、あるいは「平均以下の赤ちゃん」の誕生を避けるためにイージーPGDを強制的に利用させる可能性が懸念される。本章では強制の問題を考えるが、まず、優生学の歴史を、特に米国憲法における歴史を振り返る。そして、国が人々にイージーPGDの利用を強制すること、逆にその利用を全面あるいは一部禁止することを分析する。

優生学

チャールズ・ダーウィンのいとこ、フランシス・ガルトンはギリシャ語源のeu (good) とgen (birth) から「eugenics (優生学)」という言葉を生み出した。つまり、優生学とは「よい誕生」を意味する。優生学運動は一九世紀末から二〇世紀半ば頃まで盛んだった[2]。米国では、その支持者らは経済的、社会的、そして古い保守思想が奇妙にも大きく混ざり、貧困者、移民たち、そして進歩主義者らの「過度な」生殖を防ぎたいという欲求が高まり、そして法が認めうる範囲で医学的、また社会的な病を根絶する機会が来たと熱狂した。

優生学は大まかに二つに分類することができる。ポジティブとネガティブだ。ガルトンのようなポジティブ優生学者らは「社会的に上層」クラスにいる「よい」親になりそうな人たちが早めに生殖を行うよう促し、繰返し子を産めと呼びかけた。これに対して、ネガティブ優生学者らは、異なる取組みを志向し、犯罪者、病気もち、また欠陥者と考えられた人々の間での出生を抑制（通常は予防）する取組みを行った。両者は初期の遺伝学により助けられ、また扇動され、二〇世紀初頭のメンデルの法則の再発見後、あらゆる、まことしやかに遺伝する形質はメンデル型遺伝学で単純に生み出されるという結論に飛びついていった。

優生学運動が頂点に達した頃、米国の四八州のうち三一州が優生の手段として、何らかの形の強制的な断種を採用していた。ドイツに限らず、民主主義諸国のカナダの二地方（アルバータ、ブリティッシュコロンビア）と、デンマーク、スウェーデン、ノルウェーといった北ヨーロッパの多くの国も同様の動きがあった。優生学誕生の地である英国では、ポジティブ優生学の呼びかけは盛んではあったが、強制的な断種関連法が制定されたことはなかった。一方、カトリック教会とその支持者らは一貫して、優生学、とりわけ強制断種法に反対した。米国や他の西欧諸国の、カトリック信者の人数が多い管轄区では、優生学の法律を制定することは概してなかった(3)。

優生学が最高裁へ到来：バック対ベル裁判

米国の最高裁判所はこれまで二度、強制の優生断種に関する州法について判決を出した。最初のケースは一九二八年の、かの有名な（そして悪名高い）、バック対ベル裁判だ。本件については、法律や歴史の分野で広く議論されてきたが、ここでは概要のみ述べよう(4)。

インディアナ州は、一九〇七年、米国で初となる強制断種を合法とする州法を可決した。他の州はその後を徐々に追ったが、それら州法が合憲かどうかは不明であった。一九一〇年代と一九二〇年代に強制断種法について二、三の州の法廷が裁定したが、それらの判断は州法に基づいたもので、一貫していなかった。上告裁判所、とりわけ米国最高裁判所は本件について裁定していなかったのだ。

一九二四年、バージニア州は強制断種法を認めた二一番目の州となり、その法律は州立医療施設に収容されていた「精神薄弱者」に適用された。このバージニア州の法律はロングアイランドにあった優生学記録局（後に、誉れ高いコールドスプリングハーバー研究所となる）が起草した州法モデルに倣ったものだった。その州法モデルを推進する者たちはその合憲性を実証する機会をうかがっていた。カリー・バックは当時、一八歳の未婚の母で、赤ちゃんとともにバージニア州の「州立てんかん者および精神薄弱者コロニー」に収容されていた。この女性が合憲性を問う裁判の当事者となった。

バック対ベル訴訟は実に酷い裁判だった。カリー・バックの弁護士は彼女を助けるのではなく、裁判で州が有利になるように動いたのだった。（彼は実際、施設委員会の委員として彼女の断種に賛同していた）バック自身は知的障害でなかったことはほぼ確かだった（無論、精神薄弱者でもない）。彼女の赤ちゃんがぞんざいな診断で精神薄弱者と決めつけられ、その女の子は後の学校では正常な知能と記録された。伝えによると、バックは彼女が三歳のときに母親から引離され、ある上流階級の家庭に連れてこられたが、その家の一〇代の息子により（おそらく強姦されて）妊娠させられたという。これら明らかとなった事実は、権力者が時に法律を乱用する恐れを思い出させるが、ここは、下級裁判所が丹念に見いだした「事実」を、さも自分が発見したと振舞って、州法の合憲性を裁定した最高裁に焦点を絞る。

このバージニア州法は州立施設の長が、「患者や社会にとって最良の利益」と判断されるなら、「遺伝性の形態の…痴愚を負った」患者を強制断種することを許した。その施設長が、カリー・バックについて、実際にそう判断し、州法の求めに従い、施設委員会に諮問して委員会が同意したのだった。そして州はバックの裁判所任命後見人に地方裁判所に伺いを立てさせ、それは認められた。一九二五年一一月、バージニア州の上級裁判所でも全会一致で断種は認められた。

バックの弁護士は（あえて）最高裁に上告し、州の断種により、憲法修正第一四条に基づく適正手続きと保護の彼女の権利は否定されてしまうと繰返し訴えたのだった。一九二七年四月二二日、最高裁は口頭弁論をもち、一〇日後に裁定を下した。

その裁判に対するホームズ裁判官の判決文は短いもので、五段落、わずか一〇〇〇ワード程度に過ぎなかった（本記述の分量よりも短い）。ホームズは四段落目で州法が実質的に法手続きに反しているか否かを検討しつつ、こう記している。

私たちは、公共の福祉制度の維持が最良なる市民に、それも彼らの生涯にわたり依存していることを幾度も認識してきた。世の人々がなすすべなく困難な状況に陥らないための福祉制度の維持は、自身はその自覚もなく、また大した犠牲も払わず、国力を奪う者たちには頼ることができない。これは奇妙なことである。彼らから無節操に生まれる子たちが犯罪のかどで罰せられ、あるいは彼らが知的に劣るがゆえに貧困に窮する事態を待たず、国家が明らかに病弱な者が出生する状況を未然に防ぐなら、全世界にとって好ましいことであろう。強制接種を認める法理に輸卵管切除術も含まれることは明らかである。ヤコブソン対マサチューセッツ州、197 U. S. 11. 知的障害は三代も続けば十分である。

五段落目は、バックの平等と保護の訴えを蔑みつつ否認し、それは「この類の欠点を指摘するため憲法をもちだして主張することは、通常、最終手段とすべきである」と述べた。本判決においては他の裁判官は意見書を示さなかった。

当時の最高裁で唯一のカトリック教徒であったピアース・バトラー裁判官は意見書を示さなかったが、同意はしなかった。

この意見書の文脈はまさに身震いさせるものだ。バック対ベル裁判は公式には覆ることはなかったが、今や世界的に否定され、罵られている。学者らはこの悲劇を「全世界にとって不正極まりない」、「邪悪そのもの」、またハナー・アレントの言葉では「明らかに邪悪」と批判している[5]。この判決は憲法の舞台から生まれたが、現代では無効とされている。一九二七年当時と現代では、適法手続きと平等な保護の意味合いはまったく異なっている。

しかし、ホームズは間違っていたのだろうか？

適法手続きに関して、彼は、州は障害者を支援する義務を回避し、社会集団の安全を確保する必要があると主張した。その中で、彼は二つの先例、選抜と強制接種を根拠にあげた。

ホームズは、南北戦争と第一次世界大戦の二度の徴兵を経験した。南北戦争では、彼は徴兵ではなく志願兵であったが三度も負傷し、そのうちの一度はあやうく命を落とすところだった。もし国が市民を強制的に戦争に参加させ、そのために死を強いるのであれば、一部市民に断種という、大きく軽い犠牲を強いてもよいではないか？ 本件の広い公衆衛生については、彼はヤコブソン対マサチューセッツ州裁判での最高裁判決を引用している[6]。それは、天然痘流行時にワクチン接種を拒んだある男性を最高裁が有罪とした判決だ。もし国が強制で安全な医療介入により国と市民を天然痘から守ることができるなら、当時の広く信じられていた科学に従い、医療費がかかり、社会にとって価値がなく、また犯罪などをもたらす子を産む人たちに、強制だが安全な断種を施すことは間違っていただろうか？

平等な保護の主張については、州が人々をいくぶん恣意的な区別をしている点では、ホームズは正しい。州政府は精神病院施設に収容されている人々を管理しつつ、部屋代を支払っているが、一方、収容されてない人たちにはお金を払わない。もし、州が施設収容者に強制接種を施し、施設に入っていない人々に施さないなら、誰も恣意的だと思わないだろう。

論理的に考えると、もし子をもつことが、（同様に国民に広く関わる）徴兵あるいは強制接種と大きく違うなら、ホームズは間違っていたことになる。また、子をもつことが他の人の活動と大きく異なるという長きにわたって社会で同意された今日の考えに従うと、バック対ベル裁判の判決は「悪法」であろう。

バック対ベル裁判のほころび

米国憲法史上、一九二〇年代は法的に保守的な時代であったとみられているが、最高裁は一様ではなかった。バック対ベル裁判の数年前、最高裁は州法について二つの意見判決を出したが、家族の権利を損なうという理由で判断した点で革新的な出来事だった(7)。

最高裁はメイヤー対ネブラスカ州裁判で、米国が第一次世界大戦に参加した時代に成立した多くの法律の一つに直面していた。それは学校においてドイツ語を教えることを制限する法だった(8)。一九二三年、マクレイノズ裁判官（反動主義者とみられることがある）の記した意見書において、七人の裁判官からなる大法廷は、ネブラスカ州法は憲法修正第一四条に違反していると判決した。その理由は、州は人々の「生命、自由、あるいは財産を法の求める手続きを経ずに」奪ったということだった。つまり、法廷は子女の養育や教育は家庭で決定できるという歴史的に重要な役割を認めたのだ（かの「自由主義」のホームズは同時期の似たケースであるバーテルズ対アイオワ州裁判では認めなかった(9)）。

二年後の一九二五年、最高裁はピアース対扶助協会（訳注：女性に特化したキリスト教関連団体）裁判において再び親が教育を決めるか否かという判断に直面することになった(10)。この判決で、最高裁は私立学校による初等教育を禁止した点でオレゴン州は憲法修正第一四条にある親の権利を奪っていると判決した。再び、マクレイノズ裁判官による意見書は、「子は国の単なるつくり物ではない。厳しい義務を負いつつ、子をしつけ、運命を導く者は、子への教育の必要性を認め、受けさせる権利がある」と述べている。この判決では反対意見はなかった。

さて、ホームズのバック対ベル裁判の意見書ではメイヤーもピアースの判決は言及がなかった。子をどのように育てるか決める権利と子をもつ権利を関連づけるくだりもなかった。最高裁は優生学の州法をめぐる裁判の際、これらの判決を引用しなかったが、これらの判決は留意に値する「種」であった。

スキナー対オクラホマ州裁判：バック裁判に警戒色を示す

バック裁判の一五年後、米国最高裁は二つ目の強制断種法の合憲性を検討する裁判、スキナー対オクラホマ州裁判(11)に直面する(12)。一九三五年、オクラホマ州は「常習的犯罪に対する断種法」を制定し、知的障害者を断種する従来法の範囲を拡大した。この新法は「道徳的に堕落した行為」を伴う重罪を二度犯し、オクラホマ州で三番目の重罪判決を受けて収監された者全員に適用される。そして州の代理人が断種命令のための裁判所に伺いを立てる流れとなっていた。こうして受刑者は断種の審判を受けることになるが、陪審員らの判断範囲は、受刑者が州法で定められた「常習的な犯罪者」で、「健康を大きく損なうことなく」断種術が実施できるかどうかに限られていた。州法はいくつかの犯罪者，「（アルコール）禁止令、歳入法、横領を犯したかどうかによる違反者と政治犯」は断種の対象から除外していた。

スキナーは断種の要件である三番目の罪を犯し、州の代理人は断種令を求め、許可を得た。その段でスキナーはオクラホマ上級裁判所に訴えたが、結局、裁判所は投票の末、五対四でその指令を支持した。一九四二年六月一日、米国最高裁は、三つの異なる意見書をふまえ、裁判官全員一致でその断種令を却下した。

ダグラス裁判官は主要判決文を記した。彼の意見はまずオクラホマ州法に対するいくつか可能な反論を述べている。具体的には、憲法修正第一四条にある平等保護、つまりホームズが一五年前、嘲りの言葉を向けた「通常、最終手段となる憲法をもっての主張」を問題視せず、代わりに「科学の有識者らによる見解によれば犯罪に関する形質が遺伝する可能性があるとされている」が、これは完全には信頼できないと述べている。ダグラス裁判官は他の問題点のなかで、雇用主のレジから二〇ドル盗んだ従業員は横領の罪を犯したのであって、断種術の除外者に該当するが、同様に二〇ドルを盗んだ浮浪者は窃盗犯となり、断種対象とすれば明らかに矛盾があると、意見を述べている。ダグラスは以下のように記している。

私たちはここで市民の基本的権利の一つに関連する法令を扱っている。婚姻と出産は人類のまさに生存にとって根本的なものである。断種に関する権力がもし執行されれば、名状しがたく、遠大で、破滅的な影響を及ぼす。断種を邪悪な、あるいは向う見ずな取扱いをすれば、社会で優勢な人々より不利な立場にある人種やあるグループを衰退させる、あるいは消滅させかねない。そうなれば断種法が影響を及ぼした個々人をもはや救済できない。オクラホマ州が行おうとしている試みは人々に取返しがつかない後遺症をもたらす。断種された人は基本的な自由を永久に奪われるのである。私たちがここで述べていることに、州の治安権限の範囲において認めうるか再検討する意図はない。ここで私たちの論点を強調するが、州が断種法の下に行う人々の差別を厳格に精査することは万が一のことを考えると重要である。さもなければ、断種法や同様の法律は、憲法上の権利の保障に反したやり方で、個人またはグループ、ある種の人々を差別するであろう。

裁判長のストーンは、意見書ではなく、判決文のみ記した。その代わり、彼はこの種の裁判では犯罪者には自分の症状は遺伝する可能性はないと証明する権利を与えるべきと考えた。

ジャクソン裁判官は意見書にもストーン裁判長の判決文にも同意した。だが、彼はオクラホマ州法にはほかにも欠点があるため、今、この問題に結論を出すべきではないと述べつつ、より広い懸念を付け加えた。「現在、法的な代表者らが少数派の人々の尊厳、人格、生殖能力を犠牲にしてまで」生物学的処置を行う範囲には制限が必要なはずである。それが社会の多数派が犯罪と決めた理由により有罪となった人々に対する処置であっても。

バック裁判の際は、優生学法の合憲性は八対一で支持されたが、一五年後は全会一致で優生学法は合憲ではないと裁定された。この間、憲法の文言は一切改正されなかった。いったい何が起こったのか？

その理由だが、第一に裁判所が変わったためかもしれない。バック裁判で判決に関わった裁判官はスキナー裁判では一人も残っていなかった。その裁判に立ち会った九人の裁判官のうち、八人はフランクリン・ルーズベルト大統領に任命された。

第二に、問題となった州法が違うという点だ。バージニア州法と異なり、オクラホマ州法は断種の施術が求められた人に自分の性質が遺伝しないと証明することで施術を回避することを許していなかった。加えて、オクラホマ州法の除外規定では、断種されることになる犯罪と、そうならない犯罪を比較せざるをえない余地を浅はかにも露呈していた。しかも、後者の罪の多くは、ひょっとしたら（ときに頻繁に）中上流階級でも（立法に関わる議員でも）犯す罪であったのだ。

より重要なことは、世界が変わったのだ。優生学の背景にある科学は弱体化し、そうみなされるようになった。しかし、第二次世界大戦が大きな変化をもたらした。カリフォルニア州の優生学法を根拠にしたナチス政権が強制断種を採用し、大規模に実施していった。ホロコースト（大量虐殺）の規模はいまだに判然としないが、ナチスがユダヤ人に対してさまざまな「人種」差別を行ったのは明らかだった。かの判決文の意見を借りれば、「邪悪な、あるいは向う見ずな取扱いをすれば、（断種は）社会で優勢な人々より不利な立場にある人種やあるグループを衰退させる、あるいは消滅させかねない」恐れがあり、断種は邪悪で向こう見ずなドイツの政権の手にあったと考えざるをえない。民主主義を守り、打倒ナチズムを大義に掲げる戦争中において、断種を否定する確かな一要因となったのである。

スキナー裁判後

最高裁は一九二八年にバック裁判で、一九四三年にスキナー裁判で判決を出した。それ以来、強制断種をめぐる裁判では判決は出されていない。スキナー裁判はバック裁判と一線を画し、裁判の事案が異なると述べた。ゆえに、バック裁判の判決を覆すことはなかった。しかし、今日、最高裁がバージニア州の断種法を手掛けたら、破棄するであろうことは誰も疑わないだろう。繰返しになるが、それは世界が変わったためだ。

ナチス政権によるおぞましい行為の数々が明るみになるにつれ、「優生学」は忌み嫌われる言葉となり、それらおぞましい記憶の中に組込まれていった。また、遺伝学の進歩で、「明白」な「精神薄弱」の場合でも、遺伝的には複雑であり、パーセンテージで測れるような代物ではないことがわかった。より重要なことは、過去七〇年ほどの間、最高裁は州政府による介入より個人の生殖や家族に関する権利を尊重するようになった。

その姿勢の一端は、戦後の法廷における個人の権利の尊重に垣間見ることができる。弁論の自由、市民の権利、犯罪に関する手続きなどだ。しかし、それらはメイヤー対ピアース裁判が残した「種」から開花したものだ。いくつかの裁判で法廷は子育てに関する親の権利の一部は州の介入、両親が反対しても祖父母は孫を訪問する権利を認める州法など、を受けないことを支持した(13)。また、法廷は憲法に照らして、ある状況の遺伝的な親は養子縁組より上回る権利をもつと結論している(14)。しかし、最も顕著なことは、法廷は憲法に照らして子を産む決定権を守ることとし、避妊や、一九七三年の人工妊娠中絶を禁止する州法を却下したことだった(15)。スキナー裁判におけるダグラス裁判官の見解はこれまで何度となく関心をもたれた。「私たちはここで基本的市民の権利の一つに関連する法令を扱っている」。

米国の外で

優生学は米国で生まれたものでも、また米国で独占的に実施されたものでもない。しかし、米国の外では、優生学に基づく断種への熱狂は第二次世界大戦の終わりまで続かなかった。断種関連法はすぐには廃止されなかったが、使われなくなった。世界が変わったのだ。

いや、本当に世界は変わったのだろうか? シンガポールが独立した後、最初の首相で、後年、疑念の目を向けられた、リー・クワン・ユは長く「ポジティブ」優生学を執った。シンガポールの知的階級の人々があまり子を設けないのではないかと考え、大卒女性に対して、無料のデートサービスから「ラブボート」遊覧と、結婚や出産を推奨するプログラムを提供した(16)。

アジアの他の国では、短期間であるがネガティブ優生学が復活した。一九九八年、中国の全人代は公式翻訳でいう「中国優生法」を可決した(17)。この法律は出生前から小児医療まで多くの事項を扱った。ある条項は婚姻の免状は、夫婦ともに重篤な感染症、精神疾患、遺伝子疾患を患っていないことを医師が認定して初めて発行するとした。別の条項はすべての妊婦は医師が定める出生前診断を必ず受け、その検査結果に基づく医師の助言に従うことを求めた。この中国の法律は、一九九八年に北京で開催された第一八回国際遺伝学会議に先立ち(18)、抗議のため会議参加をボイコットしようという呼びかけも交えながら、大きな論争を招いた。中国政府はこのような国際的な圧力に対する対応として、当初は法律名の翻訳を変更にしよう（中国小児母体保健法）という程度だったが、結局法は施行されず、二〇〇五年、ひっそりと廃止された。

それ以来、優生学に関する報道は、過去、優生目的の断種を実施してきたスウェーデン、オランダ、ノースカロライナ州、カリフォルニア州といった国々などにおける、今更ながらの謝罪や、時折、優生運動の犠牲となった人々に対する補償に関するものだけだ。ネガティブ優生学は完全に死んだ。少なくとも現代では。

いや、本当に死んだのか？　公式の裁判所命令による強制断種はいまだに発出されている。しかし、今日、断種手術は本人の最善の利益にかなう形で行われている。通常は、重度の知的障害の女性が対象となっており、妊娠に伴う不妊やリスクを回避できる。その手術（訳注：この目的からすれば断種手術より不妊手術とよぶ方がよいだろう）は「自主的な」もので、通常は同意能力のない障害者の親や保護司の申し出で行われている。つまり、もし本人が妊娠にまつわる問題を理解できるなら、おそらく不妊手術を希望すると推し量った中で行われる。その動機は、ヒトの遺伝子プールではなく、障害者の人生の質の向上のためである。だが、結果からみれば、「精神薄弱者」の同意を得ずに実施する断種と同じだ。

イージーPGDにおける国による強制

国はイージーPGDを強制する法を少なくとも四つの異なる目的で施行しうる。

・親になることを希望する夫婦にイージーPGDを強制的に利用させるが、検査の結果、明らかとなる情報の利用の仕方は強制しない。

・イージーPGD後に移植する胚に関して特定の選択を強制する。

・イージーPGDを利用した夫婦が検査結果に基づいた特定の胚の選択を禁止する。

・イージーPGDの実施そのものを禁止する。

どれも強制であるが、それぞれ異なる問題を招くとみられる。

イージーPGD利用の要求

まずは、すべての赤ちゃんが（無料で皆が利用できる）イージーPGDを経て生まれることを求め、検査で得られた遺伝情報の一部あるいはすべてを親と共有するが、その情報の利用自体は何か強制することはしないという、ありえなさそうな法律を考えてみよう。これは、遺伝的健康の向上を振興する考えで、国が「徐々に進めること」で、世間受けを狙ったようなやり方と理解できる(19)。栄養成分表示法の類のようなものだ。ウェンディーズレストランで「Dave's Hot 'N Juicy 3/4 lb Triple（1070 kcal）」といった栄養表示を絶対読まなくてはならないわけではない(20)。しかし、一部の人々はその表示を読もうとするし、ごく一部の人はその表示を見て、キャベツを食べることに変更するだろう。

さて、こんな要求は合憲だろうか？　上述した優生法に関する最高裁判決は、答えを見いだすのに直接役に立ちそうにない。イージーPGD自体は単に妊娠の何らかの一形態にすぎず、直接的に妊娠（や出産）をもたらすものではない。今のところ、その合憲性はたぶんNOだ。そんな強制イージーPGDを実施すれば、親の権利や生殖の権利をめぐる昔や最近の訴訟のいずれかが生じてしまうだろう。州が憲法に則って人々による避妊や中絶を止めることができないのに、どうして人々が昔からあるやり方での妊娠、出産を選ぶことを止められようか？

仮に、この国の強制が強制接種や新生児の遺伝的検査のような公衆衛生の目的なら、多分、及第点に達するかもしれないが、イージーPGDを使わずにすでに生まれているほとんどの子たち（本書の読者は全員そうだ）は比較的健康であることは周知のとおりだ。最高裁が比較的小さな保健上の利点のために人々にとって従来から根本的かつ個人的な事柄で尊重すべきとされている生殖を大きく侵害することを正当化できるとは到底思えない。

また、別の問題もある。そんな法律をどうやって施行するのか？　昔ながらのやり方で妊娠した女性が出てきたら、彼女らに中絶を強いるのか？　そんなことが起こったら、（世論はもとより）米国憲法史上、革命的な出来事となるだろう。この場合、多分、イージーPGDを使わずに妊娠した女性は罰金刑か、出産後、収監されるだろうが、きっとその子たちの誕生は許されるだろう。

前述の考察は米国を想定したものだが、世界は広い。イージーPGDの利用を求める一方、利用せず、違反となる妊娠をした女性に中絶を求める法律を可決するような国はあるだろうか？　多分ありそうだ。上述の通り、アジアの文化圏の一部では優生運動に関心が集まった時期があった。こんな強制と、アジアのほか、たとえば以前のソビエト連邦の文化（かの地では中絶はほとんど懸念されなかった）を合わせ考えてみてほしい。さらに、侵害的な国では個人の決定がないがしろにされ、人権に関する伝統が乏しかった歴史にも考えを巡らせてほしい。中国の一人っ子政策は四〇年も実施されたが、結局、実効上の問題に直面し、止めることになってしまった（正確にいえば、二〇一五年の一〇月末に可決され、二〇一六年の一月一日に施行となった、子は二人まで許すという改正をすることになったのだ）。こうした顛末でもよいなら、ひょっとしたら、イージーPGDを利用して妊娠することを強制する法律はありえるかもしれない。

このタイプの法による強制は、子の健康上の利益はさておき、時間を大切にして（通常は）簡単なやり方での懐妊を禁止するゆえ、人権侵害も甚だしい。その強制で得られる国の利益は、中途半端な法律であるため、結局切り下げとなるだろう。親にイージーPGDを利用し、遺伝学的な情報を得ろと強制しながら、その情報の利活用を求めない。私にはこんな要求を正当化することは無理である。

一方、ある国がこんな法律を制定した場合、他国やそれらの国の人々はどう反応するだろう？　こんな法律は国際的にみても基本的人権の尊重に反しているとして、その国は制裁措置に値するとみなすだろうか？　認めはしないが、非難することは慎むか？　その国の選択の話であり、われ関せずと中立を決め込むか？　同意はしても、必ずしもすべての国がこんな強制を立法するとは思えないと決め込むか？　これらの態度は「決して」誇張ではない。この考察を糧に、次のよりもっともらしい強制を考えてみよう。

イージーPGDから得られる情報を利用した特定の選択を強制すること

ここで、イージーPGDに関する別の強制的な法律の姿を考えてみよう。イージーPGDで得られた情報を使い、子宮移植すべき胚を選ぶうえで、特定の選択（親、医師、あるいは国による）を強いるやり方だ。この強制は、ある形質を選択すること（平均以上の確率で子が高い知能となる胚を選択すること）あるいはある形質をもつ胚（たとえば、ダウン症候群の子となる）の移植をしないことの強制かもしれない。

これらの強制は、同じコインの表裏である。平均より高い知能が見込まれる胚の子宮移植を強いることと、平均あるいは平均以下の知能が見込まれる胚の移植を禁止することは実質的に同じことだ。また、ダウン症候群の子となる胚の移植を禁止することと、そのような子とならない胚の移植を強いることも同じである。

ここで疑問が浮かぶ。国（あるいは親以外の人々）は、ある親に代わり、「彼らの」子についての遺伝学的な選択をすべきか？　私たちが、国が遺伝子疾患を避ける（負の選択）ための決定をすることや、あるいは能力や外見が「改良した」赤ちゃんを得る（正の選択）を考える、あるいは考えないことは重要なのか。疾患の「治療」（あるいは予防）と、「形質の改良（専門用語でエンハンスメントとよぶ）」を区別することは、長きにわたり困難な問題があった。一方、国が認定された疾患や病気（誰が、どのように認定するか？）を避けようと選別することと、あるいは国が考えた、正常範囲の上位部分から選ぶことは違うと考える人もいるだろう。

以下、その違いは区別できるとして、疾患の部分をもう少し深く考えてみよう。もし国が私たちに重篤な病気の子になる胚は移植に選ぶことはできないといったとき、それは国が、あなたにすでに生まれている子を病魔から守るための合理的な手段（ワクチン接種、安全な食事、病気をもたらす要因からの保護）を使えということと違うのか？　もし国が、呼吸困難になる健康問題がある赤ちゃんを産もうとする夫婦に、そのような胚選択を許さない場合、それは国が、すでに生まれた赤ちゃんが窒息するようなことをやめよと親に命令することと、どう違うのか？　親がそんな胚の選択をどれくらいするかと思案してしまうが、私には、国がイージーPGDを禁止する最もうなずける理由に思える。

しかし、それほど重くない障害の場合はどうか？　もし、親が難聴で、同じく難聴の子を産みたがる場合があったとして、これはどう考えたらよいか？　聴力がある子をわざと難聴にする親はその子を養育する権利を失い、刑務所行きになるだろう。もし、親が、子が生まれる前あるいは、胚が子宮に着床するときにそんな行動を取った場合も、やはり深刻なことか？

さらに、さほど浸透率が高くない疾患関連変異の場合はどうか？　たとえば、何らかの悪性疾患を平均以上の確率で発症するが、同時に平均以上の確率で親が希望する形質（世間が概して有益と考える形質）をもつ胚を選ぼうとする親を考えよう。ある胚が一〇％の確率で（通常の一〇倍の確率で）統合失調症を発症する人となり、また、アルツハイマー病になる可能性はないものの、卓越した音楽能力を通常より一〇倍の確率でもつ場合、国は、親が（まさに）生まれる前の彼らの子に代わり、そんな組合わせのリスクをとろうとすることを禁じるべきか？

国が親に、病気とは関係がない正常な人の形質の範囲内で「より高い確率」の胚を選ぼうとすることを強いることはどうか？「疾患に関連しない」形質のなかで、たとえば、知能、計算能力、身長あるいは寿命を考えてみよう(21)。ここでは、国は重い疾患のある子の出生は回避しようとしない。代わりに、病気に直接関係しないような胚選別で「よりよい」集団をつくり出そうとしていることとしよう。それは、違うのだろうか？

国は国民を「改良」するために医療とは無関係なやり方でしばしば介入し、時として、それはきわめて強制的だ。教育はよい事例で、国は子が学校に通う、あるいは少なくとも、相応の家庭学習を受けることを要求している。学校教育は、子たち（や彼らの親）が、「よりよい」国民を生み出すことを利益と考える国が承認した教育から回避する自由を侵害している。では、いくつかある胚から特定の胚を選択することへの介入は、大きな侵害ではないといえるだろうか？　もちろん、子への教育は国のみならず、教育を受けた子自身のためにもなり、一方で、高い知能をもつことはおそらく、国だけでなく将来の子のためにもなるだろう。国が「（将来）の子の最良の利益」となるように方針を決定する、あるいは決定しないことは、重要なのだろうか？

それら疑問の大部分は、子たちの成長における親と国の役割の見方に依存する。もし、あなたが、マクレイノズ裁判官の意見、「子は国の単なるつくり物ではない。厳しい義務を負いつつ、子をしつけ、運命を導く者は、子への教育の必要性を認め、受けさせる権利がある」に同意するなら（概して、現代の憲法を専門にする法律家や学者は滅多に同意しないが）、答えは簡単に見つかるだろう。しかし、親が子へ過度な教育を強いたり、あるいは教育を怠慢している場合を除けば、そのような考えは完全に信じることはできまい。

ほとんどの米国人の考えは一連の範囲に含まれるだろう。国が子の能力向上を目的とした親の方針に介入することは正当化しがたいが、子にひどい害悪を及ぼす親の方針への介入は多くの場合正当化される。これをふまえると、国が子の知能が高くなりそうな胚の子宮移植を強いる場合と、子がテイ-サックス病を発症しそうな胚の移植を禁止する場合の妥当性の評価ができるかもしれない。しかし、その評価から、将来の米国、また現在あるいは将来の他国の姿が何か見えてくるか？　高いＩＱの検査値とテイ-サックス病の間に位置するようなケース、たとえば、難聴、軟骨形成不全症、また統合失調症の高いリスクと高い音楽能力の見通しのトレードオフのケースは脇に置いておくことでよいか？　また、ある文化圏の大多数の人々の見方で実際に違いが生じるか、そして、基本的人権にまつわるこれらの疑問は、大多数の人々が信じているような権利と同じように取られてよいか？

本議論のさらに先の論点にもふれよう。もし国が親に軟骨形成不全を発症する胚の移植を選ぶことを許すが、一三番染色体が三本あり、エドワーズ症候群の人となる胚の移植は許さない場合、国は軟骨形成不全症の人は生きる価値があるが、エドワーズ症候群の人は生きる価値がないと表明することと同義なのか？　あなたが希望する遺伝的状態の胚を選べというような、国がある遺伝的状態の胚の移植は禁じるが、別の遺伝的状態の胚は許すという絶対命令は、実際上、国が二つの命の価値について声明を出していることになる。国は、将来の人Ａは生まれてよいが、将来の人Ｂは生まれてはならないと宣言しなくてはいけないのか？（また、国は、世間が好まない状態にある、存命中の人については何というのだろうか）

もし国が何らかの宣言をする場合、個々の疾患や形質をどちらの分類にどう分けるのか？　上述の議論をふまえると、線をあえて引くなら疾患と非疾患の間だろう。これとて、またほかの線引きもだが、常に明瞭ではない。線引きに反対と主張するつもりはないが、注意は喚起したいと思う。法をつくるとき、しばしばあいまいなところに踏み込むことがあるが、それは常に簡単な話ではない。

ここで、親の選択を制限することで回避される害悪に焦点を当てよう。仮に親がある子を重篤な遺伝子疾患をもって生まれるように、あえて胚選択をするなら、その害はその子にとってどれほど害なのか？　つまりだ、ある胚において、子がその疾患をもって生まれることと、決して生まれないことのバランスをどう量るべきかと捉えてほしい。仮に、親が、たとえば、男女比に大きな不均衡をもたらす胚の選択をするなら、これは社会にとってどれほど重大な影響をもたらすか？　一方、親にある遺伝子疾患がある子が生まれることを回避すべく胚選択することを許す場合、その疾患をもって今生きている多くの患者の状況を悪化させる悪影響はどれほど深刻なのか？　そのような胚選択を許すとしても、そうしてもたらされる結果は親が育てたい子（あるいは胚のゲノム）を選べることへの妨害を正当化できるのかという問いが残る。

これらの問いはまさに難問である。直近の数段落であげた事例を考え直し、国が正当に要求ないし禁止すべき胚選択はどのようなものか自問されたい。また、その理由も考えてほしい。

イージーPGDの規制の他の三つの側面が、上述の制限を厳格化、あるいは緩和しうる。本章の冒頭でふれたが、もし国が、子が欲しい親はイージーPGDを使わなければならないとは強制しない場合、それは、自分たちの選択（奇妙なケースとしては、生まれる子が盲目となるような選択）は制限されたくないという親たちの抜け道になってしまうだろう。国の強制力は、イージーPGDを使わずに子をもてる選択肢があれば弱まるが、果たして、強制力はどの程度必要か？（おそらく、これは「従来型の」PGDにも、また、事後、中絶が行われうるさまざまなタイプの出生前診断にも当てはまる）守るべき権利はあなたが望む遺伝的形質をもつ子をもてることなら、それは些細な気休め程度の権利に過ぎない。もし、それが国から子の遺伝的構成について干渉を受けず、子をもてる権利のみをさすのであれば、それは強力な権利となろう。

第二に、ひょっとしたら、国は親がつくった胚のどれを実際に移植するかは強制しないかもしれない。仮に胚移植が強いられるなら、多分、その後の中絶は禁止されるであろうが（米国では憲法に照らせば、ありえないだろうが）、人々は、子が自分たちは選ばなかった遺伝的形質をもつことを知りながらも、その子を産むことを強制されかねない。胚を移植しない選択肢があれば、イージーPGDの特定の利用では親は子を産まない選択が許されることとなる。自由への許されない侵害が、望まない遺伝子をもつ子を産むことを強いられることなら、この線引きは何らかの違いをもたらす。もし自由の侵害が人々の選択が尊重されないことなら、特段の違いをもたらさないだろう。

第三に、国は宗教的、あるいは多分、哲学的反対を受けて例外を設けるかもしれない。米国では憲法修正第一条が保障する宗教の「信仰の自由」の権利のため、宗教による例外はひょっとしたら必要となる（あるいは、ならない）かもしれない。だが、その憲法の条項の適用は恐ろしく難しい。憲法上の問題はさておき、政策的見地としては、米国で軍の徴兵方針の最新の改訂案で示した通り（また、たいていの州がワクチン接種や新生児遺伝スクリーニングにおいて導入した通り）、反対者には宗教あるいは哲学的理由での不選択の自由を与えることはよいアイデアかもしれない。

親がある選択をするためにイージーPGDから得た情報を利用することを禁止すること

先のセクションでは、国が親にある形質をもつ胚を選ぶことはできないとする、あるいは親が選ぶ胚はある形質をもっていなければならないとする規制を扱った。これらの場合、国は親の選択を規制しているのであって、彼らの目的を縛っているわけではない。ここで、国がある形質をもつ、あるいはもたない胚を選択することを禁止するのではなく、特定の形質を理由にした胚の選択（や選択しないこと）を禁止する規制を考えてみよう。そのようなルールを正当化する可能性は三つある。

まず、その形質が概して負のものであると認知されている場合、その特徴をもつ人々に対する不公平な差別となりうるため、規制をして、そのような選択を防ごうとするだろう。次に、その形質は非難されるものではないが、親が不釣り合いにその形質のあるタイプ（たとえば、性別で女の子）を選ぼうとする、あるいは避ける何らかの理由がある場合だ。その規制は親の選択がもたらす不均衡を避けようとするものと理解できる。

これら二つの理由づけは、ともに親にそんな規制がなければもつはずでなかった子を育てろと強いることになるものの、もっともらしく感じる。もちろん、そんなことは今でも起こっている。親が形質を選ぶ機会がほとんどない場合という意味だが。希望の形質でないから満足しない親に子を放棄することを許すことと、親に何らかの胚を移植する、あるいは別の胚は移植しないことを決めることを許すこととは、まったく異なるようにみえる。親にそのままではこの世に子として誕生する胎児を中絶することを許すのは、多くの人々にとって両極端のどこかに映るだろう。

目下、親に何らかの理由で胚を選ぶことを禁止する法律は正当化しうると仮定しよう。それは、また二つの大きな問題に直面することになる。

第一の問題は、その規制は効果があるのかという点だ。神経科学で心を読み取る技術が大きく進展したとして、国は親がなぜその選択をしたかどうやって知ることができようか？おそらく彼らは知的障害の高いリスクのある胚を選ばなかったが、それはそのような障害のある子をもちたくないためで、その子にある他の形質やコイン投げの結果によるものではない。動機を規制するのは難しい。

一方、米国のいくつかの州は目下、女性が胎児の性別や人種を理由に中絶することは禁止している。それは、知ることが不可能な動機の問題と同じであるが、立法者にとっては大したことではないかもしれない。彼らは規範的な声明を行って満足するだろう。仮に止められないとしても、私たちはこのような行いを非難するものである[22]。

二つ目の規制は、少なくとも理論的には実効性は確かなものになる。親が胚の遺伝学的形質について知るところを制限することで、親が適切ではない動機を抱く恐れを排除できるかもしれない。このやり方は規制対象を患者からクリニックや医師に移すということだ。彼らは親になりたい夫婦に胚がダウン症候群の状態にあるか、男女の性別、眼の色などを伝えることを禁止されるだろう。もしクリニックや医師は法規制に違反したことが見つかった場合、刑罰だけでなく営業あるいは医業ライセンスを失う公算が高いだろう。

医療関係者はそのような患者とのコミュニケーションに課される制限に同意はしないだろうし、反対のロビー活動を起こし、また抵抗するであろう。しかし、国により医療費が支払われる、あるケースにおいては少なくとも、ある同様の制限を連邦政府は可決し、最高裁も支持した。ラスト対サリバン裁判では、医療者やクリニックが妊婦と中絶について話し合うことにメディケイドが支払いをすることを禁止した州法の有効性が争われたが、法廷は支持した(23)。もし国がイージーPGDに支払いをするなら、この判決は当てはまるように思われる。

国が医療に支払いをしない場合でも医師と患者の話し合いに制限をすることは憲法修正第一条により支持されるかはよくわからない。実際、あらゆる商取引の話し合いがそうだ。間違った、あるいは誤解を招く、商取引や職業上の会話は規制可能だ。胚の遺伝的な状態についての信頼でき、正確なコミュニケーションが規制できるかどうかは、国がそのような会話を制限することに有益さを見いだせるのかについて、法廷がどれほど深く考慮するかに左右されるだろう。この問題は行政訴訟の分野で活発に議論されており、詳細は第18章で扱うが、いまだに明確なルールは生まれていない。

これらの規制が米国で合憲であると支持された場合でも、あるいは他国で許容された場合でも、規制の抜け道が気になる人もいるだろう。一部の診断会社や医師は親たちに単に生データを与え、その意味合いを読み取ること、また他の誰かからその結果の意味合いを教えてもらうことを許すかもしれない。これは「規制がとても難しい」インターネットのようなものだ。また、親たちは生殖医療のツーリズムに参加し、そんな規制がない州や国でイージーPGDを使うかもしれない。あるいは、親たちは医師に賄賂を渡し、データの意味を聞きだそうとするかもしれない。

動機ではなく情報を規制する困難さは別にしても、ある結果を未然に防ぐ、あるいは求めるという規制戦略は、重大な問題を抱えている。この規制は、ある形質は深刻なため、親たちがその形質について決定することを、あるいは形質についての情報を受取ることを許す。しかし、他の形質については許さないと言わせる立場に国を追込む。

イージーPGDを完全に禁止すること

以上述べた多くの疑問は回避可能かもしれない。もしPGD（イージーや従来型ともに）を違法とすれば、PGDを使うものは法律違反者のみとなる。世界人口の九九％以上における状況を今日の現状のままにしておくことを意味する。また、皆が一九九〇年以前の状況に戻ることでもある。しかし、それは十分な解決策とは言えまい。インターネットを検閲することは、生きている人の記憶ではインターネットなどないことから正当化できない。ひとたびイージーPGDがこの世で利用できるようになれば、その利用を禁止するのは相当の理由が必要だ。それは何が考えられるか？

安全性はその明快な理由になるだろう。研究によって、イージーPGDから生まれる子に重大な健康リスクをもたらすことがわかれば、国が、こうして生まれることを選択できない、まだ生まれていない子を重大な健康被害のリスクから守るために禁止することは正当であるかもしれない。第14章で述べた家族関係のリスクはイージーPGDの全面禁止をするよい理由となるだろうか？　第15章で述べた公正に関する懸念はどうか？

問題の所在は、子をつくる際にイージーPGDを利用したいかどうかや、隣人がイージーPGDを利用したいかどうかではないことに注意してほしい。国が国民の誰かがイージーPGDを利用することを禁止することが正当なのかが問題だ。きわめて重大な安全性の問題を除けば、そんな禁止を行う唯一のもっともな理由は、イージーPGDに対する、より深い道徳的、主義的な主張のなかに求める必要がある。それを次章で議論しよう。

ある行為の「強制」といっても、その行為そのものが間違っているという意味ではない。FDAが未承認薬の利用を禁止するのは強制であるが、よい考えであろう。国がイージーPGDについて何か行動する、あるいはしないこと自体が、「強制」とみなしうる。禁止法がない他国ではイージーPGDを利用している、そんな世界に生きている別の国の人に何らかの「強制」をもたらすのだ。イージーPGDを使う生殖についてある選択を強制あるいは何らかの影響を及ぼすのは、雇用主、健康保険の支払者、義理の親、あるは配偶者かもしれない。しかし、強制は常に自由を、本来正当なことを、それが向けられるあらゆることを犠牲にするのだ。

第17章 単に間違っている

遺伝的選別に対する反論で、残された大部分の意見を何と総称すべきか定かではない。これら反対意見は、イージーPGD、従来型PGD、あるいは他の遺伝的選別はその医療技術自体が「単に間違っている」と考える人々から表明されている。時には彼らは勝ち誇ったかのような調子で、「うむ、それはまさに優生学だ」と述べる。あたかも、そうレッテルを貼ることが切り札かのように。だが、それは一つの主張だ。ある者は、そんな医療は神の意思に反すると言い、別の者は不自然だと断定する。他の者は、「私たちの子や人類の将来についてそんな決定ができるほど私たちは賢明であるといえようか」と問い、また、これは「神を演ずるようなものだ」と切り捨てるのだ。これらの人々はしばしば、ある人たちが遺伝的選別を行うことについて、深刻な、理屈抜きの不安感を表明するやり方としてこれら懸念の言葉の何らかを使おうとする。一方、この不安感は遺伝的選別への嫌悪からくるもので、この感情自体が規範的観点から反論となりえるとまでいう。本章はその不安、具体的には上述の四つの反論〔神の意思、不自然さ、無知（や、それを補足する謙遜）、そして嫌悪〕を眺めていこう。私自身はというと（あなたは違うかもしれないが）、それらの反論には説得力のある主張はないように考えている。少なくとも、誰かが個人としてイージーPGDを使わないと決心することは正当化できたとしても、社会におけるイージーPGDの利用を禁止することを正当化できるほど説得力はないとみている。

これまでの章で、イージーPGDの安全性、家族関係、公正、また強制について論じてきた。それらの論点はイージーPGDについて懸念を感じさせる深刻な問題を孕《はら》んでいると考えるが、本章の懸念の類は、その世論受けから政治的動きを招き、イージーPGDを阻害し、非効果的な規制をもたらしかねない高い可能性は除けば、大した問題を提起しているとは思えない。

上述でまだ述べてないことを二つはっきりさせよう。第一に、ある人が、これらの主張、あるいは、その他の主張の何かに従ってイージーPGDを利用しない選択をすることについては、私は異論をはさむつもりはない。個々人は、とりわけ生殖については、私が持ち合わせていない宗教的信条、哲学的観点、情緒的応答からの決心に基づく権利を確かにもっていると理解している。私は、個々人の決定ではなく、ある人の決定を同意していない人に強いる正当性が本当にあるのかを問題としている。

第二に、州や国が以下議論する懸念に従い、イージーPGDを禁止する決定をしたとして、その決定を非難するつもりはない。イージーPGDがもたらすであろう結果に基づいて正当化されたとは考えないため、称えるようなことはしないが。しかし、国は必ずしも合理的に動く必要もないと考える。国々にはさまざまな法律がありうるし、また各国の異なる文化をある程度反映した法律があってもおかしくない。私の地元、カリフォルニアで、州民が人道的に安楽死された馬の肉の販売や消費を禁止する法案の投票があったとき、私はその動きをみて、民意を反映した民主的なやり方と考えた(1)。もし、他国で、人々がイヌやネコの肉を食べることが許されるとしたら、込み上げるものを飲み込んだ後、私はそれらの国を非難するようなことはしない。フランス人はカタツムリが大好物だし、米国人は野球を見るのが好きだし、また日本はちょっと奇妙なテレビ番組を見るのがお気に入りだ。それはそれでよい。

私は完全な信奉者ではない。各地域の風習などは、何らかの国際的な人権を意識している範囲では、それはそれでよい。大量殺人は間違っているし、殺人もそうだ、奴隷制度、人種主義、赤ちゃんに火をつけることも間違っている。しかし、そのような行為のリストの由来や、他のどのような行為がそのリストに載るかまで私を責め立てないでほしい(2)。

生殖を巡る親の選択は奪うことができない人権だという人もいるだろうし、逆に、他人がイージーPGDを使う自由は人権の一つだという人もいるだろう。私は後者より前者に惹かれるが、それらの考え方は両方とも、私の好みと普遍的な権利を区別する不明瞭な線引きを越えるようなものではない。よって、バチカン市国、ドイツ、あるいはサウスダコタ州が、私には非論理的な、正当化できない理由でイージーPGDを禁止すると決定しても、それはそれだ。だが、次章で述べる通り、それらの国や地方行政は規制法の実施で苦労することになるだろう。しかし、そういった規制は自明な心理の表れではなく、地域の文化の嗜好の産物と捉えるべきだろう。

神の意思に反する

宗教的見地からイージーPGDに反対するとみられる主張の一部は、以下述べる懸念と重複あるいは完全に適合する。とりわけ、自然さと謙遜についてはそうだ。仏教などの一部宗教は、従うべき唯一の神も持ち合わせていない。同様に、「宗教」とみなすか否か微妙であるが、似た役割を大きく果たしている、いくつかの文化（儒教など）にも当てはまる。このセクションでは、イージーPGDやこれを構成する手技に対する宗教からの反対を取上げ、規制や政策を制定するにあたり、これら反対意見をどのくらい考慮すべきか議論する。

はじめに伝えておくが、私は宗教からの主張は魅力的だと思わない。私は帰結主義者であり、ある行為が倫理的か否かの判断を、おもに(全面的ではないが)そうなると思われる結果で判断する。たいていの宗教は「義務論」に立脚している。ある行為が倫理的か否かは何らかの義務を全うするか、反するかで判断される。しかし、私には、そんな義務をもち出して主張する、あるいは議論することは、いつも理解困難に感じる。もし原理主義者が、何かが、聖書にある一節(たいていあいまい)の解釈から間違っていると主張する場合、おそらく、その人の解釈に基づいた、予想しえない(非)論理的帰結が指摘されるだろうが、それは私には到底受入れられない。その人は正しいかもしれないし、規制的、倫理的姿勢の一部は、宗教上必要かもしれないが、神託を除けば、特段何か言うべきことはない。

格言というより、むしろ主張に基づく宗教上の見解を議論すること自体がしばしば難しい。たとえば、カトリック教会の生殖に対する基本的な姿勢は、私が理解しているところでは、婚姻男女による営み(セックス)のうちに存在する、絆と生殖上の重要性から、これらを分離することは許されない、というものだ。なぜ分離してはいけないか? それは「男女が一体になることは、絆と生殖といった本質的な側面を守りつつ、真の相互の愛情を意味し、また親となる尊い召命へ向けて完全でなければならない」からだ(3)。どのような実験データを示せば、「真の相互の愛情を意味」することについて議論できようか? 私は宗教というのは、経験的な発見が関わる世界とは違うとみる。

より驚くべきことに、これら問題について「宗教的」見解を見つけること自体がきわめて難しい。これらの問題を扱う中心的権威者をもつ宗教はほとんどない。一人の人、あるいは一つのグループがイスラム教、ユダヤ教、ヒンドゥー教やキリスト教のほとんどの宗派を「語る」訳ではない。

多分、このことは驚くべきことではないかもしれない。モーセの五書、聖書、コーランや、昔から伝わる他の聖なる天書は数千年後に開発される技術について直接語ることはない。一方、現代の米国の宗派は、生殖医療や遺伝的選別のさまざまな観点に関する明確な姿勢が、まったくない。こういった技術の道徳性について、米国のメソジスト教徒、南部バプテスト教徒、ミズーリ宗教会議ルーテル派、末日聖徒のイエス・キリスト教会、改革派ユダヤ教徒の連盟、あるいはそういった宗教グループの一員から、組織中央からの解説や全体的に採択された声明はまったく存在しない。

生命倫理の人々にとって幸運なことに、カトリック教会は階層があるばかりか、ヒト生殖をめぐる諸問題に対するカトリックの見解を表明している。しかも、それらの文章には、聖書のテキストへの引用があり、さらに論理的に主張を展開する傾向がある。本章はカトリック教会に賛成あるいは反対という偏向となってしまう恐れがあるため、バチカンの観点からの分析に重きを置かない。また、その観点からの分析は研究上重要であるため、すでに行われており、その結果も容易に見つかるはずだ。

カトリックの教義は、現状のとおり、明らかにイージーPGDに反対するであろう（また、これまでの生殖技術のほとんどに反対している）。その理由は少なくとも二つある。婚姻夫婦における性交を通じた生殖の自然な行為に干渉し、また、胚をつくり、「未使用となる」胚の作成と破壊を伴う点である。

夫婦の性交の重要な役割についてのカトリックの見解は、一九六六年、ヨハネパウロ六世の回勅「フマーネ・ヴィテ」で定められた。

教会教導職がしばしば説明しているが、この教えは、神が定めた、婚姻行為に内在する、絆を育む側面と生殖に関わる側面が共に不可分であることに基づく。人がこの不可分の関係を断ち切ることは許されない。

その理由は、その婚姻行為の根本的な性質は、夫と妻を最も強い絆で結びつつ、新しい生命を生み出すことも可能にするからである。また、これは男女の性質そのものに書き込まれた法則に導かれるものである。もし男女の絆と、生殖に関わるこれらの重要な側面が保たれるなら、婚姻行為は人が召されている真の相互愛と親になる最高の使命を全うする行為になる(4)。

この教義は単に避妊のみならず、最も単純な生殖医療手技である人工授精からIVFに至るまで、あらゆる生殖医療は、たとえ男女の夫婦であっても利用禁止とすることの理由づけとして使われている。自然な生殖に介入する類の医療のみが許されている。不妊に対処する道徳的な方法としては、女性の生理周期で最も妊娠可能性が高い時期に性交するようにタイミングを見計らう「自然な」家族計画や、性交後の受胎を阻害する男女いずれかの生殖器の閉塞を解消する手術、卵子の成熟を促す薬剤、および、卵子を卵巣から採取し、輸卵管の閉塞部の下方に移植する「下方卵管卵子移植」とされている(5)。

胚の破壊を禁止するカトリックの教えは、イージーPGDのもう一つの障害となる。第11章で述べたが、カトリックの教義はしばしば誤解され、（夫婦やそれ以外の男女による）性交により生じた、体外受精でつくった、を問わず、胚は受精の瞬間から魂が吹き込まれると信じ込まれている。実際のところ、カトリックは現在まで、いつ魂が吹き込まれるかについて確たる結論は得ていない（最も一般的なカトリックの考えでは、ここ数百年間、受精後数週間後に魂が吹き込まれるとしていた）。この件の公式見解は、より複雑である。この魂の吹き込みのタイミングが不確定だとすれば、カトリックの考えは、初期の体外受精で生じた胚に魂があるとするのは注意が必要、という程度になる。また、こう主張する者もいる。もし胚が魂をもっていないとしても、胚が魂を受止めるであろう、あるいは受止めるかもしれない過程を中断することは（不道徳であり）、ゆえにひどく間違っている、というのだ(6)。

現在のカトリックの教義では体外受精は受入れられた試しはない。しかし、カトリックによるヒト胚破壊の禁止令を破らずに、体外受精を行うことはやろうとすれば可能だろう。たとえば、妊娠するため、つくられた胚をすべて子宮移植しなければならないことになるが。第11章でふれたが、かつてイタリアではそれが法で求められていた。だが、このやり方をとると遺伝的選別ができない。遺伝的選別の「選別」部分は、いくつかの胚が選ばれ、赤ちゃんをつくるために使われるが、残りは使われないということだ。これは、イージーＰＧＤを利用する夫婦が胚をいくつか、さらに数十、数百つくる場合、まさに当てはまることだ。

カトリック教会の見解ほどではないが、二、三の他の宗教が生殖技術に対する指針を設けている。たとえば、米国ユダヤ法と基準に関するラビ会議の委員会は、保守的なユダヤ人に向けた、生殖医療の一部手技の適否について提言をまとめた。それによると、ＩＶＦとともに、夫やドナーから提供された精子を用いる人工授精、卵子提供および代理母の利用を認めている(7)。三つまでの胚を着床可能なタイミングで移植すること、また胚の凍結も認めている。一九九六年に発表されたこの指針は、少なくとも重篤な遺伝子疾患のためなら着床前遺伝学的診断の利用も認めている。

また、イスラム教も生殖技術の一部について宗教から見解を示している。イスラム教には全体を中央的に統括する仕組みはなく、これは支部のほとんどにも当てはまる。しかし、一部の指導者や機関は特に説得力が感じられる考えを示している(8)。一九八〇年、カイロにあるアル－アザハル大学のシェイク・ガード・エル－ハク・アリ・ガード・エル－ハクが、イスラム法上の生殖技術の判定あるいは解釈を示したファトワを発表した。そのファトワは、夫や妻に由来する精子や卵子を使う場合、人工授精やＩＶＦを認めた。だが、第三者からの配偶子提供や、とくに精子バンクは禁じた。一方で、元の夫や妻が使う限りにおいては胚の凍結を許した（胚の提供は禁じた）。このファトワは強制力があるわけではないが、国外の他グループで広く採択され、同様のファトワが発行された。しかし、一九九〇年代の後半になると、イランのアヤトラー・カメイニが第三者からの配偶子提供は容認しうると決めると、イスラム世界に亀裂が入った。

これら宗教界からの三つの見解は一つの重要な教訓を残している。権威ある、あるいは広く受入れられた見解が若干あろうと、これらの宗教の見解は互いに異なる点だ。生殖技術についての単一の宗教的見解はない。また、実際、その問題に関する明快な見解がある宗教界においてさえ、その見解に同意しないメンバーがいることもある。米国のカトリック教会はバチカンの避妊に関する公式見解を大きく無視しているし、カトリックの不妊夫婦はしばしば公然と罪深いＩＶＦを利用するのだ。

自分がやりたいことについて決定を下す個々人が、生殖技術に関する宗教からの見解に倣うことも確かにあろう。どのような医療を提供するか決定を行う医療提供者も同様だろう（少なくともある程度は）。法令、規制、公的な政策を制定する際に宗教の見解を考慮すべきか、する場合どの程度考慮すべきか、という問題はより複雑なものとなる。

それは、一部には国によるだろう。米国では、国が宗教の見解であることを根拠にして、その見解を採用することは、おそらく、国教の制定とみなされ、米国憲法修正第一条に反することになる（訳注：日本国憲法第二〇条も同様に国は宗教的活動をしてはならないとしている一方、個人の信教は自由としている）。たとえば、州民にカトリック教徒が多いマサチューセッツ州が、もしイージーPGDはカトリックの教義に反し、罪深い行為だとして禁止したとしたら、その禁止はほぼ間違いなく憲法違反になるであろう。一方、この州がイージーPGDはヒトの生殖における自然な婚姻関係の役割に不適切に介入するとして、そのうわべは宗教とは無縁な理由は、ある宗教と思想を共有するものであっても、おそらく合衆国憲法違反とはならないだろう。

しかし、あらゆる国が信教の自由を法的に保障するわけではないし、また、その自由の中に、国教関連条項を含めているわけでもなかろう。実際、今日でも多くに国が国教あるいは確立された宗教をもち、それらは人々の志向や尊厳にさまざまなレベルで介入している。たとえば、アルゼンチン、英国、デンマークからサウジアラビア、イラン、またカンボジアがそうだ。確立された宗教をもつ国の存在が、普遍的な人権、あるいはより特化した人権について採択された国際あるいは地方の基準に反するものでない限り、それらの国々が公式の宗教が示す見解に基づき、法令を制定することは正当なようにみえる。

不自然さ

世俗的な見解から、上述の宗教上の見解に相当するようなイージーPGDへの反対意見も出るだろう。神の意思に反した、あるいは沿う形になるが、自然、自然選択、あるいはチャールズ・ダーウィンの意思に反するという見解だ。私にはこれも宗教的な見解に映るが、神格があるとする自然や自然選択に立った考えだ。その神格による支配力や思いのままとする力は、預言書や聖書そのもの、あるいはそこから導かれる神による啓示以外のところから端を発している。そういった法則はその名の通りの『自然の書』で読み取ることができる。

本件に関する私の考えは、ジョージ・バーナード・ショウが『カエサルとクレオパトラ』の中で具現化している。その中で、カエサルは、「セオドトス、彼を許せ。彼は未開人であり、彼の部族と土地の風習は自然法に則っているのだ」と述べている(9)。この場面は、カエサルが、クレオパトラがエジプトの王家の習慣に従い、実の弟と結婚した事実を知り、英国の兵士が示した嫌悪に言及しているところだ。身内で閉ざされた世界の話と自然法の混同はよくみられる。

哲学者らはこの衝動を数世紀にわたり、「自然主義的誤謬《ごびゅう》」と記述してきた。その衝動的な物事の見方は、ある物事が単に「そうだから」、それは「そうあるべきだ」、と言いのける(10)。この誤謬の問題点は、私には議論しようがないほど自明だが、これに関連する二つの主張を紹介しよう。もし、「自然」を単なる人が関係するところを越えて広くとらえるならば、イージーPGDは特段不自然でもないし、仮に人の関わりに限局しても、その衝動的な主張はほとんどいつも、ひどく偽善的な物言いだ。

第2章で述べた通り、人以外を見渡すと、「自然」(少なくとも地上で知りうる限りの)には多くの形態の生殖が存在する。私たちの体の細胞を含めて、この惑星のたいていの生命はクローンの細胞をつくる生殖をしている。顕微鏡レベルの小さな種、そうではない種も含めて、クローニングによる生殖と有性生殖を切替えることができる生物もいる。有性生殖を行う種の中で、遺伝的な母あるいは父となりえる個体はごく一部で、他の個体はすべて無性の個体という種もある。一部の脊椎動物を含んだ、他の種では、一つの個体が生涯に、時には何度も、ある性から、もう片方の性に変わる。マラリアやトキソプラズマのような種は、別の種の助けを借りて、生活環において、異なる宿主に寄生しつつ、さまざまな段階(それら段階ではまったく違う種にみえる)を経て生殖を行う。

ある種は数千、数百万の子をもうけるが、産んだらお構いなしだ。これはいわゆる「k」(訳注:kiloの略号、千の意味だろう)戦略とよばれる。別の種は、ヒトに限った話ではないが、ほんの少しの子を設け、惜しみなく親の注意を注ぐ。これは「p」(parent)戦略だ。一部の種では頻繁に子殺し、兄弟殺しが行われる。別の種は近親姦を避け、一方で他の種は私たちが近親姦と考えるところの行為を定期的に、ないしはそれだけを営んで生殖を行う。

一部の種では、ごく一部の優勢な雄が「ハーレム」をつくって生殖の機会を独占している。また別の種では、雌によって雄は厳しく管理され、交配だけしたら死ぬだけの運命だ。一方で、雌は都合のよい時と場所にたまたまいた雄と無節操に交配する種もある。一腹の子猫の二匹をみても同じ父親に由来しないことはよくある。多くの種では、配偶子は、偶然にもう片方の配偶子と出会い、受精できるよう、広く遠く放出される。しかし、時には雌と雄の間の交配は一度だけ(あるいはほぼ一度)で、生涯、堅い絆を保つ種もある。翻るに、ヒトはヒト以外での生物が行っている、これらさまざまな生殖行動の多くを行う。おそらく、ヒトの生殖ではたった一つのやり方が最も一般的だが、実際には、文化の中で、また文化の間でいろいろな生殖のやり方が行われている。

私たちは、自分が承知している生殖、人でよく見かけ、ペットや家畜である程度見かけている生殖（米国ではそれらの交配の実に多くが今や人工授精や一部はクローニングによるものだ）が、「自然法」に沿ったものと早計しがちだ。しかし、生物圏は想像以上に奇妙なものだ。今、自然界でイージーPGDを経て生殖をしている種はいないのは確かだ。（既に数万人の人が「従来型の」PGDで生まれてはいるが）。生殖行動が実に多岐にわたっている以上、夫婦の卵子と精子を受精させ、どの胚が子になるか意図的に選別をする行為は「自然さ」から遠端に位置する行為だと断じることはできない。

おっと、ここらで、ヒト以外の生殖の事例は的外れだと指摘する人もいるだろう。私たちを懸念させるのは、人、つまり創造物の王（あるいは進化系統の頂点）たる生き物の生殖の自然さだという意見だ。また、倒錯者（あるいはそんな文化）が人の歩む自然な道を異常な形に時折ゆがめる行為を排除しなければ、という意見もでるだろう。片腕の人がいるからといって、人がごく自然な状態で腕を二本もつ「はず」がないことにはならない、という人もいるだろう。私はこのような主張にまみえると、たいてい、堪忍袋の緒が切れ、こう叫ぶ（あるいは叫びたくなるのだ）。「あなたは偽善者だ！」そういう主張をする人に限って、飛行機に乗ってやってきて、パワーポイントを使って講演をし、その際、音声を増幅する音響システムを利用して、その講演を人工の照明と換気システムを完備した建物内で行っている。私の指摘は、まさにこういう人たちに当てはまる。

「自然」をやたらと広い観点から見なければ、文明はまったく自然なものではない。現代人の祖先で、狩猟や採取で生きていたホモサピエンスは服も着ていなかったし、作物や家畜を育てることもせず、読み、書き、計算（飛行機に乗ったり、車を運転したり、コンピューターを使うことは言及不要だろう）を学ぶために学校に行くこともなかった。「自然な生活をしていた」私たちの先祖は有効な医療（抗生物質、近代的な出産、疾病の予防）や、命を守る幾多の取組み（これらは皆、実に不自然だ）でなしえるようなことはまったくしなかった。

もし、あなたが文明の便利で不自然な部分を享受するにもかかわらず、イージーPGDを拒絶するなら、あなたは受入れられる「不自然」と忌み嫌う「不自然」の線引きは何かを説明しなければならない。神の思し召しで、初期のキリスト教のパレスチナの農民の生活様式を実践する、アーミッシュ派の人々（実際のところ、彼らのライフスタイルは宗教改革初期のドイツの小作人の生活様式に似るが）が、そんな主張をするなら受入れられるかもしれない（興味深いことに、アーミッシュ派の人々の間ではいくつかの遺伝子疾患が高頻度に起こるため、これら病気を予防、処置、治癒しうる現代医学、特に遺伝子治療は大いに期待されている）。現代文明を大きく享受している人がそんな主張をしても、私は受入れがたい。

こんな反応もあるかもしれない、「うむ、人の命の大部分は不自然なやり方で扱えるかもしれないが、生殖は人にとってきわめて核心的で、それゆえ重要であるため、生殖をねじ曲げるような行為は間違っている」。もしその主張が、近代の避妊、人工授精、不妊療法、あるいはIVFを否定するバチカンのカトリック高位者(だが、カトリック高位者によるこれら医療の否定は、自分の他の既婚者による利用をさしている)の人たちから叫ばれるなら検討の余地があるかもしれない。だが、それ以外の人たちがそんなことを言うのなら、彼らが出生前医療、超音波検査、帝王切開、無痛分娩、あるいはピンセットを本当に拒絶するのか、見てみたいものだ。これらはすべて自然でないが、おかげで、これまで多くの女性と赤ちゃんが長生きし、より健康に、質の高い生活を送れるようになったのだ。

まとめると、私には、たいていの人が「自然さ」をベースにした主張を叫んだところで、説得力があるとは感じられない。もし人々がイージーPGDの個人的な利用について、自然さの、つじつまが合わない感覚に基づき拒否するのなら、私はその権利を否定するようなことはしない。しかし、ある人が他の誰かがその生殖技術を使うことを強制的に制限しようとするなら、私はその人にきちんと一貫性があり、説得力のある主張をするように求めるだろう。

無知をさらした謙遜

同じような流儀をとる別の主張は、一見すると、若干理に適った感じを受けるが、私は最終的には説得力がないとみる。「私たちはそんなに大きな変化をもたらすような知識をもち合わせてないし、私たちの無知さ加減を直視すれば、行動を慎み、前に進まない方が賢明だろう」。

この主張は、重要な変化を起こす前の注意喚起のための主張なら、私は受止めよう。その重要な変化を起こす前に、その変化の意味合いをよく考えるのは理にかなっている。さらに納得がいくのは、変化がもたらす結果を注意深く追跡し、それをふまえた規制改正をすることだ。本書の前の章でその過程の一部を強調しながら述べたが、FDAがイージーPGDを使って生まれた子たちの健康が問題ないかきちんと規制することが重要だ。この生殖技術のリスクと利益を量り、その成り行きを見守り、もし必要なら規制を整えなおすべきだろう。

だが、それは、リスクと利益についてなされた評価や、それに付随する不確定性を無視して、前に進むことをまったく認めない、と言いのけることとは違う。それは、いわゆる「予防」原則をやたらと強調した物言いだ。その主張は大きな議論と批判を招いてきたが、本書で詳細はふれない。人の行為がもたらす将来への影響をすべて正確に予想できないのは自明だ。だが、不確かだからといって行動禁止とできないのも、明らかだろう。

ここでは二つだけ言及しよう。まず、生殖は私たちの人生における他の活動とは違うという点だ。人は新しい医療を開発し、新しい機器をつくり出し、新しいパソコンやソフトウェアを提供してきた。そう、新しい技術は、「このままアングリーバード（訳注：特に海外で流行したモバイルゲームで、卵を盗んだブタを懲らしめる鳥がモチーフとなっている）を放置しておくと人々に未知の悪影響を及ぼしかねないから、アプリのダウンロードを禁止すべきだ」、などとあえて伝えず、日々世界を大きく変えている。医療手技であるイージーPGDとその他のことの間の決定的な違いは、規制の対象となることにあり、その生殖技術が始められるまでに安全性と有効性の実証が必要な点である。これは法や文化における他の分野でとられる予防原則を上回る要求である。

第二に、予防原則を強行に適用するのは不可能だ。無作為自体がひどい結果を招きかねないからだ。きわめて賢明な（そして意識が高い）人なら、疑いなく、二酸化炭素放出の増加を大きく制限すれば悲惨なことも起こると予見するだろう。単に頷ける疑いを示すだけでなく、持続可能なエネルギーやエネルギー保全策を進めても悲惨な事態が起こらないという証明をしてみてほしい。しかし、そんな証明ができる人はいないだろう。

注意や謙遜は、合理的根拠があるなら傾聴に値する。一部の夫婦や国々が自らイージーPGDを試す前に、他の夫婦や国々が使ったらどうなるか「しばし傍観」のスタンスをとるのは理にかなっているかもしれない。しかし、注意と謙遜は、非合理的なほどの極端な姿勢を取った場合、悪い結末をもたらしかねない。よって、この主張もイージーPGDへの反対としてはそう説得力のあるものではない。

嫌悪

この主張はあえて本章の最後にもってきた。多分、私が最も嫌いだからだ。私は、ジョージ・W・ブッシュの時代の大統領生命倫理委員会の委員長を6年間務めた生命倫理学者、レオン・カスとはしばしば意見を異にする。私は彼自身を嫌っているわけではないが、彼が展開する主張が嫌いなのだ。その最たるものは、彼が『ニューリパブリック』誌に一九九七年に発表した、「嫌悪の英知」という論文である(11)。クローン羊のドリー誕生の報道を受けて、クローニングによるヒトの生殖を念頭においた論文だ。その趣旨は、私たちがある行為に嫌悪を感じるのは、その「過ち」の警告の現れだという。嫌悪が、嘔吐物、情けない人、大便などとの好ましくない接触の回避に役立つように、新しい技術について、無知の状態で（深く考えず）、直感から感じとれるこ

とを大切にすべきだと唱えた。彼によれば、

嫌悪は主張ではない。昨日嫌悪を感じたことの一部は、今日になると冷静に受けとめられる。だが、そう推移することが必ずしもよいとは限らない。重要な局面において、嫌悪は、事態を完全明瞭に表現する理性の力を越えて、深遠な感情から発露した英知と受けとめるべきだ。父と娘の近親姦（同意があるとしても）、死体損壊、人肉食、単に（単にだ！）強姦や殺人といった、おぞましい行為を十分に正当化できる者が果たしているだろうか？(12)

しかし、「事態を完全に明瞭に表現する理性の力を越えて」、嫌悪から英知が発露するのは、具体的にどのようなケースか？　ヒトクローニングに対する嫌悪が父と娘の近親姦や残忍行為と同じカテゴリーに属する点以外は不明瞭だ。そのため、カスの論文は、嫌悪がある物事を却下する、独立した道徳的根拠といえるのか、あるいは、物事を見極めるための単なる警告と言いたいのか、あいまいな主張と言わざるをえない。いずれにせよ、その主張からすれば、イージーPGDやその類の生殖技術は深刻な問題があることになってしまう。

しかし、何に嫌悪の感情（や湧き上がる感情）を抱くのか、時の移ろいとともに、ある文化において（ある文化にいる個人間で）、また文化間で異なることは周知のとおりだ。現代の私たちがきわめて重要と考える、いくつかのことは、今日は憲法上保護すべきこととされる範囲内であっても、そう遠くない先祖の間では嫌悪すべきこととされていた。つい数十年前まで、男女間であっても、異人種間の結婚、婚前の姦淫や、同性愛のゲイやレズビアンは米国の多くの州で犯罪とされていた。その思想的背景は嫌悪にほかならない。つい最近まで考えることもできなかったゲイの間での結婚は、今や西海岸では現実のものとなり、米国憲法上の権利となっている。女性に平等な、あるいはより平等な権利は二〇世紀まで嫌悪されることが多かった（今でもある文化圏では嫌悪のままだ）。カスのような（訳注：レオン・カスの家系はもともと西ヨーロッパからのユダヤ系移民であった）非キリスト教徒に平等な権利は、二〇世紀になっても欧州の多くの人々にとって嫌悪であった。

イージーPGDに関して、カスの主張にはさらに問題がある。大多数とまではいえないが、現代の西欧文化では少なくとも、たいていの人々はイージーPGDを嫌悪の目で見ないと思う。従来型PGDは、この文化圏の多くの国で、二五年以上も合法的に使われている。私は違うが、もし人々が、カスがあげた反ヒトクローニングの理由を受入れたとしても、イージーPGDはクローニングに比べると、ヒトの生殖を大きく変えるわけではなく、単にIVFに一ステップが加わるだけだ。そのIVFについてカスは一九七〇年代、反対していた(13)。彼はここ数年、IVFについて公然と反対してないが、仮に彼がそう主張しても、バチカン以外に賛同者は現

れないだろう。彼が強烈な調子で「嫌悪の英知」を持ち出して反対しても、少なくとも現代の西欧社会ではイージーPGDへの反対意見としては有効でないだろう。

以上のとおり、私は本章で紹介したこれら主張にはまったく心は動かされない。とはいえ、読者のなかには道理をわきまえた人がおり、ひょっとしたら心を動かされたかもしれない。これら主張が、私が論じた後も、イージーPGDを自分が利用するかどうか、家族、友人、あるいはそのほかの人たちにその利用を進めるか否か決心することに影響を与えるとしても、それはあなたの権利であり、そうであるべきだとは思う。ただ、これらの主張が、あなたと意見を異にする人たちにイージーPGD利用に関する決定を押しつけ可能なほど説得力があるかどうかをよくよく考えてほしい。

第18章 施行と実施

ひょっとしたら、何らかの楽園が現れるかもしれない。規制の着実な施行と実施というありがちな問題を除けば。大きな変化を起こす前に、これらの問題は必ず十分に検討しなければならず、またイージーPGDもその例外ではない。本章はイージーPGDの唯一の最も深刻な実施の問題とともに、施行に関わる多くの問題を議論する。

施行

法律の制定に比べ、その着実な施行は難しい。だからといって、法令に絶対反対というわけではない。あらゆる法の完全施行を求めることは明らかに間違っている。殺人を否定する法は普遍的に制定されているが、実際のところ殺人は起こっている。しかし、そのような法は正しいと断言できる。強制力がまったくない法であっても無用とはいえない。強制力がなくても、そういった法は人々に影響を与え、社会道徳に立つ情操を表すといえよう。無論、そういった法の制定は再選を目論む国会議員にとって名前を売り、制定に寄与したとアピールする実績になる。もっとも、施行できないような法を通せば、その法（や政府）は無能、不公正、あるいは熱意がないとみなされることもある。

したがって、新法の施行に際して、見込まれる成功、コスト、結末を熟慮する慎重さが大切だ。イージーPGDを禁止や制限する法の場合、少なくとも三つの理由：憲法からの制約、施行上での限界、そして生殖ツーリズムの観点から着実な施行はきわめて難しいと判断されそうだ。加えて、いくつか付随した禁止を設けることも必要だろう。以下、これらを議論する。

憲法による施行の制限

この項は米国憲法群についてのみ扱う。というのも、私が最も理解しているのが米国憲法だからだ。米国外では憲法をめぐる議論やそれらを解決する手続き論などはまったく異なるだろう。ここで、米国憲法に適合しつつ、イージーPGDを禁止や制限する法が制定することはできるかという問いに限局したとしても、せいぜい言えそうなのは、「多分」といった程度だろう。

連邦法か州法か　「憲法群」と上述したことに留意して欲しい。おのおのの州にも憲法があり、連邦法に沿って州法をコントロールしている。連邦の憲法や法、連邦政府機関による規制に反するような州法はありえない。連邦憲法の「連邦法優越条項」（南北戦争で強化された）に従うわけだ(1)。しかし、連邦の憲法条項、法、そして規制に違反しないのなら、オレゴン州は客がガソリンスタンドで自らガソリンを入れることは禁止できるし、ニューハンプシャー州はヘルメットを被らずにバイクに乗ることを許すし、カリフォルニア州は食用とする馬肉の販売を禁止できる。しかしだ、これら州法は州の憲法に反するという指摘を受ける可能性は残る。

こうして考えていくと重要な疑問が浮かぶ。イージーPGDを制限する法とは連邦法あるいは州法のいずれであるべきか？　米国憲法理論では、連邦政府の権限は憲法が認める管轄範囲内となっている。州政府は、憲法が連邦政府の専権とする、あるいは州政府への移譲を禁止する事項を除けば、その自治権に属する広い分野の権限（いわゆるポリスパワー）をもっている。

米国憲法史の初期の三分の二は、ほぼ憲法理論を描いてきたが、最近の三分の一の期間では憲法の枠組みをつくる者たち（訳注：最高裁裁判官をさすとみられる）が熟慮して決めてきた線引きと、それを越えた連邦の権限拡大をみてきた。その大部分は、憲法による国内通商の規制（「通商権限」）のほか、課税や予算執行の規制からもたらされた。

連邦政府はイージーPGDを頭から禁止する憲法上の権限をもつと主張するのは困難だろうが、イージーPGDは国内通商に悪影響を及ぼすため禁止する、その利用が実質禁止となるように課税する、イージーPGDを利用する人々が連邦予算から助成を受けることを禁ずる法律を制定する権限があるという主張がでてくるのは想像に難くない（もし何らかの法が人種や性別の観点で胚を選択するためイージーPGDの利用のみを禁止する場合、近年はそんな主張は通りにくいものの、米国憲法修正第一四条に基づく議会権限で支持されるかもしれない）。

本書の大分前に議論したとおり、ある連邦法はすでにイージーPGDのいくつかの側面を支配している。そう、食品医薬品化粧品法のことだ。この法は通商権限を盾に、FDAが認めない限り、ある医薬品、医療機器、生物製剤などの国内流通を行うことを禁止することができる。この法は明快に合憲だ。

しかし、病気とは関係ない形質をもつ胚を選別することを目的とするイージーPGDのあらゆる利用に限って禁止するために連邦法を制定するとしたら、どうなるか。それは連邦政府の権限の範囲内といえるか？　その回答は、連邦政府の通商、課税、予算権限に関わらない限り、「NO」となるだろう。仮に関わるとしても、その権限は十分といえようか？

私は法学部の学生のとき、ニューディール政策期間中とその後、最高裁判決の結果、何らかの連邦の措置がその通商権限のもと、実施可能となったと習った。その後、最高裁は二度、その教授の教えを裏切ることとなる。一九九五年、通商権限は、学校から一定距離内で銃の保持の禁止を正当化する根拠にならなかったし(2)、また、二〇〇〇年、通商権限をもっても、女性に対する暴力防止法のある条項は支持されなかった(3)(これらは、一九三〇年代以来、最高裁が議会の通商権限に反すると認めた初めてのケースだ)。オバマケアのケースでは、最高裁は、通商権限をもっても、人々を国内通商に強制参加させることはできない(課税権限では強制可能だが)と支持した(4)。

医療分野では、部分出産中絶禁止法が最も近い例であろう。この法は、「医師は、国内外の通商において、あるいはそれに影響する場合、承知のうえで、胎児の一部を産道に引出し、妊娠を中絶することでヒトの胎児を殺す」ことは違法とした(5)。二〇〇七年、ゴンザレス対カーハート裁判では、最高裁は五対四で、この法は憲法が認める中絶の権利を侵害するという主張を退けて、この中絶禁止法を支持した(6)。

意見書や個別反対意見も通商条項を根拠にあげたことは「引っかけ」だとは述べなかった。しかし、ごく短い意見書でトーマス裁判官はスカリア裁判官とともに、こう記している。「この法が通商条項に基づく議会権限の容認しうる行使であるか否かは本法廷で争うことではないとここに記す。両者ともこの問題を提起も、述べもしなかった。法廷で争う問題ではない。下級審も言及しなかった」(7)。そして、トーマスとスカリアの両裁判官は言及しなかったのだ。

ひょっとしたら、連邦政府はイージーPGDを安全性以外の理由、つまり通商条項(課税や予算執行権限)によって規制しようとするかもしれない。目下、それが司法により支持されるか否かは不明だ。二〇年、四〇年後の憲法(と最高裁裁判官の顔ぶれ)はおいておこう。

いずれにせよ、事態をリードするのは州だろう。すでに中絶や生殖の権利については連邦よりも州がまず動くことが多かった。米国全土にいろいろな考えがあり、政治的問題として、連邦レベルでブロックするのは比較的簡単だ。それはかえって連邦政府の動きを鈍くさせる。いくつかの州は出生前遺伝学的検査を振興し、他方、胎児の性別、人種を理由とする中絶をすでに禁止する州もある。ノースダコタ州では障害を理由にした中絶を禁止にしそうだ。州は、議会が法令の制定権限に関して問題に直面することはないだろうが、州法が個人の権利を侵害するか否かという同じ問題に直面するだろう。

現代の合衆国憲法に関しては、州や連邦政府はイージーPGDを制限あるいは禁止することで、二、三の憲法違反(憲法修正第五および一四条が保障する実体的適法手続き、また、時には修正第一条が保障する言論の自由の違反)を問われる可能性がある(8)。もちろん、今日の合憲である法はどうこうできまい。二〇年、四〇年後の将来の合憲の方もしかりだ。しかし、今の憲法に基づいて予備的な検討はできる。本項の残りで、三つの憲法上の問題を点検していこう。

実体的適法手続き　ここ一五〇年にわたり、米国最高裁判所は一見正反対の言葉が接続された「実体的な適法手続き」主義を構築してきた。これは修正第五条の権利保障から生まれ、一八六八年以後、連邦政府（修正第五条）、また州政府（修正第一四条）といえども「法の定める手続きに従わずして何人の生命、自由、財産」を奪うことはできないと規定した。これは一見すると、適切な手続きをとる（適法手続き）ことを保証するようにみえるが、最高裁は憲法の文章にはない、ある実体的な権利を含めるようにした。

一九世紀後半から二〇世紀初頭、最高裁は、悪名高くも、実体的適法手続きを利用して、労働時間の制限や女性や子どもを働かせるうえでの特別保護などの改革労働法制の却下に利用した。時にこの時期は、ロッチナー時代とよばれた。一九〇五年のロッチナー対ニューヨーク州裁判の判決で、ニューヨーク州がパン屋の労働時間を制限することは憲法が保障する労働条件契約の権利を侵害したという判決が下された[9]。

ニューディール政策時代には、最高裁は経済関連法制を無効とするための実体的適法手続きの拡大解釈利用を却下するようになった。「ロッチナー」は結局、軽蔑の対象に成り下がった。一九六〇年代になると、最高裁は再び、憲法条文に特に定めがない権利の保護を始めた。一九六五年のグリスワルド対コネチカット州裁判で最高裁はあらゆる形態の避妊法を禁止するコネチカット州法を棄却した[10]。ダグラス裁判官が起草した主要意見書は、憲法上の特定権利の「半影」部分や「放出される」部分から認められた、プライバシー権に基づいて判決が下された。ハーラン裁判官は裁判所意見書ではなく判決において、この保護は推論されるプライバシー権ではなく、適法手続き条項そのものに基づくもので、「要求された自由の考えではあいまいな」権利を保護するものだと主張した。避妊や中絶に関連する判決や、家族の権利が続いたが、それらにおいて、実体的適法手続きの一部だとするハーラン裁判官の見解は、普遍的とまではいえないが、広く受入れられるようになる。

実体的適法手続きの二つの鎖、そしておそらくは第三の鎖が、イージーＰＧＤを禁止ないし制限する法の無効化に使われるかもしれない。第一の鎖は生殖の意思決定の支配に直接関係する。第16章で議論したスキナー対オクラホマ州裁判は生殖の権利は人にとって根本的な権利であると支持した（平等保護条項に基づく判決ではあったが）[11]。避妊をめぐる裁判は、安全性や有効性を除き、国が避妊方法を規制する根拠はほぼないと断じた。中絶をめぐる裁判はよじれた推移をたどったが、一九七三年のロー対ウェイド裁判では、裁判官の大多数が、憲法上、女性は胎児が母体外生存可能となる段階までは妊娠を中絶する権利をもつと認めた。

イージーＰＧＤは人々の子育ての選択が関係する生殖技術

の一つである。人によっては避妊と中絶の裁判を広く眺め、他の生殖の選択を含む「生殖の自由の権利」と捉えるかもしれない。生殖の自由は憲法上の権利だと大きく解釈すれば、国がイージーPGDを規制しようとしても施行不能となるかもしれない(12)。

一方、他に、これらの権利をより狭義に捉えることも可能だ(ロー裁判後、最高裁のごく少数の判決が示した、憲法はある部分の中絶は保護しないという姿勢がいい例だ)。焦点の絞り方だが、妊娠女性への物理的介入や、避妊の利用を追跡することに伴うプライバシー侵害ではないか。これらの点が二〇年から四〇年後、憲法上どう解釈されるかは、とりわけ、現在と将来の間に合憲と判断される法から生まれる司法主義と、実際問題、ある程度関係する将来の人々がイージーPGDをどうみるかに左右されるだろう。

第二の方策は、家族関連の裁判、また家族や親が子の養育のある部分の決定を州の介入から守った裁判から導かれる。第16章で述べた、メイヤー対ネブラスカ州裁判やピアーズ対扶助協会裁判は、親は子の教育に対して一定の権利をもち、それを州政府は奪うことはできないことが認められた。これらに、ロッチナー時代以後、さらに二つの最高裁判決が加わった。一九七七年のムーア対イーストクリーブランド市裁判では、家族ではないものが同じ住戸を占有することを禁止し、また祖母は孫を養育できないと、家族を狭く決めつけた土地利用規制条例は無効という判決が下った(13)。二三年後、トロクセル対グランビル裁判では法廷は、賛成多数意見を得ずに、祖父母の訪問権は子の親の反対よりも優るとするワシントン州法を却下した(14)。二人の「保守派」、レーンクイスト裁判長とオコナー裁判官、そして二人の「自由主義派」、ギンスバーグとブレイヤーの二裁判官という、変わった組合わせの四人の裁判官は、その州法は親の懸念に対する特段の配慮もせず、実体的適法手続きに違反するものと断じた(ソーターとトーマスの二裁判官は判決には賛成したが、意見書には連名しなかった)。

他の裁判も親の子に関する一部決定には特別な地位があるとしている。それは単にそういっている場合もあれば、他の憲法上の権利、たとえば、一九七二年の、アーミッシュの親たちが子の教育を決める権利をめぐるウィスコンシン州対ヨーダー裁判で示された、信教の自由と関連した場合もあった(15)。これらの判決やその背景に横たわる司法主義がイージーPGDにどう関係するかはまだよくわからない。ひょっとしたら、親の意思決定や家族単位のための実体的適法手続きが、親たちがゲノム検査結果に基づいて将来の子を選ぶことを防ごうとする州の権限を制約するかもしれない。多分だが。

三つ目の主張は性行動と婚姻にまつわる裁判例を広く読むことで導かれるかもしれない。最高裁は、同意している同性の成人間での性行為を国は犯罪としてはならないと判決している。同様ケースの判決が同じ結論となっている。国は異なる人種の人々の婚姻を禁じてはならないという判決や、また同じ性の人々の婚姻を禁じてはならないという最近の判決だ。イージーPGDは性行為の一形態ではないし（本書のタイトル通り）、（必然的にそうなるが）婚姻そのものではない。しかし、今後、司法主義がどう変化するかに左右されるであろう。それら司法主義は、近親者あるいは家族の権利をある程度支持して、それはイージーPGDを守るかもしれないのだ。

平等保護の条項　合衆国憲法修正第一四条は、州は「その管轄区内の何人も法による平等な保護を受けることを妨げてはならない」といさめる。一九五四年、最高裁は、修正第五条の適法手続き条項を根拠としたものの、この制約は連邦政府も例外ではないと判決した。適法手続きと同様、平等保護も個々のケースで紆余曲折の歴史をたどった。この条項の適用は当初は骨抜きになったが、企業が利するケースで復活し、第二次世界大戦後は市民権運動を支持する憲法上のおもな条項として脚光を浴びることになる。これは当初、アフリカ系米国人にまつわる問題に起因したが、その後長きにわたり、適用が拡大していった。

だが、どの程度の範囲に適用されるかが問題だ。多くの法は二個人を不平等に扱う。連邦の収入課税率は個々人で異なる。社会保障とて個々人で恩恵は違う。メディケアでのカバー割合も地域ごとにある程度異なっている。一九六〇年代から一九七〇年代にかけて、最高裁判所は平等保護条項を検討する枠組みを整えていく。たいていの区別は、最高裁がある区別が目的とする問題と「合理的関連性」がある程度認められれば支持された。しかし、一部の区別は精査された。そこでは特に、人種、宗教、婚姻などの「根本的利益」、投票権や裁判へのアクセス権など、「疑わしき分類」に該当するかが検討された。もしある区別がその分類に関連するとみなされた場合、当該の法律は「厳格精査」や「特段の精査」を受けることになり、政府はその区別は切実な利益のためであり、その利益達成のための権利制限は限局した範囲となるように配慮してきたことを実証しなければならない。

年々、この平等保護条項のための検討制度は複雑に、また不明瞭になっていったが、この方策は概して継承されていった。裁判の行方は精査のレベル次第だ。「合理的関連性」の精査の場合、政府は常勝であったが、「厳格精査」の場合、政府は決まって敗訴した。

イージーPGDを単に禁止する法が平等保護の議論に巻込まれることはおそらくなかろう。重篤な遺伝子疾患を子に遺伝させるリスクがあり、これを避けるためにイージーPGD（やそれに類する医療）を必要とする親はひょっとしたら、この表層的な全面禁止は不平等を生み、平等保護条項を侵害すると訴えるかもしれない（これはドイツやイタリアのPGDを制限する法に対する判決と実に似ており、その結果、重篤な遺伝子疾患が遺伝しうる場合は認められることになった）[16]。そうした訴訟は可能だが、多分、米国ではうまくいかないだろう。

やや緩和した制限、つまり、ある状況ではイージーPGDを許し、ある状況では許さない場合、平等保護の問題に発展しうる。もし親になりたい夫婦がイージーPGDの利用をテイ-サックス病の遺伝回避のためなら許され、ダウン症候群の回避を目的とする場合は許されない場合、後者を希望する親は法による平等保護を否定されたとして不平をこぼすかもしれない。また、アルツハイマー病のような発症が遅い疾患の回避や、子の髪の色や性別を選ぶ権利を否定されたと訴える親が出てくるかもしれない。ひょっとしたら、単一親になる機会が奪われたと言い出す人が出てくるかもしれない。

もし司法が生殖について決定する権利を人にとって根本的な利益や権利とみなすなら、その制限を課す法律を厳格精査にかける、あるいは法は有効ではないと結論しうる。しかし、そこで問題となる権利は何か？　健康な子をもつことか？　では、健康はどう定義されるのか？　あるいは、将来の子の遺伝情報を決める権利だろうか？　その場合、司法はいろいろ方法を取り、よって複雑な展開になろう。ここまでの議論でいえるのは、平等保護条項はある州法の施行をもしかしたら止める、あるいは止めないということになる。しかし、ある州法が微妙な制限、ある利用は認め、別の利用は認めない場合は、平等保護条項が適用されることもあろう。


合衆国憲法修正第一条　一部の州が、医師が親になりたい夫婦にゲノム情報を伝えるのを禁止する州法を考えることもありえる。なぜなら、第16章で議論した通り、施行が容易だからだ。しかし、医療者が患者に事実（それも医療関連）を伝えることを禁止すれば、合衆国憲法修正第一条「議会は言論の自由を妨げる法律を制定してはならない」に抵触する恐れがある。一方、読者は修正第一条の適用が不透明なところも感じているだろう。

政府は言論の自由を妨げてはならないが、医療行為とともに、国の資金を受けている医師が患者に伝えることについては規制が可能だ。最高裁は、医療者が患者に自由に話をすることを国が概して禁止できるか否かは明言してはいない。それは訴訟がまだ起こっていないためでもあるが、その日は近づいているのかもしれない。

最近、フロリダ州は医師が患者に銃を保持しているか尋ねることを禁止すると決定した。この州法は明らかに全米ライフル協会に吹き込まれた結果であるが、同時に医師グループは銃を公衆衛生問題の一つとみていること示す。下級審は州法を支持した。ヴォルシュレガー対知事裁判（むしろ「ドクス対ゴロックス裁判」として名が通っている）で述べられた根拠は、憲法が保障する医療行為の規制であった。これまでのところ、上級裁判所もこれを支持している(17)。

ほぼ時を同じくして、第九巡回裁判区では、免許を受けている医療者が社会的少数派の人々に「性的指向を変えろ」と働きかけることを禁じ、その職業倫理に反すれば処罰（免状剥奪も含めて）すると判決された。医師たちはただちに修正第一条に反すると訴えたが、裁判所は退けた。このとき、「性的嗜好を変更」する医療行為で安全で有効なものはないという見解をおもな根拠にした(18)。

一方、連邦の上級裁判所では、州が医師に中絶を求める患者に特定情報を伝えることを強いてもよいか否かで見解が割れている。二〇一四年一二月、第四巡回区では、ノースカロライナ州法が却下された。その州法は女性に胎児の超音波画像を見せよというもので、もし女性が目をそらした場合は、その胎児の状態を言葉で伝えるという内容だった(19)。その判決は、医師が強制されて患者に話すべきでないとする修正第一条を根拠にした。他の連邦法廷では、州が医師に患者に対して中絶反対のメッセージを伝えることを強いる州法ではまったく逆の判決がでている(20)。

これらのことは皆、比較的重要ではないかもしれないが、イージーPGDがどのような資金源で実施されるか次第でもある。第16章で述べた通り、一九九一年の最高裁におけるラスト対サリバン裁判では医師が中絶の可能性について患者と話すことを禁止する連邦規制が支持された。これはその医療が一部でも連邦資金で助成された家族計画プログラムであった場合に限るが。裁判所は、医師が必要と考えることは患者に話してよいが、その際、連邦資金を一ダイム（訳注：米国一〇セント硬貨のこと）も使ってはならないと述べた(21)。

施行の実際上の制約

仮に、イージーPGDを制限あるいは禁止する法律が可決され、憲法上も有効とされたとしよう。単純にみれば、法が禁止しているのだからこの生殖技術は実施されないはずだ。しかし、現実には法はしばしば守られない。

法律の一部については、その違反行為を告発あるいは証言する者が出てきて、違反者は容易に見つかってしまうだろう。閑静な住宅地で深夜にどんちゃん騒ぎのパーティーをやって騒音の取決めを破った場合は自明だろう。しかし、そうなりにくい場合もある。特に、「被害者」がその犯罪を望んだ場合だ。違法薬剤の販売や売春のような「被害者なき」犯罪の場合は、残念ながら規制が難しくなる。法施行の実際問題は、イージーPGDのどの利用が許され、制限されるか、また誰による行為が禁止されるかに依存するかで予想は可能だ。

法規制はどのように、また誰に対して施行するか考えてみよう。無論、イージーPGDの非合法利用で生まれた子を殺めたり、妊娠段階だとしても中絶を強要することはありえないだろう。まだ子宮移植されてない胚はひょっとしたら処分されるが、それは論議を呼ぶだろう。

より起こりそうなことは、イージーPGDを求めた親を犯罪者として告発することだ。これはその親の子に悪影響を及ぼしそうだが、幼子の親を起訴することはすでになされている。不本意ながら法に違反したら、その関与、また関与の疑いを理由に厳罰を与えるなら、親たちがこの生殖技術を求めることはなくなるだろう（だが、インドや中国では性選別目的の中絶は犯罪にもかかわらず、一向にそんな中絶は頻繁に行われている事実も特記に値する）。

イージーPGDを実施する手助けをするさまざまな職業人たちを刑法あるいは民法違反の角で告訴することはありえそうだ。それら職業は概して正当なビジネスであり、現住所や顧客を保有して、医療業により収益を上げている（ブラックマーケットのPGD施設もありえるが、告訴されることはないだろう）。この状況では完全な施行は保証されないが、それでも規制を行う方がましであろう。

それでは、誰が対象かではなく、どのような行為が法規制の対象かを考えよう。ある国がイージーPGDを規制するにあたり、配偶子作出、PGDすべて、ある目的のPGD利用、PGDのある結果に基づく胚選抜のいずれかを制限するかもしれない。

イージーPGDの「イージーさ」のところ（iPS細胞からの配偶子作出）を制限することは、広範な禁止とするなら、施行はきわめて容易かもしれない。iPS細胞が常につくられ、これから分化させて心筋細胞、肝細胞、神経細胞がつくられている国でも、配偶子への分化（とその後の成熟）は特別な技量と「道具」（この場合、細胞を培養し、成熟した配偶子に分化させる特別な培地や生化学的な成分）が必要となろう。それが使われた証拠があれば、違反者をきっと簡単に検挙できる。

一方で、配偶子生産がある目的でのみ許された、たとえば不妊治療などはOKだが、イージーPGDとしての利用は不可とされた場合は、規制は難しくなるだろう。イージーPGDの目的のみで配偶子を欲する夫婦は、医師から不妊であると診断されなければならない。今後数十年で不妊の診断法は変わる可能性があるが、少なくとも今は、不妊とは避妊をせずに一二カ月たっても懐妊できない状態とされている。そう主張するのは容易でも、反証は容易ではない。

PGDを完全あるいは部分的に禁止することはありえる。（結局、人々が懸念を覚えるのは配偶子作成ではなく、遺伝的選別だから）PGDの完全禁止はまた確かに実施可能かもしれない。この生殖技術で必要な技量や設備はおもに桑実胚からの細胞採取とおそらく（技術進展に依存するだろうが）単一細胞全ゲノムシークエンシングの方法論だろう。

繰返しになるが、このやり方の成否は必要な手技が完全禁止されることに依存する。もし、確実に遺伝して発症する早期発症型の、まさに致命的な疾患を抱えた子の誕生回避などのためにPGDを許したままにするなら、この生殖手技は世の中に残ることになる。ある夫婦が許容されている目的の一つのためにPGDを求めるとして、検査結果として得られる情報の利用自体はどう規制できようか？

PGDの観点に立つと、少なくとも全ゲノムシークエンシングの禁止が一つの選択肢となる。代わりに、解読される

DNA配列は検査が許されている疾患関連配列のみとなる。これは実にもっともらしい。この規制アプローチは全ゲノムシークエンシングのコストを考えてないが、二〇年から四〇年もすれば、二、三の特定ゲノム領域を解読する検査はきっと簡単になりコストもこなれるはずだ。おそらく全ゲノムシークエンシングはその他の医療分野では普及しているだろうが、専門クリニックで胚から採取され保管される細胞が解読される過程が規制されるのではないか。

二つ目の選択肢は、PGDでの全ゲノムシークエンシングは容認するが、親になりたい夫婦がいくつかある胚から選ぶ際、クリニックが知らせる情報をある種の検査結果に限るというやり方だ。すべての遺伝形質に関する情報は全ゲノム解析の結果にあるものの、親がそれを知らなければ利用しようがない。

このやり方の有効性はこの情報を保有するクリニックが親とは共有しないという点にかかっている。医療現場での実情や賄賂などのおかげで、クリニックの一部はひょっとしたら、情報を親に漏らしてしまうかもしれない。

最後となる、一般的なやり方は一部のゲノム多様体に基づく胚選別を禁止することだろう。これは性選別の禁止から、子が取りそうな行動や容姿に関する選別の禁止、そして、ある健康に関する形質に基づく選別の禁止のどれかになるかもしれない。しかし、ある情報に基づいているわけではないので、第16章でも議論した通り、この禁止の仕方では規制施行上の大きな問題に直面する。ある夫婦が特定の胚を選ぼうとしているのは「禁止されている理由」ではなく、その他の理由のためだと主張するかもしれないのだ。

生殖を求めるツーリズム

イージーPGDに対する法規制を徹底するうえでもう一つ大きな限界がある。それは自国の国民が異なる法令が施行されている他国に赴いてしまうことだ。これは昔からある問題だ。読者がスポーツ試合で賭けを合法でやりたいならネバダ州（や英国）へいくとよい。大麻吸引を合法で（州法でという意味で）やりたいなら、コロラドやワシントンにいくとよい。昔から、簡単に離婚したいならネバダ州に引っ越したらいいとされている。

医療もこうした法の管轄区またぎの問題と無縁ではない。ハーバード大学法学部教授のグレン・コーエンは医療ツーリズムの包括的な調査結果を発表した(22)。彼は自国では合法だが、他国ではコストが低い、あるいは高品質な医療を求めて渡航する患者を調査した。同時に、彼は、先行研究も対象にしたとおり、安楽死、未承認手技、臓器移植、中絶、また不妊治療など自国では違法で利用できない医療を求めて国境を越える患者も対象に加えた。同様に、医療ツーリズムはイージーPGDを禁止あるいは制限しようとする国にとって大きな問題となる。

一つ解決策はすべての国がイージーPGDに関して同じ規

制を採用することだ。すべての国が同じ法令を施行すれば、規制逃れの海外渡航はありえない。しかし、イージーPGDについて国々で違う見方がありそうなため、すべての国がイージーPGDにある規制をかける国際条約を批准する見通しはほぼなさそうにみえる。できるだけ多くの国が受入れられるように、意味が不明瞭な制限ルールの条約が採択されることはありえるが、その条約の解釈は国によって驚くほど異なることはありえる。たとえば、欧州議会は「ヒトクローニング」を禁止する議定書を採択したが、「ヒトクローン」の定義は参加国に任せるとはっきり言っている。いくつかの国はあらゆるヒト体細胞核移植を禁止し（訳注：臨床応用のみならず基礎研究もできなくなる）、別の国々はクローニングで人を誕生させる点だけを禁止している(23)。

将来、いくつかの国はイージーPGDを許す（あるいは推奨する）だろう。こんな世界の中で、規制をかけたい国はいったい何ができるだろうか？　その国は市民あるいは国民が自国では違法な医療を利用したら犯罪と断じるかもしれない。多くの場合、国々は人々の行動を地理上で定めた法管轄区内で規制する。海外で不正行為をしようとする人々は、その管轄区ごとの法の違いを利用するわけだ。しかし、例外はある。なかでも、オーストラリア、カナダ、英国や米国は、国民が子供の買春を世界のどこで行ったとしても、自国内での犯罪行為として処罰する(24)。

しかし、ある夫婦が海外旅行にでかけて、女性が一、二週間後に妊娠して帰ってきたら、自国の規制当局はどうやってその妊娠を知ることができようか？　仮に、知ることができたとしても、海外でイージーPGDを使ったか否か知ることはできるだろうか？　規制の完全施行は大いなる問題だ。

無論、イージーPGDを合法とする国が協力すれば、厳格な規制をとる国が摘発するのは楽になる。イージーPGDを自国の市民のみに提供を許す国もでてくるだろう。医師が手助けする安楽死を提供する米国の四州、オレゴン、ワシントン、バーモント、また最近合法化したカリフォルニアがそういう方針をとっている。そういった国々は居住期間にも制約を課している。ネバダ州はもともと、自由に離婚できる法律の適用条件として六カ月以上の居住期間を課していた。（その後、「離婚ツーリズム」を振興するため、ネバダは最低居住期間を一九二七年には三カ月、そして一九三一年には六週間に短縮した）

だが、こうした居住要件はその他の国では法的問題に発展しうる。EUはある加盟国の市民が他の加盟国でも医療を受ける権利を与えているが、この権利のおかげで、アイルランド政府は、アイルランド人の妊婦が国内では違法な中絶を求めて渡航することを法的に禁止する羽目になった。州間の旅行を認める権利を保障する合衆国憲法上の同様のポリシーは、居住期間要件の却下に利用されることもあるが、却下されないこともある。州がある医療手技の利用に（居住期間の制約をもって、あるいは制約なしに）制約を課すうえで、居住期間要件有効なのかは不明な点が残る。

あるいは、他国民がイージーPGDを利用した情報を、彼らの本国に情報提供すると合意する国もあろう。これは、国々が銀行口座情報を口座保有者の国に提供するという課税や預金関連条約に似ている。だが、秘密預金天国がなくなったためしはない（お金について秘密を求める人々は海外に渡航して行く）。

イージーPGD天国をつくることは十分可能にみえる。一部の国は他国からやって来る人々に高品質サービスを提供して収益を上げようとするだろう。ネバダ州が居住要件を緩和して簡単離婚法を制定したのは気まぐれではなく、「離婚ツアー」をよび起こし、州に収益をもたらすビジネスとして成功した取組みだ。フランスは法的に確かな男女関係にない人々がIVFを利用することを禁止している。その結果、ベルギーの生殖医療クリニックはフランスからレズビアンの人たちを迎えて繁盛している[25]。もしインディアナ州がイージーPGDを厳しく規制すれば、イリノイ州は患者たちを迎えることになりそうだ。同様に、大きな国々が規制すれば一部の小さな国々（ケイマン諸島など）があぶれた患者を迎えるだろう。

大国が足踏みをそろえて圧力をかけ続ければ、世界的な禁止か規制に至るかもしれないが、規制の効果はいかほどか疑わしい。秘密銀行、奴隷貿易、核兵器製造とてそこまで至ったためしはない。イージーPGDのような比較的利用容易な医療技術がそんな世界的規制がとられるとは考えにくい。

極端なケースでは、武力介入を使った圧力もありえる。少なくとも遺伝的エンハンスメントの展望に関する著書の一つは、ろくでなしの国がポジティブ優生学の類をやらかすのを防ぐには武力の行使も必要かもしれないと主張している[26]。もしこんな対応が有効なら生殖ツーリズムを含むあらゆるイージーPGDの利用を防げるだろう。ただ、私にはそんな対応はイージーPGDがもたらす影響の程度からすれば度を超えているようにみえる。一方、国家指導者たちが遠い将来下す決定を見通すのは難しい。

最もありえそうな状況はいくつかの国々がイージーPGDを振興し、一部の国々は許容する程度で、また一部の国々は規制を課し、それら以外の国々は禁止しているというものだ。しかし、その医療ツーリズムを完全阻止できないだろう。厳しい規制をとる国々では、国民がイージーPGDを利用することは滅多にないだろう。この医療技術を求めて海外に渡航するのに要する時間、面倒、費用、そして国内法違反を考えれば、イージーPGDの利用は大きく減るだろう。

医療コストもこの議論に実に当てはまる。前に、国々が自国の長期的医療費の低減のためにイージーPGD利用を助成するだろうと述べたが、無論それは自国民のために助成するものだ。国間の法制度の違いが生み出す問題は、自国内の規制施行の実効性を再考させるだろう。

イージーPGDの一部あるいはあらゆる利用を違法とすれ

ば利用者数は減り、また利用は富裕層の人々に限局させそうだ。だが、これはいくつかの重要な公正の問題をもたらす。それらの問題は、新たな問題、つまり法を軽視しようとする人々を生み出しかねない。それら生じる事態のなかには、よい結果もあるのだろうか？

付随で設ける禁止

イージーPGDそのものの禁止あるいは規制とは別に、これの広範利用を許す場合、第14章で述べたような、盗難細胞を利用した意図しない親子関係、配偶子の売買、近親姦、「単一親」といった行為を付随して禁止することもありえる。「盗まれた」細胞を利用したイージーPGDを禁止しても、配偶子作成に使われる細胞が盗難の経緯があると誰かに伝えられない限り、犯罪が起こったと判明しがたいのではないか。おそらく、この禁止を確かなものとするにあたり、体細胞からiPS細胞に分化させる施設に規制の焦点を当て、少なくとも皮膚から採取した細胞とは異なる細胞を使う場合、遺伝的な親の同意を得た証拠を求めることになるだろう。

配偶子（あるいは配偶子をつくるための体細胞）の売買の禁止は実に「被害者なき」犯罪の問題を抱えている。もし販売者や購入者が満足しているなら、だれがその商取引を規制当局に訴えようか？　広く広告を打った配偶子販売は摘発されるかもしれない。しかし、こっそりやっている販売は発見自体難しい。発見されたとしても、当事者は売るつもりはなかったと主張するだろう。細胞の購入履歴はおよそ調査可能だろうが、すべての購入を踏査することはほぼ無理だ。

合意の近親姦を防ぐことはずっと難しくなる。特に親がもう片方の配偶子は無関係の第三者に由来すると言い出したときは難しい。単一親の禁止は実行可能かもしれない。特にあるクリニックで同じ人から卵子や精子ともにつくる場合はそうだ。後者二ケース（近親姦と単一親）はともに、規制を徹底するには、生まれた赤ちゃんあるいは胚のゲノムを調べることで可能かもしれない。イージーPGDで胚がPGDを受けて、二セットのゲノム（母親と父親由来のゲノム）間の相同性がきわめて高い場合、その胚は単一親を目的とした生殖に利用するためにつくられたという動かぬ証拠になるだろう。相同性はやや落ちるが、きわめて似ている場合は少なくとも近親姦の証拠となり、少なくとも継続捜査の対象となろう。これはおそらく子が生まれた後、より事実が明らかになろう。新生児の全ゲノムシークエンシングで両親との遺伝的関係の証拠がきっと浮かび上がるからだ。

実施：ガイダンスの必要性

最後にもう一つの問題を議論しなければならない。どうしたらイージーPGDを最高の結果あるいは少なくとも「まともな」結果が得られるように効果的に実施できるだろうか？

規制、監査などの問題は解決可能だが、私はもう一つの問題が気にかかる。親になりたい夫婦に十分に説明したとして理解してもらえるのかという問題だ。

第二幕間で示した選択肢を思い出してほしい。五つの概ね受入れられそうな胚の遺伝形質を示すものだ。読者はこれらの胚から十分な理由をもって一つ選べるだろうか？　私はできない。読者は本書を読んでいるおかげで、普通の人よりこの問題の本質をよく理解していることになる。人々は自分たちに、また将来の子たちにとってよい選択をどうやって行うのか？

他者の助けが必要だろう。イージーPGDの社会導入に際して、一般の人々が遺伝関連の決断を行うのをサポートできる職業人を膨大な人数育成する必要がある。遺伝カウンセラーは典型的には遺伝学とカウンセリングを学んだ後、修士号を修得した人々が業務についている。彼らは親になりたい夫婦がイージーPGDの検査結果について、選択肢ごとにありうる利益や不利益を指摘するとともに、さまざまな疾患とそのリスクの意味合いを理解することを助けるだろう。しかしカウンセラーはその問題に対して「直接の決定」はしない。出生前検査を契機に発展してきた遺伝カウンセリングは患者に対して非指示的であろうとする伝統がある。要するに彼らは決定の手助けをする立場をとる。

遺伝カウンセリングだが、それを助けてくれる多くの遺伝カウンセラーが必要だ。現在、北米では三〇〇〇人余りの遺伝カウンセラーが活躍しており、胎児、幼児、がん患者、疾患が関係する家系の成人、臨床試験の候補者などの、従来からある、また拡大しつつある遺伝子検査に忙殺されている。ここ二〇年ほど、彼らの人数を大きく増やす必要性が唱えられてきたが、叶えられていない。おそらく、この職業は社会でまだ高いステータスになく、仕事に見合った給与でもないことが理由ではないか。親が自分たちにとってよいと思われる選択をし、その選択がもたらすありそうな帰結を理解するには（「いや、一二番の胚を選んだとしても、必ず全米プロフットボールのクォーターバックになるとは限らない」）、これまで以上の水準のカウンセリングが必要となる。

だが、仮に米国で毎年三〇〇万の夫婦がイージーPGDを利用するとしても、今以上に多くのカウンセラーが必要だ。その備えは、親になりたい夫婦が胚を選択する前に十分に手助けを受けるうえで有意義であるはずだ。実際、カウンセリングは検査を受ける前だけでなく検査後も必要であろう。遺伝カウンセラーの業務が拡大できるようなインターネット、ビデオ、その他方法を駆使することがほぼ間違いなく必要だ。無論、対面のカウンセリングは依然として重要だろう（インターネットの前に登場したビデオプログラムは、二〇年、四〇年後でも視聴者の応答を読み取るうえで困難を抱えているはずだ）。もし親がこれから行う選択の意味を理解する機会を欲しているなら、対面カウンセリングでの補完が必要となるだろう。

結論　選択

将来は近づきつつある。その到来を止めることはできない。問題はその将来を意図した形にすべきか、また、それをどうやるのかだ。将来、イージーPGDは広く使われているかもしれないし、この生殖技術を使わないならば、赤ちゃんの遺伝形質を選べるように選択、あるいは改変する、何らかの技術が使われるだろう。その将来の姿はどうあるべきだと考えるか？　その目標を達成するにはどうしたらよいのか、あるいは何をすべきなのか？

この最終章で、それら疑問に対する特定の回答を押しつけるつもりはない。読者が受入れるとみられる将来の姿をいくつか描き、それに向けた道筋を分析する。この目標のために、私自身の考えも述べるが、私の考えが特に重要ではない。私は本件について何か決めつけるつもりはない（さまざまな国、文化、家族がその決定を行うのだ）。また、私たちが下す決定は何らかの形で将来の人類のあり様にも反映されていくだろう。本書は一貫して、それら、さまざまな決定を手助けすることを目標としてきた。本章では私の考えも述べるが、その前に、分野横断的な規制問題とともに、私たちが今後たどり着く目的の地はどんなところなのか、またそこにたどり着くために用いる手段について考える。

目的の地

私たちはどこに向かいたいのか？　より正確に言えば、さまざまな人々がこの生殖技術を使ってどこに行くのだろう？　さまざまな目的地が選ばれるだろうが、ざっと三つ、イージーPGDはまったく利用されない未来、イージーPGDは規制を受けつつ、ある目的で使われている未来、あるいは無規制に使われる未来に分類できよう。

イージーPGDがまったく利用されない未来

一部の人は、イージーPGDや他の遺伝的選別（や改変）技術が使われていない将来を望むだろう。それには多くの理由、たとえば、宗教、自然な状態の希求、ランダムに降りかかる運命のロマンティックな理想化、エドマンド・バークのような元祖保守主義、人類が技術を制御不能に陥ることへの懸念（「神を演ずる」）、「吐き気」を感じさせる感覚、その他の何か、があろう（遺伝的選別への反対に焦点を当てるが、体内に配偶子がない人の不妊治療を目的とした幹細胞からの配偶子作製への反対もあるだろう）。

それらは皆、実に個人的な立場からの反対だ。あまり理由になっていないようにみえる。その好みがあなた、多分あなたの家族や愛する人々がそれら技術を使わなくてよい世界のためなら、イージーPGD利用の、率直な、あるいはあいまいな強制を禁止すればよい（だが、「あいまいな」強制利用を禁止するのは容易ではない）。一方、もしその考えが誰もがその技術を使わない世界に住むことであるなら、その仕事の達成はきわめて困難だろう。

この「NO」の立場を複雑にする要因がもう一つある。関連技術がすでに存在し、今も使われていることだ。ヒトの実験系で幹細胞から発生能のある卵子や精子をつくることはまだ達成できていないが、IVFは三五年以上にもわたり世界で使われ、数百万人もの子たち（今は大人になっている人も多い）が生まれている。遺伝的選別は数十年も使われてきた。胎児の遺伝子検査とその後の中絶の始まりは一九六〇年代末にさかのぼる（最初にPGDを経て赤ちゃんが生まれたのは一九九〇年だ）。広くみれば、正確さはないが、性交の相手を選ぶことによる「遺伝的選別」は私たちヒトが登場する前から行われている。

誰も性交の相手選びを子の遺伝選別の一手段として禁止しようなどと思わないだろうが、イージーPGDに反対の人々は既存の技術を許してしまうのだろうか？　カトリックの主義では既存技術も許されない。この考えは、生殖技術は皆、自然な形の生殖を排除し、また胚や胎児の破壊に繋がるため、罪深い行為と断じる。しかし、既存技術の完全排除は新技術利用の阻止よりもずっと難しい。イージーPGDに反対するなら、それはあらゆる遺伝的選別技術の利用をやめさせるか、または新技術の利用開始を阻止することに限るか、のどちらかだと思われる。

イージーPGDが規制を受けつつ、ある目的で行われている将来

二番目の目的地は、イージーPGDをある利用に限り、あるいは何らかの条件を課して、または、それら両方を組合わせて、許容することだ。この将来では、実に多くの異なる信条がとられるだろう。それはさまざまな人々が、さまざまな多くのやり方（単一条件のほか、複数条件を組合わせることもありえる）を使って、規制することを意味する。

その一部のやり方は、この生殖技術を使って生まれる子の健康のため、安全性に特化した規制だろう。その他のやり方は、ある遺伝形質が選択されるよう、あるいはされないようにする規制だろう。たとえば、「重篤な疾患の回避のためなら選別可、外見形質については選別不可」といった感じ

だ。他方、この生殖技術をある人は使ってよし、または使ってはならない、より正確には配偶子をつくるために誰の細胞は使ってよし、あるいは使ってはならないというやり方もあろう。この技術への公正なアクセスや利用を確かなものにしようとする規制もありうるし、一方、イージーＰＧＤの利用（あるいは利用されないこと）が強制されないようにする規制も考えられる。上述の規制を組合わせることもでき、実際はそうなるだろう。一番目の目的地と同様、これらイージーＰＧＤの利用に課されるさまざまな条件や制限は、個人、共同体、あるいは社会全体で選ばれていくだろう。

イージーＰＧＤが無制限に行われている将来

三番目の目的地では、イージーＰＧＤが完全に無規制に使われている。その将来では、特別な生殖の自由や、より広い自由の考えに基づいて、無制限でよしとされている。その根本的な考え方はさまざまであろうが、個人から共同体、州、国、地域などのいずれかのレベルから表明されるだろう。ある国では、既存の無規制の単なる延長線でしかないが、ほとんどの国はイージーＰＧＤの自由利用を認めるには、現在の規制枠のある部分を廃止する、あるいは少なくとも改正することが必要となる。私には誰かがこの将来を心から希求するとはとても思えないが、少なくとも、この状況が世の中で優勢になるとは到底考えられない。

手段

目的地を選ぶことはイージーＰＧＤや関連する生殖技術に対してどう対応していくか決めるうえで重要である。合理的な考えができる人なら上述した目的地のどこかを選ぶだろう。その選択は、本書で説明してきたイージーＰＧＤに関する情報をどう評価するか次第だろう。その評価はその人の信条や人格も影響するだろう。しかし、もう一つの要因も考えなければならない。手段だ。目標を達成する手段の容易さやコスト次第では、少なくともあるケースでは、目標自体を見直す必要がある。目標が手段を完全に正当化するのではなく、取りうる手段が目標を変えうるという意味だ。そこで、以下、手段を考えていこう。

上記した三つの目的地のいずれかに到達するには、少なくとも七つの異なる手段、研究の制限、イージーＰＧＤの臨床利用の禁止、安全性実証の要求、この生殖技術を使って行う選択の制限、この技術で使う細胞の由来の規制、いびつなアクセスの回避、強制の問題の解決、を取りうる。最初の二つのみがイージーＰＧＤの登場の阻止という目標を直接叶えうる（残りはこの生殖技術の規制に関係する）。もちろん、どの手段をもってしても、三番目の目標地、無制限イージーＰＧＤにはたどり着けまい。以下、それぞれの手段を取上げていく。

イージーＰＧＤの阻止

イージーＰＧＤ利用の阻止には二つのよさそうな手段がある。開発に必要となる研究を制限することと、あらゆる目的の臨床利用を禁止することだ。しかし、最初の手段は現段階では不可能にみえる。二番目の手段を取ることはありそうもない。

イージーＰＧＤ実現に必要な研究の制限

理論的には、臨床で実施可能なイージーＰＧＤを開発するために必要な研究を制限すること、つまり、その研究自体を、あるいは公的資金による助成を禁止することによって制限することは魅力的なやり方だ。「有害な」技術の登場を未然に阻止することは、既存技術の利用を禁止することよりも、ほぼ確実に達成できそうにみえる。だが、本件の場合、その戦略は二つの致命的な欠陥がある。第一に、時すでに遅しという問題だ。第二に、関連研究はイージーＰＧＤ以外の目的できっと継続されるという問題であろう。

イージーＰＧＤの核心部分は二つの基盤技術から構成されている。格安のゲノムシークエンシングと幹細胞（おそらくｉＰＳ細胞）からの配偶子、特に卵子の作製という技術だ。すでに、全ゲノムシークエンシングは一ゲノム当たり約一五〇〇ドル（約一六万五〇〇〇円）で実施できるが、そのコストは誰を頼るか、またコストをどう積み増すかにも左右される。やや解析範囲は狭まるが、有用な、たとえばエキソームシークエンシングならぐっと安くなる。複数の胚について割と広域のゲノム解析を行うことは、少なくとも、数万ドル（数百万円程度）払える人にとっては、すでに可能だ。実際、それくらい支払える人はいるだろう。

ヒトの実験系ではｉＰＳ細胞から受精可能な配偶子をつくり出すことはまだ実証されてない。しかし、ｉＰＳ細胞から、配偶子を含む、さまざまな細胞タイプを分化誘導する基礎研究はこれまでも、また今後も継続されるはずだ。すでに得られている知見と今後必要な知見のギャップは割と小さくみえる。そのギャップを埋める研究を首尾よく阻止することは困難だろう。

単にイージーＰＧＤの登場を阻止あるいは遅延させるためだけに、全ゲノムシークエンシングのよりよい方法論、ゲノム配列の機能の解明、ｉＰＳ細胞からあるタイプの細胞の分化誘導といった、あらゆる研究を止めることはできない。それら研究分野は一つ一つがとても広大な領域であり、有望で、特段論争になるような応用をおもに目指しているわけではない。そのおのおのの研究においては、イージーＰＧＤは「二次的な産物」であり、それら研究の主要目的と比べると副次的位置づけとなっている。ｉＰＳ細胞からの配偶子の分化誘導（とその後の操作）のみが例外となる。しかし、その研究とて、イージーＰＧＤ応用以外の科学的有用性（一部の不妊夫婦の効果的な治療に役立てる基盤的知見の獲得など）

があるのだ。

巨額の研究投資を必要とせず、そこそこの設備と一般的な研究機器で実施できる研究を禁止することは到底できそうもない。潜在的に大きな利益が見込める分野への公的資金の助成を禁止することもしかりだ。（また、こうした基礎研究はすでに相当行われている）。

研究の制限がよい考えなのかどうかはよく論争の的になる。米国憲法修正第一条にある通り、「学問の自由」は憲法で保障されており、そうであるべきだという人もいる(1)。しかし、本件については、研究の効果的な阻止はまあ実施不可能だろうし、この疑問をこれ以上議論する必要もなかろう。

イージーPGDのあらゆる利用の禁止　法管轄区によっては、首尾よく完全禁止できるかもしれない。実際、従来型のPGDはすでに、少なくとも七カ国で禁止されている。アルジェリア、オーストリア、チリ、中国、アイルランド、コートジボワールとフィリピンだ(2)。これらの国ではイージーPGDについても、すでに違法とみなされるだろう。

一方、多くの国はそんなことはしていない。だが、ドイツやイタリアなど、新しい生殖技術や遺伝子検査技術の許容は気が進まない国も一部あるが。そういった国は生殖医療に対する厳格な法規制を施行している。二〇一二年、欧州人権裁判所は、イタリアのPGD禁止は、少なくとも、遺伝子疾患のある子を産むことを避けるためにPGD利用を希望する親たちの意向に反してまで利用禁止を強要する場合、欧州人権条約に違反していると判決した(3)（この判決はオーストリアやアイルランドでのPGD禁止にも疑問を投げかけている）。ドイツの最高裁判所は二〇一〇年、PGDを禁止する法は「重篤な遺伝子疾患」の回避に必要な場合は、適用されないと判決し、後の二〇一一年、そのようなPGD利用を認める法の制定につながっていった(4)。

イージーPGDの完全禁止にはほぼすべての国で新法の制定が必要となるだろう。一方、その法は、いくつかの国で、すでにいくつか事例をみてきたように、裁判で憲法上の保護や地域や国際的な人権条約に違反すると判決を受ける恐れもある。この生殖技術を合法としている国が存在しており、これは確かに「生殖ツーリズム」を誘発するだろう。たとえば、EUでは、EU圏内を医療目的に旅行することは権利となっており、これはイージーPGDの利用を保護する役割を担うようにみえる。

ある国の国内で重篤な遺伝子疾患の回避などのためにイージーPGDを利用することが禁止されていても、もし国外で普及しており、問題なく実施されているなら、その国の完全禁止は困難となる。制限的な国に住む一部の親はこの生殖技術を求めて海外に渡航しようとするだろうし、他の親たちは解禁を目指して陳情活動を行うだろう。ひょっとしたら、そういった団体に、公衆衛生を懸念する人々や、自分たちの国が「衰退の一途をたどっている」と心配する愛国主義者も加わるかもしれない。こうして考えると、イージーPGDを回避、あるいは時計の針を逆回しにして従来型PGDも含めて排除しようとする人々の希望の光は、加盟国のほぼすべてが批准し、実効性があり、このような生殖技術を禁止とする国際条約ということになる。しかし、第18章で述べたが、それは叶わぬ求めだろう。

イージーPGDの一部利用の許容

イージーPGDを一切禁止するのは難しいが、規制を行うのはまだ考えやすいように思える。イージーPGDが必要性をよび起こす規制の類は、すでに多くの国で他の生殖医療に関しては施行されているものだ。だが、イージーPGDはいくつかの新しい問題ももたらす。本章ではイージーPGDに対する五つの異なる規制のやり方を議論する。安全性、イージーPGDで取りうる選択、イージーPGDで使われる体細胞の由来、この生殖技術へのアクセスの差異、そして強制だ。

安全性　イージーPGDの安全性（とやや重要性は落ちるが、有効性）の実証を求めることは、実施が叶う最も簡単な規制にみえる。結局、このタイプの規制はすでに多くの国で実施されているからだ。たとえば、米国FDAは、医療利用を目的とする場合、ヒトの細胞で最低限の操作を越えて改変などが行われる場合、必ず彼らの規制権限を行使する。規制当局は「イージーのところ」、すなわち、赤ちゃんをつくるため幹細胞からつくられる配偶子の安全性を規制するだろう。しかし、「PGD」も規制を受けるかもしれない。英国にはヒト受精・胚研究規制庁という特別な規制当局があり、PGDのあらゆる利用を含め、生殖医療を規制している。

第13章で議論したが、難問はこの医療手技の安全性をどうやって規制するかである。ヒト以外の動物（どのような動物種が適切か？）を使った基礎研究をどのくらい行えば、臨床試験の実施は許されるだろうか？　有害事象が起こるか否か評価するため、何人の赤ちゃんを研究対象とすればよいか？　またどのくらいの期間、数カ月、数年、数十年、一生涯、彼らを追跡したらよいか？　イージーPGDがどのくらい安全かについて、「普通の」生殖と、IVFと、あるいは従来型のPGDと同程度の安全性が目安として考えられるが、どの安全レベルを求めるべきか？　健康上の利益や、遺伝子疾患の回避は、健康リスクの増加と相殺して考えてよいのだろうか？

これらの疑問に答えることは簡単ではないが、英国から学ぶべき点はあろう。最近、英国議会はミトコンドリア置換（訳注：卵子間あるいは受精卵間での核移植でミトコンドリアを含む細胞質をほぼ入替える手技で、英国では重篤なミトコンドリア病の遺伝予防の目的でのみ許容されている）という方法を使って、赤ちゃんを誕生させる医療を承認したが、そこで討議された内容は、ヒトの生殖に実験的な方法を使う場合の安全性を確保するうえでの、いくつかの注意深い考察やプロセスを提供するだろう。しかし、これを基にしたとして、決定された安全性確保方針は、イージーPGDが実際に承認される時期に大きく左右されるだろう（承認されるならばだが）。イージーPGDの安全性を規制する必要性に異論はなかろうが、これまでも同様事例であったとおり、悪魔は細部に宿る、つまり、ことを進めていくと想定外の問題が生じうる。

安全性の規制は単に実施されるだけなく、着実に施行されなければならない。技術の初期段階にもかかわらず、親のなかには是非（あるいは絶望に暮れて）イージーPGDを利用したくて規制の緩い国に渡航しようとする、あるいは国内のブラックマーケット医療者を探そうとするかもしれない。この規制が命題としている安全性とは赤ちゃんの健康であるため、成人患者が同意してやぶ医者に救済を求める場合よりも、規制の着実な施行が必要である。

イージーPGDで取りうる選択の制限　多くの者がイージーPGDを使って可能な利用を制限したいと思うだろう。第15章でおもに検討したが、この問題は多くの複雑な選択肢をもたらす。第7章や第二幕間で示した、イージーPGDが提供しうる五種類の情報を思い出して欲しい。重篤で早期発症の可能性が高い疾患、その他の疾患、外観の形質、行動形質、そして性別だ。おのおのの分類が規制対象となりうる。

イージーPGDの利用で、重篤で早期発症の可能性が高い疾患の回避はおそらく、さほど異論はないはずだ。実際、PGD利用を許していなかったイタリアやドイツにおいて、裁判所はPGD禁止を却下した。だが、その分類を明確にしようとすると問題が生じる。どんな疾患なら検査が可能か（正確には、どのようなDNA配列があれば、疾患が発症するといえるか）は明確ではない。疾患の重症さ、その発症確率、および発症時期の早さをふまえて、利用の適否をどう決めたらよいか？　また、発症確率と発症時期のどちらを優先して適否判断したらよいかという問題もある。

規制の線引きに絡んでくる、もう一つの問題は、引いた線がいみじくも、国が「この胚は少なくとも子として生かす価値がある命だが、こっちの胚は価値がない命だ」というメッセージを発してしまうことだ。市民になりうる存在に対して国がこんなことを言うのは、やりにくくも、不快極まりないことだろう。イージーPGDで選別が許される遺伝子疾患を起こす変異がある人々は、そんな線引きをしたら自分たちの命は「生きる価値無し」と決めつけられてしまうと主張しそうだ(5)。

別の線引きとしては、「疾患」とその他の形質の間で区別することだ。これも線引きしてしまうこと自体が問題を生む。何が「疾患」で、何がそうでないかはしばしば論争の的になる。自閉症を考えてみて欲しい。自閉症の人々は有益な「神経の多様性」をもつ人々なのだという議論もある(6)。

また、「疾患」という分類をすると、遺伝的に決まる色覚多様体などのマイナーな症状にもうかつに足を踏み入れてしまうかもしれない。これはＰＧＤで検査できる遺伝的「症状」ではあるが、それをもって胚を選別して排除するのは、理由としては説得力がない。同様に、人生の後になって発症する疾患の高いリスクについても当てはまる。そのリスクはどのくらいの高さか？　生涯における二型糖尿病にかかる一五％のリスクと一八％（あるいは一二％）のリスクで違いがあるといえるか？　おそらく、より重要なのは、何らかの疾患を「検査可」とすれば、外見、行動、性別など他の理由で好まれない胚を選ばない法的な理由へと拡大解釈されてしまうのではないか？

外見形質と行動形質はともに同じ線引きの問題を抱えている。赤毛とそばかすは外見の遺伝形質であるが、またメラノーマというがんの高いリスクも伴う。神経過敏な性格の高いリスクは行動形質あるいは疾患なのか？　分類にまつわる、より重要な疑問は、これら形質の選別を完全に禁止することの正当性だろう。ある夫婦が一〇〇の胚をつくり、非疾患形質を選別理由とするとして、秩序を乱すものと非難していいか。本当に秩序を乱しているとどうやって判断できるのか？

最後の分類だが、これは検査が簡単で、ほとんどの親になりたい夫婦にとって、しばしば最も重要な形質の一つであり、また遺伝選別にまつわる論争でさまざまな出来事を生んだ形質、性別だ。第15章で議論したとおり、超音波検査と中絶は広く使われ、世界で数百万人の人々が女の子より男の子を好む選別をしてきた。その結果、多くの国や地域で出生時の男女比率に著しい不均衡がもたらされ、通常の女性一〇〇：男性一〇四の出生時の比率と大きくかけ離れた、女性一〇〇：男性一二〇以上となってしまったことがあった。

これは、文化あるいは経済的要因が関係するだろうが、明らかに女児への偏見を映したものだ。男尊の選別は女児偏見を強化するのか、長くみれば弱めるのかは不明だ。ある性を理由にした中絶禁止は施行されることがあるが、だがその規制は一貫した効果はみられていない（おそらく、だから施行されるのだろう）。その規制は中国やインドで同時期に始まり、数十年も実施されているが、出生時の男女比は不自然なままである。また、米国では、男女比の不均衡を示す証拠がないにもかかわらず、いくつかの州でこの規制は実施されている。

イージーＰＧＤを使えば、中絶を伴わない性選別が可能だ。「希望ではない」性の胚は一切子宮に移植されないか、あるいは、少なくともその時点では移植されないだろう（多くの親は男の子、女の子ともに欲しいだろうが、きっと男の子が先で、その後、女性の胚が移植されるだろう）。

特筆すべきなのは、米国では、親による胚選別を真っ向から規制しようとすれば、米国憲法の違反となる可能性がある。第18章で議論したとおり、目下は最高裁に訴えていないが、そういった訴訟はありうる。もちろん、来る数十年で裁判所の裁判官の面々は変わる。それによって憲法解釈も変化しうる。

上述した、さまざまな選択は、イージーPGDのすべての利用禁止だけでなく、情報共有の禁止の観点でも大きく制限を受ける可能性がある。その場合、医師は親に選別が許されている胚の形質のみ情報を伝えることになるかもしれない。いろいろと効果がある制限のやり方があるが、このやり方を使うと、親がある選別の本当の目的が性選別など禁止事項に該当するが、言い訳としてさほど深刻ではない症状についてイージーPGDを利用するようなことはできなくなるだろう。

イージーPGDで利用される細胞の由来

もう一つの規制のやり方として、イージーPGDを使う人が行う選別ではなく、イージーPGDで配偶子作製に使う細胞の由来を対象にすることが考えられる。今日、一部の国ではIVFの利用に関して、類似の制限をかけている。たとえば、IVFの利用を、男女のカップルに、カップルのみに（シングル女性は不可となる）、法的に婚姻しているカップルに、ある一定の年齢以下の女性（訳注：不妊治療の成功率が高いため）に制限する事例がある。時に、第三者が関係する生殖医療を利用する人に、ほかの制限が課されることがある。たとえば、匿名ドナーからの精子提供の禁止や、一人の精子ドナーが「父親」となる子の出生数の制限などだ。イージーPGDもそのような問題を起こしうるが、いくつか新しい問題を起こす恐れがある。配偶子をドナーから提供してもらうことに比べ、iPS細胞を株化するために使う体細胞を調達することの方が容易なためだ。以下の疑問を考えてみて欲しい。

子の遺伝的な親になりたい人々に年齢制限を新しく課す、あるいは今課している年齢制限を緩めるべきであろうか？安全性は確保されなければならないが、九〇歳の女性あるいは九カ月の女の子の皮膚細胞から発生可能な卵子をつくることはひょっとしたら可能かもしれない（訳注：九〇歳の女性の皮膚細胞は加齢やUVなどで変異が蓄積している可能性が高いため、安全性に言及しているのであろう）。

また、幹細胞からつくる配偶子の数の制限はより重要だろう。理論的には、男性は、一度に数千人の子の父親となることができる数の精子を精子バンクに提供可能だが、女性が一度に提供できる卵子の数は数個程度に限られる。iPS細胞を経由して配偶子をつくれば、男性も女性も無限の数の配偶子を提供することができるかもしれない。特に、人気がある精子あるいは卵子「ドナー」から、膨大な数の遺伝的つながりのある子が生まれることもありえる。一部の人気「ドナー」はひょっとしたら自分の卵子や精子を販売するビジネスを立ち上げようとするかもしれない。オークション方式で高値をさした人に配偶子を販売することなどは許すべきだろうか？

同様に、死者（死んだばかりの人や、保存状態のよい組織片があるならずっと前に死亡した人）由来の細胞を使って配偶子がつくられるかもしれない（この場合も、安全性は重要だろう）。最近死去した人から「提供」してもらい凍結しておいた精子や胚、また死者から採取して凍結保存しておいた精子を生殖に使うことで問題が台頭しつつある。卵子の凍結保存も一般的になってきたので、こうした問題は卵子でも起こりうる。死者由来の配偶子が関与した生殖で生まれる子を社会でどう受止めるか合意はまだなく、またほぼ規制はない。イージーPGDが登場すれば、こうした問題はより一層喫緊の問題となろう。

死者関連の問題はおそらく同意に焦点が強く当たるだろう。死ぬ前の彼らは自分の死後、ある子の親になることを承知して意思をもって同意したのだろうか？ 同意の有無、あるいは同意に影響する観点から、その死者の婚姻、長期にわたるその関係、あるいは以前からいる子たちがどんな役割があると考えたらよいか？（訳注：たとえば、死亡とともに法的には婚姻関係は通常終了するが、生まれた子の今の親をどう考えればよいかという問題）同意の点では、他の問題もありうる。体細胞が盗まれ、同意なく使われて、配偶子がつくられた人はどうなるのか？ だれかの体内から卵子や精子を「盗む」のは難しいが、若干の数の生きた体細胞を「盗む」のは簡単だろう。椅子の肘掛け、捨てられた飲料の空き缶や歯ブラシに残った細胞を探すのと同じくらい簡単だろう。

最後に、第8章で議論したが、もし男性由来の体細胞から卵子が、女性由来の体細胞から精子ができるなら、他の問題も起こりうる。ゲイやレズビアンカップルがお互いのパートナーが遺伝的に等しく関わった子をもつようになることを懸念する人が出てくるだろう。もう一つの大きな懸念はあの「単一親」（一人の人（想像するに多分男性）が自分の皮膚細胞をから卵子と精子をつくり、代理母を使って「親が一人しかいない子」をつくること）だ。この、従来は考えもつかず、また生殖不可能でもあった（訳注：原文では inconceivable の二つの意味合いで、と記されている）ヒトの生殖形態は禁止すべきだろうか？

イージーPGDへのアクセスの差異　第15章で述べたが、イージーPGDの利用性や利用内容の観点での不平等を回避するための規制を望む人もいるだろう。その際、財政的な懸念があると、アクセスに対するさまざまな障壁となりうる。第9章で議論したが、健康保険団体や公的医療財政プログラムが親になりたい夫婦に無料でイージーPGDを提供するだろう。なぜなら、この技術を普及させれば潜在的に医療費低減ができるかもしれないためだ。しかし、その方針は、政治的に波乱がありうる分野では間違っていたということもありうる。

もし、この生殖技術の利用費用が高くて、一部の人たちは賄えない場合、規制が介入して裕福層の利用を禁止する、あるいは貧困層が利用できるようにするだろうか？ それは、イージーPGDがいかに有用と判明するか次第かもしれない。もし、イージーPGDから生まれた子が社会で他者よりも大きな利点をもつなら、その利点が大したことがない場合に比べて、費用助成をふくめた規制をとる説得力はより強くなるだろう。

富裕国で容易に購入できるものは貧困国、少なくとも貧困国の特に貧困地域ではまったく購入できないこともある。グアテマラ、ブルキナファソやネパールの上流階級でもイージーPGDの費用を支払えないかもしれない。それらの国の最貧困層やその他の貧困国でも、しかりだろう。この生殖技術を、世界に存在するすべての国のすべての親になりたい夫婦にアクセスできるようにすべきだろうか？ もしそうなら、どうやって実現したらよい？

最大の難問があるとしたら、それは社会におけるイージーPGD利用の差異をいかに最小限にするかということだろう。財政的手法で皆がアクセスできるようになったとしても、皆が使うことはないだろう。おそらく、一部の宗教、民族や文化圏の人々はあまり使わない。政府がイージーPGDの利用を振興（あるいは、実際のところは要求）することは妥当といえるか？

強制の問題の解決　強制の観点からイージーPGDを規制したいと考える人もいるかもしれない。第16章でも議論したが、強制を定義するのは、実はなかなかやりにくいことだ。まず思いつく強制の規制は、人々にイージーPGDの利用、あるいは特定の利用を押しつけることをやめさせることだろう。いずれも、生殖分野で（ほぼ？）皆が（悪行だと）同意する唯一の事項、政府強制による優生学への対抗じみた感じがする。政府が人々にイージーPGDの利用を強制することや、この医療で提供される情報に基づいた特定の選択の強制をやめさせなければ、と安易に考える人がいるかもしれない。しかし、考えなければならない強制をめぐる問題はほかにもある。

なぜ、政府の強制だけをやめさせるのか？ 民間企業など（保険会社、医療制度、雇用主、義理の母）が誰かにイージーPGDの利用を強制することも禁止するべきではないのか？ 政府や民間企業などが人々にイージーPGDの利用を勧めるとしたら禁止すべきか？ これはあいまいな形の強制とみなしうるからだ。民間あるいは公的な医療制度が、親がイージーPGDの検査結果に基づいて胚の選別をする場合は、この生殖医療とその後の妊娠にかかる医療費を支払うが、この生殖技術を利用すれば予防できた障害をもった子の医療費はカバーしないという場合はどうするか？ こうしたやり方は、強力な要求を伴わない場合、イージーPGDの利用を勧めていると理解されるだろう。

強制は、州財源の強制でさえも、必ず悪といえるだろうか？ 米国の州は、新生児が特定遺伝子疾患についてスクリーニング検査を受けることや、学齢期の子は（通常）ワクチン接種を受けること、また親は病院に連れていく手間がかかるが子の健康のために適切な医療を受けさせることを求めている。もしも、イージーPGDが実際、簡単で、安全かつ効果があるなら、政府がイージーPGD利用を、あるいは、この生殖技術を利用する親がまさに重篤な遺伝子疾患を確かにもって誕生することになる胚を生殖に使うなと求めるべきではないか？　これらも強制が大きく関係する疑問だ。

最後に、強制は向きが反転し、ややこしい状況も生み出しうる。政府による強制を、人々にイージーPGDの利用を強制することだけでなく、イージーPGDの利用を禁止することも当てはまると考えた場合はどうする？　また、政府が人々にトリソミー13の胚を排除することを強制するのではなく、トリソミー13がない胚を選ぶことを強制する場合はどう考えたらよいか？　この観点からみると、本章で述べたあらゆる規制が「強制」となる。規制をすべて強制と解釈し、規制をまったく行わない場合、完全に無規制、無秩序のイージーPGDを望む人たちの目標通りになってしまうが、それでよいか？

二つの大きな問題

二つの疑問があらゆるポジションに横串で関わる。法管轄区と規制ダイナミクスの疑問だ。

よくも悪くも世界政府なんてものは存在しない。政府はさまざまなレベルで存在する。村レベルから地方、国、州や、大掛かりなところでは地域や、EU（欧州連合）、NATO（北大西洋条約機構）、関税及び貿易に関する一般協定（GATT）や国際連合（国連）といった国際機構までいろいろだ。ある政府や、政府に似た機構が他政府などに正当に、あるいは実質、及ぼす影響力や権力の程度は実にさまざまである。

これがイージーPGDの規制をややこしくする。というのは、第18章で述べた通り、法規制を施行している政府は、自国民がイージーPGDを利用するために規制が緩い国に渡航することを懸念しなければならないからだ。この件は二つの別の疑問を提起する。どのレベルの政府がイージーPGDを規制すべきか、また国は、自国民が禁止されているイージーPGD利用を求めて規制が緩い国に渡航することについて何ができるのかという問題だ。

まず、どのようなレベルで規制するべきか？　そのレベルが広域で大がかりになるほど、通常、実効的な規制が難しくなっていく。通常、国際条約は参加国すべての賛意が必要となる。だが、全会一致での賛成は滅多にない。特に罰則を伴う規制の場合はなおさらだ。一方、おかざり条約の採択なら容易だ。将来広く利用される（世界中で利用されるとは思えないが）イージーPGDを規制する条約を有効な形で施行することは相当難しいだろう。これは、すでにさまざまな国でさまざまな生殖技術が実にいろいろなやり方で規制されている状況をみれば自明だろう。

いくつかの国では、地方の管轄区がＰＧＤの規制権限をもっている。米国では五〇州の州政府が連邦政府より明確な規制権限をもっているし、スイス連邦はよりその傾向がはっきりしている。また、ＥＵなど地域レベルの組織が特定分野では重要かつ有効な役割をもつこともある。だが、多くの場合、有効な規制を施行するには国-州レベルがよさそうだ。一方で、上述したとおり、国-州レベルで規制が取られることが多いゆえに、生殖ツーリズムの問題や、その対処をどうすればよいかという問題も起こっている。

時、そして状況は変わっていく。しかし、そんな変化があっても規制は必ずしも変わるわけではない。この点はある側面では呪いでしかなく、別の側面では恩恵ともなる。イージーＰＧＤに関するある規制体系はどの程度続けばよいのだろう？　もしまさに永劫に有効で重要と考えられる主義があるなら、それを規制という石に刻んでみようと思うだろう。さもなければ、将来、別の世代のために、より柔軟な規制を求めようとするかもしれない。いずれにせよ、イージーＰＧＤが及ぼす影響（よいものも悪いものも）は多岐にわたり、予想を大きく超えるかもしれない。

これらがイージーＰＧＤの規制に関する最後の疑問だ。規制体系を変えるのはどれほど簡単あるいは難しいものだろうか？　また、もし規制の改正が可能なら、その判断をするためにイージーＰＧＤの影響に関する情報をどう集め、分析したらいいのだろうか？

あなたの選択と私の選択

さあ、ここに、少なくとも私が見いだした、いくつかの選択肢がある。読者がイージーＰＧＤについて得た知識と、それに対するありうる（また、よさそうな）規制を用いて、あなたはどのような選択を、何を行おうとするか？

もし読者の目標がイージーＰＧＤのあらゆる利用を禁止することなら、どうか、頑張ってみてくれ。うまくやって、実に有効な全世界的条約が成立するという、稀有な状況に到達した場合、それは少なくとも、しばらくは続くだろう。そこまでいかないまでも、ある地域レベルでの禁止はひょっとしたらうまく機能するかもしれない（少なくとも、友好な国々の間でしばらくは機能しうる）。

もしあなたの目標がイージーＰＧＤのあらゆる利用に対する規制を阻止することなら、より大きな幸運が必要であろう。最低限、安全性に関する規制と配偶子作製の材料となる何らかの細胞（たとえば、盗難された細胞）の制限は不可避だし、妥当にみえる。多くの法管轄区では、親が行う選択の少なくとも一部への規制は、政治的理由から回避することはほぼ不可能であろう。

イージーＰＧＤが使われることを欲する、あるいは是非にと望む人々が、実際に取る選択のほとんどは、上で述べた目標の中間となる。もし読者がこのグループに属すると考えるなら、実に多くの選択肢をもつことになる。

本書は私の選択を押しつけるつもりはない。むしろ、読者が選択すること（より正確には、あなたの選択と直近の子孫の選択）を促したい。しかし、私が現在やるべきだと考えていることをまったく話さないとしたら、それは気取りすぎにみえてしまうだろう。だが、改めて強調しておきたいのは、あなたにとって私の選択は特に重みはないということだ。その選択の多くは、主義や一人ひとり異なる個性の形質に依存する。ここまで本書を読んでくれたあなたに今、正直に話すと、私が示してきた選択肢のいずれもが私だけがもつ（読者はもっていない）知識に左右されるものではない。考えつく限りあらゆる選択肢を提供してきたつもりだ。

さあ、私なら、何を行うだろうか？

まず、私はイージーPGDの安全性を厳格に規制しようとするだろう。だが、その程度は絶対に承認不可能となるほど厳格なものではない。動物モデル、特に非ヒト霊長類を使った前臨床研究と、子宮には移植しない、培養系でのヒト胚実験の実施を求め、しっかりしたデータを見せろというだろう。また、本格的な医療として承認する前には、臨床試験でこの生殖技術を使って生まれる数百人の子たち（数百人とは実際何人かだって？　それはわからん）の追跡調査も求めるつもりだ。承認後も、イージーPGDで生まれた子たちの調査を継続するように求めるだろう。

第二に、適切に情報を与えられ、理解した親たちが将来の子の遺伝形質について行う選択については、なんら規制しないだろう。私は、親たちはほぼ必ず自分たちの子に最良となるように振舞うと思っている。とはいっても、世界は広く、一部の狂った親は子にとって悪い選択をしそうなことは承知している。私にとって、この問題は、私が政府を信用する回数以上の頻度で、親たちが自分の子にもって産まれて欲しい形質についてよい決定をすると信じてよいか否かということだ。その答えは、かろうじてだが、YESとなる。

私が特に思い悩んでいることがある。親がテイ-サックス病のような重篤な遺伝子疾患の変異をもつ胚を意図して選ぶとしたら、こんな選択を放任しておいてよいのかということだ。そんな胚選択は阻止すべく介入するだろう（もしも、事情不明なケースへうかつに足を踏み込むような介入をせずに、そんな選択を阻止できるのであればだが）。そんな選択をする親はほとんどいないと信じて自分への慰めとしよう。

また、性選別も悩ましい。特に、多くの国で不釣り合いなほどの人数の親が少なくとも最初は男の子を選び、これがある程度の有害な影響をもたらすと考えている。繰返しになるが、私は親の選択に干渉するのは気が進まない。そのおもな理由は性の好みはひょっとしたら自律的にバランスがとられると考えるからだ（訳注：最初の子が男なら、次は女の子ということをさすのであろう）。しかし、少なくとも、性選択が極端にゆがむ国では、ひどい疾患あるいは性別の選択を禁止すべく努力が傾けられることには反対しないかもしれない。

第三に、私は同意も得ずに、だれかを遺伝的な親にしてしまう利用は強く禁止するだろう。これは必然的に、未成年（少なくとも若く同意ができない年齢の子）、同意不能者（訳注：病気などの理由で判断能力がない人々など）、また生前にそんな利用に同意しなかった死者に由来する細胞の利用を排除することになる（ひょっとしたらだが、予期せず死んでしまった、また、何らかの証拠があって、死後でも自分の子を望むと考えてよさそうなケースについては例外を設けるかもしれない）。この禁止は盗難された、あるいは承諾していない細胞の利用も禁止することになる。完全な同意を求めるにあたり、最良な規制手段はイージーPGDで使われるすべての配偶子にはどこの誰に由来するかという証拠書類を求めることかもしれない。

精子や卵子業者はイージーPGDの登場を不愉快に思うだろう。特に、配偶子提供はほぼ不要になってしまうとみられる。だからといって、そんな影響はイージーPGDを禁止する理由にはならないだろう。同様に、単一親の可能性は私にはひどい独善であり、単に愚かな行為にしかみえないのだが、その見立てがその行為を禁止するほどの理由といえるかはわからない（しかし、単一親にその人由来の胚をPGDで検査せよと求めるのは子の健康のためにはよいかもしれない）。

私は皆（行きつくところ、世界の皆）がイージーPGDを利用できるように費用助成するだろう。だが、どこかで利用が認められる前に、世界レベルのアクセスを求めるようなことはしない。イージーPGDで生まれた子にとってそれが大きな利益となるとはまったく思わない。当面は、貧しい国は自国の子どもたちを非遺伝学的な介入法、たとえば清潔な水、電力、きちんとした学校、基本的な医療を提供することで助けるのではないか。

私は政府やその他の組織が人々にイージーPGDを強制利用することを禁止するだろう。あるいは、親の選択に関する私の見解に従い、親がイージーPGDを使う際、これらの人々に特定の形質を選ぶ、あるいは選ばないように強制することは禁止するだろう。公衆衛生上の利益は部分的に損なわれるかもしれないが、まだ生まれていない子についての決定は、親に任せるだろう。

私の取組みは国、あるいは州や地方自治体レベルでの仕事になろう。国や文化はさまざまであり、これらの問題の見方もさまざまになろう。おそらく、国際条約の採択を進め、政府が人々にイージーPGDを強制することや、特定の形質の選択あるいは回避を強制することの禁止を目指すが、その条約の採択や実効的な施行の成否については楽観できない。生殖ツーリズムを禁止しようとする動き（これは制限的な国々にとっては有効な安全弁となりえるが）には気持ち半分だが、反対するだろう

最後に、私にとって最も重要な仕事になるが、米国やその

ほかの国で、イージーPGDの効果を追跡調査し、その利用についての規制や政策上の提言を行う仕組みをつくるだろう。私のこの意気込みはとても強い。なぜなら、イージーPGDがもたらす将来をきちんと予想することは大変難しいからだ。イージーPGDが世界に与える影響に関する私の見立ては、ほかの人でもそうなるかもしれないが、間違っている可能性がある。ひょっとしたら、イージーPGDの法制に「サンセット」条項を設けることを支持するかもしれない。これで、数十年ごとに規制の再採択、改正、あるいは廃止できるようにするのだ。サンセット条項があれば、私が一時適正と考えた規制を、時の大多数の賛成が得られれば取消すことができる。また、私は規制枠をダイナミックなつくりにして、規制の根拠とする正確な事実と、それが政策にもたらす意味合いにも留意したいと思う。サンセット条項があれば、そのような応答を促すことも可能だ。

しかし、もう一つ、深い理由がある。私は、自信をもってすべての文化、状況、あるいはいつ何時でも適用すべしといえるような主義を持ち合わせていない。深く信じていることは、私のほんの二五〇年ほど前の先祖のほとんどは、間違いなく、宗教における人種的、性的な、また性的指向の平等、また宗教からのそれらの自由はひどいありさまだった。私の前の前の前の祖父母でそんな状況に同意している者はいなかったであろう。私の孫（その先の先の先の祖先は置いておいて）は今日、私が信じていることを奇怪にみるだろうか？それはわからないが、そんなこともあるかもしれない。今から五〇年、一〇〇年、あるいは二〇〇年後の世界はその時代に生きている者たちの世界であり、私が今生きている世界ではない。あるいは、あなたの時代である。その時代を生きるものが生殖の権利をもち、またそれを行使する権限をもつ。

以上が、少なくとも現時点での私の選択であり、その理由である。以上述べたことが明日も同じとは限らないし、またあなたが必ず同じ選択をする、理由を述べるとも思わない。しかし、あなたは自分が行おうとする選択についてよく考えなければならない。なぜなら、いつかの時点で選択が行われてしまうからだ。また、もし知識をきちんと取得している人々が選択をしないなら、無知な人々があっさり選択をしてしまうだろう。そんな事態はとても勧められたものではない。

あなたは、今や、イージーPGDについて、そして人類の生殖の将来について世界で最も知識を得た人々の仲間入りをしたのだ。その知識を必ず使って欲しい。これを切にお願いする次第だ。これら生殖の問題に注意を払い、考え、ほかの人と議論してみてくれ。皆で協力して、これら新しい生殖技術が、害が少なく、利益は多くもたらすような世界を、人間のもつ能力の限り築こうではないか。

『人がセックスをやめるとき』完　…そして、それが始まる。

謝辞

まず始めに、ビッグバンに感謝の意を表したい。これが起こらなかったら、本書は存在しないし、必要もなかった。ここだが、謝辞にいつもつきまとう問題だ。一冊の本を著すにあたり、実に多くのさまざまな人、はるかな昔から今まで起こった幾多の出来事の影響を受けている。なら、どれくらい過去にさかのぼって謝辞を述べたらよいか？

本書の構想は、二〇一〇年、ドイツ、ミュンスターで開催された会議で、ローリー・ゾロス教授による幹細胞からの卵子や精子の作製に派生する諸問題に関する講演を聴いた際、おぼろげな形ができた（本書の最終版ができる前の二〇一五年一二月上旬、ローリーに再会した。彼女は以前の講演の内容をよく覚えていたが、当時はまだ関連書を著していないとのことだった）。二〇一一年一月、ハーバード大学出版でエリザベス・ノール編集者（後に私の担当となる）と本書の構想を話し合った。二〇一一年二月、本書のタイトルは、友人であり、同僚でもあるバズ・トンプソンが彼と私の夫人たちとともにしたディナーで提案してくれた『The End of Sex』に決まった（当時テーブルを囲んだ四人は、ディナーの場所について、どうしたことか、少なくとも三つの違う店の名をあげたのだが、意見が一致したのは、バズがそのタイトル名を提案して、皆が賛成したということだけだ）四月、私は本書の提案書を書き上げた。七月、出版契約を交わした。一一月、本書の全体構成をまとめた（後に若干修正した）。その後だが、執筆ペースは落ちてしまった。出版について最初の話し合いをしてから最終稿を提出するまで四年半、また実際の出版まで五年以上かかってしまった。

その間、実に多くの人が助けてくれた。何人かの研究アシスタントがこの分厚い本のために労を惜しまず働いてくれた。最近では、クリスティン・リスカが、まさに単調な骨折り仕事を（多分）そうではない仕事もこなしながらやってくれた。また、二〇一〇年より前の彼女の前任者、マーク・ヘルナンデス、アマンダ・ルビン、ベン・シャグノンも多いに助けてくれた。この間、法とバイオサイエンスセンターやスタンフォード神経科学と社会プログラムの同僚たちは、終始、よい刺激と本書への有益なコメントをくれた。マット・ラムキン、ジェイク・シャコウ、パティ・ゼットラー、ドミトリ・カーシュテット、ステファニー・ブレイアー、ローランド・ナドラー、アンドリア・ワン、ナタリー・サルマノウィッツ、そしてベラ・ブラウ-マカンドリス。また、特にエミリー・マーフィーとエイミー・ナイトはスタンフォード大学法学部へ来る前、在籍の間、その後も一貫して有意義な助けをくれた。

スタンフォード大学の同僚たちも大いに助けてくれた。特にベアリー・ベール、ミルドレッド・チョウ、ケリー・オーモンド、クリス・スコットは草稿の査読をしてくれ、間違いを直してくれた。また、レニー・レイジョペラとの幹細胞と配偶子に関する議論は展開を書くうえで大いに参考になった。ダレル・ダフィーは鋭い洞察と支援を、もちろん、バス・トンプソンは本書のタイトルを授けてくれた。経口避妊薬の父であり、（数多の事柄のなかでも）ヒト生殖について深くそして希有な思想家であった、故カール・ジェラッシとの二度の対談は、大いに参考になった。

本書の構想を講演した際に、参加者のうちの二、三十人から特にご恩を受けた。その機会が得られた講演は、（多くは）スタンフォード大学、そしてハーバード大学、デューク大学、デイビッドソン大学などでの学術集会や講演会から、スタンフォード同窓会やロータリークラブでの会合までわたる。スタンフォード大学法学部の同僚は、少なくとも三回本書に関する講演に耳を傾けてくれ、他の学術集会の参加者と同様、有益な指摘をしてくれた（またいくつか難問も突きつけてくれた）。だが、ある意味では、大学以外の聴講者が最高の先生であった。彼らは本書の内容をどうやって聡明で好奇心あふれた非専門家の人たちに説明するか教えを施してくれた。本書に流れるアイデア、言い回しを与えてくれたすべての人々を心に刻みたい。それを単に「ありがとう」と述べるのは到底不十分だ。

本書執筆の過程で、故ポール・ロミオやその後継者であるベス・ウィリアムが整備してくれた、スタンフォード大学にある偉大な、ロバート・クラウン法図書館は、私が知りたいことは何でも、それも、しばしば必要とわかる前に教えてくれた。また、スタンフォード大学法学部を統率した学部長の先生方にも深くお礼を申し上げたい。私を採用してくれた故ジョン・ハート・エリィ、法とバイオサイエンスセンターを設立し、私をセンター長に任命してくれたカスリーン・サリバン、本書執筆過程でお世話になったラリー・クラマーとエリザベス・マギル。スタンフォード大学法学部とスタンフォード大学は類まれな研究機関だ。ここでなければ、本書は生まれなかった。

ハーバード大学出版は本書出版を引受けてくれた。エリザベス・ノールとトーマス・レビアンは本書執筆の幾多の段階で、必要な、また有意義なガイダンスをいろいろと行ってくれた。

感謝の言葉を捧げる先を、本書の構想が生まれる前にも向けさせてほしい。一九九〇年、スタンフォード大学の同僚、ポール・バーグ、デイビッド・ボシュタインならびにルーシー・シャピロは、私を、一九九一年一月に開催された二日半のスタンフォード百年記念シンポジウム「まさに始まるヒトゲノムプロジェクト」の準備委員会のメンバーに加えてくれた。これが私の最初の二五年間のキャリアを立ち上げてくれた。その後まもなく、ルカ・キャバリ-スフォルツア、マーク・フェルドマンならびに（スタンフォード学外）メアリー-クレイアー・キングがヒトゲノム多様性プロジェクトを通じて、また変わらぬ助言と友情をもって、私を遺伝学に結びつけてくれた。

ビッグバンまでさかのぼる前に、まだお礼を申し上げていない人が？ 申し訳ないが、多すぎて、名前をあげることはかなわない。だが、そのなかから、一人の教師と一人の作家をあげさせて欲しい。ケン・タークネットはタスティン高校時代、つまり四五年前に、プレゼンと討議の方法を授けてくれた。その教えは今も毎日活きている。ロイス・マクマスター・ビジョルドはヴォルコシガン宇宙（訳注：クローン、ハイブリッド、人工子宮などさまざまな倫理問題を抱えた架空の未来世界）を書き、その世界の様子は本書の着想に大いに役立った。

もちろん、本書はヒト生殖をテーマにしているのだから、私の家族にふれないわけにはいかない。私の両親、メアリー・ルウ、故ゼット・グリーリーは私にさまざまな面から刺激を与えて育ててくれた。その愛情の深さからすれば、彼らのDNAの重要性は低い。私の子、ジョンとエレノアは親になることを経験させてくれた。そこから得られた深遠な意味合いがなければ、本書の誕生はかなわなかったであろう。そして、最後に、いやまず述べなければならなかったのは、愛する私の妻であるローラ・ブッチャーだ。彼女、また惜しみない、彼女ならではの私への信頼は激励となり、これがなければ発刊は夢に終わっただろう。よって、この書はわが人生で恵まれた多くのよき出来事のなかで最良のものと信じている。

石《いし》 井《い》 哲《てつ》 也《や》

1970 年群馬県生まれ．1993 年名古屋大学農学部卒，1995 年同大学院農学研究科博士前期課程修了，2003 年博士（農学）．雪印乳業(株)，科学技術振興機構，京都大学 iPS 細胞研究所特任准教授などを経て，現在，北海道大学安全衛生本部 教授．日本学術会議連携会員．専門は生命倫理学，特に医療と食のバイオテクノロジーと社会の関係に関心がある．著書に『ヒトの遺伝子改変はどこまで許されるのか ゲノム編集の光と影』（イースト・プレス，2017），『ゲノム編集を問う ── 作物からヒトまで』（岩波書店，2017）．そのほか，読売，朝日，毎日新聞などへの寄稿，市民向けの講演，NHK『視点・論点』やラジオ出演などで活躍．

人がセックスをやめるとき

生殖の将来を考える

石 井 哲 也 訳

© 2018

2018 年 12 月 3 日 第 1 刷 発 行

落丁・乱丁の本はお取替いたします．
無断転載および複製物（コピー，電子データなど）の無断配布，配信を禁じます．

ISBN978-4-8079-0941-4
Printed in Japan

発行者
小 澤 美 奈 子

発行所
株式会社 東京化学同人
東京都文京区千石 3-36-7（〒112-0011）
電話 (03) 3946-5311
FAX (03) 3946-5317
URL http://www.tkd-pbl.com/

印刷 日本ハイコム株式会社
製本 株式会社 松 岳 社

索　引

あ

IND　199
ICSI → 卵細胞質内精子注入法
iPS 細胞　12, 77, 86, 113, 183
IVF　9
赤　毛　102
アクロゾーム反応　34
アシュケナージ　71
アセチル基　169
アデニン　10
アベリー，オズワルト　19
アーミッシュ　262
あらし　4
REI　134
REMS　202
アルツハイマー病　57, 100
アルビノ　102, 127
アレイ比較ゲノムハイブリダイゼーション　63
アレル　52
アンジェルマン症候群　61, 192

い

ES 細胞　12, 77, 183
イージーPGD　88
異所性妊娠　44
イスラエル　212
一塩基多型　65
一塩基多様性　65
一次卵母細胞　37
一倍体ゲノム　17
一卵性双生児　18, 57
遺伝カウンセラー　271
遺伝カウンセリング　271
遺伝子解析　93
遺伝子検査　63
遺伝子疾患　276
遺伝的解釈　99
遺伝的ジレンマと子の開かれた未来の権利　208
遺伝率　58
(米国)医薬品食品局　67
Euploid（正倍数）　59
イリノイ州　148
医療過誤責任　189
医療機器　141
医療機器規制法の 510　143
医療財政　135
イルミナ　97, 126, 143
インターセックス　27
インデル　18, 95
イントロン　20, 169
インプリンティング　61, 120

う

ウィスコンシン州対ヨーダー裁判　208, 262
ヴィステンダール，マーラ　225
ヴィテ，フマーネ　249
ウィルムット，イアン　84
ウェルズ，H・G　186, 215
ヴォルシュレガー対知事裁判　264
ウソク，ファン　85
疑わしき分類　263
ウルグアイ　161

え

栄養外胚葉　36
栄養芽細胞　36
ASRM → 米国生殖医学会
Aneuploid（異数）　59
AFP → α-フェトプロテイン
エキソーム　68
エキソン　20, 169
液体窒素　47
ACOG　134
aCGH → アレイ比較ゲノムハイブリダイゼーション
SINE　22
SART → 生殖補助医療学会
SNP　65
SNP チップ　63
SNV　65
SMA → 脊髄性筋委縮症
SCNT → 体細胞核移植
SCNT 細胞　183
X 染色体連鎖疾患　175
X モザイク状態　118
HeLa 細胞　80
HFEA → ヒト受精・胚研究規制庁
HLA → ヒト白血球抗原
HCT/P → ヒト細胞，組織，細胞および組織製品
エドワーズ症候群　59
エドワーズ，ロバート　44
NICU → 新生児集中治療室
NIPT（非侵襲的出生前検査も見よ）　72, 105, 178
NDA → 新薬承認申請
ApoE 遺伝子　57
ABO 式血液型　11
エピジェネティクス　61
FISH → 蛍光 *in situ* ハイブリダイゼーション
FDA（食品医薬品局も見よ）　67, 141, 189
MHC → 主要組織適合遺伝子複合体

LINE　22
エルサルバドル　161
LDT → 薬事未承認検査
塩基配列決定　93
エンツマン，E・V　42
エンハンスメント　239

お

ORF → オープンリーディングフレーム
オースティン，ジェーン　206
オニール，ティップ　161
オバーグフェル評決　155
オフターゲット変異　166
オープンリーディングフレーム　20
オリゴヌクレオチド　64
オルガネラ → 細胞小器官
ハックスリー，オルダス　42
オレゴン科学医療大学　116

か～く

カウンセリング　175
カエサルとクレオパトラ　251
確定診断　73
学問の自由　276
カス，レオン　255
ガタカ　2, 159, 215
割球数　98
カトリック教会　151, 248
鎌形赤血球貧血症　195
カリフォルニア州　152
カルメント，ジャンヌ　79
カレーニナ，アンナ　204
幹細胞　77
慣習法　207
緩慢凍結保存法　109

偽遺伝子　22
基底細胞　80
義務論　248
キャリア　53
キャレル，アレクシス　78
キャンベル，キース　84
救世主兄弟　178
急速凍結保存法　109
擬陽性率　73
極　体　32
去　勢　129
ギルバート，ウォーリー　67
筋ジストロフィー　54
近親姦　210
近親婚　212

グアニン　10
クオーク，スティーブ　97
クラインフェルター症候群 59
CRISPR-Cas9　164, 183
クリック，フランシス　15
ベンター，クレイグ　168
クロスセックス配偶子　117
クローニング　9, 25, 162, 197
クロミフェン　40
クローン　9
クローンウォーズ　159
クローン病　57

け

ゲ　イ　132
計画妊娠　180
蛍光 *in situ* ハイブリダイゼーション　63, 64
経口避妊薬　37
頸部腫瘍　115
血液型　53
血友病　54
ゲノミクス　125
ゲノム　10
ゲノム編集　164
嫌悪の英知　255
厳格精査　263
研究投資　125
原始卵胞　107
減数分裂　29, 110
減数分裂Ⅰ　30
減数分裂Ⅱ　31, 35
顕　性　52
原発性卵巣不全　38

こ

口唇口蓋裂　192
合理的関連性　263
国民健康保険　49
古細菌　8, 13, 24
コスト　135, 184
コドン　19
ゴナドトロピン　37
コピーナンバー多様性　60
コンコーダンス(双子)研究　57, 102
ゴンザレス対カーハート裁判　260
コンタミネーション　78
Complate Genomics　97
根本的利益　263

さ

細　菌　8, 13, 24
再構成卵巣　111
斎藤通紀　111
細　胞　8
細胞小器官　9,14
サル胚性幹細胞　81
サンガー，フレデリック　67
産業界　130

し

ジ・アイランド　159
シーア派　161
CRISPR-Cas9　164, 183
CNV　60
ジェノタイピング　63
CFTR タンパク質　54
シェリー，メアリー　186
CLIA → 臨床検査室改善法
ジェロン　82
色　盲　54
子宮頸部　33, 40

子宮内膜症　41
シークエンシング　12, 93
シークエンシング機器　142
試験管ベビー　41
始原生殖細胞　111
始原生殖細胞様細胞　111
次世代シークエンシング　93
自然主義的誤謬　252
実体的適法手続き　261
(米国)疾病管理予防センター（CDC も見よ） 49, 140
CDC（疾病管理予防センターも見よ） 49, 131, 140, 190
シトシン　10
シード，リチャード　145
CVS → 絨毛検査
自閉症　278
シャルパンティエ，エマニュエル　164
修正第 1 条（合衆国憲法）264
修正第 5 条（合衆国憲法）261
修正第 14 条（合衆国憲法） 261, 263
絨毛検査　69
受精卵　9, 34, 46
主要組織適合遺伝子複合体 83
ショウ，ジョージ・バーナード 251
常染色体　14
承認後試験　202
(米国)食品医薬品局（FDA も見よ） 141
食品医薬品化粧品法　259
女性に対する暴力防止法　260
ショットガン法　96
ジョーンズ，ジョージアナ 45
ジョーンズ，ハワード　45
ジョン・ラドクリフ病院　109
心音発生装置　172
真核生物　13, 24
シングル　131
神経管閉鎖障害　70, 179
神経の多様性　278
人工子宮　170
人工授精　39
人工多能性幹細胞（iPS 細胞も見よ） 12, 77, 86, 113
人工透析装置　171
侵襲的出生前検査　68
新生児集中治療室　137
浸透率　11, 240
新薬承認申請　146

す～そ

膵臓がん　189
スキナー対オクラホマ州裁判　233, 261
スクリーニング　70
ステップトゥ，パトリック　44
すばらしい新世界　2, 42, 159, 186
スパランツォーニ，ラザロ 41
スペイン　161
スミス，オードリー　108
スラーニ，M・アジム　112
スンニ派　161

精　液　32
制御領域　169
精　子　31
脆弱性 X 症候群　54
成熟卵子　32, 37
精　漿　32
生殖ツーリズム　267, 276
生殖内分泌医　133
生殖補助医療学会　141
成人呼吸窮迫症候群　48
性染色体　14
精　巣　33
精巣上体　32
生物製剤　141
生物製剤認可申請　146
生　理　37
脊髄性筋委縮症　223
赤血球　13
接　合　25
接合子　9, 46
接合体　105
アンティノリ，セベリーノ 145

線維芽細胞　86, 113
前　核　165
染色体　9, 14
——の大規模構築　167
染色体異数性　119
潜　性　52
セントラドドグマ　19
セントロメア　94, 169

相　化　95
そばかす　102
ソフトウェア　143

た

第一極体　32
第 I 相試験　199
体外受精　1, 2, 9
体外循環酸素供給装置　171
体細胞核移植　84, 115, 162
第 III 相試験　199
第二極体　35
第 II 相試験　199
タイムマシーン　186, 215
タイムラプス(長時間)撮影技術 47
第 IV 相試験　202
対立遺伝子 → アレル
代理母　172
ダーウィン　52
ダウン症候群　59, 70, 179
多胎妊娠　192
ターナー症候群　59, 119
多囊胞性卵巣症候群　38
単一親　122, 210, 214, 270
単為発生　26
短鎖散在反復配列　23
単数体　29
短　腕　14

ち

チミン　10
着床前遺伝学的診断（PGD も見よ） 11, 74
チャン，ミン・チュエ　43
中　国　161
中国優生法　236
中　絶　74
長期的健康リスク　194
長鎖散在反復配列　22
長　腕　14

チンパンジー　197

つ～と

追跡調査　191
通商権限　259
通商条項　260

DNA　9, 13, 15
DNA シークエンシング　93
テイ-サックス病　71, 158, 189
デオキシリボ核酸　9, 13, 15
デオキシリボース　15
適用外使用　142
テジェネロ　199
テストステロン　31
テミン，ハワード　19
テラトーマ　110
テロメア　94, 169
転移 RNA　20
転　写　20

同意不能者　286
凍結保存　108
ドウ - スールマン，ナディア・デニス　139
ドウドナ，ジェニファー　164
透明帯　34
登録制度　191
ドクス対ゴロックス裁判　264
特段の精査　263
独立の法則　52
ドナー精子　39
トランスファーRNA　20
トランスポゾン　22
トリソミー13　59
トリソミー18　59
トリソミー21　59
トルストイ　204
トロクセル対グランビル裁判　262

な　行

ナイチンゲール，スチュアート　145
内部細胞塊　36, 80
軟骨無形成症　157

ニコル，アンドリュー　215
23andMe　125, 128
二重らせん構造　10
二倍体　29
二倍体ゲノム　18
ニューマン，ランディー　223
二卵性双生児　32

ヌクレオチド　16

ネガティブ優生学　229
猫鳴き症候群　60

嚢胞性線維症　163
ノースダコタ州　141, 155
ノーベル生理学・医学賞　113

は

移　植　74
配偶子　107
配偶子喪失　129
胚細胞緊密化　36
胚性幹細胞　77
バイセクシャル　132
胚の人格論　149
胚盤胞　36, 80
胚盤胞生検　74
排　卵　108
排卵誘発薬　40
バーガー，ウォレン　208
バーク，エドマンド　272
バック，カリー　230
ハックスリー，オルダス　4, 186
バック対ベル裁判　229
バーテルズ対アイオワ州裁判　233
パトー症候群　59
ザボス，パナイオティス　145
ハプロイドゲノム　17
バール小体　118
半陰陽　27
パンコースト，ジョン　39
ハンチンチン遺伝子　11, 54
ハンチントン病　11, 54, 96, 100, 113, 163
ハンナ，ヤコブ　112
反復配列　95, 96

ひ，ふ

BRCA1　11, 56, 104, 163, 221
BRCA2　56, 104, 221
PS1　57
BLA → 生物製剤認可申請
PKU → フェニルケトン尿症
BGI　97, 126
PGD（着床前遺伝学的診断も見よ）　11, 190
非侵襲的出生前検査（NIPT も見よ）　72,178
ヒト細胞、組織、細胞および組織製品　147
ヒト絨毛性性腺刺激ホルモン　36
ヒト受精・胚研究規制庁　109, 139, 226
ヒト胚性幹細胞　12
ヒト白血球抗原　83
非メンデル型遺伝形質　56
開かれた未来の権利　204, 207
ピンカス，グレゴリー　42

ファインバーグ，ジョエル　207
ファトワ　250
フィトフトラ・インフェスタンス　195
フィン効果　216
α-フェトプロテイン　70
フェニルケトン尿症　53, 101
腹腔鏡手術　108
不自然な選択　225
部分出産中絶禁止法　260
ブラウン，ルイーズ　41, 44, 182
ブラジルから来た少年たち　159
プラダー・ウィリー症候群　61
フランクリン，ロザリン　15

フランケンシュタインあるいは現代のプロメテウス　186
フランス　161
プレセニリン1　57
プロテスタント　152
プロライフ　82, 149, 151, 165
分配の法則　52
分裂紡錘体　120

へ，ほ

米国生殖医学会　140
ヘイフリック限界　79
ヘイフリック，レオナルド　78
βサラセミア　53
ベックウィズ-ヴィーデマン症候群　192
ヘテロクロマチン　94
ヘテロ接合体　122
ヘモグロビンS　195

保因者　53
紡錘体　120
紡錘体器官　120
ボカノフスキー法　42
ポジティブ優生学　229
ポッドスナップ法　42
ホームズ, Jr，オリバー・ウェンデル　229
ホモ接合体　122
ポリスパワー　259
ボルチモア，デビッド　19
翻　訳　20

ま　行

マイクロマニピュレーター　74
マイコプラズマ・カプリコラム　168
マイコプラズマ・ミコイデス　168
マウス胚性幹細胞　81
マカクザル　197
マキサム，アラン　67
マーモセット　197
マラリア　195
マルタ　161

ミタリポフ，ショークラット　116
ミトコンドリア　17, 35, 55
ミトコンドリア移植　145
ミトコンドリア置換　277
ミトコンドリア病　175
ミリアドジェネティックス　104

ムーア対イーストクリーブランド市裁判　262
ムーアヘッド，ポール　78
無細胞DNA　72
娘細胞　30

メイヤー対ネブラスカ州裁判　233, 262
メガネザル　197
メタ解析　192
メチル基　169
メッセンジャーRNA　20
メディケア　133, 158
メディケイド　133, 158, 218
メルマン，マックス　215
メンデル型遺伝形質　51
メンデル，グレゴリー　19, 51

モザイク　75, 166
モノクローナル抗体薬品　199

や　行

薬事未承認検査　143
ヤコブソン対マサチューセッツ州裁判　232
八つ子ママ　139
山中伸弥　85

有糸分裂　30
優　性 → 顕性
優生学　229
有性生殖　9, 25
ユニペアレント → 単一親
輸卵管　33
ユ，リー・クワン　236

養子縁組　205
羊水検査　68
陽性的中率　73
陽性判定　73
余剰胚　81

ら　行

ラエリアン　145
ラック，アンドリュー　206
ラックス，ヘンリエッタ　80
ラブボート　236
ラマルクの進化論　61
卵　割　35
卵　管　34
卵管采　34
卵管閉塞　130, 132
卵丘細胞　34
卵細胞質内精子注入法　10, 40, 45
卵　子　31
卵子採取　89
卵子成熟　182
卵　巣　108
卵巣過剰刺激症候群　46
卵　胞　108
卵母細胞　132

離婚ツーリズム　268
リスク評価・緩和戦略　202
リスワルド対コネチカット州裁判　261
リファレンス配列　18
リボース　15
リン酸基　169
臨床検査室改善法　140, 148

ルイジアナ州　140, 149, 152

レイジョ-ペラ，レネー　110
レズビアン　131
レズビアン　132
レッシュ-ナイハン症候群　102
劣　性 → 潜性
レトロトランスポゾン　22

連邦法優越条項　259

聾　唖　157, 209, 224
ロー対ウェイド裁判　261
ロッチナー対ニューヨーク州裁判　261

わ

矮小発育症　157
ワシントン州　153
わたしを離さないで　159
ワトソン，ジェームス　15
ワムシ　25
ワンダージーン　215

用語解説

ICSI　卵細胞内精子注入法（intracytoplasmic sperm injection）の略号．ICSIは，生殖補助医療の技術の一つであり，単一の精子を一つの卵子に直接注入することにより受精させる．

iPS細胞［iPS cell］　人工多能性幹細胞（induced pluripotent stem cell）．略号iPSC．ある遺伝子あるいはタンパク質を導入することで胚に似た状態に変化した細胞であり，多くのさまざまな，おそらくすべてのタイプの細胞を生じることができる能力があるとみられている．

IVF　体外受精（*in vitro* fertilization）の略号．生殖補助医療の技術の一つ．着床や妊娠を目的として，女性の子宮に移植する受精卵や胚をつくるため，女性の体外で卵子と精子を受精させる．［訳注：本訳書では“IVF”と“体外受精”を使い分けている（p.41参照）.］

REI　生殖の内分泌学および不妊学（reproductive endocrinology and infertility）の略号．産科婦人科の専門分野の一つで，IVFや他の生殖補助医療のほとんどを扱う．

RNA　リボ核酸（ribonucleic acid）の略号．RNAはDNAの関連物質．DNAでは糖分子としてデオキシリボースがあるが，RNAの場合，リボースがある．RNAは細胞において多くの役割を担うが，特にDNAの指令から細胞や生物をつくり出す際，重要である．

アレル［allele］　対立遺伝子ともいう．ある遺伝子の1種類の多様体．一つの遺伝子には若干DNA配列が異なるタイプがいくつか存在することがある．多くのアレルはDNAが違っても特に個体に影響を与えず，顕著な変化はみられない．一方で，なかには健康に有害なものや，役に立つものもある．ある遺伝子の最も一般的なアレルは，“野生型”とよばれる．

イージーPGD［Easy PGD］　胚に発生しうる卵子を幹細胞から人工的につくることができるようになったとき，子宮に移植する前に，胚を廉価な全ゲノム解析に供するだろうと考え，筆者が命名したPGDをさす．

遺伝学［genetics］　遺伝子や遺伝を研究する分野（“ゲノミクス”参照）

遺伝子［gene］　遺伝の単位で，物質的にはDNAで形づくられている．遺伝子の正確な定義は未だ論争があるが，概して，タンパク質の構造を規定するDNAのひとまとまりと，DNAの“読み取り”と密接に関連するメッセンシャーRNAやトランスファーRNAとは異なるRNA分子をさしている．

遺伝子型［genotype］　ジェノタイプともいう．ある細胞あるいは生物の遺伝学的構成．ゲノムと意味が似ているが，遺伝子型は通常，ある細胞や生物の特定のDNA多様体という文脈で用いられる．

遺伝子ファミリー［gene family］

きわめて似た遺伝子のひとかたまりで，通常，あるオリジナルの遺伝子が過去に複製することによって生じたもの．遺伝子ファミリーの機能する遺伝子群はしばしば同様，あるいは同一の役割を果たす．

インデル［indel］ DNA配列でごく一般にみられる異型およびDNA挿入や欠損をさし，もしその挿入や欠損DNA数が3で割り切れない場合，そのインデルは読み取り枠が変わってしまう“フレームのずれ”を起こすため，生物学的に深刻な負の効果をもたらしうる．

栄養外胚葉［trophectoderm］ 胚盤胞の外側部分で，内部細胞塊を抱く中空構造を形成する．栄養外胚葉は後に胎盤や妊娠を維持する組織を形成するが，胎児や新生児とはならない．

ASRM 米国生殖医学会（American Society for Reproductive Medicine）の略号．生殖医学関係者の非営利団体．ASRMに関連して，SART（生殖補助医療協会）という生殖医療クリニックが加盟する団体がある．

エキソーム［exome］ ゲノムにあるエキソン群のまとまり．タンパク質のアミノ酸配列の順序を指定するDNA配列の部分に当たる．エキソームは長さにして，ヒトゲノムの2%以下に当たる．

エキソン［exon］ 遺伝子中の，タンパク質のアミノ酸の順序を指定する部分．ヒトや他真核生物のエキソンはイントロンという部分で挟まれる形で配置されている．

aCGH アレイ比較ゲノムハイブリダイゼーション（array comprehensive genomic hybridization）の略号．ACGHあるいはアレイCGHと略されることもある．臨床検体の染色体に異数性（染色体数の異常），より小さな欠失や重複があるか，染色体内あるいは染色体間でDNAの転座が起こっているか検査する技術．

SINE 短鎖散在反復配列（short interspersed element）の略号．DNA短鎖で，トランスポゾンやレトロトランスポゾンによりゲノムにコピーされ挿入されたもの．LINEとともにこれらは俗にいう，“ジャンク”DNAの大部分を構成する．

SNP 一塩基多型（single nucleotide polymorphism）の略号．DNAのよくみられる多様性であり，1塩基対単位で起こるもの．たとえば，40%の人々がメラニンの遺伝子のある部位がGであり，60%の人が同じところでTをもっている場合がSNPに当たる．SNPはDNA研究の目印として大変有用であり，何らかの表現型に影響するDNA多様体が存在する領域を発見できる．

SNPチップ［SNP chip］ さまざまなSNPを数十万，あるいは数百万載積したチップ，あるいはアレイ．これを用いることで，あるDNAサンプルが目的のSNPをもつか，迅速に，かつ廉価に解析することを可能とする．

SCNT 体細胞核移植（somatic cell nucleartransfer）の略号．あのドリーがたどったプロセス．卵子の核を除去し，これに体細胞の核を移植する，あるいは体細胞そのものを除核した卵子に挿入する．SCNTは俗に“クローニング”とよばれることに関係する技

術.

HTC/P FDAが規制上で分類するヒト細胞，組織，細胞あるいは組織製品．これは皮膚，骨，角膜のような組織のみならず，細胞治療や遺伝子治療も含む．

NIPT 非侵襲的（母体血を用いた）出生前検査（noninvasive prenatal testing）の略号．子宮に物理的な介入をせずに胎児のDNA配列を調べ，遺伝学的な評価を行う検査．胎児や妊婦の細胞が壊れて，妊婦の血中に生じる大量の小さなDNA断片の配列決定を行うことで検査する．妊婦では，細胞外にあるDNAの10%程度は胎児由来のものである．

FISH 蛍光*in situ*（その場）ハイブリダイゼーション法（fluorescence *in situ* hybridization）の略号．DNAやRNA断片に蛍光マーカー物質を結合させ，染色体上などにある，その断片と相補的な配列（たとえば，CGG-TATの相補的配列はDNAの場合GC-CATAで，これのさらに相補的RNAの場合CGGUAU）に結合させることで検査する方法.

FDA （米国）食品医薬品局（Food and Drug Administration）の略号．米国で医薬品，医療機器，生物製剤などを規制している．それら製品を販売する前にFDA承認が必須となっている．

FDCA 連邦食品医薬品化粧品法（Federal food, Drug, and Cosmetic Act）の略号．1938年に制定されたが，その後頻繁に改正されている．この法律はFDAに医薬品や医療機器を規制する権限を与えている．

MSAFP 母体血清中α-フェトプロテインスクリーニング（maternal serum α-fetoprotein screening）の略号．ダウン症候群や神経管閉鎖不全のスクリーニングのために妊娠女性の血清中のα-フェトプロテインを検査する方法をさす．現在，出生前検査の一角を占めているが，ある目的については今後，NIPTによって取って代わるかもしれない．

LINE 長鎖散在反復配列（long interspersed element）の略号．トランスポゾンやレトロトランスポゾンによりDNA断片がコピーされて新しい場所に挿入されたもの.

ORF オープンリーディングフレーム（open reading frame）の略号．メッセンジャーRNAに転写されるDNA配列の部分で，転写後，タンパク質や機能をもったRNAが生み出される．ORFはスタートコドンで始まり，3種類あるストップコドンで終わるDNA配列となっている．

オリゴヌクレオチド［oligonucleotide］ DNAやRNAの短い断片．しばしば“オリゴ”と略称され，さまざまなDNA分析技術に使われる．この用語は，通常，25塩基対長あるいはそれ以下をさすが，200塩基対などの長いものもオリゴとよばれることがあり，あまり正式な長さの定義がないように思える．

核［nucleus］ 真核生物の細胞内において，核膜によって細胞質と分け隔てられている器官で，染色体を含んでいる．原子の核と同様，“核心”や“核”を表すラテン語“*nut*”という指小辞に由来する．

核　型［karyotype］ 細胞の染色体の数や形態．その評価は染色体異数性，大きな欠損や挿入，染色体のある部位から他の部位への大きなDNAの転座を検出するための遺伝学的検査に用いられる．

核DNA［nuclear DNA］ ミトコンドリアDNA（光合成を行う植物では光合成関連の小器官である葉緑体にもDNAがある）と対比される，細胞の核にあるDNA．

偽遺伝子［pseudogene］ ある機能をもつ遺伝子に似ているが，機能がないDNA配列のこと．おそらく，先祖の遺伝子に関連があり，進化の過程でこのような遺伝子が生まれたのだろう．

クローン/クローニング［clone/cloning］ クローンとはあるものの正確な複製物．一卵性双生児とは，一つの胚がたまたま二つに分裂することで生じるクローンである．クローニングとはクローンをつくることである．生物学では概して受精を経ない生殖をさし，これにより，偶発的な変異をもつかもしれないが，同一のDNAをもつ子がつくられる．哺乳類のクローニングは，人為的に体細胞核移植（SCNT）という方法で可能である．

ゲノミクス［genomics］ 個々の遺伝子ではなく，ゲノムの広範囲を解析対象とする研究分野．1986年につくられた用語だが，2000年以降，空想的な趣をもった言葉として次第に流行るようになった．（“遺伝学”参照）

ゲノム［genome］ ある生物あるいは個人のすべてのDNA配列

顕　性［dominant］ 優性ともいう．メンデルの遺伝の法則で，もしある遺伝子の一つのアレルをもって，ある形質を発現させることができる場合，顕性とよばれる（X染色体にある，X連鎖性，あるいはY染色体にある遺伝子がある男性の形質は例外である）．よって，両親の1人のみがそのようなアレルをもつ場合でも，このような形質は表れる．

コドン［codon］ DNAあるいはRNAの塩基，三つの“文字”で，アミノ酸が鎖状に結合した基本構造をもつタンパク質の始め，その間，終わりのアミノ酸を指定する．

細胞小器官［organelle］ オルガネラともいう．細胞内にあるさまざまな，機能をもつ構造体．細胞内で個々のオルガネラは膜で覆われて，その他の部分と分け隔てられている．この言葉は，“小さな器官”という言葉に由来している．真核細胞のみがオルガネラをもっている．

CNV コピーナンバー多様性（copy number variation）の略号．ある個体が特定遺伝子のコピーを通常より多く，あるいは少なくもつDNA部位を意味する．遺伝子の一部は重複して存在するものがある一方，場合によってはコピー数が減っている．

CLIA 臨床検査機関向上改訂1988（Clinical Laboratories Improvements Amendments of 1988）の略号．連邦政府がFDA，CDCおよび医療と医療サービスセンター（CMS）を通じて臨床検査機関を規制する制度である．

GWAS ゲノムワイド関連研究（genome-wide association study）の略号．GWASは何らかのDNA多様体が特定

の形質と関連するか否かを決めるために，多数の異なる多様体の解析を試みる．GWASはもともと，おもに，SNPチップで行う研究をさしたが，今日では，全エキソームや全ゲノム解析など広いシークエンシング技術群を用いる研究を含むようになった．

常染色体［autosome］ 性染色体以外の染色体．ヒト細胞には1番から22番の常染色体が父親と母親由来のペアで22対存在する．

真核生物［eukaryote］ 細胞中に膜で覆われた核や他の小器官をもつ細胞からなる生物．真核生物は，細菌や古細菌（外見的には細胞とよく似た単細胞の微生物）といった原核生物とともに，3タイプの生命の一つである．

浸透率［penetrance］ 浸透度ともいう．ある特定時間で，あるDNA多様体が関連する病気，形質，その他“表現型”をひき起こす割合．

性染色体［sex chromosome］ 通常，ある生物が雄あるいは雌であるかを決める二つの染色体．哺乳類の場合は，X染色体とY染色体をさす．X染色体を二つもつ胚は雌に，X染色体とY染色体を一つずつ場合は，雄になる．通常，生物の母親は子に与える性染色体としてXしかもたないため，二つのY染色体をもつことはない．Y染色体のもつ胚は生存不可能であろう．性染色体異数性で，たとえば，Xのみ，XYX，XXY，XXXなどは生存可能であり，決してまれではない．

正倍数体［euploid］ “正しい”数の染色体をもつ細胞．ヒトの正倍数体は，通常46本の染色体をもち，その内訳は1番から22番染色体の22ペアと二つの性染色体である．ただし，分裂する細胞は4セットの染色体を，配偶子は1セットの染色体をもつ．

接合子［zygote］ 受精卵のこと．受精直後，受精卵では精子と卵子に由来するDNAは別個にあるが，最初の分裂で二つの細胞になる前に融合する．

染色体［chromosome］ 長い鎖状のDNA分子がタンパク質に巻取られながら折りたたまれた構造体．細胞は染色体の形態でDNAを保持し，染色体の倍化と娘細胞への分配を通じて細胞分裂や世代間で遺伝情報が伝達される．

染色体異数性［aneuploid］ 細胞が異常な染色体数をもっている状態．ヒト細胞は通常46本の染色体がある（分裂直前には92本となる）．細胞の中で染色体は通常ペアで存在するが，特定の染色体が3本ある場合はトリソミーとよび，これは人間でみられる染色体異数性で最も一般的なものである．

セントロメア［centromere］ 染色体の短腕（p）と長腕（q）の間にある接合部位．細胞分裂の際，染色体の娘細胞への適切な分配に重要な役割を負う．

多　型［polymorphism］ ギリシャ語の“多くの形”に由来している．遺伝学では，ゲノムの多様性であり，ある集団で一般的にみられるさまざまな配列をさす．多型はある遺伝子のさまざまなアレルを意味することもあるが，遺伝子ではない部分のDNAの違いを意味することの方が多い．

DNA デオキシリボ核酸（deoxy-

ribonucleic acid）の略号．ある細胞で，また細胞や生物の世代間でタンパク質のアミノ酸配列と発現の情報を伝える分子．DNAは1869年には包帯に染み込んだ膿から発見されていたが，1950年代になるまで，その重要性が広く知られることはなかった．

テロメア［telomere］　おのおのの染色体の末端には高度なDNA反復配列があり，それはテロメアとよばれる．一見，なんら情報をもたないようにみえるが，細胞分裂の際，染色体の末端近くにある情報保持部分を保護する役割があるといわれている．

トランスポゾン［transposon］　移動可能な因子．細胞のゲノムの中で移動することができる小さなDNA断片．トランスポゾンが移動してきた部位で起こるDNA変化は，ある種の変異となり，そこにある遺伝子や生物に影響を及ぼすことがある．

内部細胞塊［inner cell mass］　後に胎児，新生児，そして読者の皆さんになる，胚盤胞の内側にある細胞の塊．内部細胞塊は，hESCの材料となる．

二倍体［diploid］　ヒト細胞は染色体一式（おのおのの常染色体のペアと二つの性染色体）を2コピーもつ．細胞は，染色体数が倍になる細胞分裂直前を除き，通常このような数の染色体をもつ．

胚［embryo］　ごく初期発生段階の多細胞真核生物．ヒトでは，胚はしばしば（普遍的というわけではないが），卵子の受精で生じ，受精後8週目（以後は胎児という）までの生物とみられている．胚発生のさまざまな初期段階は，時として桑実胚や胚盤胞といった異なる名前でよばれる．

配偶子［gamete］　成熟した生殖細胞（卵子や精子）．卵子と精子が一つずつ受精することで受精卵となる．

胚盤胞［blastocyst］　受精後5日目から子宮着床前までのヒト胚．中空構造の球状で，その内部には細胞塊がある．内部細胞塊は将来胎児の体になる．

ハプロイド［haploid］　減数分裂の結果，通常の半分の数の染色体のみをもつようになった細胞．ヒトのハプロイド細胞には23本の染色体があり，そのおのおのの細胞は1番から22番の常染色体と一つの性染色体をもつ．通常はハプロイドとなっている唯一のヒト細胞は精子であり，受精後，精子と卵子の前核が融合する前のごく短期間，両者は減数分裂を終えた状態となっている．

PGD　着床前遺伝学的診断（preimplantation genetic diagnosis）の略号．どの胚が着床，ひいては子の出生に至る可能性があり，子宮移植すべきか見定めるため，胚から一つあるいはいくつかの細胞を採取し，胚が示す可能性がある形質を評価する遺伝学的検査法．

ヒトES細胞［human ES cell,］　ヒト胚性幹細胞（human embryonic stem cell）．略号hESC．胚盤胞の内部細胞塊から樹立され，培地を含む実験器具の中で未分化なまま増殖する．

表現型［phenotype］　ある個体で観察しうる形質のことで，肉眼で判断できる形質に限らず，ABO血液型なども含む．遺伝学はおもに“遺伝子型”と“表現型”の関連を調べる科学

分野である．

病原性［pathogenic］　病気を起こすという意味．遺伝学では，病原性をもつ遺伝子多様体，あるいはアレルをさし，確実に病気をひき起こすかは問わない（つまり浸透率100%を下回る可能性がある）

***α*-フェトプロテイン**［*α*-fetoprotein］ヒト胎児でつくられるタンパク質．一部は胎盤を経由して妊娠女性の血液中に見いだされ，これを検出することで胎児がダウン症候群や脊椎二分症を患っているか推定することもできる．

ヘテロクロマチン［heterochromatin］　DNAがきわめて緻密に折りたたまれた染色体のひと続きの部分．ヘテロクロマチンはまれにその情報内容が読み取られるものの，しばしば正確にDNA配列を読み取るのが困難である．これは，活性化している遺伝子を含む染色体部位である“ユークロマチン”と対比されることが多い．

変　異［mutation］　変異とは細胞や生物のDNA配列に永続的な変化が生じること．変異は多くの形態があり，あるものは細胞や生物にとって有害で，あるものは有益，あるいはなんら影響しないこともある．変異が生殖細胞に生じると，次世代に悪影響を及ぼしうる．また，体細胞に変異が生じた場合は，その影響はその生物の死とともに終わる（その影響が出る前に死ななければだが）．

ミトコンドリア［mitochondrion, (*pl.*) mitochondria］　真核生物の細胞質（細胞の中の核の外側部分）にみられる小器官で，細胞のエネルギーの生産に関与している．ミトコンドリアはたいていソラマメのような形態で描写されることが多い．

ミトコンドリアDNA［mitochondrial DNA］　ミトコンドリアはその内部に，環状の独自DNAをもっている．ヒトのミトコンドリアDNAは16,600塩基対で，37の遺伝子がある．すべての真核生物は二つの原核生物の合体（そのうち一つがミトコンドリアであった）により生まれたと考えられている．

モザイク型［mosaicism］　受精卵の由来を同じくするがゲノムを一つのタイプ以上もっている生物．なお，生物にある異なる細胞集団が異なる受精卵に由来している場合，それはキメラとよぶ．

レトロトランスポゾン［retrotransposon］　ゲノム中のある部位から他の部位へ移動するトランスポゾン．トランスポゾンはまずRNAへコピーされ，その後，DNAに戻された後，元とは異なる部位へ挿入されることでゲノムの中で動いている．

注　　釈

はじめに──変化

1. Aldous Huxley, "Brave New World", Chatto & Windus, London (1970).
2. "Gattaca", directed by A. Niccol, Columbia Pictures Corp., Los Angeles, (1997)［映画］.
3. William Shakespeare, "The Tempest", ed. Robert Langbaum, Signet Classic, New York (1964), 5.1.182-184.

第1章　細胞，染色体，DNA，ゲノム，遺伝子

1. Samuel Butler, "Life and Habit", p.134, A. C. Fifield, London (1910). バトラーは否認しているが，私の知る限り，これは明らかに彼の言明である．いまだこの話の起源は特定されていない．
2. Richard Dawkins, "The Selfish Gene", Oxford University Press, New York, (1976).
3. 本書では基本的に基礎科学の引用文献を示さないが，特定の事項については引用を記しておく．私の科学の知識は25年以上にわたる書物，論文，（しばしば行ってきた）科学者との対話で得たものだ〔なお，本書の各章については査読しれくれた友人（専門家）に内容を確認してもらっている〕．もし，本章以降の生物学にかかる一般的な情報の詳細に関心がある場合，その多くは以下の書の導入部分で見つかるだろう．Geoffrey Cooper, Robert Hausman, "The Cell: A Molecular Approach", 6th ed., Sinauer Associates, Sunderland, MA (2013); David E. Sadava, David M. Hillis, H. Craig Heller, May Berenbaum, "Life: The Science of Biology", 10th ed., W. H. Freeman, New York (2012); Keith Roberts *et al.*, "Molecular Biology of the Cell", 6th ed., Garland Science, New York (2015). 以上，若干であるが紹介しておく．これらの書は大学1，2年生辺りを読者として想定している．よりわかりやすく書いたものを希望なら，以下を読んでみてほしい．René Fester Kratz, "Molecular and Cell Biology for Dummies", Wiley Publishing, Hoboken, NJ (2009).
4. この点は実に長きにわたり論争となっているが，無論，その答えは"生きている"ことの定義次第でもある．以下を参照せよ．Luis P. Villareal, 'Are Viruses Alive?', *Scientific American*, **291(6)**, 100 (2004). 思うに，最も近い例えは機雷かもしれない．海洋に敷設され，通りかかる船舶に対して磁気で引寄せられ，接触，爆発し，損害をもたらす兵器だ．
5. 粘菌には互いに複雑な相互作用や多様体がみられる．この変形菌は個々の細胞が1 mもの距離から近づき，くっつき，数千もの核をもつ一つの細胞となる．以下を参照せよ．"Introduction to the 'Slime Molds'", *University of California Museum of Paleontology*［URL: http://www.ucmp.berkeley.edu/protista/slimemolds.html］.
6. ヒトの上腕二頭筋など，骨格筋は多くの細胞が融合した筋線維からなる．これら筋細胞は多核で，それは細胞の縁にみられる．以下を参照せよ．"General Anatomy of Skeletal Muscle Fibers", *GetBodySmart*［URL: http://www.getbodysmart.com/ap/muscletissue/fibers/generalanatomy/tutorial.html］.
7. ワトソンのDNA発見の回顧録をぜひ読んでもらいたい．この本の正確さに疑問を投げかける者もいるが，少なくともDNAの構造の発見について，ワトソンならではの魅力ある観点を通じて知ることができる．James D. Watson, "The Double Helix: A Personal Account of the Discovery of the Structure of DNA", Athenaeum, New York (1968). DNAの構造の発見のより詳細な経緯と分子生物学の他の歴史については以下を参照せよ．Horace Freeland Judson, "The Eighth Day of Creation: Makers of the Revolution in Biology", Simon & Schuster, New York (1979) ないしはより完全版である Horace Freeland Judson, "The Eighth Day of Creation: Makers of the Revolution in Biology", Plainview, Cold Spring

Harbor Press, New York (1996). ロザリンド・フランクリンの逸話を知りたい場合，たぶん偏向はあるが，この書がよかろう．Anne Sayre, “Rosalind Franklin and DNA”, Norton, New York (1975).

8. James D. Watson, Francis H. C. Crick, ‘A Structure for Deoxyribose Nucleic Acid’, *Nature*, **171**, 737–738 (1953).
9. ヒトゲノム・リファレンス・コンソーシアムのウェブサイト［URL：http://www.ncbi.nlm.nih.gov/projects/genome/assembly/grc/human］．これをみれば，ヒトリファレンスゲノム配列を含め，コンソーシアムの活動を知ることができる．
10. Oswald T. Avery, Colin M. Macleod, Maclyn McCarty, ‘Studies on the Chemical Nature of the Substance Inducing Transformation of Pneumococcal Types: Induction of Transformation by a Desoxyribonucleic Acid Fraction Isolated from Pneumococcus Type III’, *Journal of Experimental Medicine*, **79**, 137–158 (1944). この古典的な論文は科学の発表は年月を経るとどのくらい簡略化されてしまうかを示す典型的な例だ．今は 21 ページだが，かつては詳細が省かれてわずか 4，5 ページにされていた．
11. ヒトの DNA がどのくらい利用されているのかという若干論争がある疑問のより詳細で，有益な情報については，以下を参照せよ．Tabitha M. Powledge, “How Much of Human DNA Is Doing Something?”, *Genetic Literacy Project*［URL：http://www.geneticliteracyproject.org/2014/08/05/how-much-of-human-dna-is-doing-something/］.
12. Arthur Conan Doyle, “The Sign of the Four”, Chapter 6 (1890)（強調はもともとあるもの）.

第 2 章　生殖の概要とヒトの場合

1. この問題に対する有意義かつ読みやすい論点は以下を参照せよ．Carl Zimmer, ‘On the Origin of Sexual Reproduction’, *Science*, **324**, 1254–1256 (2009); Carl Zimmer, “Why Is There Sex? To Fight the Parasite Army”, *The Loom*（ブログ）(2011)［URL：http://blogs.discovermagazine.com/loom/2011/07/07/why-is-there-sex-to-fight-the-parasite-army/#.Vcpi7EXviZo］．もう一つ有益な情報（学者も読んでいる）は Wikipedia のこの項目を見よ．“Evolution of Sexual Reproduction”, *Wikipedia*［URL：https://en.wikipedia.org/wiki/Evolution_of_sexual_reproduction］.
2. 以下を参照せよ．Lutz Becks, Aneil F. Agrawal, ‘Higher Rates of Sex Evolve in Spatially Heterogeneous Environments’, *Nature*, **468**, 89–92 (2010). この論文は次で説明されている．Jef Akst, “Why Sex Evolved”, *The Scientist* (2010)［URL：http://www.the-scientist.com/?articles.view/articleNo/29307/title/Why-sex-evolved/］.
3. この“インターセックス”は，どの程度の頻度で出現するのかなど，興味深くも，しだいに政治的論争を呼びつつある．推定頻度は約 0.1％から 1.7％の人にみられるといわれている．関心がある人はスタンフォードの同僚の一人が著した以下の本を勧める．Katrina Karkazis, “Fixing Sex: Intersex, Medical Authority, and Lived Experience” Duke University Press, Durham, NC (2009). この本は，自分の“真の”性は，もって生まれた生殖器や染色体が示す性とは異なる，あるいは違うはずだと考えているトランスジェンダーの人々の興味深くも複雑な問題については扱っていない．だが，両方の状態は，生物学的な性と社会的な性の複雑さをいみじくも語る例だ．
4. その代替方策をもっても，2015 年 7 月のスポーツ仲裁裁判所の裁定で（少なくとも当面は）解決された件を含め，論争が終結したわけではない．以下を参照せよ．Juliet Macur, ‘The Line between Male and Female Athletes Remains Blurred’, *New York Times*, Bl2 (July 28, 2015).
5. これは科学的に概ね合意されている．研究者の一人ジョナサン・ティリー博士は，少なくともマウスでは誕生後も第一卵母細胞は体内で時折つくられ，また成体マウスと成人女性の卵巣から卵子幹細胞を単離したと主張している．Yvonne A. R. White *et al.*, ‘Oocyte

Formation by Mitotically Active Germ Cells Purified from Ovaries of Reproductive-Age Women', *Nature Medicine*, **18**, 413-421 (2012). これらの発見は本分野では非常に論争の的となっている．言葉を選んでいうならば，まだ結論が出ていないという言い方になろう．

第3章 不妊と生殖医療

1. Anjani Chandra, Casey E. Copen, Elizabeth Hervey Stephen, 'Infertility and Impaired Fecundity in the United States, 1982-2010: Data from the National Survey of Family Growth', *National Health Statistics Report*, **67**, 1-18 (2013).
2. 人工授精の歴史については，次の文献が多くをカバーするが，すべてではない．Alan F. Guttmacher, 'Artificial Insemination', *DePaul Law Review*, **18**, 566-583 (1969). ヒトでの人工授精については次を参照せよ．Willem Ombelet, Johan Van Robays, 'Artificial Insemination History: Hurdles and Milestones', *Facts Views Vis Obgyn*, **7(2)**, 137-143 (2015). ヒト以外の動物での歴史は次を参照せよ．R. H. Foote, 'The History of Artificial Insemination: Selected Notes and Notables', *Journal of Animal Science*, **80**, 1-10 (2002).
3. だが，この話はパンコースト死後，25年経ってから，彼の学生であった者の一人による ある医学誌宛のレターで世が知ることになったにすぎない．よって，信用できないところがあるかもしれない．Addison Davis Hard, letter to the editor, "Artificial Impregnation", *The Medical World* (1909). 本件は以下で引用されている．A. Gregoire, Robert Mayer, 'The lmpregnators', *Fertility and Sterility*, **16**, 130-134 (1965).
4. 奇妙なことに，ヒト以外の動物での人工授精の利用は少なくとも一部では論争中だ．この手技で生まれた馬は米国純血種協会で認知されず，競技に出走することはない．その理由だが，種馬の生気に懸念が生じるためとされている．この手技を使うと，種馬1頭が生む雌馬の頭数が制限され，種馬マーケットに悪影響が及ぶと広く信じられている．
5. Caitrin Nicol Keiper, 'Brave New World at 75', *The New Atlantis*, **16**, 41-54 (Spring, 2007).
6. Barry D. Bavister, 'Early History of *in vitro* Fertilization', *Reproduction,* **124**, 181-196 (2002). バヴィスターはこの論文は以前の論文よりも"より信頼性が高い"と自賛しているが，そうとはいえない．ピンカスは1936年の書物で，ウサギで単為発生により生誕を達成したと主張しているが，明らかに誤っている．そのウサギは『ルック』誌で紹介されたが，ピンカスはハーバード大学の正規教員のポストを得ることができなかった．それらの出来事に何らかの関連がありそうだという指摘もある．その後，ピンカスは経口避妊薬の父として名声を上げていく．
7. Editorial, 'Conception in a Watch Glass', *New England Journal of Medicine*, **217**, 678 (1937). ウォッチグラスとは化学者が液体や固体を保持する，あるいは固形物がビーカーを汚染することを避けるために使う，凸凹のあるガラス製品である．これは懐中時計の前面を覆うガラスに似ている．"Watch Glass", *Wikipedia*［URL: https://en.wikipedia.org/wiki/Watch_glass］.
8. ハーバード大学教授のジョン・ロックは後年，彼がその著者だと自ら認めた．John D. Biggers, 'IVF and Embryo Transfer: Historical Origin and Development', *Fertility*, **16**, 5-15 (2013)［URL: http://www.ivfonline.com/Portals/0/SiteAssets/Images/Fertility%20Magazine/FWMag_Vol_16.pdf］.
9. Robert G. Edwards, Barry D. Bavister, Patrick C. Steptoe, 'Early Stages of Fertilization *in Vitro* of Human Oocytes Matured *in Vitro*', *Nature*, **221**, 632-635 (1969).
10. Robin Marantz Henig, "Pandora's Baby", Cold Spring Harbor Laboratories Press, Cold Spring Harbor, NY (2006).
11. Jennifer F. Kawwass *et al.*, 'Safety of Assisted Reproductive Technology in the United States, 2000-2011', *Journal of the American Medical Association*, **313**, 88-90 (2015). これらの数字はIVFの結果1%以上が入院する事態になったという初期の見積もりよりもずっと低い．一方で，2000年から2001年の間（110万回のIVF実施のうち），おそらくホルモン

刺激が原因で 16 人の女性が亡くなったとも報じている．

12. Division of Reproductive Health, "Assisted Reproduction Technology: 2012 National Summary Report", National Center for Chronic Disease Prevention and Health Promotion, Centers for Disease Control and Prevention, Atlanta, GA (2014)［URL：http://www.cdc.gov/art/reports/2012/national-summary.html］．最近の米国における IVF の結果に関するその後の引用も，これが出典となっている．
13. プロジニーのウェブサイトを見よ［URL：https://www.progyny.com/］．ここでは，特に Eeva test を見て欲しい．
14. 妊娠中の女性の死亡率は通常の妊娠より，IVF を経た妊娠の場合の方が高いという証拠がある．あるオランダからの研究報告によると 7 倍にも上るという．しかし，不妊のため IVF を利用する女性は，自然に妊娠する女性とは，妊娠の問題に関係しうる年齢や健康状態の面で大きく違うため，その結果がどうしてもたらされたかを知るのは難しい．
15. Donna Rosata, "How High-Tech Babymaking Fuels the Infertility Market Boom", *Money*, (July, 9, 2014)［URL：http://time.com/money/2955345/ high-tech-baby-making-is-fueling-a-market-boom/］．

第 4 章　遺　　伝

1. メンデルの業績に関する名著を紹介する．A. J. F. Griffiths *et al.*, 'Mendel's Experiments', "An Introduction to Genetic Analysis", W. H. Freeman, New York (2000). 彼の実験について論じる箇所はオンラインでも読める．"Mendel's Experiments," *NCBI*［URL：http://www.ncbi.nlm.nih.gov/books/NBK22098/］．
2. 皮肉なことに，メンデルが報じた実験結果の統計はあまりによい数字になっており，（きっとそうだろうが）真実ではない．彼は第二世代の交配で優生（顕性）：劣性（潜性）がほぼ完璧な 3：1 となったと報告しており，有名な統計家である R. A. フィッシャーは 1936 年，こんなことは統計的にありえないと断じ，この遺伝学の父を，実験データを不正に"整えた"と訴えた．他方，最近の論評はメンデルを擁護し，フィッシャーはメンデルの罪（もし真実だとして）を責め立てすぎたと言っている．これら一連の論争（と解決策の提案も含めて）をよくまとめた文献をあげる．Moti Nissani, 'Psychological, Historical, and Ethical Reflections on the Mendelian Paradox', *Perspectives in Biology and Medicine*, **37**, 182-198 (1994).
3. フィリップ・ライリーは新著で聞いたことがないような展開があるビクトリア女王の話を紹介している．Philip R. Reilly, "Orphan: The Quest to Save Children with Rare Genetic Disorders", 68-74, Cold Spring Harbor Laboratories Press, Cold Spring Harbor, NY (2015). 血友病の子の親であるロバート・マッシーはロシア皇帝ニコライの家系でビクトリア由来の血友病の遺伝子変異について知った．その後，自分の家系の血友病の関心もあり，彼は血友病患者支援運動のリーダーになったばかりではなく，ニコライと彼の妻（ビクトリアの孫娘にあたる），アレクサンドリアの伝記の大家となった．Robert Massie, "Nicholas and Alexandra: An Intimate Account of the Last of the Romanovs and the Fall of Imperial Russia", Atheneum, New York (1967). 彼は 300 年に及ぶロマノフ王朝の多くの著作を手掛け，ピョートル大帝の伝記でピューリッツアー賞を受賞した．
4. このくだりは私のお気に入りの，最高裁判所裁判官オリバー・ウェンデル・ホームズ，Jr の言葉"法の生命は論理ではなく，経験であった"を反映したものだ．ホームズは米国法学史で代表的な，輝ける，また魅力的な人物であるが，私にとっては強烈にも複雑な思いを抱かせる人物である．
5. チャールズ・ダベンポートはコールドスプリングハーバーにあった優生学記録局の創設者であり，また長年所長を務めた（また，彼はそこにあった二つの別の研究所を率いたが，それらは今でいうコールドスプリングハーバー研究所へ発展した）．ダベンポートは単純なメンデル遺伝学が，一部の家系では多くの船乗りが生まれる（"海洋性気質"）事

実や，ジプシーやコマンチ族などの一部民族が遊牧民である事実の背景にあると信じた．Daniel Kevles, “In the Name of Eugenics”, Harvard University Press, Cambridge, MA (1998).

6. 国立衛生研究所は現在，高いリスクの *BRCA1* 変異をもつ人々は 70 歳までの乳がんを発症するリスクは 55〜65%，また高いリスクの *BRCA2* 変異をもつ人々は 45%としている．卵巣がんについては，*BRCA1* 変異があれば 70 歳までのがんのリスクは 39%，*BRCA2* 変異の場合は，11〜17%としている．“*BRCA1* and *BRCA2*: Cancer Risk and Genetic Testing”, *National Cancer Institute*［URL：http://www.cancer.gov/about-cancer/causes-prevention/genetics/brca-fact-sheet］.
7. 23andMe が 2008 年に投稿したブログの一つでは，クローン病に関連するさまざまな SNP の相対的なリスク評価が述べられていた．23 の SNP のうち，1.33 以上の相対的リスクはたった一つであり，それは 1.54 に過ぎなかった．これは，仮に人口リスクが 0.7%の場合，この 1.54 の相対リスクをもたらす SNP をもっている人のリスクはせいぜい 1.08%となるに過ぎない．これは到底有益な情報とはいえまい．“SNPwatch: Number of SNPs Associated with Crohn's Disease Triples”, *23andMe* (blog)［URL：http://blog.23andme.com/23andme-research/snpwatch/snpwatch-number-of-snps-associated-with-crohn%E2%80%99s-disease-triples/］．それらの高い数値は SNP 一部がもたらすリスクの総和に由来するが，そのリスクを単に加算してよいかは不明だ．
8. Thomas D. Bird, “Early-Onset Familial Alzheimer Disease”, *GeneReviews*［URL：http://www.ncbi.nlm.nih.gov/books/NBK1236/］．この文献はまた，変異した場合，早期発症型アルツハイマー病の高い浸透率をもたらす，プレセニリン 2 とアミロイド前駆タンパク質の二つの遺伝子についても述べている．
9. *ApoE-4* アレルの有名な話，またその発見と影響は次を参照せよ．Laura Spinney, ‘Alzheimer's Disease: The Forgetting Gene’, *Nature*, **510**, 26-28 (2014)．詳細は次を参照せよ．Shivani Garg, “Alzheimer Disease and *ApoE-4*”, *MedScape*［URL：http://emedicine.medscape.com/article/1787482-overview］．より詳細を知りたい場合は次を参照せよ．Thomas D. Bird, “Alzheimer Disease Overview”, *GeneReviews*［URL：http://www.ncbi.nlm.nih.gov/books/NBK1161/］.
10. Jim Haggerty, “Do People Inherit Schizophrenia”, *PsychCentral*［URL：http://psychcentral.com/lib/do-people-inherit-schizophrenia/］．これを読めば，一卵性双生児におけるリスクのみならず，他の家系における関連性もわかる．
11. “GIANT Study Reveals Giant Number of Genes Linked to Height,” *Broad Institute*［URL：https://www.broadinstitute.org/news/6119］．上記はブロード研究所の科学者の論文のプレスリリースであり，必ずしも偏りのない情報とはいえない．だが，このリリースは，その研究の発見で，身長に影響する遺伝子領域の既知の数が約 2〜400 倍となったと報じ，大変印象深い．特に，このほどの数の遺伝子でも身長を説明できる割合は 12 から 20%程度に増やしたに過ぎないという．元の論文は下記である．Andrew R. Wood *et al.*, ‘Defining the Role of Common Variation in the Genomic and Biological Architecture of Adult Human Height’, *Nature Genetics*, **46**, 1173-1186 (2014).
12. この遺伝学の書では“見失っている遺伝率”とどうやってこれを見いだすのか，あるいはそれをどう説明するのかについて大きく扱っている．次を参照せよ．Or Zuk, Eliana Hechtera, Shamil R. Sunyaev, Eric S. Lander, ‘The Mystery of Missing Heritability: Genetic Interactions Create Phantom Heritability’, *Proceedings of the National Academy of Sciences*, **109**, 1193-1198 (2011).
13. “Facts about Down Syndrome,” *CDC*［URL：http://www.cdc.gov/ncbddd/birthdefects/downsyndrome.html］.
14. “Patau Syndrome,” *National Health Service, National Genetics and Genomics Education Center*［URL：http://www.geneticseducation.nhs.uk/genetic-conditions-54/691-patau-syndrome-new］; “Edwards Syndrome,” *National Health Service, National Genetics and*

Genomics Education Center [URL: http://www.geneticseducation.nhs.uk/genetic-conditions-54/651-edwards-syndrome-new].
15. Jeannie Visootsak, John M. Graham, Jr., 'Klinefelter Syndrome and Other Sex Chromosomal Aneuploidies', *Orphanet Journal of Rare Diseases 1*, **8**, 1 (2006).
16. CNVと疾患（この場合，自閉症）の関係性についての研究の複雑さと有望性に関しては次を参照せよ．Jason L. Stein, 'Copy Number Variation and Brain Structure: Lessons Learned from Chromosome 16p11.2', *Genome Medicine*, 7, (2015) [URL: http://www.genomemedicine.com/content/7/1/13].
17. Jill U. Adams, "Imprinting and Genetic Disease: Angelman, Prader-Willi and Beckwith-Weidemann Syndromes", *Scitable* [URL: http://www.nature.com/scitable/topicpage/imprinting-and-genetic-disease-angelman-prader-willi-923].

第5章　遺伝子検査

1. "Timeline: History of Genetic Genealogy", *International Society of Genetic Genealogists* [URL: http://www.isogg.org/wiki/Timeline:History_of_genetic_genealogy]. 初期の系統研究の批評については次を参照せよ．Henry T. Greely, 'Genetic Genealogy: Genetics Meets the Marketplace', in Barbara A. Koenig, Sandra Soo-Jin Lee, Sarah Richardson, eds., "Revisiting Race in a Genomic Age", Rutgers University Press, New Brunswick, NJ, 271–299 (2008). 23andMeの背景については，こちらを見て欲しい．"23andMe", *Wikipedia* [URL: https://en.wikipedia.org/wiki/23andMe].
2. "Warning Letter", *U.S. Food and Drug Administration* (November 22, 2013) [URL: www.fda.gov/ICECI/EnforcementActions/WarningLetters/2013/ucm376296.htm]. FDAの対応を対比的に見るためには以下の2文献を比較して見て欲しい．Patricia J. Zettler, Jacob S. Sherkow, Henry T. Greely, '23andMe, the Food and Drug Administration, and the Future of Genetic Testing', *JAMA Internal Medicine*, **174**, 403-404 (2014); Robert C. Green, Nita A. Farahany, 'Regulation: The FDA Is Overcautious on Consumer Genomics', *Nature*, **505**, 286–287 (2014)
3. Clyde A. Hutchinson III, 'DNA Sequencing: Bench to Bedside and Beyond', *Nucleic Acids Research*, **35(18)**, 6227–6237 (September 2007).
4. Mayo Clinic, "Down Syndromc: Risk Syndromes" [URL: http://www.mayoclinic.org/diseases-conditions/down-syndrome/basics/risk-factors/con-20020948]. 親の年齢に応じたダウン症候群のリスクの詳細は次を参照せよ．J. K. Morris, D. E. Mutton, E. Alberman, 'Revised Estimates of the Maternal Age Prevalence of Down Syndrome', *Journal of Medical Screening*, **9(1)**, 2–6 (March 2002). 次も親の年齢に応じたトリソミーのリスクの上昇をまとめている．Harry Fisch, Grace Hyun, Robert Golden, Terry W Hensle, Carl A. Olsson, Gary L. Liberson, 'The Influence of Paternal Age on Down Syndrome', *Journal of Urology*, **169(6)**, 2275–2278 (June 2003). 最近のワシントンポスト紙の記事がこれらの健康リスクを論じている．Ana Swanson, "Why Men Should Also Worry about Waiting Too Long to Have Kids", *Washington Post* (October 27, 2015) [URL: https://www.washingtonpost.com/news/wonkblog/wp/2015/10/27/men-have-biological-clocks-too-so-why-does-no-one-talk-about-them/].
5. 神経管閉鎖障害は胎児が脳や脊髄といった中枢神経を皮膚で覆うことができなかった場合に生じる．これによって被覆されてない中枢神経が直接羊水に浸り，損傷を受ける．もしさらされた部分が脊髄であれば，二分脊椎となり，脊髄の損傷で，感知や運動制御の能力を失う．もしさらされた部位が脳の場合，無脳症となり，これは致命的になる．生まれる子は大脳の大部分や重要な部位を欠損するか，縮退した状態で生まれる．"Neural Tube Defects", *March of Dimes* [URL: http://www.marchofdimes.org/baby/neural-tube-defects.aspx].

6. 最近の母体血清スクリーニングは“クワッドスクリーニング”として知られている．この検査法は神経管閉鎖障害，ダウン症候群，トリソミー18を診断するために母体血中の4成分のレベルを測定する．“Quad Screen”, *Mayo Clinic Medical Laboratories*［URL：http://www.mayomedicallaboratories.com/test-catalog/Clinical+and+Interpretive/81149］．このクワッドスクリーニングは，1980年代から使われ，3成分のみ検査する“トリプルテスト”よりも精度が高いので，2000年初頭以降，これととって変わりつつある．Michael R. Lao, Byron C. Calhoun, Luis A. Bracero, Ying Wang, Dara J. Seybold, Mike Broce, Christos G. Hatjis, 'The Ability of the Quadruple Test to Predict Adverse Perinatal Outcomes in a High-Risk Obstetric Population', *Journal of Medical Screening*, **16(2)**, 55–59 (June 2009).
7. テイ-サックス病のスクリーニングに関する素晴らしい成功物語は次を読んで欲しい．Philip R. Reilly, “Orphan: The Quest to Save Children with Rare Genetic Disorders” Cold Spring Harbor Laboratories Press, Cold Spring Harbor, NY, 89–91 (2015).
8. ユダヤの遺伝マッチングサービスを提供する組織，ドール・イエショリムの経緯については次を参照せよ．Kara Stiles, “Tinder for Tay-Sachs”, *Tablet*［URL：http://www.tabletmag.com/jewish-life-and-religion/187177/tinder-for-tay-sachs］．
9. カウンシルのウェブサイトを見よ［URL：https://www.counsyl.com/］．
10. 彼らが亡くなる前にも，妊婦の血液中に胎児由来細胞を見つけようとした人たちがいた．これらの細胞の存在は既知であったため，最初に発見された1990年代の半ばは，大きな興奮のるつぼとなった．だが，胎児細胞の検査は実際には問題がある．その胎児由来細胞を見いだすことはまるでマンモスの干し草にまぎれた針を探すような仕事であった．第一に，その目的の細胞は妊婦の血液中の100万個の細胞のうち，1個以下しか存在しないのだ．第二に，胎児細胞の一部は，実際に妊婦の体内に生着し，娘細胞を数年間，あるいは数十年間も生じるらしい．つまり，一人の母の体には彼女のすべての子の細胞が存在しうる．これは甘い雰囲気が漂う話だが，妊婦の血流にある胎児細胞を見つけたとして，それが今回の妊娠に由来するのか，それ以前の妊娠に由来するのかどうやって知ることができようか？
11. 2015年4月に発表されたこの研究は，胚のゲノムを知るために親のゲノム使っている．Alkash Kumar *et al.*, 'Whole Genome Prediction for Preimplantation Genetic Diagnosis', *Genome Medicine* **7(35)** (2015), doi 10.1186/s13073-015-0160-4. 2015年2月，別の研究は新しい変異も検出できることを示している．しかも，それは親のゲノム情報では予想できなかったものだった．Brock A. Peters *et al.*, “Detection and Phasing of Single Base de Novo Mutations in Biopsies from Human *In Vitro* Fertilized Embryos by Advanced Whole-Genome Sequencing”, *Genome Research*［URL：http://genome.cshlp.org/content/early/2015/02/05/gr.181255.114.abstract］．いずれの方法がよいかは知る由もないが，20年から40年後には結果は出ているだろう．しかし，これまでの研究結果をみても，このような胚での全ゲノムシークエンシングは十分実施できそうにみえる．
12. これらの安全性の問題の詳細は第13章で議論する．
13. Division of Reproductive Health, “Assisted Reproduction Technology: 2012 National Summary Report”, National Center for Chronic Disease Prevention and Health Promotion, Centers for Disease Control and Prevention, Atlanta, GA (2014)［URL：http://www.cdc.gov/art/reports/2012/national-summary.html］．

第6章　幹　細　胞

1. キャレルの細胞培養の業績に関する文章の情報また詳細は以下が基である．Jan A. Witkowski, 'Alexis Carrel and the Mysticism of Cell Culture', *Medical History*, **23**, 279–296 (1979). この人のWikipediaの記述には，さらに彼の人生の興味深いことが書いてある．“Alexis Carrel”, *Wikipedia*［URL：https://en.wikipedia.org/wiki/Alexis_Carrel］．
2. Lijing Jiang, “Alexis Carrel's Immortal Chicken Heart Cultures (1912-1946)”, *The Embryo*

Project Encyclopedia [URL: https://embryo.asu.edu/pages/alexis-carrels-immortal-chick-heart-tissue-cultures-1912-1946].
3. Bill Cosby, 'Chicken Heart: aka Bill's Fainting Ma', "Wonderfulness", 33½rpm, Warner Brothers, Burbank, CA (1966).
4. Zane Bartlett, "Leonard Hayflick (1928-)", *Embryo Project Encyclopedia* [URL: https://embryo.asu.edu/pages/leonard-hayflick-1928].
5. Craig R. Whitney, "Jeanne Calment, World's Elder, Dies at 122", *New York Times* (August 5, 1997) [URL: http://www.nytimes.com/1997/08/05/world/jeanne-calment-world-s-elder-dies-at-122.html]; "Jeanne Calment", *The Economist* (August 14, 1997). カルメントは20年ほど前に死去したが，まだ誰も彼女の寿命記録に到達できていない． "List of the Verified Oldest People", *Wikipedia* [URL: https://en.wikipedia.org/wiki/List_of_the_verified_oldest_people].
6. Rebecca Skloot, "The Immortal Life of Henrietta Lacks", Crown Publishing, New York (2010).
7. Samuel E. Senyo, Richard T. Lee, Bernhard Kühn, 'Cardiac Regeneration Based on Mechanisms of Cardiomyocyte Proliferation and Differentiation', *Stem Cell Research*, **13**, 532-541 (2014).
8. 下記を参照せよ． M. J. Evans, M. H. Kaufman, 'Establishment in Culture of Pluripotential Cells from Mouse Embryos', *Nature*, **292**, 154-156 (1981); G. R. Martin, 'Isolation of a Pluripotent Cell Line from Early Mouse Embryos Cultured in Medium Conditioned by Teratocarcinoma Stem Cells', *Proceedings of the National Academy of Sciences*, **78**, 7634-7638 (1981). 幹細胞研究の初期の取組みについては次を参照せよ． Davor Solter, 'From Teratocarcinomas to Embryonic Stem Cells and Beyond: A History of Embryonic Stem Cell Research', *Nature Reviews Genetics*, **7**, 319-327 (2006).
9. トムソンの伝記のよいまとめは次を参照せよ． Ke Wu, "James Alexander Thomson (1958-)", *The Embryo Project Encyclopedia* [URL: https://embryo.asu.edu/pages/james-alexander-thomson-1958]. こちらも見て欲しい． Gina Kolata, "The Man Who Started the Stem Cell War May Help End It", *New York Times*, A1 (November 22, 2007).
10. James A. Thomson *et al.*, 'Isolation of a Primate Embryonic Stem Cell Line', *Proceedings of the National Academy of Sciences*, **92**, 7844-7848 (1995).
11. James A. Thomson *et al.*, 'Embryonic Stem Cell Lines Derived from Human Blastocysts', *Science*, **282**, 1145-1147 (1998).
12. ほぼ同じ頃，当時ジョンズ・ホプキンス大学にいたジョン・ゲアハートは同様の性質をもつヒト細胞を株化した．それは胚盤胞の内部細胞塊からではなく，第4章で述べるが，分化すると卵子や精子となる始原生殖細胞から株化された． Michael J. Shamblott *et al.*, 'Derivation of Pluripotent Stem Cells from Cultured Human Primordial Germ Cells', *Proceedings of the National Academy of Sciences*, **95**, 13726-13731 (1998). この細胞はすでに分化を始めているものだが，ゲアハートはこの細胞はほぼ多能であり，多くのさまざまな細胞タイプに変化しうることを実証した．ゲアハートの研究はまたジェロン社から研究助成を受けた．当初はトムソンの細胞とゲアハートの細胞のどちらが有用かは判然としていなかったが（決着がつけば広く利用される），結局，トムソンのhESCに軍配があがった．
13. ブッシュ大統領は2001年の9月11日（訳注：米国同時多発テロが起こった日）の直前，テキサスにある彼の牧場で開催された政策プレス会議にて，彼の政権では幹細胞研究の優先順位を低く扱うと発表した．彼の二期にわたる政権では，実際，その政策はそのプレス会議での発表のままだった． "President Discusses Stem Cell Research", *The White House* (August 9, 2001) [URL: http://georgewbush-whitehouse.archives.gov/news/releases/2001/08/20010809-2.html]. こちらも見て欲しい． Samuel Philbrick, "President George W. Bush's Announcement on Stem Cells, 9 August 2001", *The Embryo Project Ency-*

clopedia [URL: https://embryo.asu.edu/pages/president-george-w-bushs-announcement-stem-cells-9-august-2001].
14. カリフォルニア州法案の全文はこちらから見ることができる．"Proposition 71: The California Stem Cell Research and Cures Initiative" [URL: https://www.cirm.ca.gov/about-cirm/history]. この経緯はこちら．Ceara O'Brien, "California Proposition 71 (2004)", *The Embryo Project Encyclopedia* [URL: https://embryo.asu.edu/pages/california-proposition-71-2004].
15. サウスダコタ州法 34-14-16 はヒト胚の破壊を伴う治療に関係しない研究を意図して実施した場合はクラス A の軽罪と断じている．
16. "Stem Cell Treatment for Eye Diseases Shows Promise", *New York Times* (January 23, 2010) [URL: http://www.nytimes.com/2012/01/24/business/stem-cell-study-may-show-advance.html]; Andrew Pollack, "Stem Cell Trial Wins Approval of FDA", *New York Times* (July 30, 2010) [URL: http://www.nytimes.com/2010/07/31/health/research/31stem.html]. 承認された臨床試験の概要はこちらから知ることができる．"Human embryonic stem cells clinical trials", *Wikipedia* [URL: https://en.wikipedia.org/wiki/Human_embryonic_stem_cells_clinical_trials].
17. "Human Leukocyte Antigen", *Wikipedia* [URL: https://en.wikipedia.org/wiki/Human_leukocyte_antigen].
18. "Compatible Living Donor Kidney Transplant", *Renal and Pancreatic Transplant Center, Columbia University Medical Center* [URL: http://columbiasurgery.org/conditions-and-treatments/compatible-living-donor-kidney-transplant].
19. I. Wilmut *et al.*, 'Viable Offspring Derived from Fetal and Adult Mammalian Cells', *Nature*, **385**, 810–813 (1997).
20. 乳腺組織を利用したため，ドリーはそのように命名された．米国のカントリー音楽の歌手，ドーリー・パートンは，豊胸手術で大きくなった乳房のおかげで，彼女の本業の音楽（やビジネス）は時に霞んでしまった．
21. Keith Campbell *et al.*, 'Sheep Cloned by Nuclear Transfer from a Cultured Cell Line', *Nature*, **380**, 64–66 (1996).
22. クローン羊ドリーは進行性の肺疾患のため，2003 年 2 月に安楽死された．彼女はエジンバラにある国立スコットランド博物館のガラスケースに守られた回転式台座で展示されている．もしエジンバラに行くことがあったら，是非彼女に会ってはどうか．
23. ヒト生殖目的のクローニングを禁ずる州法の概要はこちらを見て欲しい．Nactional Conference of State Legislatures, "Human Cloning Laws" [URL: http://www.ncsl.org/research/health/human-cloning-laws.aspx].
24. "List of Animals That Have Been Cloned", *Wikipedia* [URL: https://en.wikipedia.org/wiki/List_of_animals_that_have_been_cloned].
25. J. A. Byrnet *et al.*, 'Producing Primate Embryonic Stem Cells by Somatic Cell Nuclear Transfer', *Nature*, **450**, 497–502 (2007).
26. ラエリアンという宗教団体は，いまだに 2002 年にヒトクローニングを始めたと主張しているが，クローン人間のプライバシーのため，彼らを誰にも見せないし，検査もしていないという．
27. 韓国ファン・ウソクのスキャンダルの全貌に関するよい本がありそうだが，まだ見つけていない．当面はこちらをみるとだいたい十分な経緯がかわるだろう．Rhodri Saunders, Julian Savulescu, 'Research Ethics and Lessons from Hwanggate: What Can We Learn from the Korean Cloning Fraud', *Journal of Medical Ethics*, **34**, 214–221 (2008).
28. Masahito Tachibana *et al.*, 'Human Embryonic Stem Cells Derived by Somatic Cell Nuclear Transfer', *Cell*, **153**, 1228–1238 (2013).
29. Monya Baker, "Stem Cells Made by Cloning Adult Humans", *Nature News* (April 28, 2014)

[URL: http://www.nature.com/news/stem-cells-made-by-cloning-adult-humans-1.15107].
30. Kazutoshi Takahashi, Shinya Yamanaka, 'Induction of Pluripotent Stem Cells from Mouse Embryonic and Adult Fibroblast Cultures by Defined Factors', *Cell*, **126**, 663-676 (2006).
31. Kazutoshi Takahashi *et al.*, 'Induction of Pluripotent Stem Cells from Adult Human Fibroblasts by Defined Factors', *Cell*, **131**, 861-872 (2007). ジェミー・トムソンらのヒトiPSC株化の論文は山中らの論文と同じ日に発表された．しかし，山中らの論文はマウスでの成功をふまえたヒトiPS細胞の株化達成であったためトムソンはさほど栄誉を与えられなかった．Junying Yu *et al.*, 'Induced Pluripotent Stem Cell Lines Derived from Human Somatic Cells', *Science*, **318**, 1917-1920 (2007).（私は，山中と初期のカエルクローニングのパイオニアであるジョン・ガードンに贈られた2012年のノーベル賞にトムソンも名が連なっても不思議ではないと思っているが，ヒト胚性幹細胞をめぐる政治が彼の受賞を遠ざけたのではないかと疑っている.）
32. この過程は"ダイレクトリプログラミング（直接的初期化）"とよばれている．Konrad Hochedinger, 'Reprogramming: The Next Generation', *Cell Stem Cell*, **11**, 740-743 (2012); Eduardo Marbán, Eugenio Cingolani, 'Direct Reprogramming: Bypassing Stem Cells for Therapeutics', *Journal of the American Medical Association*, **314**, 19-20 (2015).
33. 若干面食らったが，日本におけるiPSC由来細胞を用いる臨床試験は，2015年に止められ，hESC由来細胞を使う試験として再開されるという．その理由は完全に明らかになっていないが，日本の規制の見直しのため，iPSCに代わり，多くのさまざまなHLAタイプを備えた細胞バンクから選ばれたhESCを使う臨床応用が振興されるかもしれない（訳注：その後，iPSCを使う臨床試験は再開，網膜変性疾患治療試験などが進行している．一方，国立成育医療研究センターによるhESCを使う試験も2018年になって承認された）．Paul Knoepfler, "Historic turning point for iPS cell field in Japan?", *The Niche* (blog) [URL: https://www.ipscell.com/2015/08/ipscstudysuspend/].

第7章　遺伝子解析

1. Erwin L. van Dijk, Helène Auger, Yan Jaszczyszyn, Claude Thermes, 'Ten Years of Next-Generation Sequencing Technology', *Trends in Genetics*, **30**, 418-426 (2014); Elaine R. Mardis, 'Next Generation Sequencing Platforms', *Annual Review of Analytic Chemistry*, **6**, 287-303 (2013).
2. "Remarks Made by the President, Prime Minister Tony Blair of England (via Satellite), Dr. Francis Collins, Director of the National Human Genome Research Institute, and Dr. Craig Venter, President and Chief Scientific Officer, Celera Genomics Corporation, on the Completion of the First Survey of the Entire Human Genome Project", *The White House, Office of the Press Secretary* (June 26, 2000) [URL: https://www.genome.gov/10001356]; Nicholas Wade, "Genetic Code of Life Is Cracked by Scientists", *New York Times* (June 27, 2000) [URL: http://partners.nytimes.com/library/national/science/062700sci-genome.html].
3. "International Consortium Completes Human Genome Project", *National Institutes of Health* (April 14, 2003) [URL: https://www.genome.gov/11006929]; Nicholas Wade, "Once Again, Scientists Say Human Genome Is Complete", *New York Times* (April 15, 2003) [URL: http://www.nytimes.com/2003/04/15/science/once-again-scientists-say-human-genome-is-complete.html].
4. Cristian Tomasetti, Bert Vogelstein, 'Variation in Cancer Risk among Tissues Can Be Explained by the Number of Cell Divisions', *Science*, **347**, 78-81 (2015).
5. Hugo Y. K. Lam *et al.*, 'Performance Comparison of Whole-Genome Sequencing Platforms', *Nature Biotechnology*, **30**, 78-82 (2011); Frederick E. Dewey *et al.*, 'Clinical Interpretation and Implications of Whole-Genome Sequencing', *Journal of the American Medical Association*, **311**, 1035-1045 (2014).

6. この類のシークエンシングでは，正確さの指標として“カバレッジ”が言及される．“カバレッジ”とは全ゲノムシークエンシングの実施において特定配列が平均で読まれた回数をさす．カバレッジが30回から40回なら十分，60から70ならなお一層よい．しかし，カバレッジとは平均にすぎない．ある全ゲノムシークエンシングにおいて，ゲノムのある部分は平均より多くの回数読み込まれるが，他方，別の部分が読まれる回数は平均以下である（訳注：ゲノムには読み取りやすい部分とそうでない部分があることが関係していそうだ）．
7. 患者自身のゲノム（あるいは患者のがん細胞のゲノム）に基づく個別化医療の名として“パーソナライズド”医療が長く使われてきたが，オバマ大統領の“プレシジョン医療イニシアチブ”のおかげで，“プレシジョン（精密）”医療にとって代わりそうだ．“Fact Sheet: President Obama's Precision Medicine Initiative”, *The White House, Office of the Press Secretary* (January 30, 2015)［URL：https://www.whitehouse.gov/the-press-office/2015/01/30/fact-sheet-president-obama-s-precision-medicine-initiative］．“ゲノム”という言葉がないのは誤解を生むのではないか？患者のゲノム配列を知らずして，さまざまな方法で医療を個別化そして精密化がなされる，なされるべきだということになってしまう．
8. Dmitry Pushkarev, Norma F. Neff, Stephen R. Quake, 'Single-Molecule Sequencing of an Individual Human Genome', *Nature Biotechnology*, **27**, 847–850 (2009).
9. Division of Reproductive Health, “Assisted Reproduction Technology: 2012 National Summary Report” National Center for Chronic Disease Prevention and Health Promotion, Centers for Disease Control and Prevention, Atlanta, GA (2014)［URL：http://www.cdc.gov/art/reports/2012/national-summary.html］.
10. Jemma Evans *et al.*, 'Fresh versus Frozen Embryo Transfer: Backing Clinical Decisions with Scientific and Clinical Evidence', *Human Reproduction Update* **20(6)**, 808–821 (2014); Laird Harrison, 'Frozen Embryos Found to Be More Successful Than IVF', *Medscape Medical News* (February 18, 2013)［URL：http://www.medscape.com/viewarticle/779505］．後者は，生誕の成功率ではなく，おもに生まれた子のその後の健康を論じている．
11. それは私による大まかな推定で，染色体異常をもって生まれた子（ほぼ1%）の人数を遺伝子疾患（嚢胞性線維症，鎌形赤血球貧血症，βサラセミア）の一部と数千もの希少な遺伝子疾患の子の人数に加えて算出した．一部の推定は実際より高いだろう．こちらも見て欲しい．“Inherited Disorders”, *NetWellness*［URL：http://www.netwellness.org/healthtopics/idbd/2.cfm］．CDCは先天異常児人数の統計を取続けている．それによると，米国における出生の約3%がおもな体躯の異常と遺伝子疾患をもって生まれるケースだという．しかし，多くの体躯の先天異常は既知の遺伝的背景が関係せずに起こっている．L. Rynn, J. Cragan, A. Correa, 'Update on Overall Prevalence of Major Birth Defects—Atlanta, Georgia, 1978–2005', *Morbidity and Mortality Weekly Report*, **57**, 1–5 (2008).
12. 赤毛とその遺伝学に関してWikipediaに十分な説明がある．“Red Hair”, *Wikipedia*［URL：https://en.wikipedia.org/wiki/Red_hair］.
13. Razib Khan, “Heritability of Behavioral Traits”, *Discover* (Blog), (June 28, 2012)［URL：http://blogs.discovermagazine.com/gnxp/2012/06/eritability-of-behavioral-traits/#.VcqlUXWkbU］.
14. Jae Yeon Cheon, Jessica Mozersky, Robert Cook-Deegan, 'Variants of Uncertain Significance in BRCA: A Harbinger of Ethical and Policy Issues to Come?', *Genome Medicine*, **6**, 121 (2014); Jacob S. Sherkow Henry T. Greely, 'The History of Patenting Genetic Material', *Annual Review of Genetics*, **49**, 161–182 (2015).

第8章　配偶子をつくる

1. 本書原稿を校正していた2015年12月，私は初めてソニア・スーター教授の論文を読

んだ．Sonia M. Suter '*In Vitro* Gametogenesis: Just Another Way to Have a Baby?', *J Law Biosci*, **2** (2015), doi: 10.1093/jlb/lsv047. 彼女の論文は本書でも取上げげた，いくつかの問題を検討していたが，一つ，私が思い至りもしなかった生殖に言及していた．"多重親" だ．これについては第 12 章で簡単にふれる．

2. Shirish Daftary, Sudip Chakravarti, "Manual of Obstetrics", 3rd Ed., p.1-16, Elsevier, New Delhi (2011).
3. Ri-Cheng Chian, Patrick Quinn, "Fertility Cryopreservation", p.242-243, Cambridge University Press, New York (2010).
4. Nao Suzuki *et al.*, 'Successful Fertility Preservation Following Ovarian Tissue Vitrification in Patients with Primary Ovarian Insufficiency', *Human Reproduction*, **30**, 608-615 (2015); Dominic Stoop, Ana Cobo, Sherman Silber, 'Fertility Preservation for Age-Related Fertility Decline', *Lancet*, **384**, 1311-1319 (2014).
5. "What Is *In Vitro* Maturation and How Does It Work?", Human Fertilisation and Embryology Authority [URL: http://www.hfea.gov.uk/fertility-treatment-options-in-vitro-maturation.html]. 多少疑わしい点がある記事だが，体外卵子成熟（IVM）で最初の生誕を達成したクリニックがいうには，2015 年，この手技を経て 3,000 人以上の赤ちゃんが生まれているという．"Marin Fertility Clinic Announces First West Coast IVM Baby", *Marin Fertility Clinic* [http://www.prnewswire.com/news-releases/marin-fertility-center-announces-first-west-coast-ivm-baby-300067645.html].
6. Alok Jha, "Twins Born after New Fertility Treatment", *The Guardian* (October 25, 2007) [URL: http://www.theguardian.com/science/2007/oct/25/1]. 私は HFEA のクリニックデータベースを使い，英国の地方ごとに IVM を提供するクリニックを探し，英国全体の数を算出した．"Advanced Clinic Search", *Human Fertilisation and Embryology Authority* [URL: http://guide.hfea.gov.uk/guide/].
7. Jha, "Twins Born".
8. "Do Eggs Matured in the Laboratory Results in Babies with Large Offspring Syndrome?", *ObGyn.net* (June 30, 2010) [URL: http://www.obgyn.net/hpv/do-eggs-matured-laboratory-result-babies-large-offspring-syndrome]. ここでいえることは，この記事で引用されている報告は医学会議で発表されたものだが，科学誌ではまだ発表されてはいないということだ．
9. FDA 承認は第 10 章で議論する理由から不要と考えられるが，不明点もある．卵子は最低限の操作を超える取扱いがされた細胞のように思われるのだが．一方，FDA は概して，生殖医療の手技については規制していない．
10. イージーPGD は卵巣組織片を凍結しなくても実施可能だろう．卵巣組織の凍結は致命的な難点がある．IVF のたびに未熟な卵子を得るために外科手術が必要だ．また，採取できた卵子数で，つくることができる胚の数，また遺伝子検査の範囲が決まってしまう．一方，有利な点は，一度の手術で，一人の女性が通常利用する数以上の卵子を提供できる．そのためには，卵巣の凍結と体外での卵子成熟をそれぞれ完璧に実施しなければならない．時間軸を数十年で考えれば，幹細胞から卵子をつくるよりも，多分，このやり方は試行錯誤を経て，十分な有効性に到達しそうだ．
11. （あとで言及するクローニングを除いた）唯一の部分的例外は，イージーPGD を利用希望する男女が胚をつくり，それを壊して，ES 細胞を株化し，その後卵子や精子をつくる場合だ．その ES 細胞は一人の親のゲノムの半分のみもつわけではない．そうではなく，この幹細胞はそれぞれの親のゲノムの半分をもっている．これを使って，より多くの子どもをつくるため，遺伝的つながりのある "子たち" の一人から精子や卵子を効果的につくることができるだろう．
12. Niels Geijsen *et al.*, 'Derivation of Embryonic Germ Cells and Male Gametes from Embryonic Stem Cells', *Nature*, **427**, 148-154 (2004) (mice); Amander T. Clark *et al.*, 'Spon-

taneous Differentiation of Germ Cells from Human Embryonic Stem Cells *in Vitro*', *Human Molecular Genetics*, **13**, 727–739 (2004).
13. K. Kee *et al*., 'Human DAZL, DAZ and BOULE Genes Modulate Primordial Germ-Cell and Haploid Gamete Formation', *Nature*, **462**, 222–225 (2009).
14. Katsuhiko Hayashi *et al*., "Reconstitution of the Mouse Germ Cell Specification Pathway in Culture by Pluripotent Stem Cells", *Cell*, **146**, 519–532 (2011).
15. Katsuhiko Hayashi *et al*., 'Offspring from Oocytes Derived from *In Vitro* Primordial Germ Cell-Like Cells in Mice', *Science*, **338**, 971–975 (2012). 斎藤らの二つの実験とその成果の臨床応用（マウスではなくてヒトでの）との関連性は以下の記事で興味深く報じられている．David Cyranoski, 'Stem Cells: Egg Engineers', *Nature*, **500**, 392–394 (2013).
16. Naoko Irie *et al*., 'SOX17 Is a Critical Specifier of Human Primordial Germ Cell Fate', *Cell*, **160**, 253–268 (2014). この研究成果とその前の斎藤らの業績は，次を参照せよ．David Cyranoski, "Rudimentary Egg and Sperm Cells Made from Stem Cells", *Nature News* (December 24, 2014)［URL：http://www.nature.com/news/rudimentary-egg-and-sperm-cells-made-from-stem-cells-1.16636］.
17. iPS 細胞の歴史とメカニズムに関する技術的な面からの総説はこれを見よ．Matthias Stadtfeld, Konrad Hochedlinger, 'Induced Pluripotency: History, Mechanisms, and Applications', *Genes and Development*, **24**, 2239–2263 (2010).
18. Hayashi *et al*., "Reconstitution".
19. Hayashi *et al*., "Offspring".
20. 興味深いことに，ヒトではうまくいかなかった SCNT が，この研究ではブレイクスルーできた．その訳は，悪名高い刺激物であるカフェインを使って，細胞分裂開始を遅らせたからだ．Masuhito Tachibana *et al*., 'Human Embryonic Stem Cells Derived by Somatic Cell Nuclear Transfer', *Cell*, **153**, 1228–1238 (2013). この業績は 1 年以内にロバート・ランザのグループによって再現性が確かめられた．Young Gie Chung *et al*., 'Human Somatic Cell Nuclear Transfer Using Adult Cells', *Cell Stem Cell*, **14**, 777–780 (2014).
21. "X-Inactivation", *Wikipedia*［URL：https://en.wikipedia.org/wiki/X-inactivationXmosaicism］. X 染色体不活性化は，三毛猫（常に雌）の毛色のパターンの要因となっている．毛色の遺伝子の一部は X 染色体にある．二つの X 染色体に異なる毛色の遺伝子があり，X 染色体のどちらかが不活性化された先祖細胞が体のどこにあるかで毛色のパターンが決まる．
22. ターナー症候群の女性の卵巣にあった卵子は発生初期の段階で死んでしまう．ターナー症候群の女の子から幼いときに卵巣組織を採取，凍結しておくことで，大人になった後で妊孕性を回復させる取組みがある．Jacqueline K. Hewitt *et al*., 'Fertility in Turner Syndrome', *Clinical Endocrinology* (*Oxford*), **79**, 606–614 (2013).
23. A. H. Sathananthan, 'Mitosis in the Human Embryo: The Vital Role of the Sperm Centrosome (Centriole)', *Histology and Histopathology*, **12**, 827–856 (1997).
24. 哺乳類のインプリンティングに関する比較的読みやすいものを次にあげる．Denise P. Barlow, Marisa S. Bartolomei, 'Genomic Imprinting in Mammals', *Cold Spring Harbor Perspectives in Biology* (February 2014), doi: 10.1101/cshperspect.a018382.

第 9 章　研究投資，産業，医療従事者と医療財政

1. Peter Gillman, 'Supersonic Bust', *The Atlantic*, **279**(**1**), 72–81 (1977). この航空機は 2000 年に起こした悲惨な事故の後，完全に撤退する．そのはるか前，旅客事業を開始した頃の記事である．この事業には多くの技術的あるいはその他の面で弱点があったことを説明している．
2. たとえば，以下を見よ．Cheryl Swanson, "The Best Stocks in Gene Sequencing", *The Motley Fool* (June 18, 2015)［URL：http://www.fool.com/investing/general/2015/06/18/

the-best-stocks-in-gene-sequencing.aspx]; Luke Timmerman, "DNA Sequencing Market Will Exceed $20 Billion, Says Illumina CEO Jay Flatley", *Forbes* (blog) (April 29, 2015) [URL: http://www.forbes.com/sites/luketimmerman/2015/04/29/qa-with-jay-flatley-ceo-of-illumina-the-genomics-company-pursuing-a-20b-market/].

3. John K. Amory, 'George Washington's Infertility', ***Fertility and Sterility***, **81**, 495-499 (2004).
4. クロスセックス配偶子の開発は，同様に，親になりたいゲイやレズビアンの支援を得て，消費者先導型研究の恩恵を受けて進むだろう．
5. これは，生殖医療産業はこうした人々にドナー配偶子以外何も提供できないためなのだろう．体内に卵子や精子がなく，ドナー配偶子を使わないなら，生殖医療を受けることはめったにないだろう．ドナー卵子は患者自身の卵子が体内にないケースでほぼ使われるが，ドナー精子がIVFや（より費用が安くて簡単な）人工授精に使われるのは，ある男性の体内に十分な数の，あるいは受精能力のある精子がないケースではなく，単身の女性が生殖に利用するケースが多い．
6. "Sperm Banking: Background Fundamentals", *Xytec Cryo International* [URL: https://www.xytex.com/sperm-donor-bank-about/about-sperm-banking.cfm]．この出典では，30,000というよく引用される数字と，米国組織バンク学会の未発表研究からの引用，4000から5000という数字が言及されている．
7. 多発性硬化症の発症数は次の文献を参考にした．Ann Pietrangelo, Valencia Higuera, "Multiple Sclerosis by the Numbers: Fact, Statistics, and You", *Healthline* [URL: http://www.healthline.com/health/multiple-sclerosis/facts-statistics-infographic]．これによると毎週200例が診断されており，よって年間で約10,000ケースになるとみられる．がんの統計は次を参考にした．"Cancer Facts & Figures 2015," *American Cancer Society, Cancer Facts and Figures 2015* [URL: http://www.cancer.org/research/cancerfactsstatistics/cancerfactsfigures2015/]．HIV発症数は次の資料の値を使った．"HIV in the United States, at a Glance", *CDC* [http://www.cdc.gov/hiv/statistics/basics/ataglance.html]．
8. これらの割合がどのくらい正確かは不明だが，推定するに，同性愛はしだいに社会に受けられてきているため，ゲイ，レズビアン，バイセクシャルであるとカミングアウトする人々が現れてきているのではないか．ある最近の調査によれば，米国人の1.6%はゲイかレズビアンで，0.7%はバイセクシャルと見積もっている．Sandhya Somashekar, "Health Survey Gives Government Its First Large-Scale Data on Gay, Bisexual Population", *Washington Post* (July 15, 2014)．別の調査では，米国の成人の3.4%はゲイ，レズビアン，あるいはバイセクシャルとなっている．Gary J. Gates, Frank Newport "3.4 Percent of U.S. Adults Identify as LGBT", *Gallup* (October 18, 2012) [URL: http://www.gallup.com/poll/158066/special-report-adults-identify lgbt.aspx]．また別の報告では，1.7%は自分をゲイかレズビアンと，1.8%はバイセクシャルと自認しているという．Gary J. Gates, "How Many People Are Lesbian, Gay, or Bisexual?", Williams Institute, Los Angeles [URL: http://williamsinstitute.law.ucla.edu/research/census-lgbt-demographics-studies/how-many-people-are-lesbian-gay-bisexual-and-transgender/]．もちろん，バイセクシャルの人々が，実際にクロスセックス配偶子を利用したいと思うかは，その人の性格や人間関係次第だろう．
9. "赤ちゃんビジネス"のあらゆる観点からの優れた分析については，こちらを参照せよ．Deborah Spar, "The Baby Business: How Money, Science, and Politics Drive the Commerce of Conception", Harvard Business Review Press, Cambridge, MA (2006).
10. Tara Siegel Bernard, "Insurance Coverage for Infertility Treatments Varies Widely", *New York Times*, B1 (July 26, 2014)．次も見よ．"Health Insurance 101", *RESOLVE, at Insurance Coverage* [URL: http://www.resolve.org/family-building-options/insurance_coverage/health-insurance-101.html]．（RESOLVEは全国不妊協会が行う患者支援事業である．）
11. "Fellowships Overview", *Society for Reproductive Endocrinology and Infertility* [URL: http://www.socrei.org/detai1.aspx?id=3146]．このページからアクセスできるFellowship

Directory から人数を算出した．
12. Frank Newport, Joy Wilke, "Desire for Children Still the Norm in U.S.", *Gallup* (September 23, 2013) ［URL: http://www.gallup.com/poll/164618/desire-children-norm.aspx］.
13. この法理は間違いなく以下のケースで確立された．*Central Hudson Gas & Electric Corp. v. Public Service Commission*, 447 U.S. 557 (1980). だが，同様のケースはどんどん出てきている．
14. Michael Kornhauser, Roy Schneiderman, "How Plans Can Improve Outcomes and Cut Costs for Preterm Infant Care", *Managed Care Magazine* ［URL: http://www.managedcaremag.com/archives/1001/1001. preterm.html］.

第 10 章　法 的 要 因

1. 欧州連合でみられるさまざまな IVF 費用助成の方針は次を見よ．K. Berg Brigham, B. Cadier, K. Chevreul, 'The Diversity of Regulation and Public Financing of IVF in Europe and Its Impact of Utilization', *Human Reproduction*, **28**, 666–675 (2013).
2. Human Fertilisation and Embryology Association, "About the Human Fertilisation and Embryology Association" (October, 2009) ［URL: http://www.hfea.gov.uk/docs/About_the_HFEA.pdf］; Francesco Paolo Busardò *et al*., 'The Evolution of Legislation in the Field of Medically Assisted Reproduction and Embryo Stem Cell Research in European Union Members', *BioMedical Research International*, Article ID 307160, 9–10 (2014) ［URL: http://dx.doi.org/10.1155/2014/307160］.
3. Busardò *et al*., "Evolution", 5.
4. Busardò *et al*., "Evolution", 6, 7. 2004 年に設けられた，これら制限は，2009 年にイタリア憲法裁判所で却下されたが，医療現場では実際どうだったのかは不明だ．Italian Constitutional Court, No. 151/09 ［URL: http://www.cortecostituzionale.it/actionSchedaPronuncia.do?anno=2009&numero=151］. 2014 年，2004 年の法律における配偶子提供条項も無効とする判決がでた．Italian Constitutional Court, 2014; Giuseppe Benagiano, Valentina Filippi, Serena Sgargi, Luca Gianaroli, 'Italian Constitutional Court removes the prohibition on gamete donation in Italy', *Reproductive BioMedicine*, **29(6)**, 662–664 (December 2014).
5. Busardò *et al*., "Evolution", 2.
6. オーストラリアにおける生殖医療の概況がオーストラリア保健・医学研究会議のウェブサイトに掲載されている．"Assisted Reproductive Technology", *National Health and Medical Research Center* ［URL: https://www.nhmrc.gov.au/health-ethics/ethical-issues/assisted-reproductive-technology-art］. 南オーストラリアとノーザンテリトリー準州は制限的だ．こちらを見よ．Karin Hammerberg, "IVF and Beyond for Dummies", Wiley, Milton, Queensland, Australia (2011).
7. 八つ子ママの事実と倫理的分析についてよくまとめたものは，次を見よ．Bertha Alvarez Manninen, 'Parental, Medical, and Sociological Responsibilities: 'Octomom' as a Case Study in the Ethics of Fertility Treatments', *Journal of Clinical Research and Bioethics*, S1-002 (2011), doi: 10.4172/2155-9627.S1-002.
8. American Society for Reproductive Medicine (ASRM), "Oversight of Assisted Reproductive Technology", Birmingham, AL: American Society for Reproductive Medicine (2010). ［URL: https://www.asrm.org/uploadedFiles/Content/About_Us/Media_and_Public_Affairs/OversiteOfART%20%282%29.pdf］.
9. この ASRM 報告は何らかの規制がひょっとしたら有益かもしれないという可能性を全面的に否定しているわけではない．特に，保険適用があれば胚を多く移植しなければならないという経済的な圧力を緩和できるであろうと考え，IVF の保険適用を呼びかけている．（もちろん，そうすれば，また生殖医療クリニックのマーケットが拡大するわけだ．）
10. Federal Food, Drug, and Cosmetic Act, Section 201(g)(1), codified at 21 U.S.C. §321(g)

(1).
11. 同上, Section 201(h)(1)(B, C), codified at 21 U.S.C. §321(h).
12. Public Health Service Act, codified at 42 U.S.C. §262(i).
13. Patricia A. Zettler, 'Toward Coherent Federal Oversight of Medicine', *San Diego Law Review*, **52**, 427-500 (2015).
14. 21 U.S.C. §396. 次を参照せよ. Rebecca Dresser, Joel Frader, 'Off-Label Prescribing: A Call for Heightened Professional and Government Oversight', *Journal of Law, Medicine and Ethics*, **37**(3), 476 (2009).
15. John Murray, "CDRH Regulated Software: An Introduction", *FDA* [URL: http://www.fda.gov/downloads/Training/CDRHLearn/UCM209129.pdf]. ソフトウェアに対するFDA規制の最近の動向に関しては次を見よ. Komal Karnik, 'FDA Regulation of Clinical Decision Support Software', *Journal of Law and Biosciences* (2014), doi: 10.1093/jlb/lsu004.
16. Framework for Regulatory Oversight of Laboratory Developed Tests; Draft Guidance for Industry, Food and Drug Administration Staff, and Clinical Laboratories; Availability, 79 Fed. Reg. 59776-59779 (October 3, 2014). ガイダンス案はこちらから読むことができる. http://www.fda.gov/downloads/medicaldevices/deviceregulationandguidance/guidancedocuments/ucm416685.pdf.
17. "FDA Allows Marketing of Four 'Next Generation' Gene Sequencing Devices", FDA, News Release (November 19, 2013) [URL: http://www.fda.gov/NewsEvents/Newsroom/PressAnnouncements/ucm375742.htm]. 次もみよ. Francis S. Collins, Margaret A. Hamburg, 'First FDA Authorization for Next-Generation Sequencer', *New England Journal of Medicine*, **369**, 2369-2371 (2013).
18. ラエリアンは彼らの宗教を創設した知的異星人が預言者ラエル(クロード・ヴォヒロンというフランス人の元レースドライバー)と話し合いをもち, クローン人間をつくることは義務であると宣言した. この宗教はヒトのクローニングを行うためにClonaidという会社を創設した. Charlie Jane Anders, "Meet the Raelians: Inside the World's Strangest—and Nicest—UFO Sex Clone Religion", *io9* (November 21, 2011) [URL: http://io9.com/5860418/meet-the-raelians-inside-the-worlds-strangest-and-nicest-ufo-sex-clone-religion]. 概略についてはラエリアンのウェブサイトを見ると早い. Message from the Designers [http://www.rael.org/home].
19. イリノイ州の核物理学者シードは1997年12月, 法案が通って違法になる前に自身のクローン人間をつくると言い出した. シードは完全にマッドサイエンティストにみえたが, 彼の計画は, 彼と医者である彼の兄弟は1980年代に胚移植の研究に従事していたため, 若干, 信頼できそうな側面があった. Elizabeth Price Foley, 'The Constitutional Implications of Human Cloning', *Arizona Law Review*, **42**, 647-730, 648-649 (2000).
20. "Reported Efforts to Clone Human Beings", *Center for Genetics and Society* (July 29, 2004) [URL: http://www.geneticsandsociety.org/article.php?id=383].
21. 関連論文のなかでは以下を勧める. Richard A. Merrill, Bryan J. Rose, 'FDA Regulation of Human Cloning: Usurpation or Statesmanship?', *Harvard Journal of Law and Technology*, **15**(**1**), 85-148 (2001) [URL: http://jolt.law.harvard.edu/articles/pdf/v15/15HarvJLTech085.pdf]; Richard A. Merrill, 'Human Tissues and Reproductive Cloning: New Technologies Challenge FDA', *Houston Journal of Health Law and Policy*, **3**, 1-86 (2002); Rebecca Dresser, 'Human Cloning and the FDA', *Hastings Center Report*, **33**(3), 7-8 (2003); Louis M. Guenin, 'Stem Cells, Cloning, and Regulation', *Mayo Clinic Proceedings*, **80**(**2**), 241-250 (2005) [URL: www.mayoclinicproceedings.com]; Gail H. Javitt, Kathy Hudson, 'Regulating for the Benefit of Future Persons: A Different Perspective on the FDA's Jurisdiction to Regulate Human Reproductive Cloning', *Utah Law Review*, 1201-1229 (2003); Gregory J. Rokosz, 'Human Cloning: Is the Reach of FDA Authority Too Far a Stretch?', *Seton Hall Law*

Review, **30**, 464-515 (1999-2000). この時代のクローニングによるヒトの生殖（と生殖を目的としない基礎研究）の総説はこちらをみよ. California Advisory Committee on Human Cloning, 'Cloning Californians: Report of the California Advisory Committee on Human Cloning', *Hastings Law Journal*, **53**, 1143-1203 (2002).
22. Steve Connor, "Three-Parent Baby Pioneer Jamie Grifo: The Brits Will Be Ahead of the World", *The Independent* (August 13, 2015) [URL: http://www.geneticsandsociety.org/article.php?id=8314]; Kristina Fiore, "Rocky Road for Mitochondrial Transfer", *MedPage Today* (February 28, 2014) [URL: http://www.medpagetoday.com/Endocrinology/GeneralEndocrinology/44530].
23. Dorothy R. Haskett, "Ooplasmic Transfer Technology", *Embryo Profect Encyclopedia* (August 18, 2014) [URL: https://embryo.asu.edu/pages/ooplasmic-transfer-technology].
24. Ewen Callaway, "Scientists Cheer Vote to Allow Three-Person Embryo", *Nature News* (February 3, 2015), doi: 10.1038/nature.2015.16843. 次からもアクセスできる. URL: http://www.nature.com/news/scientists-cheer-vote-to-allow-three-person-embryos-1.16843.
25. Henry T. Greely, "Heather Has Three Parents", *Center for Law and the Biosciences* (Blog) (March 2, 2014) [URL: https://blogs.law.stanford.edu/lawandbiosciences/2014/03/02/heather-has-three-parents/].
26. *U.S. v. Regenerative Sciences*, 741 F.3d 1314 (D.C. Cir. 2014).

第11章　政　　治

1. Fr. Tad Pacholczyk, 'Do Embryos Have Souls?', *National Catholic Bioethics Center* [URL: http://www.ncbcenter.org/document.doc?id=846].
2. ルイジアナ改正州法, 9, §123は以下のように規定している. "体外受精されたヒト卵子は, その人工受精卵が子宮に移植されるまで, あるいは生まれていない子が法に基づいて権利が付与された段階で, 法的に人とみなす" Section 129では, "生きているヒト人工受精卵は法的に人であり, そのような生殖方法によらず生まれた人あるいは法が定める人は, またそれ以外の人による行為によって, 意図的に破壊してはならない" と規定している. だが, 違反した場合の罰則は定められていない.
3. カリフォルニア再生医療機構（CIRM）を設立するための法案71号は, 本機構の理事会に, "必要経費の返金は許容しつつも, 研究材料を提供するドナーや研究参加者に報酬を支払うことを禁止する" ルールを策定することを求めた. 次を参照せよ. California Stem Cell Research and Cures Act, Section 125290.35. 2006年, カリフォルニア州法SB 1260には追加の規制が設けられた. それは, カリフォルニア州において, 研究目的のヒト卵子提供に対する, 直接経費の合理的支払いを超えた額の支払いは禁止すると規定している. こちらを見よ. California Health and Safety Code, §125355. 2013年, 投票の結果, 研究に協力するドナーに5000ドル（約55万円）まで支払うことを許容する州法改正案が支持されたが, ブラウン知事はその法案に拒否権を行使した. Al Donner, "Jerry Brown Vetoes Sales of Eggs in California", *National Catholic Register* (September 13, 2013) [URL: http://www.ncregister.com/daily-news/jerry-brown-vetoes-sales-of-human-eggs-in-california/].
4. 17州に代理母を許可する州法があり, 他7州ではこれを承認する意見判決がでている. 五つの州は, 代理母契約は強制によって締結されてはならないとしており（訳注: つまり, 自由意志に基づく契約であること）, またコロンビア特別区は代理母を犯罪としている. Tamar Lewin, "Surrogates and Couples Face a Maze of Laws, State by State", *New York Times*, A1 (September 18, 2014).
5. *Troxel v. Granville*, 530 U.S. 57 (2000).
6. *Obergefell v. Hodges*, 576 U.S., 135 S. Ct. 2584 (2015). こちらも見よ. *United States v. Windsor*, 570 U.S., 133 S.Ct. 2675 (2013). これは連邦の結婚擁護法を無効と判決している.
7. "医師は妊婦が以下の理由で人工妊娠中絶のみ求めていることを承知しておりながら, 意

図して中絶を実施，あるいは中絶の実施を試みてはならない．a）生まれていない子の性を理由として，あるいは，b）生まれていない子が遺伝子異常あるいは遺伝子異常の可能性があると診断されたことを理由として" North Dakota Century Code, Chapter 14-02.1. これの違反は，クラスAの軽犯罪となる．ノースダコタ州法の中絶規制の多くの条項の一部は，当初，連邦地方裁判所で争われたが，原告は性や遺伝子異常の条項に関する訴えを取下げた．ノースダコタ州法に関する有意義なまとめ（他の州の性を理由にした，もう一つは人種を理由にした中絶規制）は，次を見よ．Part II of Carole J. Petersen, 'Reproductive Justice, Public Policy, and Abortion on the Basis of Fetal Impairment: Lessons from International Human Rights Law and the Potential Impact of the Convention on the Rights of Persons with Disabilities', *Journal of Law and Health*, **28**, 121–163 (2015)［URL: http://engagedscholarship.csuohio.edu/jlh/vol28/iss1/7］.

8. Robert C. Green, Nita A. Farahany, 'Regulation: The FDA is Overcautious on Consumer Genomics', *Nature*, **505**, 286–287 (2014).
9. Peterson, "Reproductive Justice", 128.
10. 性別の不均衡に関するさらなる情報は次を見よ．Mara Hvistendahl, "Unnatural Selection: Choosing Boys over Girls and the Consequences of a World Full of Men", PublicAffairs, New York (2011). この問題については，本書の第15章で再び扱う．
11. Ethics Committee of the American Society for Reproductive Medicine, 'Use of Reproductive Technology for Sex Selection for Nonmedical Reasons', Fertility and Sterility, **103**, 418–422 (2015). この見解書は明白に以前の二つの倫理委員会見解を廃止し，以下の内容に差替えている．Ethics Committee of the American Society for Reproductive Medicine, 'Sex Selection and Preimplantation Genetic Diagnosis', *Fertility and Sterility*, **82**, S245–248 (2004); Ethics Committee of the American Society for Reproductive Medicine, 'Preconception Gender Selection for Nonmedical Reasons', *Fertility and Sterility*, **82**, S232–235 (2004). この2015年の見解書は米国での性選別に関するいくぶんかの制約がある証拠と，逆にそれ以上の倫理に関する文献があることを有意義に取上げている．
12. 2004年の調査では，米国人の男児あるいは女児の指向にはあまり差はなかった．Edgar Dahl *et al.*, 'Preconception Sex Selection Demand and Preferences in the United States', *Fertility and Sterility*, **85**, 468–473 (2006). 一方，ギャラップ協会のアンケートでは，一人の男児あるいは一人の女児だけをもてるとしたら，どちらを選ぶかという問いに対して，前者を選んだ人たちは40%，後者は28%と男児志向の傾向があった．Frank Newport, "Americans Prefer Boys to Girls, Just as They Did in 1941", *Gallup* (June 23, 2011)［URL: http://www.gallup.com/poll/148187/americans-prefer-boys-girls-1941.aspx］．他方で，強い男児志向のある国からの最近の移民でない場合，性選別を考える米国人は女児志向であるとする逸話はたくさんある．
13. 昔ながらの人工授精を使ってはいるが，おそらく最も有名な聾唖の子を産むための選別は，こちらを見よ．Liza Mundy, 'A World of Their Own', *Washington Post Magazine*, W22 (March 31, 2000).
14. Holly C. Gooding *et al.*, 'Issues Surrounding Prenatal Genetic Testing for Achondroplasia', *Prenatal Diagnosis*, **22**, 933–940 (2002). この論文は軟骨無形成症でない胎児を実際に中絶しようと考える人はほとんどいないだろうと述べている．ヒト遺伝学の多様性のもう一つの例としてこれも言及に値するが，軟骨無形成症の人々の70%では，彼らの親はその症状がなく，またそのリスクもないという．つまり，彼らは，関連遺伝子に新しく変異が生じたため，そのように生まれたのだ．（同じことはダウン症候群の染色体異常にはより当てはまる）
15. *Rust v. Sullivan*, 500 U.S. 173 (1991).
16. 2008年の段階で，米国13州はヒト生殖目的のクローニングを禁止していた．カリフォルニア州（最初に禁止した州で，ドリー誕生後，6週間も経たずにその措置をとった），

アルカンサス州，コネチカット州，インディアナ州，アイオワ州，メリーランド州，マサチューセッツ州，ミシガン州，ロードアイランド州，ニュージャージー州，ノースダコタ州，そしてバージニア州．"Cloning Bans," *National Conference of State Legislatures*〔URL：http://www.ncsl.org/research/health/human-cloning-laws.aspx〕(2008年1月まで更新されている)．世界的にみると，遺伝学と社会センターは46カ国が明確にヒト生殖目的のクローニングを禁止しているという．"Human Cloning Policies", *Center for Genetics and Society*〔URL：http://www.geneticsandsociety.org/article.php?id=325〕．米国ではFDAが，もしヒトクローニングを行うなら事前の承認を求めているが，そういった国は，含まれていない．

17. Ira Levin, "Boys from Brazil", Random House, New York (1976); "Boys from Brazil", directed by Franklin J. Schaffner, ITC Entertainment, London (1978)〔映画〕; Kazuo Ishiguro, "Never Let Me Go", Faber and Faber, London (2005); "Never Let Me Go", directed by Mark Romanek, DNA Films, London (2010)〔映画〕; "The Island", directed by Michael Bay, Dream Works, Los Angeles (2005)〔映画〕; "Star Wars Episode II: Attack of the Clones", directed by George Lucas, Twentieth Century Fox, Los Angeles (2002)〔映画〕; Aldous Huxley, "Brave New World", Chatto and Windus, London (1970); "Gattaca", directed by A. Niccol, Columbia Pictures Corp., Los Angeles: (1997)〔映画〕.
18. マルタ，エル・サルバドル，およびウルグアイについては次を見よ．Cora Fernandez Anderson, "The Politics of Abortion in Latin America", *RH Reality Check* (July 17, 2013)〔URL：http://rhrealitycheck.org/article/2013/07/17/the-politics-of-abortion-in-latin-america/〕．スペインでは，人工妊娠中絶は2010年に広く合法化された．その後，保守的な政府はその法を再び厳しい内容に改正しようとしたが，2013年に諦めたようだ．"Spanish Abortion: Rajoy Abandons Tightened Law", *BBC News*, (September 23, 2014)〔URL：http://www.bbc.com/news/world-europe-29322561〕．フランスでは，1975年以来，中絶は妊娠初期の12週の間，"苦悩の状態にある" 女性が利用できるとしている．その法は2014年に緩和され，上記の期間であれば，女性の求めに応じて中絶を利用してよいとなった．その妊娠期間を越えて中絶することは，その妊娠が女性にとって有害であるか，生まれる子が重篤な病気をもつ可能性があるとする証明が必要となる．"Abortion in France", *Wikipedia*〔URL：https://en.wikipedia.org/wiki/Abortion_in_France〕.
19. "Religious Response to Assisted Reproductive Technology", *Wikipedia*,〔URL：https://en.wikipedia.org/wiki/Religious_response_to_assisted_reproductive_technology#Islam〕．イスラム世界における生殖医療の見解の複雑な状況を包括的にまとめたものはこちら．Marcia C. Inhorn, Soraya Tremayne, eds., "Islam and Assisted Reproductive Technologies: Sunni and Shia Perspectives", Berghahn Books, New York (2012).
20. Ruth Levush, "Israel: Reproduction and Abortion: Law and Policy", *Law Library of Congress*, (February 2012)〔URL：http://www.loc.gov/law/help/israel_reproduction_law_policy. php〕.
21. ドイツの関連法は代理母とともに卵子や胚の提供も禁止している．また，一度の生殖医療で受精させ移植できる卵子の数はわずか3個までと制限している．胚の凍結は，女性が医学的な問題があってすぐ妊娠できない体調のときに限り実施可としている．"Germany", *Infertility Answers*〔URL：http://infertilityanswers.org/art_in_germany〕．裁判の末，子における重篤な遺伝子疾患を避ける目的でPGDを必要とする親の立場を尊重すると判決が出た後，PGDは合法化された．Annette Tuffs, 'Germany Allows Restricted Access to Preimplantation Genetic Testing', *BMJ*, **343**, (July 12, 2011), doi: http://dx.doi.org/10.1136/bmj.d4425.
22. Hvistendahl, "Unnatural Selection".
23. しかし，彼が初めてその文句を使った者であることは明らかだ．オニールは1935年に初めてその言葉を使ったが，1932年の新聞コラムにこの文句はすでに登場していた．

Barry Popik, "Origin of All Politics Is Local' (Attention Rachel Maddow)", *RedState*, (September 28, 2010) [URL: http://www.redstate.com/diary/barrypopik/2010/09/28/origin-of-all-politics-is-local-attention-rachel-maddow/]; Fred R. Shapiro, "Quote . . . Misquote: A Commentary", *New York Times* (July 21, 2008).

第 12 章　新しい生殖技術の利用可能性

1. "List of Animals That Have Been Cloned", *Wikipedia* [URL: https://en.wikipedia.org/wiki/List_of_animals_that_have_been_cloned].
2. FDA はクローン動物（とその生みの親の動物）の健康問題について実に詳細な検討を行っている．おもにウシにおける問題をまとめているが，ブタやヤギにも言及している．結論としては，クローンで誕生した動物やその母親も相当な健康リスクを負うが，出生直後のこうした問題を生き延びた動物は概して正常ということだ．Center for Veterinary Medicine, "Animal Health Risks", 'Chapter 8 of Animal Cloning: A Risk Assessment', FDA, Rockville, MD (2008) [URL: http://www.fda.gov/AnimalVeterinary/SafetyHealth/AnimalCloning/UCM124756.pdf]．哺乳類クローンで成功している一例はこちら．Haley Cohen, 'How ChampionPony Clones Have Transformed the Game of Polo', *Vanity Fair* (August 2015) [http://www.vanityfair.com/news/2015/07/polo-horse-cloning-adolfo-cambiaso]．一方，米国の上訴裁判所は，米国クオーター馬協会がクローン馬を禁止していることは通商取引上，違法な制限であると主張する訴訟を却下している．*Abraham & Veneklasen Joint Venture v. American Quarter Horse Assoc.*, 776 F.3d 321 (Fifth Cir. 2015).
3. もしクローニングがヒトや他の動物で一般的に行われるようになったとしたら，クローン作製に使うほぼすべての DNA を提供する核の源を表す，新しい言葉が必要になるだろう．"前駆体" がひょっとしたら最良かもしれない．しかし，その言葉を使う確たる理由もないが．
4. 世界的な総合科学誌であるサイエンス誌とネイチャー誌はともに，CRISPR に関する有益な総説記事をいくつも掲載している．"The CRISPR Revolution", *Science* [URL: http://www.sciencemag.org/site/extra/crispr/?intcmp=HP-COLLECTION-PROMO-crispr]; "CRISPR: The Good, the Bad, and the Unknown", *Nature* [URL: http://www.nature.com/news/crispr-1.17547].
5. マサチューセッツ工科大学の研究者，フェン・チャンも早期から CRISPR を使った研究を行っている．ドウドナ（とカリフォルニア大学）は CRISPR の特許を先に出願していたが，チャンも（MIT を通じて）申請を済ませており，特許査定を受けている．これが可能だったのは，米国の特許制度の先発明主義のためであったが，特許紛争は今や，どちらかの特許が生き残る，両方とも生き残る，あるいはともに認められない，"侵害" 手続きに入っている．これは数億ドル（数百億円）の利益がかかった闘いだ（訳注：結局，2018 年 9 月になってフェン・チャンが勝利という結果になった)．アントニオ・レガラドがうまくまとめた記事を見よ．"Who Owns the Biggest Biotech Discovery of the Century?", *MIT Technology Review* (December 4, 2014) [URL: http://www.technologyreview.com/featuredstory/532796/who-owns-the-biggest-biotech-discovery-of-the-century/]．一方，ストックホルムは米国特許庁の影響を受けない．私はドウドナとシャルパンティエがノーベル賞を手にするのではないかとみている．一つのノーベル賞は生存者 3 人までに贈られるので，チャンも受賞者に含まれるかもしれない．
6. David Baltimore *et al.*, "A Prudent Path Forward for Genomic Engineering and Germline Gene Modification", *Science*, **348**, 36–38 (2015).
7. Ralph J. Cicerone, Victor J. Dzau, "National Academy of Sciences and National Academy of Medicine Announce Initiative on Human Gene Editing", *News from the National Academies* (May 18, 2015) [URL: http://www8.nationalacademies.org/onpinews/newsitem.

aspx?RecordID=05182015]．この“サミット”はあなたがこの本を手にする頃，2015年の12月に開催が予定されている．準備委員会によるサミット報告書の公表は早くても2016年暮れになる見込みだ（訳注：実際は2017年2月公表）．

8. National Academies, “Human Gene-Editing Initiative”［URL：http://nationalacademies.org/gene-editing/index.htm］．サミットの総括については，次を参照せよ．Henry T. Greely, “The International Summit on Human Gene Editing: A Successful Production”, *Center for Law and the Biosciences* (blog) (December 2015)［URL：https://law.stanford.edu/2015/12/05/the-international-summit-on-human-gene-editing-a-successful-production/］．
9. もちろん，ゲノム編集がCRISPR-Cas9や関連技術の利用で一層有効になったとしても，生殖細胞系列の改変はさほど必要ないかもしれない．親や成長した子らはゲノム編集を使って体にある体細胞を遺伝子改変できるかもしれないからだ．これによって，胚への介入に伴う特別なリスクを避けることができるし，インフォームドコンセントも適正に実施できる（訳注：胚のゲノム編集の場合，赤ちゃんは生まれてないので同意できない）胚あるいは配偶子でのゲノム編集は，出生前の発生，成長に悪影響を及ぼすアレルがある場合のみ意義があるだろう．
10. Puping Liang *et al.*, ‘CRISPR-Cas9-Mediated Gene Editing in Human Tripronuclear Zygotes’, *Protein Cell*, **6**, 363-372 (2015)．その前に，中国の別の研究グループがCRISPRを使った受精卵ゲノム編集を経て遺伝子改変サルが生まれたと報じている．Yuyu Niu *et al.*, ‘Generation of GeneModified Cynomolgus Monkey *via* Cas9/RNA-Mediated Gene Targeting in One-Cell Embryos’, *Cell*, **156**, 836-843 (2014)．
11. Thomas Wirth, Nigel Parker, Seppo Yla-Herttuala, ‘History of Gene Therapy’, *Gene*, **525**, 162-169 (2013)．
12. Sabrina Richards, “Gene Therapy Arrives in Europe”, *The Scientist* (November 6, 2012)［URL：http://www.the-scientist.com/?articles.view/articleNo/33166/title/Gene-Therapy-Arrives-in-Europe/］．
13. この原理の説明は以下参照のこと．“RNA Interference (RNAi)”, *National Center for Biotechnology Information*［URL：http://www.ncbi.nlm.nih.gov/probe/docs/techrnai/］．あるいは5分間のアニメーションもある．“RNA Interference (RNAi)”, *Nature Reviews Genetics*［URL：http://www.nature.com/nrg/multimedia/rnai/animation/index.html］．
14. Daniel G. Gibson *et al.*, ‘Creation of a Bacterial Cell Controlled by a Chemically Synthesized Genome’, *Science*, **329**, 52-56 (2010)．
15. Narayana Annuluru *et al.*, ‘Total Synthesis of a Functional Designer Eukaryotic Chromosome’, *Science*, **344**, 55-58 (2014)．
16. 日本でのヤギの研究はどうも確からしい．Perri Klass, “The Artificial Womb Is Born”, *New York Times* (September 29, 1997)［URL：http://www.nytimes.com/1996/09/29/magazine/the-artificial-womb-is-born.html?pagewanted=3］．より概略的な話はこちらが興味深いだろう．David Warmflash, “Artificial Wombs: The Coming Era of Motherless Births?”, *Genetic Literacy Project* (June 12, 2015)［URL：http://www.geneticliteracyproject.org/2015/06/12/artificial-wombs-the-coming-era-of-motherless-births/］．科学的観点から従来研究と将来展望をまとめた有益な総説は次を見よ．Carlo Bulletti *et al.*, ‘The Artificial Womb’, *Annals of the New York Academy of Sciences*, **1221**, 124-128 (2011)．
17. 最初の梯子は1999年の移植でかけられた．2011年には最初の気管が成功した．Marissa Cevallos, “Transplanted Trachea, Born in Lab, Is One of Several Engineered-Organ Success Stories”, *Los Angeles Times* (July 8, 2011)［URL：http://articles.latimes.com/2011/jul/08/news/la-heb-trachea-transplant-stem-cell-20110708］．
18. この時間軸を早める一つの方法は，人工子宮をつくり出して利用するのではなく，生きているか，死んだ女性から摘出された子宮を利用することだ．“機器で維持された子宮”

の安全性や効果は，子宮の利用性に限界があり，研究を進めにくいだろうから，確かなものとはいえまい．しかし，このやり方は本文中で示唆した人工子宮の問題の一つ，子宮自体をつくり出すことを回避できる．

19. その“子宮レプリカ”はロイス・マクマスター・ビジョルド作のボルコシガンシリーズにたびたび登場するが，特にこの小説では大きく取上げられている．Lois McMaster Bujold, “Barrayar”, Baen Books, Wake Forest, NC (1991)（まさにヒューゴ賞をとるべくして受賞した本だ）．

20. Sonia Suter: ‘*In Vitro* Gametogenesis: Just Another Way to Have a Baby?’, *Journal of Law and the Biosciences*, **2** (2015), doi: 10.1093/jlb/lsv047. 貧苦なことに，私はこのジャーナルの3人いる主任編集者の一人だが，シンポジウム号に掲載された本論文について，タイトルはおろか内容も，投稿，査読，編集の過程にも関与しなかった．

第二幕間　イージー PGD の将来

1. William D. Mosher, Jo Jones, Joyce C. Abma, ‘Intended and Unintended Births in the United States: 1982-2010’, *National Health Statistics*, **55**, table 1 (July 24, 2012). 興味深いことに，これらの結果は，それ以前，1982 年に実施された同様の調査ととても似ている．一方で，権威あるガットマッチャー研究所の報告によれば，2006 年，米国における妊娠の 49%は計画したものだった．Lawrence B. Finer, Mia R. Zolna, ‘Unintended Pregnancy in the United States: Incidence and Disparities’, *Contraception*, **84**, 478–485 (2011). その違いは，おそらく，前者は出生数（よって中絶はカウントされない）をみており，後者は妊娠数（多くは中絶で終わる）をみているためだろう．本書の目的を考えると，前者の数字の方が重要となる．

2. 米国における超音波を使った妊娠検査の割合の統計は見つけることができなかったが，明らかに一般的に行われているはずだ．超音波検査の歴史については次を参照せよ．Kevin Helliker, “Pregnant Women Get More Ultrasounds, without Clear Medical Need”, *Wall Street Journal* (July 17, 2015)［URL: http://www.wsj.com/articles/pregnant-women-get-more-ultrasounds-without-clear-medical-need-1437141219］．この記事は，2014 年，米国では，保険料返還のデータによれば出産までに平均で 5.2 回超音波検査（医療目的ではない，胎児の“記念撮影”を目的にした利用を除く）を受けたと報じている．米国産科婦人科学会の 2009 年の医療ガイドラインによれば，ほとんどの女性は妊娠中，少なくとも 1 回は超音波検査を受けている．ガイドラインは出生前医療として超音波検査を推奨してないが，すべての妊婦と話し合い，彼女らが超音波検査を求めるなら，その意思を尊重することは穏当であるとしている．ACOG Committee on Practice Bulletins-Obstetrics, “Ultrasonography in Pregnancy”, *ACOG Practice Bulletin*, **101** (2009).

3. カリフォルニア州法，タイトル 17，§6527(a) はすべての医療者に，“担当しているすべての妊娠女性に出産 140 日前までに”出生前スクリーニングの情報を伝えるように要請している．§6527(c) はスクリーニングを選ぶことになっているすべての女性にインフォームドコンセントの書類を渡すように求めている．

4. Glenn E. Palomaki *et al.*, ‘Screening for Down Syndrome in the United States: Results of Surveys in 2011 and 2012’, *Archives of Pathology and Laboratory Medicine*, **137**, 921–926 (2013).

5. 本書を執筆開始した頃，経口避妊薬の発明者の一人，故カール・ジェラッシ博士と対話する機会に恵まれた．人々は，ゆくゆくは，思春期までと同じく不妊のままでいようとするが，家族をもとうとするとき，いや，そのときだけ，妊娠可能な体に戻る方法，あるいは保存しておいた卵子や精子を使って，妊娠を始めるようになる，と彼は述べた．無論，イージーPGD はジェッラッシの世界観にぴったり合う．iPS 細胞由来配偶子があれば，一過的に不妊でいることも，配偶子の保存も必要でなくなる．

第Ⅲ部　その意味合い

1. Aldous Huxley, "Brave New World", Chatto and Windus, London (1970); H. G. Wells, "The Time Machine", Martino Fine Books, Eastford, CT (2011) (1895年の初版の増刷); Mary Wollstonecraft Shelley, "Frankenstein: Or the Modern Prometheus", Oxford University Press, Oxford (2008).
2. これらのテーマを扱う本は膨大にある．実用目的に限っても，その数は無限にあるようにみえる（一人で読んでしまう人もいるかもしれないが）．これらの問題を扱う本のなかで私が読みやすいと感じているものを10前後，アルファベット順に，著者，書名の順で以下あげる．Lori B. Andrews, "The Clone Age: Adventures in the New World of Reproductive Technology", Henry Holt, New York (1999); Allen E. Buchanan, "Better than Human: The Promise and Perils of Enhancing Ourselves", Oxford University Press, New York (2011); Allen E. Buchanan, Dan W. Brock, Norman Daniels, Daniel Wikler, "From Chance to Choice: Genetics and Justice", Cambridge University Press, Cambridge (2000); Francis Fukuyama, "Our Posthuman Future: Consequences of the Biotechnology Revolution", Farrar, Straus and Giroux, New York (2002); Ronald Michael Green, "Babies by Design: The Ethics of Genetic Choice", Yale University Press, New Haven (2007); John Harris, "Enhancing Evolution: The Ethical Case for Making Better People", Princeton University Press, Princeton (2007); Daniel J. Kevles, "In the Name of Eugenics: Genetics and the Uses of Human Heredity", Harvard University Press, Cambridge, MA (1995); Philip Kitcher, "The Lives to Come: The Genetic Revolution and Human Possibilities", Simon & Schuster, New York (1997); Maxwell J. Mehlman, "Wonder genes: Genetic Enhancement and the Future of Society", Indiana University Press, Bloomington (2003); John A. Robertson, "Children of Choice: Freedom and the New Reproductive Technologies Princeton University Press, Princeton (1994); Michael J. Sandel, "The Case against Perfection: Ethics in the Age of Genetic Engineering", Belknap Press of Harvard University Press, Cambridge, MA (2007); Lee Silver, "Remaking Eden: Cloning and beyond in a Brave New World", Avon, New York (1997). 以下は近く出版になる書である．Judith Daar, "The New Eugenics: Selective Breeding in an Era of Reproductive Technologies", Yale University Press, New Haven (2016)

第13章　安　全　性

1. "Accidents Do Happen", *Yosemite's Half Dome* [URL: http://hikehalfdome.com/accidents/].
2. Division of Reproductive Health, "Assisted Reproduction Technology: 2012 National Summary Report", National Center for Chronic Disease Prevention and Health Promotion, Centers for Disease Control and Prevention, Atlanta, GA (2014) [URL: http://www.cdc.gov/art/reports/2012/national-summary.html].
3. 次の文献はきわめて詳細な総説である．B. C. Fauser *et al.*, 'Health Outcomes of Children Born after IVF/ICSI: A Review of Current Expert Opinion and Literature', *Reproductive Biomedicine Online*, **28**, 162-182 (2014).
4. J. Reefhuis *et al.*, 'Assisted Reproductive Technology and Major Structural Birth Defects, United States', *Human Reproduction*, **24**, 360-366 (2009).
5. Urs Scherrer *et al.*, 'Cardiovascular Dysfunction in Children Conceived by Assisted Reproductive Technologies', *European Heart Journal*, **18**, 115-119 (2015).
6. Laura Ozer Kettner *et al.*, 'Assisted Reproduction Technology and Somatic Morbidity in Childhood: A Systematic Review', *Fertility and Sterility*, **103**, 707-719 (2015).
7. ベックウィズ—ヴィーデマン症候群とアンジェルマン症候群を含む，インプリンティング関連の疾患に関しては次を見よ．Fauser, "Health Outcomes", 170-174.
8. Hayashi *et al.*, "Reconstitution"; Hayashi *et al.*, "Offspring".

9. ケネス・ブリッジズ博士による解説を見よ．“Malaria and the Sickle Hemoglobin Gene,” *Information Center for Sickle Cell and Thalassemic Disorders, Brigham and Women's Hospital* (April 2, 2002)［URL：http://sickle.bwh.harvard.edu/malaria_sickle.html］.
10. マラリアはある点では例としては不適かもしれない．マラリアの生活環で重要なカ（蚊）をゲノム編集することで，この疾患は根絶できるかもしれないからだ．こちらを見よ．Sharon Begley, 'Mosquito DNA Altered to Block Malaria, not Spread It', *Stat* (2015)［URL：http://www.statnews.com/2015/11/23/malaria-mosquitoes-gene-drive-crispr/］．一方，このケースは，あるアレルの2コピーの，一つが疾患を起こすタイプで，もう一つが保護するタイプとなっているヘテロ接合体が有利となる好例である．
11. たとえば，1998年以来，オレゴン健康科学大学のショウクラット・ミタリポフらのグループ（霊長類で最初にSCNTを達成した）はサルの生殖について研究を続けている．
12. 本章の校正中に，米国議会は2016年度の連邦予算執行修正条項の法案を承認した．その法案には，FDAがヒト受精卵ゲノム編集を伴う臨床試験を承認することを事実上，禁止する事項も含まれていた（単年度会計の予算執行方針ではあるが，従来の例をみると今後長きにわたり，これは更新されていき，米国では臨床試験は実施できないだろう）．Kelly Servick, “FDA Gets 5% Bump and Ban on Gene Editing”, *Science Insider* (December 18, 2015)［URL：http://news.sciencemag.org/funding/2015/12/budget-agreement-boosts-u-s-science#FDA］.
13. この臨床試験で起こった重大な副作用の顚末《てんまつ》は以下をみよ．Ganesh Suntharalingam *et al.*, 'Cytokine Storm in a Phase 1 Trial of the Anti-CD28 Monoclonal Antibody TGN 1412', *New England Journal of Medicine*, **355**, 1018-1028 (2006). その倫理的問題についてはこちら．Ezekiel J. Emanuel, Franklin G. Miller, 'Money and Distorted Ethical Judgments about Research: Ethical Assessment of the TeGenero TGNl 412 Trial', *American Journal of Bioethics*, **7**, 76-81 (2007).
14. 大いに疑わしい幹細胞クリニックのいくつかはこれを見よ．Stephen Barrett, “The Shady Side of Embryonic Stem Cell Therapy”, *QuackWatch*［URL：http://www.quackwatch.org/06ResearchProjects/stemcell.html］．幹細胞“ツーリズム”の話はこちらをみよ．Eliza Barclay, “Stem Cell Tourists' Go Abroad for Unproven Treatments', *National Geographic News* (December 3, 2008)［URL：http://news.nationalgeographic.com/news/2008/12/081203-stem-cell-tourism.html］．別の研究は，幹細胞クリニックがどのようにして自分たちの患者になりそうな人たちに（誤解を抱かせる形で）宣伝しているか言及している．Darren Lau *et al.*, 'Stem Cell Clinics Online: The Direct-to-Consumer Portrayal of Stem Cell Medicine', *Cell Stem Cell*, **3**, 591-594 (2008).
15. 以下参照．I. Glenn Cohen, 'How To Regulate Medical Tourism (and Why It Matters for Bioethics)', *Developing World Bioethics Journal*, **12**, 9-20 (2012). 医療ツーリズムの概略に関するコーエンの本はこちら．I. Glenn Cohen, “Patients with Passports: Medical Tourism, Law, and Ethics”, Oxford University Press, New York (2014).

第14章　家 族 関 係

1. Leo Tolstoy, “Anna Karenina” (1878).
2. ケンブリッジ大学のスーザン・ゴロンボック教授は多くの年月を費やして，“新しい”家族が他の家族にどのような心理的影響を与えるか研究している．彼女のIVF関連の業績の一部は以下の通り．Susan Golombok *et al.*, 'Children Conceived by Gamete Donation: Psychology Adjustment and Mother-Child Relationships at Age 7', *Journal of Family Psychology*, **25**, 230-239 (2011); P. Casey *et al.*, 'Families Created by Donor Insemination: Father-Child Relationships at Age 7', *Journal of Marriage and Family*, **75**, 858-870 (2013).
3. 知的障害（かつては精神遅滞と呼ばれた）のたった25%しか原因が明らかになっていな

い．“Intellectual Disability”, *Medline Plus* [URL：http://www.nlm.nih.gov/medlineplus/ency/article/001523.htm].

4. この点で，イージーPGDは胎児の遺伝子検査より有利だ．遺伝子検査と生殖に関する初期の議論で，バーバラ・カッツ・ロスマンは，検査後に人工妊娠中絶が選択されうる出生前検査は女性が子との絆をつくりあげていく過程を阻害すると主張した．Barbara Katz Rothman, “The Tentative Pregnancy: How Amniocentesis Changes the Experience of Motherhood”, W. W. Norton & Company, New York, NY (1993). イージーPGDを利用して胎児を身ごもった女性には，多くの理由で不確定な出来事が起こりうるが，胎児の遺伝子検査のそれらとは関係ない．イージーPGDの場合，彼女はすでに子のある形質を知っているのだ．
5. Joel Feinberg, 'The Child's Right to an Open Future', in William Aiken and Hugh Lafollette, eds., “Whose Child? Children's Rights, Parental Authority, and State Power”, Rowman & Littlefield, Lanham, MD (1980).
6. *Wisconsin v. Yoder*, 406 U.S. 205 (1972).
7. 次を見よ．Donald M. Borchert, ed., “Macmillan Encyclopedia of Philosophy”, 2nd ed., Macmillan Reference, Detroit, MI (2005). インターネットの哲学大全，スタンフォードの哲学辞典を見てもファインバーグの伝記は見当たらなかった．
8. Dena S. Davis, 'Genetic Dilemmas and the Child's Right to an Open Future', *Rutgers Law Journal*, **28**, 549–592 (1997).
9. 性的指向は遺伝子多様体の影響を大きく受けると考えるなら，2人のホモセクシャルの人々からつくった配偶子を生殖に使って生まれた子はきっとホモセクシャルだと思われるだろう．これは科学的に大いに不明な点があり，少なくとも，同性愛の人々への偏見は時代遅れといわざるをえない．
10. 欧州の13カ国の調査では，7カ国はドナー配偶子を使ったIVFを利用する女性に年齢制限（45歳以下，50歳以下，“自然に子を産める年齢の間”）を設けていた．唯一，スウェーデンのみが男性に制限を設けており，それは，“その男性の年齢は子を幼少期にわたり養育できる程度に若くなければならない．”と規定しているが，どうとでもとれる内容に思える．K. Berg Brigham, B. Cadier, K. Chevreul, 'The Diversity of Regulation and Public Financing of IVF in Europe and Its Impact of Utilization', *Human Reproduction*, **28**, 666–675, 669 (2013). 制限的な法が施行されてない国でも多くのクリニックは，ドナー卵子を使うIVFを受ける女性の年齢に制限を設けている．たとえば，ASRMは55歳を年齢上限としている．Ethics Committee of ASRM, 'Oocyte or Embryo Donation to Women of Advanced Age, A Committee Opinion', *Fertility and Sterility*, **100**, 337–340 (2013).
11. *Hecht v. Superior Court* (*Kane*), 50 Cal. Rptr. 1289 (1996). 故人ケインは，自殺の際，ヘクトに遺書を書き，自分が残した精子を使って子を産むことを託した．結局，ヘクトは勝訴したが，当時42歳であった．ケインの精子で何度か妊娠はしたものの，出産には至らなかった．Debran Rowland, “The Boundaries of Her Body: The Troubling History of Women's Rights in America”, 457, n. 223 Sphinx Publishing, Naperville, Ill (2004).
12. 次を見よ．Ruth Landau, 'Posthumous Sperm Retrieval for the Purpose of Later Insemination or IVF in Israel: An Ethical and Psychosocial Critique', *Human Reproduction*, **19**, 1952–1956 (2004). この問題については，死去した男性の親が彼の精子の生殖利用を望んだが，一方で未亡人は反対するという最近のケースなど，訴訟が相次いでいる．Rahel Jaskow, 'Dead Reservist's Parents May Use His Sperm, against Widow's Wishes', *Times of Israel* (March 26, 2015) [URL：http://www.timesofisrael.com/dead-reservists-parents-may-use-his-sperm-against-widows-wishes/].
13. 次は，近親姦禁止令の歴史的ルーツを興味深くまとめたものだ．Martin Ottenheimer, “Forbidden Relatives: The American Myth of Cousin Marriage” University of Illinois Press, Chicago (1996).

14. 同上．州法のマップはこちらを見よ．“Cousin Marriage Law in the United States. by State”, *Wikipedia*［URL：https://en.wikipedia.org/wiki/Cousin_marriage_law_in_the_United_ States_by_state］.
15. David Plotz, ‘The Myths of the Nobel Sperm Bank’, *Slate* (February 23, 2001) URL は，http://www.slate.com/articles/life/seed/2001/02/the_myths_ofthe_nobel_sperm_bank.html

第 15 章　公 正，正 義，平 等

1. H. G. Wells, “The Time Machine”, Martino Fine Books, Eastford, CT (2011)（1895 年発行の初版の増刷）
2. “Gattaca”, directed by A. Niccol Columbia Pictures Corp., Los Angeles (1997)［映画］.
3. Maxwell J. Mehlman, “Wondergenes: Genetic Enhancement and the Future of Society”, Indiana University Press, Bloomington (2003).
4. James R. Flynn, “What Is Intelligence? Beyond the Flynn Effect”, exp. ed., Cambridge University Press, New York (2009).
5. 欧州におけるさまざまな規制の一部についてはこれを見よ．K. Berg Brigham, B. Cadier, K. Chevreul, “The Diversity of Regulation and Public Financing of IVF in Europe and Its Impact of Utilization”, *Human Reproduction*, **28**, 666–675 (2013).
6. この洞察はスタンフォードの同僚で，（偶然の一致というわけではなく）ビジネス大学院で教鞭をとるダレル・デュフィに教えてもらった．
7. たとえば，米国では，カトリック教徒の女性の 68% は効果が高い避妊法を使っている．これはプロテスタントの女性の 73〜74% より若干低いだけだ．Rachel K. Jones, Joerg Dreweke, “Countering Conventional Wisdom: New Evidence on Religion and Conceptive Use”, Guttmacher Institute, New York (2011). また，米国では，プロテスタントよりカトリック教徒の方がほんのわずか多く（それぞれ 76%，77%）IVF を道徳的，ないしは “道徳的に問題ではない” とみている．“Abortion Viewed in Moral Terms: Fewer See Stem Cell Research and IVF as Moral Issues”, *Pew Research Center, Religion and Public Life*, (August 15, 2013)［URL：http://www.pewforum.org/2013/08/15/abortion-viewed-in-moralterms/］.
8. 臨床医で広く支持されているこの観点の正確さについて，説得力ある証拠を見いだすのは実は難しいが，関連事項では若干の証拠はある．ロサンゼルスでの調査では，羊水検査を勧められたヒスパニックの女性で，これを受入れる人は一般の人々よりもずっと少ないという．Debra Baker, Senait Teklehaimanot, Rosetta Hasan, Carol Guze, ‘A Look at a Hispanic and African American Population in an Urban Prenatal Diagnostic Center: Referral Reasons, Amniocentesis Acceptance, and Abnormalities Detected’, *Genetics in Medicine*, **6**, 211–218 (2004). 別の，より最近の研究は，ヒスパニックの女性は，NIPT，侵襲的検査に関わらず，追加の検査を断る割合が 2，3 倍多いという．Shilpa Chetty, Matthew J. Garabedian, Mary E. Norton, ‘Uptake of Noninvasive Prenatal Testing (NIPT) in Women Following Positive Aneuploidy Screening’, *Prenatal Diagnosis*, **33**, 542–546 (2013). カリフォルニアのヒスパニックの女性の間での違いは宗教が原因かもしれないが，ヒスパニックの人々のかなりの割合はプロテスタントで，非ヒスパニックの人々の大部分はカトリックである．
9. Randy Newman, “Short People”, in Wasting Light, Warner Brothers Records (1977)［URL：http://itunes.com］.
10. 無論，彼女がこの世にいなければ，彼女は，自分が世に生まれることはなかったと不満を述べること自体できないだろう．これはデレック・パーフィットが展開する哲学的考察に深く関係し，彼は “非同一性の問題” とよぶ．哲学に関心のある読者は，この問題について，ぜひさらに探求して欲しい．私は大筋でパーフィットの考えは正しいとは思うが，

まじめに考えると頭が痛くなる問題だ．“The Nonidentity Problem”, *Stanford Encyclopedia of Philosophy*［URL：http://plato.stanford.edu/entries/nonidentity-problem/］．パーフィットによる深い説明はこちら．Derek Parfit, “Reasons and Persons”, 2nd ed., Clarendon Press, Oxford (1987). 彼は1984年の初版で初めてこの問題を探求したようだが，彼以外の数名の哲学者がそれ以前にこの問題に取組んでいる．

11. イージーPGDを使えば，ひょっとしたら，遺伝的原因による一部の“インターセックス”を同定できるかもしれない．その胚を移植すれば，完全な男性とも女性でもない，あいまいな性器をもつ子が生まれることになる．これはもう一つの“性”とみることもできるが，より適切にとらえるなら，文化からみれば障害の一種であり，上述の検査の対象となる．インターセックスの人々が抱える問題については次をみよ． Katrina Karzakis, “Fixing Sex: Intersex, Medical Authority, and Lived Experience”, Duke University Press, Durham, NC (2009).
12. Mara Hvistendahl, “Unnatural Selection: Choosing Boys over Girls and the Consequences of a World Full of Men”, Public Affairs, New York (2011). ヴィステンダールの本はこの議論に関するほぼすべての事実を扱っている．
13. Chapter 11の注12参照．

第16章　強　　制

1. *Buck v. Bell*, 274 U.S. 200, 207 (1927).
2. 優生学運動にはいくつかの歴史がある．私は次の書籍を読むことを勧める．Daniel Kevles, “In the Name of Eugenics”, Harvard University Press, Cambridge, MA (1998). より批判的な俯瞰はこちら．Diane Paul, “Controlling Human Heredity: 1865 to the Present”, Humanity Books, Amherst, NY (1995).
3. 国民の3分の1がカトリック教徒であるドイツでは，強制断種に関する最初の法は，ナチス政権時代，ドイツとバチカンの間で政教条約の締結がアナウンスされる6日前に可決された．この条約でバチカンはドイツの政治とは距離を置くと明言した．“Forced Sterilization”, *United States Holocaust Memorial Museum*［URL：http://www.ushmm.org/learn/students/learning-materials-and-resources/mentally-and-physically-handicapped-victims-of-the-nazi-era/forced-sterilization］.
4. ポール・ロンバルドの本は本裁判とその背景をうまくまとめている．Paul A. Lombardo, “Three Generations, No Imbeciles: Eugenics, the Supreme Court, and Buck v. Bell”, Johns Hopkins University Press, Baltimore, MD (2010). 本裁判に関係する疑わしい診断に早期から注意を払っていたのはこの論文だ．Stephen Jay Gould, ‘Carrie Buck's Daughter’, *Natural History*, **93**, 14 (July 1984).
5. Victoria Nourse, ‘Buck v. Bell: A Constitutional Tragedy from a Lost World’, *Pepperdine Law Review*, **39**, 101–117 (2011).
6. *Jacobson v. Massachusetts*, 197 U.S. 11 (1905).
7. これら二つの裁判の背景に関する優れた書をみよ．William G. Ross, “Forging New Freedoms: Nativism, Education, and the Constitution, 1917–1927”, University of Nebraska Press, Lincoln (1994).
8. *Meyer v. Nebraska*, 262 U.S. 390 (1923).
9. *Bartels v. Iowa*, 262 U.S. 404 (1923).
10. *Pierce v. Society of Sisters*, 268 U.S. 510 (1925).
11. *Skinner v. Oklahoma*, 316 U.S. 535 (1942).
12. 本裁判の詳細を知りたい人はこの素晴らしい書を見よ．Victoria F. Nourse, “In Reckless Hands: Skinner v. Oklahoma and the Near Triumph of American Eugenics”, W.W. Norton, New York (2008).
13. *Troxel v. Granville*, 530 U.S. 57 (2000).

14. *Stanley v. Illinois*, 405 U.S. 645, 92 S. Ct. 1208 (1972) 未婚の父は，彼の親権が養子縁組で断ち切られる前に，審理を受ける憲法上の権利があった；*Caban v. Mohammed*, 441 U.S. 380 (1979) 平等保護条項により，州は未婚の父より未婚の母が養子縁組を不同意する権利を与えた；*Santosky v. Kramer*, 455 U.S. 745 (1982) 憲法は親権を絶つ前に少なくとも明白で説得力のある証拠を示すことを求めた．
15. *Griswold v. Connecticut*, 381 U.S. 479 (1965) 既婚夫婦が避妊法を利用することを禁じることは違憲と判決した；*Eisenstadt v. Baird*, 405 U.S. 438 (1972) 未婚夫婦がグリスフォールドを養育することを合憲とした；*Roe v. Wade*, 410 U.S. 113 (1973) 中絶のある種の禁止を違憲とした．
16. "Population Control in Singapore", *Wikipedia*〔URL: https://en.wikipedia.org/wiki/Population_control_in_Singapore〕．"ラブボート" の話については次を見よ．Bryan Walsh, "Love, Exciting and New", *Time* (February 17, 2003).
17. この法の詳細は次を見よ．Sun-Wei Guo, 'China: The Maternal and Infant Health Care Law', "eLS (Encyclopedia of the Life Sciences}: Citable Reviews in the Life Sciences", John Wiley & Sons, Hoboken, NJ (2012).
18. Elisabeth Rosenthal, "Scientists Debate China's Law on Sterilizing the Carriers of Genetic Defects", *N. Y. Times*, 14 (Aug. 16, 1998).
19. Cass Sunstein, Richard Thaler, "Nudge" Yale University Press, New Haven, CT (2008).
20. ウェンディズ・ファーストフードレストランの "栄養成分組成" はこちらをみよ．https://www.wendys.com/en-us/hamburgers/daves-hot-n-juicy-triple#. レタス，トマト，マヨネーズ，ケチャップ，マスタードやピクルスなど，さまざまなトッピングを加えれば，合計で 1150 kcal になってしまう．
21. 浸透率が低い疾患リスクさえ，このようにとらえられてしまうかもしれない．ある胚が 2 型糖尿病を発症する確率が 100％であることは医学的な問題だが，2 型糖尿病の発症確率が 5％の胚と 15％の胚の，あるいは，この疾患が発症しない確率が 95％の胚と 85％の胚のどちらかを選ぶことは，"疾患" の問題か，あるいは "エンハンスメント" の問題なのか？
22. あるいは，それら中絶関連法の裁判では，施行できそうにないが，政治的に魅力ある法は，最高裁の中絶に関する主義をより拡大させる布石とみなされた．
23. *Rust v. Sullivan*, 500 U.S. 173 (1991).

第 17 章　単に間違っている

1. Calif. Penal Code, §§598c, 598d. "California Proposition 6 (1998)", *Wikipedia*〔URL: https://cn.wikipedia.org/wiki/California_Proposition_6_%281998%29〕.
2. 私が法学部 1 年のときに師事したアート・レフ教授はあるエッセイを書いたが，その一節をいつも想い返す．彼は道徳には明確な起源はないと結論した後，こう結んでいる．"しかしだ．赤ちゃんがいる村にナパーム弾を投下して焼き殺すことは悪である．貧困にあえぐものを飢えさせることは邪悪だ．買春や売春は堕落としかいいようがない．苦境の中，立ち上がり，ヒトラー，スターリン，アミン，ポル・ポト（そしてカスター将軍）への抵抗の闘争の中で命を落とした者たちは救世主として敬意を表されてきた．一方，独裁者たちに従っていた者たちは罵倒されるだろう．世界には現実に邪悪なるものがある．（さあ，いよいよ最後のまとめだ）誰に頼る？ 神よわれわれを助けたまえ．" Arthur Allen Leff, 'Unspeakable Ethics, Unnatural Law', *Duke Law Journal*, 1229–1249 (1979).〔このエッセイの多くの部分は，彼が以前寄稿したリチャード・ポスナーの本に対する書評に書き足したものだ．Arthur Allen Leff, 'Economic Analysis of Law: Some Realism about Nominalism', *Virginia Law Review*, **60**, 451–482 (1974).〕
3. U.S. Catholic Church, "Catechism of the Catholic Church", Section 2369, USCCB Publishing, Washington, DC (1995). カトリック教会の教理問答はさらに婚姻関係と生殖の関係性

について 2366, 2376, と 2377 節で言及がある．2366 節は“婚姻行為に内在する絆の大切さと生殖の重要性の間に，神が紡いだ不可分な関係は，人が身勝手に断ち切ることは許されていない．”と強調している．2377 節は人工授精と IVF（ドナー配偶子を利用しなくてもだ）を，“こういったやり方は夫婦の営みから生殖を分離させることに他ならない”として，非難している．

4. “Encyclical Letter Humanae Vitae of the Supreme Pontiff Paul VI”, Section 12 (July 25, 1968)［URL：http://w2.vatican.va/content/paul-vi/en/encyclicals/documents/hf_p-vi_enc_25071968_humanae-vitae.html］.
5. 別の手技，配偶子卵管内移植（gamete intra-fallopian transfer：GIFT）は，女性の体内で受精が起こるようにするため，外科的に採取された卵子と，夫婦の性交の後，“残された”精子をともに輸卵管に移植する．（セックスで放出された精子を使う必要というのは，自然な婚姻夫婦の営みとマスターベーションの禁止をふまえたものだ）GIFT の道徳性は議論が続いており，バチカンは目下，明確な姿勢を示していない．よって，カトリックの婚姻夫婦が不妊となった場合，GIFT を使うか否かは彼らの良心任せという状況だ．John M. Haas, “Begotten, Not Made: A Catholic View of Reproductive Technology” United States Catholic Conference, Washington, DC (1998)［URL：http://www.usccb.org/issues-and-action/human-life-and-dignity/reproductive-technology/begotten-not-made-a-catholic-view-of-reproductive-technology.cfm］.
6. Fr. Tad Pacholczyk, ‘Do Embryos Have Souls?’, *National Catholic Bioethics Center*［URL：http://www.ncbcenter.org/document.doc?id=846］.
7. ユダヤ法と基準に関するラビ会議の委員会が発行した報告書は以下をみよ．Rabbi Elliot Dorff, “Artificial Insemination, Egg Donation, and Adoption”, *Rabbinical Assembly* (1994)［URL：https://www.rabbinicalassembly.org/sites/default/files/public/halakhah/teshuvot/19912000/dorff_artificial.pdf］; Rabbi Aaron L. Mackler, “*In Vitro* Fertilization”, *Rabbinical Assembly* (1995),［https://www.rabbinicalassembly.org/sites/default/files/public/halakhah/teshuvot/19912000/mackler_ivf.pdf］; Rabbi Mark Popovsky, “Choosing Our Children's Genes: The Use of Preimplanration Genetic Diagnosis”, *Rabbinical Assembly* (2000)［URL：https://www.rabbinicalassembly.org/sites/default/files/public/halakhah/teshuvot/20052010/Popovsky_FINAL_preimplantation.pdf］.
8. これを参照せよ．Marcia C. Inhorn, ‘Fatwas and ARTs: IVF and Gamete Donation in Sunni v. Shia Islam’, *Journal of Gender, Race and Justice*, **9**, 291 (2005).
9. George Bernard Shaw, ‘Caesar and Cleopatra’, Act II, in “Three Plays for Puritans” (1901).
10. これを見よ．‘Moral Non-Naturalism’, *Stanford Encyclopedia of Philosophy*［URL：http://plato.stanford.edu/entries/moral-non-naturalism/#NatFal］.
11. Leon R. Kass, ‘The Wisdom of Repugnance’, *The New Republic*, 17–26 (June 2, 1997).
12. 同上 20.
13. Leon R. Kass, ‘Making Babies—The New Biology and the ‘Old’ Morality’, *Public Interest*, No. 26, 18–56 (Winter 1972). 興味深いことに，カスの最初の頃の主張は，同意ができない胚に実験的な操作がなされる際の安全性に関する私の懸念と相通じるところがある．だが，彼はこれっきりそのような主張はやめてしまった．

第 18 章　施 行 と 実 施

1. “本憲法，およびこれに準拠して制定されるアメリカ合衆国の法律，ならびに合衆国の権限に基づいて締結された，また将来締結される，すべての条約は，国の最高法規である．すべての州の裁判官は，州の憲法または法律に反対の定めがあったとしても，これら法規に拘束される．U.S. Constitution, Art. VI, Cl. 2.
2. *United States v. Lopez*, 514 U.S. 549 (1995). この判決は 1990 年の学校地区銃禁止法を却下した．

3. *United States v. Morrison*, 529 U.S. 598 (2000). これもだが，憲法修正第 14 条を施行する議会権限のもと，この法は支持されなかった．
4. *National Federation of Independent Business v. Sebelius*, 567 U.S. __, 132 S.Ct 2566 (2012).
5. Partial-Birth Abortion Ban Act of 2003, 18 U.S.C. §1531.
6. *Gonzales v. Carhart*, 550 U.S. 124 (2007).
7. 同上 169.
8. 多くの州憲法に基づき，同様の反対を，他の主張もありえるが，展開しうるだろう．たとえば，カリフォルニア州憲法はとても広いプライバシー権を認めており，ひょっとしたら，これはイージーPGD にも及びうる．州憲法の条項は大変多くあり，ここで議論するのは複雑すぎて無理である．ここでは，重要となることもありうるとだけ述べておこう．
9. *Lochner v. New York*, 198 U.S. 45 (1905).
10. *Griswold v. Connecticut*, 381 U.S. 479 (1965).
11. *Skinner v. Oklahoma*, 316 U.S. 535 (1942).
12. ジョン・ロバートソン教授は長きにわたり生殖の自由を主張する先駆けであった．John A. Robertson, "Children of Choice: Freedom and the New Reproductive Technologies", Princeton University Press, Princeton, NJ (1996). ロバートソン自身はあまり重要ではない形質の選別を目的とした PGD の倫理的適否については，主張をやや控えた．それによるなら，イージーPGD のある部分の利用も強くは言えないだろう．たとえば，これを見よ．John A. Robertson, 'Extending Preimplantation Genetic Diagnosis: Medical and Non-Medical Uses', *Journal of Medical Ethics*, **29**, 213-216 (2002). ジェミー・キング教授は若干異なる分析を行っている．Jamie Staples King, 'Predicting Probability: Regulating the Future of Preimplantation Genetic Screening', *Yale Journal of Health Policy, Law, and Ethics*, **8**, 283-358 (2008).
13. *Moore v. City of East Cleveland*, 431 U.S. 494 (1977). ムーア裁判の判決だが，条例を棄却した意見書に連名した裁判官はたった 4 人であったため，効力は限定的とみなさざるをえない．スティーブンス裁判官は判決だけ賛成して，理由には同調しなかった．また，4 人の裁判官は不賛成だった．その結果，その意見書は，説得力はあるかもしれないが，後々の判決に影響をあたえる先例とはいえまい．
14. *Troxel v. Granville*, 530 U.S. 57 (2000). 多数意見がなかった．つまり，それら裁判官にとっては難しすぎる問題であったということだ．
15. *Wisconsin v. Yoder*, 406 U.S. 205 (1972).
16. Italian Constitutional Court (No. 151/09) [URL: http://www.cortecostituzionale.it/actionSchedaPronuncia.do?anno=2009&numero=151]; German Federal Court of Justice decision of 6 July, 2010, 5 StR 306/09 (NJW 2010, 2672; NStZ 2010, 579). [Citation to German case].
17. 本件，*Wallschlaeger v. Governor* は実に複雑な経緯がある．2015 年 12 月 17 日，同じ 3 人の裁判官団は本件について 3 度目の意見書を出したが，今まで同じく，2 対 1 でこの法を支持した．"*Wallschlaeger v. Governor of Fla*. (Wallschlaeger I)", 760 F.3d 1195 (11th Cir. 2014), "opinion vacated and superseded on reh' g, *Wallschlaeger v. Governor of Fla*. (Wollschlaeger II)", 797 F.3d 859 (11th Cir. 2015), "*Wallschlaeger v. Governor of Fla*. (Wallschlaeger III)", "opinion vacated sua sponte and superseded on reh' g.__F.3d__ (11th Cir. Dec. 14, 2015). 原告らは第 11 巡回区控訴裁判所での再審を求めた．これは，最高裁までいくかもしれない．ユージン・ボローによる重要な解説二つはこちらを見よ．"Wallschlaeger II", "Court Upholds Florida Law Restricting Doctor-Patient Speech about Guns", *Washington Post* (July 29, 2015) [URL: https://www.washingtonpost.com/news/volokh-conspiracy/wp/2015/07/29/court-upholds-restriction-on-doctor-patient-speech-about-guns/] および "Wallschlaeger III", "*Docs v. Glocks* Decision Guts Free Speech", *Anything Peaceful* (blog) (Dec. 17, 2015) [URL: http://fee.org/anythingpeaceful/docs-vs-

glocks-law-violates-of-free-speech/.
18. *Pickup v. Brown*, 740 F.3d. 1208 (9th Cir. amended opin. Jan. 29, 2014), *cert. den.* 第 9 巡回区控訴裁判所は，数人の裁判官の不同意のため本件に関する全会での審理を拒否した．
19. *Stuart v. Camnitz*, 774 F.3d 238 (4th Cir. 2014), *cert. denied*,__U.S.__,135 S. Ct. 2838 (2015).
20. スチュアート裁判の判決は，医師に胎児の超音波像を患者に見せることを強いることは憲法修正第 1 条上の医師の権利を侵害しないと判決した第 5 巡回区控訴裁判所の判断と真っ向から相反する．*Texas Medical Providers Performing Abortion Services v. Lakey*, 667 F.3d 570 (5th Cir. 2012). 次も見よ．Lyle Denniston, "Ultrasound Issue Headed to the Court", *SCOTUSblog* (December 28, 2014) ［URL: http://www.scotusblog.com/2014/12/ultrasound-issue-headed-to-the-court/］. にもかかわらず，最高裁は 2015 年 6 月，スチュアート裁判の再審に応じなかった．
21. *Rust v. Sullivan*, 500 U.S. 173 (1991).
22. I. Glenn Cohen, "Patients with Passports: Medical Tourism, Law, and Ethics", Oxford University Press, New York (2014).
23. "Additional Protocol to the Convention for the Protection of Human Rights and Dignity of the Human Being with Regard to the Application of Biology and Medicine, on the Prohibition of Cloning Human Beings", *Council of Europe* (January 12, 1998) ［URL: http://conventions.coe.int/Treaty/en/Treaties/Html/168.htm］. この条約がもたらしそうな効果は次の文献で広く議論されている．N. Somekh, 'The European Total Ban on Human Cloning: An Analysis of the Council of Europe's Actions in Prohibiting Human Cloning', *Boston University International Law Journal*, **17**, 397–423 (1999).
24. "Child Sex Tourism", *Wikipedia* ［URL: https://en.wikipedia.org/wiki/Child_sex_tourism#Penalties_for_child_sex_tourists］.
25. Guido Pennings, *et al.*, 'Cross Border Reproductive Care in Belgium', *Human Reproduction*, **24**, 3108–3118 (2009).
26. Maxwell J. Mehlman, "Wondergenes: Genetic Enhancement and the Future of Society", 191, Indiana University Press, Bloomington (2003).

結論　選　　択

1. たとえば，以下を見よ．James R. Ferguson, 'Scientific Inquiry and the First Amendment', *Cornell Law Review*, **64**, 639 (1979); Steve Keane, 'The Case against Blanket First Amendment Protection of Scientific Research: Articulating a More Limited Scope of Protection', *Stanford Law Review*, **59**, 505–550 (2006).（ここで本論文は私のクラスのある学生のレポートが元になっていることを正直に打ち明けておく．）
2. "Pre-Implantation Genetic Diagnosis (PGD)", *Fertility Treatment Abroad* ［URL: http://fertility.treatmentabroad.com/tests-and-investigations/preimplantation-genetic-diagnosis-pgd］. 記事は，スイスを PGD 禁止国の一つとして紹介し，2015 年 6 月の，禁止を解くための国民投票で，投票者の 6 割が賛成に票を投じたと報道している．"Switzerland Votes 'Yes' in PGD Embryo Tests Referendum", *DW* ［URL: http://www.dw.com/en/switzerland-votes-yes-in-pgd-embryo-tests-referendum/a-18516967］. この記事は，改正によって，自然には子を産むことが叶わない人々とともに，重篤な遺伝性疾患のキャリアも PGD を利用することが許されるだろうと述べている．一方で，この手技は "特定の性質をもつ子を産む，あるいは研究を行うためには" 使ってはならないようだ．
3. European Society for Human Reproduction and Embryology, "European Court of Human Rights Denounces Italy's Ban on PGD as 'Disproportionate'" ［URL: https://www.eshre.eu/Guidelines-and-Legal/Legislation-for-MAR-treatments/Specific-legislation-for-MAR-treatments/Italys-ban-on-PGD.aspx］. *Costa and Pavan v. Italy* この件の判決文は以下で入手できる．http://hudoc.echr.coe.int/eng?i=001-112993.

4. German Federal Court of Justice decision of 6 July, 2010, 5 StR 306/09 (NJW 2010, 2672; NStZ 2010, 579). 次も読んでほしい. Susanne Benohr-Laqueur, 'Fighting in the Legal Grey Area: An Analysis of the German Federal Court of Justice Decision in Case Preimplantation Genetic Diagnosis', *Poiesis and Praxis*, **8**, 3–8 (2011).
5. 無論，もし重篤な（幼少で確実に致命的になると予想されるあるいは重い知的障害を確実にもたらすような）疾患で選別の許容ラインが引かれるのなら，反対する者たちにはそのような疾患を患っている者はいない．したがって，“このような規制を取られたら，私が生まれることは決してない．”などと主張する人は出てこないはずだ．一方，彼らの家族が代わってそのような主張を展開することになる．
6. Pier Jaarsma, Stellan Welin, 'Autism as a Natural Human Variation: Reflections on the Claims of the Neurodiversity Movement', *Health Care Analysis*, **20**, 20–30 (2011).